护理学基础

主　编　李春梅
副主编　张惠娟　田　芬
参　编　陈　敏　陈路路　丁　琦
　　　　李张霞　宋文雅　唐　杨

西南交通大学出版社
·成　都·

图书在版编目（CIP）数据

护理学基础 / 李春梅主编. —成都：西南交通大学出版社，2022.1
ISBN 978-7-5643-8301-5

Ⅰ. ①护… Ⅱ. ①李… Ⅲ. ①护理学 Ⅳ. ①R17

中国版本图书馆 CIP 数据核字（2021）第 205568 号

Hulixue Jichu
护理学基础

主编　李春梅

责任编辑　牛　君
助理编辑　姜远平
封面设计　阎冰洁

出版发行　西南交通大学出版社
（四川省成都市金牛区二环路北一段 111 号
西南交通大学创新大厦 21 楼）
邮政编码　610031
发行部电话　028-87600564　028-87600533
网址　http://www.xnjdcbs.com
印刷　四川煤田地质制图印刷厂

成品尺寸　185 mm × 260 mm
印张　29.75
字数　668 千
版次　2022 年 1 月第 1 版
印次　2022 年 1 月第 1 次
定价　78.00 元
书号　ISBN 978-7-5643-8301-5

课件咨询电话：028-81435775

大健康系列教材

建设委员会

《护理学基础》

编 委 会

主　编　李春梅（吉首大学）

副主编　张惠娟（吉首大学）

田　芬（同仁学院）

李张霞（湘西土家族苗族自治州人民医院）

丁　琦（吉首大学）

唐　杨（吉首大学）

宋文雅（吉首大学）

陈路路（吉首大学）

陈　敏（四川省自贡市第四人民医院）

《护理学基础》

音视频录制组

策划主审　李春梅（吉首大学）

指导老师　张惠娟（吉首大学）

思政音频　李玲丽（吉首大学 2018 级护理本科 4 班）

操作演示　杜浩玮（吉首大学 2018 级护理本科 1 班）

邓雅妮（吉首大学 2018 级护理本科 2 班）

周若兰（吉首大学 2018 级护理本科 2 班）

李婉琳（吉首大学 2018 级护理本科 3 班）

操作配音　张世纪（吉首大学 2019 级护理本科 1 班）

序

FOREWORD

党的十八大以来，以习近平同志为核心的党中央把维护人民健康摆在更加突出的位置。为推进健康中国建设，提高人民健康水平，2016 年，中共中央、国务院印发并实施《"健康中国 2030"规划纲要》。2017 年，党的十九大作出实施健康中国战略的重大决策部署。2019 年 6 月，国务院相继印发《国务院关于实施健康中国行动的意见》及《关于促进健康服务业发展的若干意见》，指出人民健康是民族昌盛和国家富强的重要标志，为健康中国行动明确了具体目标，也为全民的健康服务事业发展提供了行动指南。

健康中国的内涵，不仅是确保人民身体健康，更涵盖全体人民健康环境、健康经济、健康社会在内的"大健康"。习近平总书记强调，"要倡导健康文明的生活方式，树立大卫生、大健康的观念，把以治病为中心转变为以人民健康为中心"。所谓大健康，就是围绕人的衣食住行、生老病死，对生命实施全程、全面、全要素呵护，不仅追求个体身体健康，也追求心理健康、精神健康。构建大健康体系、推进健康中国建设，需要在各个领域深化改革、守工创新。

2020 年上半年，新冠肺炎疫情在全球范围暴发，使"健康"成为全球性议题，也使人们的健康理念发生深刻变化。这场疫情对健康管理服务体系和健康管理学科提出更多、更深层次的要求，也暴露出我们在很多问题上认识的不足，以及相关领域人才的匮乏。

面对疫情提出的新挑战、实施"健康中国"战略的新任务、世界医学发展的新要求，我国医学人才培养结构亟须优化，人才培养质量亟待提高。因此，高校医学类专业如何加快专业教育变革，立足学科体系建设，形成更高水平人才培养体系，推动后疫情时代相关专业规范化、高质量发展，提升专业人才培养和精准服务能力，成为一个突出的、紧迫的课题。这也对健康教育教材的编写理念，内容的更新速度、全面性和生活性等方面提出了新的更高要求。

在此背景下，西南交通大学出版社立足西南高校，重点针对应用型本科高校学生的特点，以培养应用型、技术技能型人才为目标，适时组织策划了这套“大健康”系列教材。本套教材的编写适应时代要求，以推进“健康中国”建设为使命，符合我国高等医学教育改革和健康服务业发展趋势，突出内容上的两个特点：一是坚持“三基五性三特定”的基本原则，力求体现专业学科特点和“以学生为中心”的编撰理念。二是展现大健康体系建设的开创性与实用性，并按照“课程思政”教学体系改革的要求，体现了教材的“思政内涵”；丰富了教材的呈现方式，实现了数字技术与教材的深度融合，也体现了本套教材侧重应用型的编写初衷。

无论是常态化疫情防控，还是推进“健康中国”建设，都需要党和政府强力推进，更需要全社会普遍参与。把健康融入所有政策之中，将卫生健康事业从少数部门的业务工作变成全党全社会的大事，才能为提高人民健康奠定更广泛的社会基础。本套教材的出版，对推动建设具有中国特色的健康管理学科，培养复合应用型公共卫生与健康人才，构建大健康体系，助力“健康中国”战略实施，具有一定的推动作用。同时，本套教材可作为各地培养大健康产业发展急需专业人才的通用性系列教学用书，还可以满足广大读者对大健康产业发展知识与技能的自学之需，填补了目前国内这方面教材的短板与不足，实现了编写者们辛勤努力的共同愿景。

为此，特以作序。

海南医学院管理学院
海南南海健康产业研究院　曾　渝
2021年5月于海口

前言

PREFACE

为深入贯彻落实习近平总书记关于教育的重要论述和全国教育大会精神，贯彻落实中共中央办公厅、国务院办公厅《关于深化新时代学校思想政治理论课改革创新的若干意见》，把思想政治教育贯穿人才培养体系，全面推进高校课程思政建设，发挥好每门课程的育人作用，提高高校人才培养质量，教育部于 2020 年 5 月 28 日党组会议审议通过了《高等学校课程思政建设指导纲要》。贯彻落实此纲要，全面推进课程思政建设，就是要寓价值观引导于知识传授和能力培养之中，帮助学生塑造正确的世界观、人生观、价值观，这是人才培养的应有之义，更是必备内容。课程思政建设内容就是要紧紧围绕坚定学生理想信念，以爱党、爱国、爱社会主义、爱人民、爱集体为主线，围绕政治认同、家国情怀、文化素养、宪法法治意识、道德修养等重点优化课程思政内容供给，系统进行中国特色社会主义和中国梦教育、社会主义核心价值观教育、法治教育、劳动教育、心理健康教育、中华优秀传统文化教育。

本书围绕《高等学校课程思政建设指导纲要》编写，通过课程教学注重加强医德医风教育，着力培养学生“敬佑生命、救死扶伤、甘于奉献、大爱无疆”的医者精神，注重加强医者仁心教育，在培养精湛护理技术的同时，教育引导学生始终把人民群众生命安全和身体健康放在首位，尊重病人，善于沟通，提升综合素养和人文修养，提升依法应对重大突发公共卫生事件能力，做党和人民信赖的白衣天使。本教材共 16 章，包括医院及医院环境、预防与控制医院内感染、入院与出院病人的护理、生命体征的评估与护理、医疗和护理文件记录、标本采集、舒适与安全、休息与活动、饮食与营养、排泄护理、药物疗法、药物过敏试验法、静脉输液与输血法、冷热疗法、病情观察及危重病人的护理、临终护理。每章均按照“学习目标—预习案例—思政事迹—知识学习—课后练习”来设计，以预习案例和思想政治教育资源为基础，引申出对护理专业知识的阐述。教育引导学生坚定理想信念，以爱党、爱国、爱社会主义、爱人民、爱集体为主线，围绕政治认同、家国情怀、文化素养、宪法法治意识、道德修养等重点激发学生热爱护理专业、为护理事业无私奉献的热情，让学生深刻理解并自觉实践护理专业的职业道德和职业情感，增强职业责任感，培养严谨求实的工作作风和对病人高度负责的工作态度，使他们在未来的临床护理工作中，能够严格遵守护理人员的伦理道德行为规范，尊重、关心和体谅病人，维护病人的权益，做好病人的代言人。帮助学生牢固地树立终生为人类的健康事业服务的思想和决心，为日后走向护理工作岗位打下坚实的理论和实践基础。

本教材紧扣护理专业教学大纲和计划、护士执业资格考试大纲，全面覆盖护理学的知识点，将专业理论知识和实践技能与护士执业资格证书、技能考试等紧密结合，专门设置课后练习板块，并创建线上课堂测试、题库等资源，方便学生随时使用；本教材提供在线教学课件，并以融媒体嵌入技术拓展知识，呈现图片、背景知识、教学视频等，并附有护理操作演示视频，用手机扫二维码便可观看并对照练习，有助于教师的教学和学生的学习。本书的护理操作突出整体护理理念，以评估、预期目标、计划、实施、评价为主线，以护理程序为框架而撰写，思路清晰，步骤清楚。

本教材的编者均为来自护理教学一线的护理教育工作者，她们结合护理工作的实际需要，在编写过程中严格遵循教材继承性和创新性相结合的原则，借鉴吸收了国内外本课程经典教材的精华，并结合教学和临床护理工作实际，对部分内容加以修订，使本教材在编写结构和内容上具有科学性、先进性和实用性。

在编写过程中，承蒙护理界同仁和编者单位的大力支持，在此一并表示诚挚的谢意。

由于编者水平有限，书中难免有疏漏之处，敬请使用本教材的师生、同仁和读者批评指正，以便修订时一并完善。

吉首大学　李春梅

2021年6月

目录
CONTENTS

第一章

医院及医院环境

学习目标

（1）掌握门诊、急诊和病区的护理工作内容，学会接诊门诊、急诊病人，操作过程中关爱病人。

（2）熟悉病区环境的调控和管理，能够为住院病人设置一个安静、整洁、舒适、美观、安全的住院环境。

（3）了解医院的性质功能、种类级别，门诊急诊、病区的布局及医院环境的管理要求。

预习案例

某病人，男，50岁，工龄24年，因咳嗽、胸痛、呼吸困难，到当地人民医院就诊。X线检查可见肺部有大片阴影，拟诊为“硅肺”。

思考：

（1）作为值班护士，你应该如何指导病人就诊？

（2）病人确诊后，你应该指导病人去哪类医院做进一步诊治？

（3）病人住院后，你又如何为他创设一个良好的住院环境？

环境是人类生存和发展的基本条件，人类与环境相互影响。环境与人们的健康关系密切，良好的环境能促进人的健康和康复，不良的环境则会损害人的身心。随着科学技术的进步和生产力发展水平的提高，人类创造了前所未有的物质财富，大大推动了社会文明的进步。但与此同时，生态破坏、环境污染、水资源短缺等问题也日益凸显，严重威胁人类生存与健康，环境保护日益受到人们的重视，医院环境更加如此。护理工作者是以保护生命、维护健康而服务于人类的，必须掌握有关环境与健康的知识，充分利用环境中有利的因素，消除和改善环境中的不利因素，为病人创造一个适宜的身心治疗和休养的环境，除了建筑要求，更重要的是人际关系、医疗水平和管理制度等，以促进病人的康复，增进人们的健康，推动人类社会文明不断进步。

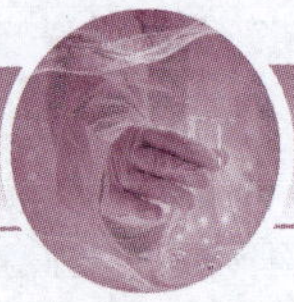

第一节 环境与健康

人类的一切生产和生活活动都离不开环境，人类与环境之间相互依存、相互作用。人类的健康与环境息息相关，良好的环境条件有助于病人康复，促进健康；恶劣的环境条件和人为的环境破坏则对人类健康造成巨大威胁。随着社会经济发展，人口数量增加，自然资源被不断开发利用，相继出现的环境污染和环境破坏问题已经严重威胁到人类的生存与健康，人类所患疾病中有许多与环境中的某些致病因素有关。因此，人类在不断适应和改造环境的过程中，要深刻认识到环境因素对人类生存和发展的影响，既要适应和改造环境，又要保护和改善环境，二者协调发展，保持平衡，积极促进环境向有利于人类健康的方向发展，推动人类社会文明不断进步。

一、概　述

（一）环境的定义

环境（Environment）是人类进行生产和生活活动的场所，是人类生存和发展的基础。环境对支持人类生命、生存及其活动十分重要。人与环境之间是辨证统一的关系，表现在机体的新陈代谢上，即机体与环境不断进行着物质、能量和信息的交换和转移，使机体与周围环境之间始终保持着动态平衡。机体从空气、水、食物中摄取生命活动所必需的物质，通过一系列体内过程合成细胞和组织的各种成分，并释放热量以保证生命活动的需要。同时，机体还进行分解代谢，产生的代谢产物经各种途径排泄到外环境，如空气、水和土壤中，被生态系统的其他生物作为营养成分吸收利用，从而形成生态系统中的物质循环、能量流动和信息传递。

环境是护理学的四个基本概念之一，被护理学家赋予了深刻的含义。护理学创始人南丁格尔（Nightingale）认为环境是“影响生命和有机体发展的所有外界因素的总和，这些因素能够延缓或加速疾病和死亡的过程”；美国护理学家韩德森（Henderson）认为环境是“影响机体生命与发展的所有外在因素的总和”；护理理论家罗伊（Roy）

把环境定义为“围绕和影响个人或集体行为与发展的所有外在因素的总和”。可见环境是影响人类生存和发展的所有机体内部因素和外界条件的总和，环境因素能对人产生积极或消极作用，人也可以影响环境，人与环境间相互作用，相互影响。

（二）环境的分类

环境是人类生存和生活的空间，可分为内环境和外环境。

1．内环境

内环境是影响生命和成长的机体内部因素，包括生理环境和心理环境。

（1）生理环境。为了维持生理平衡状态，人体内的各个系统，如呼吸系统、循环系统、消化系统、泌尿系统、神经系统、内分泌系统等，持续不断地相互作用，并与外环境进行物质、能量和信息的交换。

（2）心理环境。通常情况下，患病会对人的心理活动产生负面影响；同时，某些心理因素如急性或慢性应激事件，也是许多疾病如溃疡病、高血压的致病和诱发因素，可导致人体某些器官发生一系列病理生理变化。此外，心理因素对病人所患疾病的进程、配合治疗的程度和疗效、疾病的预后以及病人和亲属的生活质量等均会产生不同程度的影响。

2．外环境

外环境指对生物体有影响的所有外界事物，包括自然环境和社会环境。

（1）自然环境：指人类周围的外环境，是环绕于人类各种自然条件的总和，是人类赖以生存和发展的基础。自然环境包括生活环境和生态环境。生活环境是指与人类社会生活相距较近、关系最密切的各种自然条件和人工条件，有人工环境特征。生态环境是指与人类社会生活相距较远，由生物群落以及非生物环境组成的不同类型、不同层次的生态系统所构成的大自然环境。

（2）社会环境：指人类生存及活动范围内的社会物质条件和精神条件的总和，包括社会交往、风俗习惯、政治、经济、文化、法律、教育和宗教等。社会环境对人的成长和发展具有重要作用，同时人类活动对社会环境产生深刻影响，而人类本身在适应和改造社会环境的过程中也在不断变化。

所有有生命的系统都包含内环境和外环境。内环境能够和外环境交换维持生命活动所需的物质、能量和信息，帮助有生命的系统适应外环境的变化。因此，维持内环境平衡是延续生命的必备条件，外环境对生物体的生活质量具有重要意义。

人的生理环境、心理环境、自然环境、社会环境之间是相互影响、相互制约的。无论生理、心理、自然和社会环境中任何一个方面出现问题，都可能影响人的健康。护理学家纽曼（Neuman）认为，人是一个多维的、整体的开放系统，包括生理、心理、精神、社会、文化和发展六个层面。罗伊（Roy）也强调人是生物、心理和社会的结合体。因此，人是一个整体，要考虑环境因素对整体人的影响。此外，人还是复杂的个体，生活在复杂的环境中，病人生理方面的疾病会影响其心理健康状况并由此产生心理问题，反之，心理问题也可能导致生理疾病。

二、环境因素对健康的影响

人体和环境都是由物质组成的。人类活动会影响环境，环境也能反作用于人类。人类由自然环境中进化发展而来，在正常情况下，人体与环境之间保持着动态平衡关系，一旦人体的内环境或外环境发生改变，打破了人体与环境之间的平衡关系，就可能增加人体患病的风险。如果环境遭受污染或破坏，致使环境中某些化学元素的含量或某些物质的性质发生改变，继而污染空气、水、土壤和生物，再通过食物链或食物网侵入人体，在人体内蓄积达到一定量时，就会破坏人体内原有的平衡状态，引起疾病，甚至贻害后代。随着人类的生产发展，自然资源被滥用和消耗，生态平衡日趋紊乱，对人类的生存和健康敲响了警钟。因此，人类在适应和改造环境的同时，要深刻意识到环境改变对人类生存和健康造成的现存的或潜在的危害，并积极探讨环境中影响人类健康的因素。

视频 1-1　护理专业介绍

三、护理与环境的关系

南丁格尔在护理工作中不断总结经验，多年的临床护理实践使她深刻地认识到环境对健康具有重要的影响，因此她提出“一般认为症状和痛苦是不可避免的，并且发生疾病常常不是疾病本身的症状而是其他的症状——全部或部分需要空气、光线、温暖、安静、清洁、合适的饮食等”。南丁格尔认为，造成病人痛苦的原因常常是环境因素未能满足病人的生存需求而并非仅仅是疾病本身的症状。因此，护士只有充分了解环境与健康和疾病的关系，才能完成护理的基本任务即促进健康、预防疾病、恢复健康、减轻痛苦；才能通过有效的护理行为增进病人舒适，促进病人康复，改善护理工作质量，提高护理工作效率。护理与环境的关系可用图 1-1 表示。

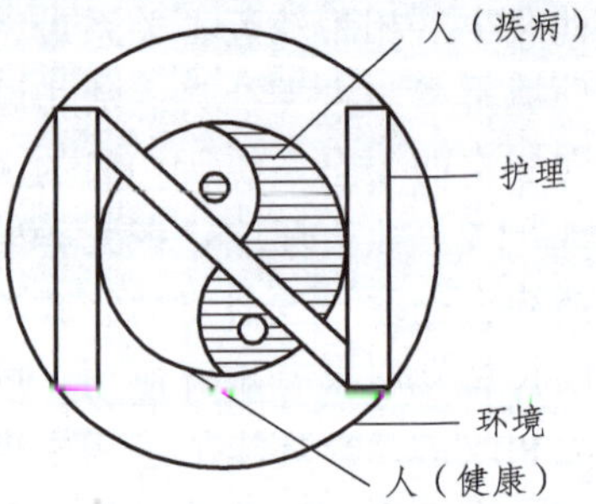

图 1-1　护理与环境的关系

（一）国际护士会的声明

1975 年，国际护士会在其政策声明中概述了护理专业与环境的关系，保护和改善环境成为人类为生存和健康而奋斗的一个主要目标。该目标要求每一个人和每一个专业团队都要承担以下职责：保护人类环境，保护世界资源，研究它们的应用对人类的影响以及如何避免人类受影响。同时，该声明也明确规定了护士的职责：

（1）帮助发现环境中对人类积极的和消极的影响因素。

（2）护士在与个体家庭社区和社会接触的日常工作中，应告知他们如何防护具有潜在危害的化学制品及有放射线的废物等，并应用环境知识指导其预防和减轻潜在性危害。

（3）采取措施预防环境因素对健康所造成的威胁。同时加强宣传，教育个体、家庭、社区及社会对环境资源进行保护的方法。

（4）与卫生部门共同协作，找出住宅区对环境及健康的威胁因素。

（5）帮助社区处理环境卫生问题。

（6）参与研究和提供措施，早期预防各种有害环境的因素；研究如何改善人们的生活和工作条件。

（二）维护人类健康，满足人们需要

环境污染危害人类健康，这是多年来人类实践活动得出的结论。控制环境污染，维护人类健康已成为护理人员的迫切任务。随着社会经济的发展和人民生活水平的提高，人们对环境质量的要求也越来越高，人们需要清洁、舒适、安静、优美的生活和工作环境。为了满足人们的需要，护士有责任和义务学习和掌握有关环境的知识，并运用自身拥有的知识，积极主动开展健康教育，提高人们的环境保护意识，努力保护和改善环境，为人类的健康事业做出贡献。

第二节　医　院

医院（Hospital）是对个人或特定人群进行防病治病的场所，备有一定数量的病床单位、相应的医务人员和必要的医疗设备等，通过医务人员的团队协作，运用医学科学理论和技术，对服务对象实施诊治和护理的医疗卫生事业机构。

一、医院的基本性质与功能

1．医院的基本性质

卫生部 1982 年颁发的《全国医院工作条例》指出：“医院是治病防病、保障人民健康的社会主义卫生事业单位，必须贯彻党和国家的卫生工作方针政策，遵守政府法令，为社会主义现代化建设服务。”这是我国医院的基本性质。

2．医院的功能

《全国医院工作条例》指出，医院的任务是“以医疗工作为中心，在提高医疗质量的基础上，保证教学和科研任务的完成，并不断提高教学质量和科研水平。同时做好扩大预防、指导基层和计划生育的技术工作”。并要做好预防、保健、康复的工作。

（1）医疗。医疗工作是医院的主要功能，其两大业务主体是诊疗与护理。医院医疗分为门诊医疗、住院医疗、急救医疗和康复医疗。门诊、急救医疗是第一线，住院病人医疗是重点。

（2）教学。医学教育的一个显著特点是：对医疗卫生类不同专业、不同层次的专业人员、技术人员的培养，都必须经过学校教育、临床实践两个阶段。医院是进

行医学临床教育的重要场所，教学是医院的基本任务之一，主要包括对医学、药学、护理学等专业的学生进行临床实践阶段的教学以及对在职职工的培养提高两方面。在职人员也需通过不断地接受继续教育更新知识和技术，才能适应医学科技发展的需要。

（3）科学研究。医院是医疗实践的场所，是开展医学科研的重要阵地，许多临床上的难点是科学研究的课题，通过开展科学研究，推动医学科学的发展和解决医疗护理中的难点，提高医疗和护理的质量。

（4）预防和基层医疗服务。医院既要对病人进行诊疗，也要开展基层医疗服务和预防保健工作。随着医疗卫生体制的改革，医疗卫生服务体系逐步健全，公立医院与基层医疗卫生机构的分工协作机制的建立，逐步形成基层首诊、分级医疗、双向转诊的服务模式，各级医院都承担着预防保健工作和基层医疗服务的任务，进行健康教育和普及卫生保健知识，提供远程医疗服务和巡回医疗服务等。另外，医院还要指导基层的医疗卫生工作及计划生育工作；开展健康咨询和疾病普查工作，倡导健康的生活方式，加强人们的自我保健意识，以延长寿命和提高生活质量。

（5）指令性和公益性任务。医院有责任承担卫生行政部门下达的各种指令性和公益性任务，包括援外、对口支援、救灾、征兵体检，扶贫、招生体检、防盲，突发公共卫生事件的医疗救治等，以保障人民身体健康与生命安全。

二、医院的种类

1．按医疗技术水平划分

目前我国医院实行分级管理制度，控照医院不同的功能、任务、技术力量、设施条件、服务质量、管理水平等划分为三级（一、二、三级），十等（每级再划分为甲、乙、丙三等，其中三级医院增设特等）。

（1）一级医院：向一定人口（≤10 万）的社区提供医疗、预防、康复、保健综合服务的基层医院，是初级卫生保健机构，其主要功能是直接对人群提供一级预防，在社区管理多发病、常见病，并对疑难重症做好正确转诊，协助高层次医院搞好中间或院后服务。床位数不应少于 20 张。如农村、镇卫生院和城市街道医院。

（2）二级医院：向多个社区（人口在 10 万人以上）提供医疗卫生服务的地区性医院，是地区性医疗预防的技术中心。其主要功能是提供医疗、护理、预防保健、康复服务，参与指导对高危人群的监测，接受一级转诊，对一级医院进行业务技术指导，并能进行一定程度的教学和科研，床位数不应少于 100 张，主要指一般县、市医院及直辖市的区级医院以及相当规模的工矿、企事业单位的职工医院。

（3）三级医院：跨地区、省、市以及向全国范围提供医疗卫生服务的医院，是具有全面医疗、预防、教学和科研能力的医疗预防技术中心。其主要功能是解决危重疑难病症，接受二级转诊，对下级医院进行业务技术指导和培训人才；完成培养各种高级医疗专业人才的教学和承担省级以上科研项目的任务。床位数不应少于 500 张。主要包括国家、省（自治区、直辖市）所设医院，市直属的市级医院以及医学院校的附属医院等。

2．按收治范围划分

分为综合性医院和专科医院。

（1）综合性医院。综合性医院设有一定数量的病床，设置有内科、外科、妇产科、儿科、耳鼻喉科、眼科、皮肤病科等专科，并设有药剂、检验、影像等医技部门和相应工作人员以及仪器设备。

（2）专科医院。专科医院是为诊治各类专科疾病而设置的医院，如妇产医院、传染病医院、儿童医院、眼科医院、肿瘤医院等。专科医院有利于集中人力、物力，发挥技术设备优势，开展专科疾病的预防、治疗和护理。

3．按特定任务划分

按特定任务可划分为军队医院、企业医院、医学院校附属医院等。

4．按所有制划分

按所有制可划分为全民所有、集体所有、个人所有制医院，中外合资医院和股份制医院等。

5．按经营目的划分

按经营目的可划分为营利性和非营利性医院。

（1）营利性医院：医疗服务所得收益可用于投资者经济回报的医疗机构。其医疗服务项目和价格依法由市场进行调节。

（2）非营利性医院：为社会公众利益而设立和运营的医院，不以营利为目的，其收入用于弥补医疗服务成本，实际运营中的收支结余不能用于投资者的回报，只能用于自身的发展，如改善医疗条件、引进技术、开展新的医疗服务项目等。

三、医院的组织机构

不同级别的医院所承担的社会职能和服务功能有所不同，但医院的机构设置基本类同。我国医院的组织机构一般分为三大系统：诊疗部门、辅助诊疗部门和行政后勤部门。各部门之间分工明确，各尽其责，又相互协调、相互合作。也可按行政管理组织机构和业务组织机构两大块划分。

1．诊疗部门

诊疗部门是医院的主要业务部门，包括病房和门诊的各临床科室，如内科、外科、妇产科、儿科、急诊科、预防保健科和体检中心等。这些部门担负着住院、门诊、急诊诊疗部的诊疗护理工作和预防保健等工作。

在综合性医院，诊疗部门分为门诊、急诊和住院诊疗部。门诊、急诊诊疗部在较小规模的医院中通常是一个部门，而在较大规模的医院中则是两个相对独立的部门。在级别较高、规模较大的医院，门诊诊疗部和住院诊疗部通常按疾病系统或病种设置各种临床科室，如内科可细分为消化内科、呼吸内科、神经内科、内分泌科和血液病科等，外科可细分为胸外科、脑外科、泌尿外科和整形外科等。门诊诊疗部还包括预防保健、计划生育门诊。附近已有传染病院的，根据当地《医疗机构设置规划》可不设传染科。

2．辅助诊疗部门

辅助诊疗部门是应用医疗仪器设备和专业技术，为临床提供技术支持的部门，又称医技部门，是现代医院的一个重要组成部分，包括医院的临床检验科、临床病理科、输血科、药剂科、麻醉科、手术室、放射科、超声科、理疗科、营养科、供应室、功能检查室、内镜室等。随着医技专业的发展，医技诊疗科室的现代化设备逐渐增多，新业务不断开展，辅助诊疗部门的设置呈中心化发展趋势。现代医院将功能广泛而精密度高的医疗仪器设备集中设置、集中使用、集中管理，有些医技专业向综合发展，按技术中心化设科，如中心实验室、中心功能检查室、中心影像室、中心放疗室、超声诊断室、内镜检查室等。中心化管理可以提高工作效率，提高设备利用率，节约开支。

3．行政后勤部门

医院的行政部门既是认真执行、贯彻、落实院领导决定，为医院把好关，做好参谋助手的职能科室，又是发挥上传下达、组织协调作用，督促落实各项工作，服务临床一线的管理部门。该部门是进行人、财、物管理和保障的辅助部门，与上述各部门相互协调联系成为有机整体。

行政部门主要包括两大类，一类是党群部门，主要有医院党办、纪检监察室、团委工会等；另一类是行政组织部门，如医院管理办公室、院长办公室、人事科、财务科、医务科、护理部、门诊部、医院感染科、总务科、设备科和膳食科等。

后勤保障部门主要包括基建、设备维护、食堂、物资库、车队、锅炉房、洗衣房、环卫清洁等方面，对医院诊疗护理工作起重要支持作用。后勤保障工作与医疗工作密切相关，是医院的重要组成部分。随着社会系统工程的进步，社会行业系统结构和功能的改变，医院后勤保障部门应加以改革，可逐步走向社会化，其组织机构也将发生相应变化。这些部门和科室与基层科室之间联系密切，以保证医院各项工作的顺利开展和目标实现。

4．其他部门

为适应医院多功能化的需要，在一些大型医院中还设有科研教学部门，负责教学培训、科学研究及新医药、新诊疗技术开发研制等方面的计划、组织和实施工作。如医院根据自身的专业特长，成立各种临床实验室、研究室，配备相应的人员和设备，成为开展临床研究工作的专业研究基地。

另外，不同规模的医院根据其具体情况还常设立学术、医疗事故鉴定、药事管理、病案管理、服务监督委员会、事业发展部等辅助组织，以利于医院部门之间的横向协调及民主管理。

音频　南丁格尔奖获得者周娴君

第三节　医院环境

一、医院环境的特点及分类

（一）医院环境的基本特点

医院是对特定的人群进行防病治病的场所，是专业人员在以治疗为目的的前提下创造的一个适合病人恢复身心健康的环境。个体在生命过程中都有可能接触医院环境，医院能否为病人提供良好的治疗性环境，不仅可影响病人在就医期间的心理感受，还可影响病人疾病恢复的程度与进程。同时越来越多的医院管理者也意识到医院环境的优劣是影响医疗护理质量和病人满意度的重要因素。因此，医务人员积极为病人创造安静、整洁、舒适、优美、安全的适合健康恢复的治疗性环境是非常重要的。良好的医院环境应具备以下特点：

1．服务专业性

在医院环境中，医务人员的照务对象是病人，病人是具有生物学和社会学双重属性的复杂生命有机体，因此，医院里医护技术人员在专业分工越来越精细的同时又强调团结协作，以提供高质量的医疗服务。由于护理人员在提高医疗护理服务质量中起着相对独立的作用，因此，医院对护理人员的专业素质要求也在不断增高，要求其应具有全面的专业理论知识、熟练的操作能力和丰富的临床经验，能够科学地照顾病人，为其提供专业的生活护理、精神护理、营养指导等服务，并在新技术、新专业不断发展的同时，进一步满足病人多方位的健康需求。

2．安全舒适性

医院是病人治疗疾病、恢复健康的场所，首先应满足病人的安全需要。

（1）治疗性安全。病人的安全舒适感首先来源于医院的物理环境，包括空间、温度、湿度、空气、光线、噪声的适量控制以及清洁卫生的维持等。医院的建筑设计、医疗设备配置、环境布局等应符合有关标准，安全设施齐备完好，治疗护理过程中避免病人发生损伤。

（2）生物环境安全。在治疗性医疗环境中，致病菌及感染源的密度相对较高，因此应加强对医院环境的管理，建立完善的院内感染监控系统，健全有关制度并严格执行，避免院内感染的发生，预防传染性疾病的传播，保证医院生物环境的安全性。

（3）关系和谐性。良好的医患、护患关系能有效地减轻或消除病人来自医院环境、诊疗过程及疾病本身的压力，有助于提高治疗效果并加速疾病的康复进程。因此医护人员应积极为病人营造良好的人际关系氛围，耐心热情地对待病人，与病人建立和睦的人际关系，加强对病人的心理支持，满足病人获得尊重及爱与归属的需要，以增加病人的心理安全感。

3．管理统一性

医院医疗服务面广，分工协作部门复杂多样，在“一切以病人为中心”的思想指导下，医院根据具体情况制定院规，统一管理，保护病人及医院工作人员的安全，提高工作效率和质量。如在病区护理单元中，应具体做到：

（1）保持病室整洁，规格统一，物品配备和环境布局以满足病人需求和方便使用为原则。

（2）协助病人及家属做好病人的生活护理工作，保持病人良好的卫生状况。

（3）工作人员衣帽整洁，仪表端庄，遵守医院各项规章制度，尽量减少噪声产生，给病人提供安静的休养空间。

（4）治疗后用物及时撤去，排泄物、污染物及时清除。

（5）正确分类并处理医用垃圾和生活垃圾。

4．文化特殊性

医院文化有广义和狭义之分。广义的医院文化泛指医院主体和客体在长期的医学实践中创造的特定的物质财富和精神财富的总和，包括医院硬文化和医院软文化两大方面。医院硬文化主要是指医院内的物质状态，如医疗设备、医院建筑、医院环境、医疗技术水平和医院效益等有形的东西，其主体是物。医院软文化是指医院在历史发展过程中形成的具有本医院特色的思想、观念等意识形态和行为模式以及与之相适应的制度和组织结构，其主体是人。医院硬文化是医院软文化形成和发展的基础，医院软文化对医院硬文化具有指导和促进作用，两者有机整合，相互制约，互相转化。狭义的医院文化是指医院在长期医疗活动中逐渐形成的以人为核心的文化理论、价值观念、生活方式和行为准则等。

适宜的医院文化是构建和谐医患关系的必要条件，构建医院文化正在日益由表层的物质文化向深层的精神文化渗透，将“一切以病人为中心”的服务理念融入医院环境管理中是医院开展文化建设的关键措施。

（二）医院环境的分类

医院环境是医务人员为病人提供医疗和护理服务的场所，按环境性质划分，可分为物理环境和社会文化环境；按环境地点划分，可分为门诊环境、急诊环境和病区环境。

1．按环境性质划分

（1）物理环境：医院的建筑设计、基础设施以及院容院貌等为主的物质环境，属于硬环境。它是表层的、具体的、有形的，包括视听环境、嗅觉环境、诊疗单元、仪器设备、工作场所等。物理环境是医院存在和发展的基础。

（2）社会文化环境。医院是社会的一个特殊的组成部分，良好的医院社会环境作为医院文化建设的重要载体和表现形式，是医院提供人性化服务和落实“一切以病人为中心”理念的重要举措。社会文化环境又分为医疗服务环境和医院管理环境。

① 医疗服务环境：以医疗护理技术、人际关系、精神面貌及服务态度等为主的人

文社会环境，属于软环境。它是深层次的、抽象的、无形的，包括学术氛围、服务理念、人际关系、文化价值等。医疗服务环境的好坏可以促进或制约医院的发展。

② 医院管理环境。包括医院的规章制度、监督机制及各部门协作的人际关系等，也属于软环境。医院管理环境应坚持以人为本，满足病人需求，体现医院文化，并有利于提高医疗和护理工作服务质量和效率。

2．按环境地点划分

（1）门诊环境。门诊是医疗工作的第一线，它作为医院重要的窗口之一，是医院直接对病人进行诊断、治疗和开展预防保健的场所。门诊环境具有病人数量多、人群流动性强、人群病种多、就诊时间短、病情观察受限、诊疗环节错综复杂等特点。

（2）急诊环境。急诊科是抢救急、危、重症病人的重要场所，对危及生命的病人及意外灾害事件，能提供快速、高效的服务，是构成城市急救网络的基本组成部分，在医疗服务中占有重要地位。

（3）病区环境。病区是医务人员为病人提供医疗服务的主要功能区，是住院病人在医院接受治疗、护理及休养的主要场所，是医护人员全面开展医疗、预防、教学、科研活动的重要基地。清洁、整齐、舒适、安静的病房环境有助于病人保持稳定的心理状态，促进病人心身健康，并显著提高医疗护理服务质量。

二、医院环境的设置与管理

随着社会经济的发展和文化教育的普及，人民的生活质量普遍提高，在消费观念上趋向追求高质量与美观舒适的生活空间。医院的环境直接影响病人的身心舒适和治疗效果。病人患病后希望得到最佳的医疗服务，并能够在安全、舒适、优美的环境中接受诊疗和安心休养。因此，创造维护适宜的医院环境是护理人员的重要职责。当医院的环境不能满足病人诊疗康复需求时，护理人员应采取适当的措施对其进行管理。

（一）门诊环境的管理

1．门诊的设置和布局

门诊的设置和布局应以方便病人、突出公共卫生为原则，做到安静、整洁、美化、绿化、布局合理，备有各种醒目的标志和路牌，体现以人为本、病人至上的服务理念。

门诊通常设有挂号处、收费处、化验室、药房、综合治疗室和分科诊察室等。诊断室内应备诊察床、洗手池、化验单、检查申请单、处方单等，综合治疗室内应备有氧气、电动吸引器、急救药品等急救设备。

2．门诊的护理工作

（1）预检分诊。分诊护士要由临床经验丰富的护士担任，接待来院就诊的病人时应简明扼要地询问病史，在观察病情后做出初步判断，给予合理的分诊指导和传染病管理。做到先预检分诊后挂号诊疗。

（2）安排就诊。病人挂号后，分别到各科候诊。护士应做好就诊病人的护理工作。

① 开诊前准备好所用各种物品和检查器械，保持良好的诊疗环境和候诊环境。

② 整理好初诊和复诊病案，收集、整理化验单、检查报告等。

③ 根据病人病情测量体温、脉搏、呼吸、血压等，并记录在门诊病案上。

④ 按挂号的先后次序叫号。必要时护士应协助医生进行诊查工作。

⑤ 随时观察病人的病情，遇高热、剧痛、出血、休克、呼吸困难等病人，应立即安排提前就诊或送急诊室处理；遇病情较重或年老体弱者，可适当调整就诊顺序优先就诊。

⑥ 病人需做检查、化验等项目时，护士应予以指导，包括如何预约、缴费、取报告及继续就诊。

⑦ 护士应指导病人取药或进行其他治疗，指导需住院的病人如何办理住院手续。

（3）健康宣教。护士应利用候诊时间开展健康教育，可采用口头、图片、黑板报、电视录像、有关健康教育宣传方面的小册子等形式进行宣教。

（4）及时治疗。如注射、换药、导尿、灌肠、穿刺等，应严格按照操作规程及时完成。

（5）消毒隔离。门诊空间、地面、墙壁、椅、诊察床等应定期进行消毒。治疗后的物品应立即按要求分类处理。传染病或疑似传染病者，应分诊到隔离门诊就诊，并做好疫情报告。

（6）预防保健。预防保健护理是门诊护理工作的重要组成部分，护士经过专门的培训方可直接参与健康体检、疾病普查、预防接种等工作。

（二）急诊环境的管理

急诊科护士应具备一定的急诊抢救知识和经验，技术熟练、动作敏捷、责任心强。急诊科护理管理应达到最优化，即按标准化、程序化、制度化管理。

1. 急诊科的设置和布局

急诊科布局应以缩短就诊时间、简化手续、提高救治效率为原则，以方便急诊病人就诊为目的。急诊科要有专用通道和出入口，有醒目标志和路标。夜间有明显的灯光。室内安静整洁、光线明亮、空气流通、物品放置有序等。

急诊科一般设有预检处、诊疗室、治疗室、抢救室、监护室、留观室、清创室等。有的急诊科还设有急诊药房、化验室、X 线室、心电图室、挂号室及收费室等，形成一个相对独立的单元。

2. 急诊绿色通道

急诊绿色通道即急诊绿色生命安全通道，是指对急危重症病人一律实行优先抢救、优先检查和优先住院的原则，医疗相关手续酌情补办。

医院内需设立急诊绿色通道抢救小组，有相应的制度，如急诊绿色通道首诊负责制、记录制度、转移护送制度及备用药管理等。在硬件上要配备方便有效的通信设备，设立急诊绿色通道流程图，绿色通道的各个环节应有醒目的急诊绿色通道的标志，备有可移动的医疗设备。原则上所有生命体征不稳定和预见可能危及生命的各类急危重症病人均应纳入急诊绿色通道的管理范围。

3．急诊科的护理工作

（1）预检分诊。病人被送到急诊科，应有专人负责出迎。预检护士应掌握急诊就诊标准，做到“一问、二看、三检查、四分诊”。遇有危重病人应立即通知值班医生及抢救室护士；遇意外灾害事件应立即通知护士长和有关科室；遇有法律纠纷、刑事案件、交通事故等，应迅速向医院保卫部门或公安部门报告，同时请家属或陪送者留下。

（2）抢救工作。

① 物品准备。一般物品：血压计、听诊器、张口器、压舌板、舌钳、手电筒、输液架、止血带、氧气管、吸痰管、胃管等。无菌物品：各种注射器、各种型号针头、输液器、输血器、静脉切开包、气管插管包、气管切开包、开胸包、导尿包、各种穿刺包、无菌手套以及无菌敷料等。抢救器械：中心供氧系统（氧气加压给氧设备）、电动吸引器、心电监护仪、电除颤器、心脏起搏器、呼吸机、洗胃机、超声波诊断仪等，有条件可备X线机、手术床、多功能抢救床。抢救药品：各种中枢神经兴奋剂、镇静剂、镇痛药、抗休克药、抗心力衰竭药、抗心律失常药、抗过敏药及各种止血药，急救用激素、解毒药、止喘药，纠正水、电解质紊乱及酸碱平衡失调类药物以及各种输入液体，局部麻醉药及抗生素类药等。通信设备：设有自动传呼系统、电话、对讲机等。

一切抢救物品应做到“五定一率”，即定数量品种、定点安置、定人保管、定期检查维修和定期消毒、灭菌，急救物品完好率应达100%。

② 配合抢救。严格按照操作规程和抢救程序实施急救措施，分秒必争。医生未到之前，护士应视病情给予相应的紧急处理，如测血压、吸氧、吸痰、止血、建立静脉通路等。医生到达后，立即向其汇报病人的情况并配合抢救，正确执行医嘱，密切观察病情变化，为医生提供有关资料，做好抢救记录和查对工作。记录应及时、准确、完整、字迹清晰。必须注明时间，包括医生和病人到达时间、措施落实的时间（如人工呼吸、吸痰、用药等执行和停止时间）。记录执行医嘱的内容及病情的动态变化。

在抢救过程中，凡医生口头医嘱须向医生复述一遍，双方确认无误后再执行。抢救结束后，请医生及时补写医嘱和处方。各种急救药品的空安瓿等须经两人查对后方可弃去；输液空瓶和空袋均应集中放置，以便统计查对，并与医嘱核对是否相符。

（3）留院观察。急诊观察室设有一定数量的观察床，主要收治暂不能确诊、病情危重但暂时住院困难或需短时间观察即可返家的病人。留观时间一般为3～7 d。

留观室的护理工作包括：入室登记，建立病案，填写各项记录，书写留观室病情报告；加强病情观察，及时完成医嘱，做好晨晚间护理和心理护理；管理病人和家属，做好入院、转诊等工作。

（4）急诊重症监护。急诊重症监护室（EICU）是根据急诊室的工作性质和特点而设立的，主要收治严重的创伤、随时有生命危险或病情危重、需要监护抢救的病人。一般可设监护床2～8张，由专职医护人员对重危病人进行监护，如血流动力学监测、神经系统功能监护、呼吸功能监测等24 h连续不间断，发现异常及时处理和抢救。

（5）急诊手术。急诊手术室主要接收急诊外科的危重症病人，经抢救和初步处理后，生命体征仍不能稳定且有可能危及生命者，须在急诊手术室进行抢救手术。急诊手术室的设置应与医院手术室的要求相同，但根据自身特点，规模较小。护士应做好手术前的准备、手术时的配合观察及手术后的转运工作。

（6）传染病的隔离工作。急诊应设置供传染病病人使用的隔离室。遇有疑似传染病病人，预检护士应及时通知专科医生到隔离室诊治，并按接触隔离、呼吸道隔离等相应的隔离要求做好消毒隔离工作。凡确诊为传染病的病人，应就地隔离，并及时转送传染病科或定点医院。

（三）病区环境的管理

1．病区的设置和布局

每个病区通常设有病室、重症监护室、抢救室、治疗室、医生办公室、护士办公室、医护休息室、库房、示教室、配膳室、浴室、洗涤室、厕所等。有条件的可设置病人娱乐室、健身室、会客室等。每个病区一般设 30 ~ 40 张病床，每间病室设 1 ~ 6 张病床，两病床之间距离不得少于 1 m。

2．病区环境的管理

（1）病区的物理环境。

① 安静。病区应避免噪声，保持安静。凡是引起病人心理上或生理上不愉悦的声音都可称为噪声。噪声不仅使人不愉快，且影响健康。其危害程度与音量大小、频率的高低、持续暴露时间及个人耐受性有关。噪声达 50 ~ 60 dB 时，病人会感到疲倦不安，影响休息和睡眠。长时间处于 90 dB 以上环境中，可导致耳鸣、易怒、头痛、肌肉紧张、精神烦躁、血压升高、失眠等症状。当噪声高达 120 dB 以上时，能造成听力损害，甚至永久性失聪。世界卫生组织规定，白天病区理想的声音强度应控制在 35 ~ 40 dB。

为了给病人创造安静的环境，医务人员应做到“四轻”，即说话轻、走路轻、操作轻、开关门轻；护士应穿软底鞋；病室的桌、椅脚应钉上橡皮垫；推车的轮轴应定期滴注润滑油；向病人及家属宣教保持病室安静的重要性，共同创造良好的疗养环境。

在控制噪声的同时，也应避免绝对安静。悦耳动听的音乐对人脑是良好的刺激，可鼓励病人使用有耳塞的收音机或随身听；有条件的医院也可在床头增设耳机装置，让病人选择收听悦耳的音乐等各种信息，以丰富病人的疗养生活。

② 整洁。主要指病室、病人及工作人员的整洁。病室的设施齐全、用物规格统一、摆放整齐、方便取用；工作人员仪表端庄，着装整洁、得体、大方；病人的口腔、头发、皮肤、衣物要保持清洁，被服要及时更换；治疗后的用物应及时撤去，病人的排泄物、污染物等应及时清理，并按规定及时消毒处理。

③ 舒适。主要指病室的温湿度适宜、有良好的通风和采光，疗养环境美观。

a. 温度。适宜的温度使人感觉舒适，有利于疾病的治疗和康复。一般病室温度以 18 ~ 22 °C 为宜，婴儿室、产房、手术室等的温度以 22 ~ 24 °C 为宜。室温过高，影响机体散热，易使病人感到烦躁，呼吸消化功能受影响，不利于体力恢复；室温过低，使人肌肉紧张，病人易受凉。病室应备有温度计，以便随时观察和调整室内温度。

b. 湿度。病室的相对湿度是在一定温度条件下，单位体积的空气中含有水蒸气的量与其达到饱和时含量的百分比。病室的相对湿度以 50%～60% 为宜。湿度过高，空气潮湿，易于细菌繁殖，医院内感染概率增加；同时，人体蒸发水分减少，病人感觉气闷，尿量增加，肾脏负担加重，对于心肾功能不良的病人尤为不利。湿度过低，空气干燥，易引起病人口干舌燥、咽痛、烦渴等表现，对于气管切开、呼吸道感染等呼吸系统疾病病人不利。病室应备有湿度计，以便随时观察和调整室内湿度。湿度过高时可打开门窗通风，使用空气调节器；湿度过低时可在地面洒水或使用加湿器等增加湿度。

c. 通风。开窗通风换气可降低室内空气中微生物密度，降低二氧化碳浓度，增加氧含量，保持空气清新；通风还可调节室内温湿度，刺激皮肤血液循环，使人精神振奋、心情愉快，增加舒适感。病室应每日定时通风换气，一般每次 30 min 左右，通风时间可根据室内外的温差而变化。通风时注意适当遮挡病人，避免直接吹风，以免受凉感冒。

d. 采光。病室的采光有自然光源和人工光源两种。适量的日光照射可使病人局部皮肤温度上升，血液循环加快，增加病人的舒适感，并促进人体内维生素 D 的合成。此外，日光中的紫外线还有杀菌作用。病室应经常打开门窗，使病人接受日光照射，但应避免阳光直射病人面部。夜间照明应采用地灯或床头灯，以保证护士夜间治疗和病人休息的需要。

e. 装饰。优美的环境能使人产生愉悦的感觉，色彩对人的心情、行为和健康均有一定的影响。如儿科病室用粉红色装饰，可增加病儿温馨感，减少恐惧感、紧张感；手术室采用绿色或蓝色装饰，可增加病人安静、镇定、信任感。墙壁尽量不选择全白色，避免病人产生单调感和冷漠感。

f. 空间。每个人都需要一个适合其成长、发展及活动的空间，医院在为病人安排空间时，必须考虑病人整体的需要。要尽可能在医院条件许可的情况下，综合考虑不同病情、不同层次、不同人群的需要，保证病人有适当的空间，同时方便治疗和护理操作的进行。一般情况下，每个病区设 30～40 张病床为宜，每间病室宜设 2～4 张病床或单床，尽量配有卫生间，病床之间的距离不得少于 1 m。

④ 安全。安全是指安定、无危险及无伤害的环境。病区应避免物理性、化学性、医源性、生物性等导致的损伤，护士应主动为病人提供安全的护理措施，使病人处于接受治疗和护理的良好环境中，以达到良好的治疗和护理效果。

（2）病区的社会环境。在医院的特殊环境中，和谐的人际关系是保持病人良好心理状态的重要条件。护士应协助病人尽快转变角色，建立并维持良好的人际关系，以适应医院的特殊环境，使病人更好地配合治疗和护理，促进病人康复。

① 护患关系。护士与病人之间的关系是一种帮助与被帮助、服务与被服务的人际关系。在护患关系中护士处于主导地位，在工作中护士应尊重病人，一视同仁，维护病人的权利与人格。在护患关系中护士要特别注意其言谈举止等对护患关系的影响，良好的职业道德和得体的言谈可使病人产生安全感和信任感。作为病人也应尊重护理人员的权利和人格，在治疗和护理活动中积极配合护理人员。

护士与病人之间不断通过各种方式表达自己的身心感受并感知对方表达的感受，

彼此产生着具有反馈作用的相互影响。但护患之间相互影响的力量是不平衡的，护士的影响力明显大于病人，主要体现在以下几个方面：

a. 语言。护患之间，语言是特别敏感的刺激物。它能影响人的心理及整个机体状况，尤其对人的健康具有重要作用，可作为生理和心理的治疗因素，也是心理护理的重要手段。

工作中，护士应善于运用语言，发挥语言的积极作用，维护病人的自尊，减轻病人的陌生感，消除病人的紧张、焦虑情绪，帮助病人建立对医护人员的信任感，使病人正确认识和对待自身疾病，缓解消极情绪，肯定自身价值。护士应根据病人的年龄、个性、心理特征，调整自己说话的方式和语气，对心理压力大的病人要提供良好的情感支持，减少其紧张心理，说话语气要亲切自然，语速要缓慢、有停滞，冷静地倾听后给予反馈，从而建立良好的护患关系，让病人感到护士的诚恳、友好与善意，赢得病人的信任，促进病人康复，提高护理质量。

b. 行为。行为是人的思想支配下的活动，是思想的外在表现，也是人际交流的方式。不同病人的不同行为表现，是医护人员认识疾病、进行诊疗护理的主要依据，病人行为所传递的信息对医务人员判断病情及确定治疗护理措施具有重要意义。

在护理活动中，护理人员的技术操作及其行为受到病人的关注，是病人对自身疾病和治疗效果认识的重要信息来源。因此护士要亲切自然，精神饱满，着装得体，举止大方，操作时要稳、准、轻、快，消除病人的疑虑，带给病人心理上的安慰。

c. 情绪。护士在工作中的情绪对病人有很大的感染力，护士的积极情绪可使病人乐观开朗，消极的情绪会使病人变得悲观焦虑。因此，护士要在自我情绪认知的基础上，学会控制情绪，掌握自我调整和自我安慰的方法，寻找正确的压力释放途径，将不良情绪适当转移和宣泄，提高对挫折的承受能力，并时刻以积极的情绪去感染病人，为病人提供积极乐观、心身愉悦的治疗环境。

d. 态度。护士的工作态度对护患关系的发展和病人的身心健康具有重要影响。在护理工作中，护士应通过自己积极的工作态度来取得病人的信任，严肃认真、一丝不苟的工作态度可使病人获得安全感和信任感；真诚的热情、友善的态度可使病人感受到温暖并获得支持，有助于病人疾病的恢复，促进护患关系的良性发展。

② 病友关系。病区中的每个人都是社会环境中的一员，在共同的治疗康复生活中相互影响。病友们在交谈中常涉及疾病疗养常识、生活制度等内容，起到了义务宣传员的作用。此外，病友间的相互帮助与照顾，有利于增进病友间的友谊与团结，创造和谐的病室氛围。

病友们在共同的住院生活中自然形成了新的社会环境，表现为不同的病室群体气氛。有的表现为积极的气氛，同病室病友之间彼此关心照顾，与医护人员关系融洽，配合密切，病人心情愉快，对医疗护理的满意度较高；有的则表现为消极的气氛，虽同住一病室，病友之间交往较少，彼此缺乏关照，相互间无愉快感受，病人感到寂寞、孤独，度日如年，对治疗护理知识被动接受，缺乏主动参与的热情。护士应协助病友间建立良好的情感交流，并善于觉察某些消极情绪的出现，耐心解释，正确引导。

群体气氛是集中每个人的表现而形成的，而每个人又被群体气氛所影响。新入院的病人，由于对身处的环境陌生，会产生不同程度的焦虑。护士应通过营造愉快、和谐的气氛来感染新入院病人，引导其保持乐观向上的情绪。护士是病人所处环境的主要调节者，应善于利用病友间的互助精神，启发群体中的积极因素，调动病人的乐观情绪，使群体气氛有利于医疗和护理工作的开展。因此，病室气氛与护理工作有着密切关系。

③ 医院的规章制度。医院的规章制度是为了保证病人治疗和护理工作的正常进行，有利于预防和控制医院感染的发生，同时也为病人提供良好的休息环境。但医院的规章制度在一定程度上对病人是一种约束，使病人不能完全按照自己的意愿活动，易产生压抑感；同时因与外界接触减少，使病人易产生孤寂感。护理人员应根据病人的不同情况给予主动热情的帮助，使其尽快适应医院环境，建立良好的人际关系。护理人员要耐心地解释和指导病人，使病人尽快适应医院的规章制度，促进早日康复。护士在对病人进行指导时，具体应做到：

a. 耐心解释，取得理解。向病人和家属耐心解释每一项院规的内容和执行各项院规的必要性，以取得病人的主动配合，使其自觉遵守医院的各项规章制度。

b. 维护病人的自主权。病人较难适应的是不能按照自己的意愿进行活动，凡事都需要遵守医院规则，服从医护人员的安排，处于被动服从地位，容易产生压抑感。因此，护士应让病人对其周围的环境具有一定的自主权，在维护院规的前提下，尽可能让病人拥有其个人的环境，并对病人的居住空间表示尊重，包括在进入病室时应先敲门，帮助病人整理床单位或衣物时应先取得病人的同意等。

c. 满足病人需求，尊重探视人员。在病人中开展人性化服务，让病人切身感受到作为人的尊严和自由，已成为医院的共识。因此，护士要尊重前来探视的病人亲属和朋友。病人的家属和亲朋好友可满足病人对安全感、爱与归属感及自尊的需要，带给病人心理支持与帮助，减少病人的孤独寂寞与社交隔离。但如果探视者不受病人欢迎，或探视时间不恰当，影响医疗护理工作，则要劝阻和限制。

d. 提供信息和健康教育。健康教育是对住院病人的生理心理和社会适应能力而进行的护理活动。它是通过向病人传授所患疾病的有关医疗、护理方面的知识与技能，调动病人积极参与自我护理和自我保健，以达到恢复健康的目的。随着社会的进步和人们健康意识的转变，病人健康教育在护理工作中占有越来越重要的位置。在做各种检查、治疗或护理工作之前或过程中，应给予病人适当的解释与心理支持，使病人了解医护人员实施这些措施的目的。在对病人进行健康教育的过程中，护士不仅要将防病治病的知识传授给病人，更重要的是善于耐心倾听病人倾诉，并且对病人的倾诉作出反应。同时还应允许并鼓励病人参与决策，以增进其自我价值感和控制能力。这样可以减少病人对治疗、手术、检查等的恐惧心理，使病人能主动、积极地配合治疗和护理工作，促进病人早日康复。

e. 尊重病人的隐私权。尊重病人的隐私权是良好护患关系得以维持的重要保证，是取得病人信任和主动合作的重要条件。护士应当尊重、关心、爱护病人，保护病人的隐私。为病人做治疗和护理时，应当适当地遮挡病人、避免不必要的暴露；对病人的个案讨论、诊断鉴定、检查结果、治疗记录，护士有义务为病人保密。

f. 鼓励病人自我照顾。因病生活自理能力下降或被限制了活动，生活需依赖他人照顾的病人往往存在较重的思想负担。因此，在病人病情允许的情况下，护士应积极创造条件并鼓励病人自我照顾，增强病人战胜疾病的信心，提高病人的自护能力，促进病人康复。

3. 病区的护理工作

病区护理工作主要是以病人为中心，以护理程序为基础，为病人做好整体护理。病区主要护理工作有：

（1）实施整体护理程序，正确全面评估病人身心健康状况，准确进行护理诊断，制定个性化的护理计划，及时落实护理措施，认真评价护理效果，及时补充修改护理计划。

（2）根据病人具体情况及护理级别按时巡视病室，以观察病人病情变化及治疗效果。

（3）及时、准确执行医嘱，协助医生完成各项诊疗、护理技术操作和抢救工作，以杜绝医疗事故的发生。

（4）做好病人的生活护理，满足其舒适、清洁、安全等需要。

（5）做好病区消毒隔离工作，预防和控制医院感染的发生。

（6）认真开展健康教育，指导病人做好功能锻炼和康复。

（7）按正规要求书写和保管各种医疗护理文件。

（8）做好入院、出院、转院及死亡病人的护理工作。

（9）开展临床护理教学和护理科研工作，不断提高临床护理质量和水平。

第一章课后练习及答案

第二章

预防与控制医院内感染

学习目标

（1）掌握医院感染的概念、分类、形成及主要原因，清洁、消毒、灭菌的区别，洗手的指征、操作，无菌技术的概念、操作原则、基本操作，隔离的种类及措施、基本操作。

（2）熟悉医院感染的预防和控制，医院清洁、消毒、灭菌工作，常用物品的保养。

（3）了解供应室的设置、布局及工作内容，医院建筑布局与隔离要求。

预习案例

病人，男，55 岁，脑外伤术后，由某县级医院转入某市级医院，见气管切开，遵医嘱留痰培养标本，实验室结果显示：多重耐药菌感染。

思考：

（1）作为责任护士，你如何给他进行隔离？

（2）对该病人的日常护理操作，你应如何落实手卫生？

（3）对该病人执行操作后的垃圾，应如何处理？

自有医院以来就存在着医院内感染问题。医院内感染不仅影响病人疾病的康复、延长住院时间、增加住院费用，甚至还危及到生命。它不仅影响到病人自身，还可能波及其他人。护士作为病人的直接护理者，应能正确隔离病人，注意手卫生，落实标准预防，重视无菌原则，及时、正确采取各项措施预防和控制医院内感染。

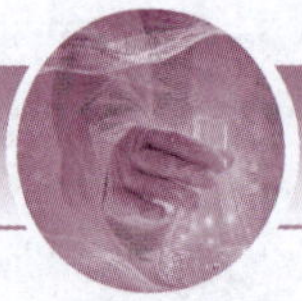

第一节 医院内感染

一、医院内感染的概念与分类

（一）概　念

医院内感染（Nosocomial Infection）又称医院获得性感染或医院感染，其定义是住院病人在医院内获得的感染，包括在住院期间发生的感染和在医院内获得出院后发生的感染，但不包括入院前已存在或者入院时已处于潜伏期的感染。医院工作人员在医院内获得的感染也属医院感染。在医疗机构或其科室的病人中，短时间内发生 3 例或以上同种同源感染病例的现象称为医院感染暴发。

（二）分　类

1．按感染部位分类

全身各器官、各部位都可能发生医院内感染，可分为呼吸系统感染、手术部位感染、泌尿系统感染、血液系统感染、皮肤软组织感染等。

2．按病原体分类

可将医院内感染分为细菌感染、病毒感染、真菌感染、支原体感染、衣原体感染、立克次体感染、放线菌感染、螺旋体感染及寄生虫感染等。目前医院内感染中，细菌和真菌感染最常见。细菌感染中如金黄色葡萄球菌、表皮葡萄球菌等凝固酶阴性葡萄球菌和肠球菌是医院内感染常见的革兰阳性球菌，嗜肺军团菌和其他军团菌属为医院内肺部感染的常见病原菌等。真菌感染如念珠菌、曲菌和某些其他条件致病性真菌为二重感染的常见致病菌，多发生于应用抗生素和皮质激素的病人以及粒细胞减少的病人。

3．按病原体来源分类

（1）内源性感染（Endogenous Nosocomial Infection）又称自身感染，是指病人自身携带的病原体引起的感染。寄居在病人体内的正常菌群或条件致病菌通常是不致病的，但当个体的免疫功能受损、健康状况不佳或抵抗力下降时，病原体成为条件致病菌而造成各种内源性感染。

（2）外源性感染（Exogenous Nosocomial Infection）又称交叉感染，是指各种原因引起的病人在医院内遭受非自身固有的病原体侵袭而发生的医院内感染。病原体来自病人身体以外的个体、环境等。包括从个体到个体的直接传播和通过物品、环境而引起的间接感染。

二、医院内感染的形成

医院内感染形成的三个基本条件为感染源、传播途径和易感宿主。三者同时存在并互相联系，组成了感染链，从而导致了医院感染的发生。

（一）感染源

感染源（Source of Infection）又称病原微生物贮源，指病原微生物存在、繁殖及排出的宿主（人或动物）或场所，是导致医院内感染的来源。医院感染源分为内源性感染源和外源性感染源。

1．内源性感染源

感染源来自病人自身。病人皮肤、泌尿生殖道、胃肠道、呼吸道及口腔黏膜等身体特定部位的常居菌或暂居菌，或来自外部环境并定植在这些部位的正常菌群，以及身体其他部位感染的病原微生物，在个体的抵抗力下降、菌群易位或菌群失调时，既可导致自身感染，也可传播他人，成为内源性医院感染的重要来源。

2．外源性感染源

感染源来自病人之外的宿主或医院环境。主要包括：

（1）已感染的病人。大量病原微生物从病人感染部位的分泌物、脓液等不断排出体外，病原微生物在病人体内增加了毒力和耐药性，而且容易在另一易感宿主体内定植，因此已感染的病人成为了最重要的感染源。

（2）病原携带者。病原携带者包括携带病原体的病人、医院工作人员和探陪者，是医院感染中另一重要感染源，病原微生物在体内不断生长繁殖并排出体外，且携带者本身无自觉症状，因此常常易被忽视。

（3）医院环境。医院中的空气、水源、食品及垃圾等容易受各种病原微生物的污染而成为感染源。

（4）动物感染源。动物可能感染或携带病原微生物而成为动物感染源，如鼠、蚊等。尤其是鼠类，在医院的密度高，是多种疾病的传染源。

（5）设备、器械等。

（6）药品、血液制品等。

（二）传播途径

传播途径（Modes of Transmission）是指病原体从感染源传播到易感宿主的途径和方式，主要包括：

1．接触传播

接触传播是指病原体通过手、媒介物直接或间接接触导致的传播，是医院感染中最常见也是最重要的传播方式之一。

（1）直接接触传播：由已感染的病人或病原携带者与易感宿主直接接触，将病原微生物传播给易感宿主。如母婴间疱疹病毒、沙眼衣原体、柯萨奇病毒等的感染。病人之间、病人与其他人员（包括医院工作人员、探陪者）之间、医院工作人员之间，都可通过手的直接接触而感染病原体。内源性医院感染中病人既是感染源，也是易感宿主，由于微生态环境改变所导致的自身感染，也属于自身直接接触传播。

（2）间接接触传播：病原体通过传播媒介传递给易感宿主。最常见的传播媒介是医务人员的手，手在接触病人及其感染性物质、污染物品后未落实手卫生，就很容易将病原体传播给其他人或物。其次是医疗用品及设备，如呼吸机相关性肺炎、输血导致的病毒性肝炎等。医院水源或食物被病原微生物污染也可引起传播，如脊髓灰质炎、霍乱、狂犬病等。

2．空气传播

空气传播是以空气为媒介，在空气中带有病原微生物的微粒子，随气流流动，侵入新的易感宿主所经历的全部过程。如开放性肺结核、麻疹和水痘等。

3．飞沫传播

飞沫传播指含有大量病原体的飞沫在病人呼气、喷嚏、咳嗽、谈笑时经口、鼻排入环境。若易感者在 1 m 以内，带有病原微生物的飞沫核在空气中可移动到易感者的口、鼻黏膜或眼结膜、手、衣物从而导致传播。病人伤口脓液、排泄物、皮肤鳞屑等传染性物质，病人在咳嗽、打喷嚏、谈笑时从口、鼻腔喷出的小液滴，医务人员进行某些诊疗操作时产生的液体微粒，由于在空气中悬浮时间不长即降落于地面或物体表面，只能近距离地传播给周围的密切接触者。常见的主要通过飞沫传播的疾病有：猩红热、百日咳、白喉、急性传染性非典型肺炎（严重急性呼吸综合征，SARS）、流行性脑脊髓膜炎、肺鼠疫等。

4．饮水、饮食传播

饮水、饮食传播是指病原微生物通过污染水、食物而造成疾病的传播。这类传播常可导致医院感染暴发流行。

5．注射、输液、输血传播

这类传播是指通过使用污染的注射器、输血器、药液、血液等造成疾病的传播。如乙型肝炎、艾滋病等。

6．生物传播

生物传播是指通过动物携带病原微生物作为人群间传播的中间宿主，病原体在动物中感染、繁殖并传播，通过接触、叮咬、刺蜇、注毒、食入等方式使易感宿主致病。如蚊子传播疟疾、乙型脑炎等。

（三）易感宿主

病原体传播到宿主后是否引起感染主要取决于病原体的种类、数量和宿主的易感性。易感宿主（Susceptible Hosts）指对感染性疾病缺乏免疫力而易感染的人。如将易感者作为一个总体，则称为易感人群。医院是易感人群相对集中的地方，易发生感染且感染容易流行。

宿主的易感性取决于病原体的定植部位和宿主的防御功能。影响宿主易感性的因素主要为：

1．年　龄

出生2个月以内的婴儿身体抵抗力来自母体,后面逐渐形成自身抵御疾病的能力；50岁以后个体对疾病的抵抗力逐渐减弱。

2．营　养

营养不良会降低自身对各种病原微生物的抵抗能力。

3．药物及其他治疗

接受各种免疫抑制剂治疗者，不合理使用抗生素者，接受各种侵入性诊疗操作者，手术时间长或住院时间长者，这些人易发生感染。

4．慢性病

尿毒症、糖尿病、癌症等机体免疫功能严重受损者，这类人群也是易感人群。

5．持续压力

压力大，精神状态差，缺乏主观能动性者也易发生感染。

三、医院内感染的主要原因

（一）个体抵抗力下降、免疫功能受损

1．生理因素

生理因素包括年龄、性别等。如婴幼儿尤其是低体重儿、早产儿等自身免疫系统发育不完善、防御功能低下；老年人脏器功能衰退、抵抗力下降；女性特殊生理时期如月经期、妊娠期、哺乳期时，抵抗力下降，易发生医院感染；女性泌尿道感染多于男性。

2．病理因素

由于疾病使病人对病原微生物的抵抗力降低，如恶性肿瘤、血液病、糖尿病等造成个体自身抵抗力下降；放疗、化疗、皮质激素的应用导致免疫系统功能抑制；皮肤或黏膜的损伤、局部组织缺血、创伤、昏迷病人误吸等均易诱发感染。

3．心理因素

个体的情绪、应激等在一定程度上可影响其免疫功能和抵抗力。如病人情绪乐观、心情愉快、充分调动自己的主观能动性可以提高个体的免疫功能，从而减少医院感染的机会。

（二）诊疗活动的增多

1．侵袭性操作

现代各种侵袭性诊疗技术的应用与推广，如内镜、导尿管、动静脉导管、中心静脉插管、气管插管、血液净化、机械通气等侵入性诊治手段，不仅给致病微生物带入机体或为致病微生物入侵机体创造了条件，而且破坏了机体皮肤和黏膜的屏障功能，损害了机体的防御系统，使病原体容易侵入机体。

2．放疗、化疗、免疫抑制剂的应用

恶性肿瘤病人通过放疗、化疗杀灭肿瘤细胞的同时，对机体正常细胞也造成一定程度的损伤，降低了机体的防御功能和免疫系统功能。皮质激素、各种免疫抑制剂的使用破坏了机体的免疫系统，增加了对感染的易感性。

（三）不合理使用抗生素

治疗期间无适应证的预防性用药、术前用药时间过早、术后停药过晚、用药剂量过大或联合用药过多等，这些不合理使用抗生素的行为，均易破坏体内正常菌群，导致耐药菌株增加、菌群失调和二重感染。

（四）医院环境的不规范

医院是各类病人聚集的场所，其环境易受各种病原微生物的污染。如某些建筑布局不合理会增加医院空气中病原微生物的浓度，医疗器械等未按规定进行消毒灭菌等，均会增加发生医院内感染的概率。而且医院内居留愈久的病原体，其耐药、变异，病原微生物的毒力和侵袭性愈强，常成为医院感染的共同来源或成为持续存在的流行菌株。

（五）医院内感染管理机制不完善

医院内感染管理制度不健全；医院卫生设施不健全，投入缺乏；医务人员缺乏医院内感染的相关知识，对医院内感染的严重性认识不足、重视不够、监管不到位，不能严格执行无菌技术和消毒隔离制度等，都会影响医院内感染的发生。

四、医院内感染的预防和控制

控制感染源、切断传播途径、保护易感人群是控制医院内感染的关键。各级各类医院应重视医院内感染管理工作，并将医院内感染管理纳入医院的管理工作，积极采取各项措施，有效预防及控制医院内感染。

（一）建立医院内感染三级管理体系

原卫生部于 2006 年发布实施的《医院感染管理办法》规定：住院床位总数 100 张以上的医院通常设置三级管理组织，即医院感染管理委员会、医院感染管理科、各科室医院感染管理小组；住院床位总数在 100 张以下的医院应当指定分管医院感染管理工作的部门，其他医疗机构应当有医院感染管理专（兼）职人员。

1. 医院感染管理委员会

医院感染管理委员会系医院感染管理的最高组织机构和决策机构，负责制定本医疗机构医院感染管理计划及医院感染防控总体方案，并对医院感染管理工作进行监督和评价。其成员由医院感染管理部门、医务部（或医务科）、护理部、临床科室、消毒供应室、手术室、临床检验部门、药事管理部门、设备管理部门、后勤管理部门及其他有关部门的主要负责人组成，主任委员由医院院长或者主管医疗工作的副院长担任。

2. 医院感染管理科

医院感染管理科是肩负着管理和专业技术指导双重职责的职能科室。在医院领导和医院感染管理委员会的领导下行使管理和监督职能，对医院感染相关事件的处理行使专业技术指导的业务职能。需配备满足临床需要的专（兼）职人员来具体负责医院感染的预防与控制，负责人为高级专业技术职称。

3. 各科室医院感染管理小组

各科室医院感染管理小组是医院感染管理三级组织的一线力量，是医院感染管理制度和防控措施的具体实践者。小组成员包括医生和护理人员，通常由科主任或主管副主任、护士长、病房医生组长、护理组长组成，在科主任领导下开展工作。

（二）健全、落实各项规章制度

1. 管理制度

如供应室物品消毒灭菌管理制度，清洁卫生制度，病人入院、住院和出院中的随时、终末和预防性消毒制度，感染管理报告制度等。

2. 监测制度

监测的主要内容包括：环境污染监测、灭菌效果监测、消毒污染监测、特殊病房（手术室、ICU、母婴室、新生儿病房、血液透析室、供应室无菌区等）监测、菌株抗药性监测、清洁卫生工作监测、传染源监测、规章制度执行监测等。

3. 消毒质控标准

消毒应符合国家卫生行政部门所规定的《医院消毒卫生标准》，如医务人员手的消毒、术前手的消毒、空气的消毒、物体表面消毒及各种管道装置的消毒等均应符合相关标准。

（三）落实医院感染管理措施，切断感染链

医院环境布局合理，设施应有利于消毒隔离。二级以上医院必须建立规范合格的感染性疾病科；加强重点部门如 ICU、手术室、母婴同室病房、消毒供应室、导管室、门诊和急诊等的消毒隔离；做好清洁、消毒、灭菌及其效果监测；加强抗菌药物临床使用和耐药菌监测管理；加强一次性医疗用品的监测管理；开展无菌技术、手卫生、隔离技术的监督监测；加强重点环节的监测如各种内镜、牙钻、接触血及血制品的医疗器械的处理等；医院应有污水处理设备，对医院内产生的污水进行无害化处理；电

梯合理分布，设置污物运送和无菌物品运送的专用电梯；污物分类放置及处理，加强监督；严格探视与陪护制度、对易感人群实施保护性隔离。

（四）加强医院感染知识教育

医疗机构应当制定对本机构工作人员的培训计划，对医务人员、病人及家属、配餐员、卫生员、护士等进行医院感染相关法律法规、医院感染管理相关工作规范和标准、专业技术知识的培训，卫生行政部门须建立医院感染专业人员岗位规范化培训和考核制度。采取多种形式，提高医院职工有关医院感染的专业知识。

第二节 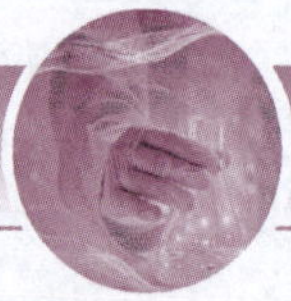 清洁、消毒、灭菌

一、清洁、消毒、灭菌概述

清洁、消毒、灭菌是预防和控制医院感染的重要环节。凡是进入人体组织或无菌器官的医疗用品必须灭菌；接触皮肤黏膜的器具和用品必须消毒。用过的医疗器材和物品，应先去污染，彻底清洗干净，再消毒和灭菌；其中感染病人用过的医疗器材和物品，应先消毒，彻底清洗干净，再消毒和灭菌。

1．清　洁

清洁（Cleaning）是指用物理方法清除物体表面的有机物、无机物和可见污染物的过程。适用于各类物体表面，也是物品消毒、灭菌前的必要步骤。常用的清洁方法包括：水洗、清洁剂或去污剂去污、机械去污、超声清洗等。清洁会稀释细菌和微生物的数量，并有助于降低传播污染性微生物的风险。

2．消　毒

消毒（Disinfection）是指用物理或化学方法消除或杀灭传播媒介上病原微生物，使消毒的对象达到无害化的一种处理方法。消毒不能完全杀死所有细菌，但能有效控制细菌总量和生长，是切断传播途径、防止传染病扩散或蔓延的重要措施之一。

3．灭　菌

灭菌（Sterilization）是指用物理或化学方法杀灭或清除医疗器械、器具和物品上的所有微生物的过程，包括致病的和非致病的微生物，以及细菌芽孢和真菌孢子，使之达到灭菌保证水平。灭菌保证水平是灭菌处理后单位产品上存在活微生物的概率，通常表示为 10^{-6}，即经灭菌处理后在一百万件物品中最多只允许一件物品存在活微生物。

二、医院清洁、消毒、灭菌工作

医院清洁、消毒、灭菌工作是指根据一定的规范、原则对医院环境、各类用品、病人分泌物及排泄物等进行处理的过程。它贯穿于医院日常的诊疗护理活动和卫生处理工作中。

（一）消毒、灭菌方法的分类

根据消毒因子的浓度、强度、作用时间和对微生物的杀灭能力，可将消毒灭菌方法分为四个作用水平：

1．灭菌法

灭菌法是指杀灭一切微生物包括细菌芽孢以达到灭菌保证水平的方法。包括热力灭菌、电离辐射灭菌等物理灭菌法，以及采用戊二醛、环氧乙烷、甲醛等灭菌剂在规定条件下，以合适的浓度和有效的作用时间进行的化学灭菌方法。

2．高水平消毒法

高水平消毒法是指杀灭一切细菌繁殖体包括分枝杆菌、病毒、真菌及其孢子和绝大多数细菌芽孢的方法。包括臭氧消毒法、紫外线消毒法，以及含氯制剂、碘酊、过氧化物、二氧化氯等以及能达到灭菌效果的化学消毒剂在规定条件下，以合适的浓度和有效的作用时间进行消毒的方法。

3．中水平消毒法

中水平消毒法是指杀灭除细菌芽孢以外的各种病原微生物包括分枝杆菌的方法。包括煮沸消毒法以及碘类（如碘伏等）、醇类和氯己定的复方、醇类和季铵盐类的化合物的复方、酚类等消毒剂，以合适的浓度和有效的作用时间进行的化学灭菌方法。

4．低水平消毒法

该法是只能杀灭细菌繁殖体（分枝杆菌除外）和亲脂病毒的消毒方法。包括通风换气、冲洗等机械除菌法和苯扎溴铵、氯己定等化学消毒方法。

（二）消毒、灭菌方法的选择原则

医院清洁、消毒、灭菌工作应严格遵守工作程序。重复使用的诊疗器械、器具和物品，使用后应先清洁，再进行消毒或灭菌；被朊毒体、气性坏疽及突发不明原因的传染病病原体污染的诊疗器械、器具和物品应先消毒，再按常规清洗消毒灭菌。

1．根据物品污染后导致感染的风险高低选择相应的消毒或灭菌方法

根据医疗器械污染后使用所致感染的危险性大小及在病人使用前的消毒或灭菌要求，将医疗器械分为以下三类。

（1）高度危险性物品：进入人体无菌组织、器官、脉管系统，或有无菌体液从中流过的物品，或接触破损皮肤、破损黏膜的物品，一旦被微生物污染，具有极高感染风险。如手术器械、穿刺针、腹腔镜、活检钳、脏器移植物等。高度危险性物品使用前必须灭菌。

（2）中度危险性物品：与完整黏膜相接触，而不进入人体无菌组织、器官和血流，也不接触破损皮肤、破损黏膜的物品。如胃肠道内镜、气管镜、喉镜、体温表、呼吸机管道、压舌板等。中度危险性物品使用前应选择高水平或中水平消毒方法，菌落总数应≤20 CFU/件，不得检出致病性微生物。重复使用的氧气湿化瓶、吸引瓶、婴儿暖箱水瓶以及加温加湿罐等宜采用高水平消毒。

（3）低度危险性物品：与完整皮肤接触而不与黏膜接触的器材，包括生活卫生用品，病人、医务人员生活和工作环境中的物品，如听诊器、血压计等；病床围栏、床面以及床头柜、被褥；墙面、地面；痰盂和便器等。低度危险性物品使用前可选择中、低水平消毒法或保持清洁；遇有病原微生物污染，针对所污染的病原微生物种类选择有效的消毒方法。低度危险性物品的菌落总数应≤200 CFU/件，不得检出致病性微生物。

2．根据物品上污染微生物种类、数量选择消毒或灭菌方法

（1）对受到致病菌芽孢、真菌孢子、分枝杆菌和经血传播病原体污染的物品，选用灭菌法或高水平消毒法。

（2）对受到真菌、亲水病毒、螺旋体、支原体、衣原体等病原微生物污染的物品，选用中水平以上的消毒法。

（3）对受到一般细菌和亲脂病毒等污染的物品，可选用中水平或低水平消毒法。

（4）杀灭被有机物保护的微生物时，或消毒物品上微生物污染特别严重时，应加大消毒剂的剂量和（或）延长消毒时间。

3．根据消毒物品的性质选择消毒或灭菌方法

（1）耐热、耐湿的诊疗器械、器具和物品，应首选压力蒸汽灭菌法；耐热的玻璃器材、油剂类和干粉类物品等应首选干热灭菌法。

（2）不耐热、不耐湿的物品，宜采用低温灭菌法，如环氧乙烷、过氧化氢低温等离子体灭菌或低温甲醛蒸汽灭菌等。

（3）金属器械的浸泡灭菌，应选择腐蚀性小的灭菌剂，同时注意防锈。

（4）物品表面消毒时，应考虑到表面性质：光滑表面可选择紫外线消毒器近距离照射，或用化学消毒剂擦拭；多孔材料表面宜采取浸泡或喷雾消毒法。

4．根据有无明确感染源选择消毒类型

（1）预防性消毒：在未发现明确感染源的情况下，为预防感染的发生，对可能受到病原微生物污染的物品和场所进行的消毒。例如医院的医疗器械灭菌，诊疗用品的消毒，餐具的消毒和一般病人住院期间和出院后进行的消毒等。

（2）疫源地消毒：对疫源地内污染的环境和物品的消毒，包括随时消毒和终末消毒。① 随时消毒：疫源地内有传染源存在时进行的消毒，目的是及时杀灭或去除传染源所排出的病原微生物。应根据病情做到“三分开”：分居室、分饮食、分生活用具；“六消毒”：消毒分泌物或排泄物、消毒生活用具、消毒双手、消毒衣服和床单、消毒病人居室、消毒生活用水和污物。根据现场情况随时进行，消毒合格标准为自然菌的消亡率≥90%。② 终末消毒：传染源离开疫源地后进行的彻底消毒。如医院内的感染病人出院、转院或死亡后，对其住过的病室及污染物品进行的消毒。应根据消毒对象及其污染情况选择适宜的消毒方法，要求空气或物体表面消毒后自然菌的消亡率≥90%，排泄物、分泌物或被污染的血液等消毒后不应检出病原微生物或目标微生物。

（三）医院日常的清洁、消毒、灭菌

1．环境的清洁、消毒

医院环境常被病人、隐性感染者或带菌者排出的病原微生物所污染，成为感染的媒介，因此，医院环境的清洁与消毒是控制医院感染的基础。医院环境要清洁，及时清除垃圾，做到无低洼积水、无蚊蝇孳生地、无灰尘、无蛛网、无蚊蝇、窗明几净。医院环境表面的日常清洁消毒遵循先清洁再消毒的原则；发生感染暴发或者环境表面检出多重耐药菌时，需实施强化清洁与消毒。环境空气和物品表面的菌落总数应符合卫生标准。

（1）环境空气消毒。从空气消毒的角度将医院环境分为四类，根据类别采用相应的消毒方法，如采用空气消毒剂，需符合《空气消毒剂卫生要求》（GB 27948-2011）规定。

Ⅰ类环境为采用空气洁净技术的诊疗场所，包括洁净手术部（室）和其他洁净场所（如无菌药物制剂室），要求空气中的菌落数≤10 CFU/m^3，且未检出致病菌。通常选用以下方法净化空气：安装空气净化消毒装置的集中空调通风系统、空气洁净技术、循环风紫外线空气消毒器或静电吸附式空气消毒器、紫外线灯照射消毒、达到Ⅰ类环境空气菌落数要求的其他空气消毒产品。

Ⅱ类环境均为有人房间，包括非洁净手术部（室）、产房、导管室、血液病病区、烧伤病区等保护性隔离病区，重症监护室，新生儿室等，要求空气中的菌落数≤200 CFU/m^3，且未检出致病菌。必须采用对人无毒无害，且可连续消毒的方法，如通风、Ⅰ类环境净化空气的方法、达到Ⅱ类环境空气菌落数要求的其他空气消毒产品。

Ⅲ类环境包括母婴同室、消毒供应中心的检查包装灭菌区和无菌物品的存放区、血液透析中心（室）、其他普通住院病区等，要求空气中的菌落数≤500 CFU/m^3，且未检出致病菌。可选用以下方法净化空气：Ⅱ类环境净化空气的方法、化学消毒、达到Ⅲ类环境空气菌落数要求的其他空气消毒产品。消毒时要求人离开房间。

Ⅳ类环境包括普通门急诊及其检查、治疗室、感染性疾病科门诊及病区。可采用Ⅲ类环境中的空气消毒方法。

（2）环境和物品表面消毒。医疗环境中的各种物体表面的消毒要符合细菌学检测要求，Ⅰ类、Ⅱ类环境物品表面的细菌总数应≤5 CFU/cm^2，不得检出金黄色葡萄球菌、大肠埃希菌及铜绿假单胞菌。另外，母婴同室、早产儿室、婴儿室、新生儿室及儿科病区的物品表面不得检出沙门菌。Ⅲ类、Ⅳ类环境物品表面的细菌总数分别应≤10 CFU/cm^2、≤15 CFU/cm^2，均不得检出金黄色葡萄球菌及大肠埃希菌。

清洁、消毒时，如无明显污染，应采用湿式清洁；如受到肉眼可见污染时应及时清洁、消毒。① 对治疗车、床栏、床头柜、门把手、灯开关、水龙头等频繁接触的物体表面应每天清洁、消毒。② 被病人血液、呕吐物、排泄物或病原微生物污染时，根据具体情况采用中水平以上的消毒方法。少量（＜10 mL）的溅污，可先清洁再消毒；大量（≥10 mL）的溅污，先用吸湿材料去除可见污染，再清洁和消毒。③ 人员流动频繁、拥挤的场所应在每天工作结束后进行清洁、消毒。④ 感染高风险的部门如Ⅰ类

环境、Ⅱ类环境中的科室以及感染性疾病科、检验科、耐药菌和多重耐药菌污染的诊疗场所，应保持清洁、干燥，做好随时消毒和终末消毒。地面消毒用 400 ~ 700 mg/L 有效氯的含氯消毒液擦拭，作用 30 min；物体表面消毒方法同地面，或用 1 000 ~ 2 000 mg/L 季铵盐类消毒液擦拭。⑤ 被朊毒体、气性坏疽及突发不明原因的传染病病原体污染的环境表面或物品表面应做好随时消毒和终末消毒。

2．被服类的清洁、消毒

包括全院病人衣服和床上用品、医务人员的工作服帽和值班被服的清洗、消毒，主要在洗衣房进行。每个病区应有 3 个衣被收集袋，分别收放有明显污染的病人衣被、一般病人衣被、医务人员的工作服帽和值班被服。一次性使用衣被收集袋用后焚烧；非一次性使用者采用不同的清洗、消毒方法：① 病人的一般衣被如床单、病员服等用 1% 洗涤液，70 °C 以上热水（化纤衣被 40 ~ 50 °C）在洗衣机中清洗 25 min，再用清水漂洗。② 感染病人的被服应专机洗涤，用 1% ~ 2% 洗涤剂于 90 °C 以上热水中洗 30 min 或 70 °C 含有效氯 500 mg/L 的消毒洗衣粉溶液中洗涤 30 ~ 60 min，然后用清水漂净。甲类及按甲类管理的乙类传染病病人的衣服应先用压力蒸汽灭菌后，再送洗衣房洗涤或烧毁。③ 病人的污染衣被应先去除有机物，然后按感染病人的被服处理；婴儿衣被应单独洗涤。④ 工作人员的工作服及值班被服应与病人的被服分机或分批清洗消毒。同时应注意加强工作人员的防护以及衣被的收集袋、接送车、洗衣机、洗衣房、被服室等的消毒。间接接触病人的被芯、枕芯、被褥、床垫、病床围帘等，应定期清洗与消毒；遇污染应及时更换、清洗与消毒。直接接触病人衣服和床单、被套、枕套等，应一人一更换，住院时间长者每周更换，遇污染及时更换。

3．饮水、茶具、餐具和卫生洁具等的清洁、消毒

① 饮水应符合国家饮用水标准，细菌总数<100 个/mL，大肠杆菌数<3 个/1 000 mL。② 病人日常使用的茶具、餐具要严格执行一洗、二涮、三冲、四消毒、五保洁的工作程序，消毒处理后要求清洁、干爽、无油垢，不油腻，无污物，不得检出大肠杆菌、致病菌和乙肝表面抗原（HBsAg）。③ 重复使用的痰杯、便器等分泌物和排泄物盛具需清洗、消毒后干燥备用。④ 抹布、地巾、拖布（头）等洁具应分区使用，清洗后再浸泡消毒 30 min，冲净消毒液后干燥备用，推荐使用脱卸式拖头。

4．皮肤和黏膜的消毒

皮肤和黏膜是人体的防御屏障，其表面有一定数量的微生物，其中有一些是致病性微生物或条件致病菌。

（1）皮肤消毒：杀灭或清除人体皮肤上的病原微生物并达到消毒要求。用于皮肤消毒的化学制剂应符合相应要求，通常使用擦拭法，消毒范围、作用时间遵循产品的使用说明。一般完整皮肤常用消毒剂有醇类、碘类、季铵盐类、酚类、过氧化物类。消毒剂未用前菌落总数≤10 CFU/mL（g），使用中菌落总数≤50 CFU/mL（g），无论何时均不得检出致病菌，霉菌和酵母菌≤10 CFU/mL（g）。破损皮肤的消毒剂应无菌，常用季铵盐类、胍类消毒剂以及过氧化氢、碘伏、三氯羟基二苯醚、酸性氧化电位水等消毒剂。

（2）黏膜消毒：杀灭或清除口腔、鼻腔、阴道及外生殖器等黏膜病原微生物的过程，并达到消毒要求。用于黏膜消毒的化学制剂应符合产品质量标准，常用碘伏、氯己定-乙醇、季铵盐类、过氧化物类、含氯制剂等。通常使用擦拭法或冲洗法，消毒范围、作用时间遵循产品的使用说明。消毒剂不得作为黏膜治疗药物使用；如注明不能用于孕妇，则不可用于孕妇的会阴部及阴道手术部位的消毒。

5．器械物品的清洁、消毒、灭菌

医疗器械及其他物品是导致医院感染的重要途径之一，必须严格执行医疗器械、器具的消毒技术规范，并遵循消毒、灭菌方法的选择原则。

进入人体组织、无菌器官的医疗器械、器具和物品必须达到灭菌水平；接触皮肤、黏膜的医疗器械、器具和物品必须达到消毒水平；各种用于注射、穿刺、采血等有创操作的医疗器具必须一用一灭菌。灭菌后的器械物品不得检出任何微生物；消毒时要求不得检出致病性微生物，对试验微生物的杀灭率 99.9%，对自然污染的微生物杀灭率≥90%。如使用化学消毒剂消毒灭菌，应定期检测消毒液中的有效成分，使用中的消毒液染菌量≤100 CFU/mL，致病性微生物不得检出；消毒后的内镜，细菌总数≤20 CFU/件，不得检出致病性微生物。

普通病人污染的可重复使用诊疗器械、器具和物品与一次性使用物品应分开放置；一次性使用的不得重复使用。疑似或确诊朊毒体、气性坏疽及突发原因不明的传染病病原体感染者宜选用一次性诊疗器械、器具和物品，使用后进行双层密闭封装焚烧处理；可重复使用的被污染器械、器具及物品由消毒供应中心统一按要求回收并处置。

6．医院污物、污水的处理

（1）医院污物的处理。医院污物主要指：① 医疗垃圾：在诊疗、卫生处理过程中产生的废弃物，包括感染性废物、病理性废物、损伤性废物、药物性废物、化学性废物等五类。② 生活垃圾：病人生活过程中产生的排泄物及垃圾，包括剩余饭菜、果皮、果核、罐头盒、饮料瓶、手纸、各种包装纸、粪、尿等排泄物。这些污物均有被病原微生物污染的可能，所以应分类收集，通常设置黑、黄污物袋，污物袋需坚韧耐用，不漏水。黑色袋装生活垃圾，黄色袋装医疗垃圾，损伤性废物置于医疗废物专用的黄色锐器盒内。医院污物处理需遵循相应的法规要求并建立严格的管理制度如污物入袋制度、运送交接制度、暂存登记制度、卫生安全防护制度、污物污染应急预案等。

（2）医院污水的处理。医院污水指排入医院化粪池的污水和粪便，包括医疗污水、生活污水和地面雨水。医院污水经预处理和消毒后，最终排入城市下水道网络，污泥供作农田肥料，如不加强管理，可能会含有各种病原微生物和有害物质，将造成环境污染和社会公害。所以医院应建立集中污水处理系统并按污水种类分别进行排放，排放质量应符合规定；综合医院的感染病区和普通病区的污水应实行分流，分别进行消毒处理。

（四）消毒供应中心（室）工作

消毒供应中心是医院内承担各科室所有重复使用诊疗器械、器具、物品的清洗消毒、灭菌以及灭菌物品供应的部门，是预防和控制医院感染的重要科室。消毒供应中心工作质量的好坏，直接影响诊疗和护理质量，关系到病人和医务人员的安危。医院消毒供应中心工作必须遵循有关规范《医院消毒供应中心第 1 部分：管理规范》（WS 310.1—2016）和《医院消毒供应中心第 3 部分：清洗消毒及灭菌效果监测标准》（WS 310.3—2016）。

1．消毒供应中心的设置

医院应独立设置消毒供应中心，有条件的医院消毒供应中心应为附近医疗机构提供消毒供应。

（1）建筑原则：医院消毒供应中心的新建、扩建和改建，应遵循医院感染预防与控制的原则，遵守国家法律法规对医院建筑和职业防护的相关要求。

（2）基本要求：消毒供应中心宜接近手术室、产房和临床科室或与手术室有物品直接传递专用通道；周围环境应清洁、无污染源，区域相对独立；内部通风、采光良好，气体排放和温度、湿度控制符合要求；建筑面积应符合医院建设标准的规定，并兼顾未来发展规划的需要。

2．消毒供应中心的布局

消毒供应中心的布局应分为工作区域和辅助区域，各区域标志明显、界限清楚、通行路线明确。

（1）工作区域：包括去污区、检查包装及灭菌区和灭菌物品存放区，其划分应遵循“物品由污到洁，不交叉、不逆流；空气流向由洁到污；去污区保持相对负压；检查包装及灭菌区保持相对正压”的原则。各区之间应设实际屏障；去污区和检查包装灭菌区均应设物品传递窗；并分别设人员出入缓冲间（带）。工作区域的洗手设施应采用非手触式水龙头开关，灭菌物品存放区不设洗手池。① 去污区：为污染区域，用于对重复使用的诊疗器械、器具和物品进行回收、分类、清洗、消毒（包括运输器具的清洗消毒等）；② 检查包装及灭菌区：为清洁区域，用于对已去污的诊疗器械、器具和物品进行检查、装配、包装及灭菌（包括敷料制作等）；③ 灭菌物品存放区：为清洁区域，用于对已灭菌物品的存放、保管和发放；一次性用物应设置专门区域存放。

（2）辅助区域：包括工作人员更衣室、值班室、办公室、休息室、卫浴间等。

3．消毒供应中心的工作内容

消毒供应中心人员防护着装应符合工作区域的要求，诊疗器械、器具和物品处理通常情况下应遵循先清洗后消毒的处理程序，应遵循标准预防的原则进行清洗、消毒、灭菌。工作内容主要包括以下七部分：

（1）回收。消毒供应中心应对临床使用过的需重复使用的诊疗器械、器具和物品集中进行回收；被朊毒体、气性坏疽及突发原因不明的传染病病原体污染的诊疗器械、器具和物品，使用者应双层封闭包装并标明感染性疾病名称，由消毒供应中心单独回收。应采用封闭式回收，避免反复装卸；不应在诊疗场所对所污染的诊疗器械、器具和物品进行清点，回收工具每次使用后应清洗、消毒，干燥备用。

（2）清洗消毒。这是灭菌前准备的一个重要环节。① 清洗方法包括机械清洗和手工清洗。机械清洗适用于大部分常规器械的清洗；手工清洗适用于精密、复杂器械清洗和有机物污染较重器械的初步处理。精密器械的清洗应遵循生产厂家提供的使用说明或指导手册。有管腔和表面不光滑的物品，应用清洁剂浸泡后手工刷洗或超声清洗；能拆卸的复杂物品应拆开后清洗。② 清洗步骤包括冲洗、洗涤、漂洗、终末漂洗。清洗用水、物品及操作等遵循国家有关规定。③ 对于被朊毒体、气性坏疽及突发原因不明的传染病病原体污染的诊疗物品应先消毒灭菌，再进行清洗。④ 清洗后的器械、器具和物品应进行消毒处理。首选机械湿热消毒，也可采用 75% 乙醇、酸性氧化电位水或其他国家许可的消毒剂进行消毒。

（3）干燥、检查与保养。首选干燥设备根据物品性质进行干燥处理；无干燥设备及不耐热的器械、器具和物品使用消毒低纤维絮擦布、压力气枪或 95% 以上的乙醇进行干燥处理；管腔类器械使用压力气枪进行干燥处理；不应使用自然干燥法进行干燥。使用目测或带光源放大镜对干燥后的每件器械、器具和物品进行检查，要求器械表面及关节、齿牙处光洁无锈，无血渍、污渍、水垢，功能完好无损毁；带电源器械还应进行绝缘性能的安全检查。器械保养时根据不同特性分类处理，如橡胶类物品应防粘连、防老化；玻璃类物品避免碰撞、骤冷骤热；金属类器械使用润滑剂防锈，不损坏锐利刀剪的锋刃；布类物品防霉、防火、防虫蛀等。

（4）包装。包括装配、包装、封包、注明标识等步骤，器械与敷料应分室包装。① 包装前应依据器械装配技术规程或图示，核对器械的种类、规格和数量，拆卸的器械应组装。② 手术器械应摆放在篮筐或有孔盘中配套包装；盆、盘、碗等单独包装；轴节类器械不应完全锁扣；有盖的器皿应开盖；摞放的物品应隔开，开口朝向一致；管腔类物品应盘绕放置并保持管腔通畅。③ 包装分为闭合式和密封式两种。普通棉布包装材料应无破损无污渍，一用一清洗；开放式的储槽不应用于灭菌物品的包装；硬质容器的使用遵循操作说明；灭菌手术器械如采用闭合式包装，2 层包装材料分 2 次包装；密封式包装采用纸袋、纸塑袋等材料。④ 灭菌包外应设有灭菌化学指示物；高度危险性物品包内应放置化学指示物；如果透过包装材料可以直接观察包内灭菌化学指示物的颜色变化，则不放置包外灭菌化学指示物；使用专用胶带或医用热封机封包，应保持闭合完好性，胶带长度与灭菌包体积、重量相适宜、松紧适度；纸塑袋、纸袋等密封包其密封宽度应≥6 mm，包内器械距包装袋封口≥2.5 cm；硬质容器应设置安全闭锁装置；无菌屏障完整性破坏时应可识别。⑤灭菌物品包装的标识应注明物品名称、数量、灭菌日期、失效日期、包装者等内容。

（5）装载、灭菌及卸载。根据物品的性质选择适宜有效的灭菌方法，按照不同的灭菌器要求装载灭菌包，放置方法恰当，尽量将同类物品同锅灭菌，装载时标识应注明灭菌时间、灭菌器编号、灭菌批次、科室名称、灭菌包种类等，标识应具有追溯性。灭菌后按要求卸载，并且待物品冷却，检查包外化学指示物变色情况以及包装的完整性和干燥情况。

（6）储存与发放。灭菌后物品应分类、分架存放于无菌物品存放区。一次性使用无菌物品应去除外包装后，进入无菌物品存放区。物品存放架或柜应距地面高度≥

20 cm，离墙≥5 cm，距天花板≥50 cm。物品放置应固定位置、设置标识，定期检查、盘点、记录，在有效期内发放。发放时有专人专窗，或者按照规定线路由专人、专车或容器加防尘罩去临床科室发放。接触无菌物品前应先洗手或手消毒；无菌物品的发放遵循先进先出的原则，确认无菌物品的有效性；发放记录应具有可追溯性。发放无菌物品的运送工具应每日清洁处理，干燥存放；有污染时应消毒处理，干燥后备用。

（7）相关监测。消毒供应中心应安排人员专门负责质量监测，根据要求定期对清洁剂、消毒剂、洗涤用水、润滑剂、包装材料等进行质量检查；定期进行监测材料的质量检查；对清洗消毒器、超声清洗器、灭菌器等进行日常清洁和检查；根据灭菌器的类型对灭菌效果分别进行检查。

4．消毒供应中心的管理

应将消毒供应中心纳入医院建设规划，将其工作管理纳入医疗质量管理体系。

消毒供应中心在主管院长或其相关职能部门的直接领导下开展工作，由护理管理部门、医院感染管理部门、人事管理部门、设备及后勤管理等部门协同管理，以保障消毒供应中心的工作需要，确保医疗安全。

消毒供应中心应建立健全岗位职责、操作规程、消毒隔离、质量管理监测、设备管理、器械管理（包括外来医疗器械）及职业安全防护等管理制度和突发事件的应急预案；建立质量管理追溯制度；完善质量控制过程的相关记录；同时建立与相关科室联系制度。

医院应根据消毒供应中心的工作量及岗位需求合理配备具有执业资格的护士、消毒员和其他工作人员。消毒供应中心的工作人员应接受与岗位职责相应的岗位培训，正确掌握以下知识与技能：各类诊疗器械、器具与物品的清洗、消毒、灭菌的知识与技能；相关清洗、消毒、灭菌设备的操作规程；职业安全防护原则和方法；医院感染与控制的相关知识。同时根据专业发展，开展继续教育培训，更新知识。

音频　保安举报医院违规操作致其感染艾滋

第三节　手卫生

一、手卫生概述

手卫生（Hand Hygiene）为洗手、卫生手消毒和外科手消毒的总称。手卫生主要是针对医护人员在工作中存在的交叉感染的风险而采取的措施，是医院感染控制的重要手段。通过手卫生，可以有效地降低医院感染。大量资料显示，保持手卫生是有效预防控制病原体传播，从而降低医院感染发生率的最基本、最简单且行之有效的手段。

（一）手卫生管理

1．制定手卫生制度

手卫生是控制医院感染的重要措施，将措施制度化有利于医务人员的执行和管理人员的管理。所以医院应根据《医务人员手卫生规范》制定相应的手卫生制度，并严格执行。

2．配备手卫生设施

手卫生设施是手卫生措施实施的物质基础，有效、便捷的手卫生设施可以有效提高手卫生的依从性。医院应在财力与物力上大力支持手卫生工作，建设或改善手卫生设施，尽量在病房、治疗室等都能设置洗手设施，以方便医务人员使用，提高手卫生依从性。

3．定期开展培训

医疗机构应定期开展广泛的手卫生培训，培训形式和内容应根据培训对象不同而调整，使广大医务人员能掌握必要的手卫生知识和技能，提高其无菌观念和自我保护意识，保证手卫生的效果。

4．加强监督指导

医疗机构应加强对临床、医技部门及其他部门人员的手卫生监督，包括对手卫生设施的管理；对医务人员指导与监督，提高手卫生的依从性。

5．开展效果监测

应加强手卫生效果的监测，每季度对手术室、产房、导管室、层流洁净病房、骨髓移植病房、器官移植病房、重症监护病房、新生儿室、母婴室、血液透析病房、烧伤病房、感染疾病科、口腔科（门诊及病房）等部门工作的医务人员进行手消毒效果监测；当怀疑医院感染暴发与医务人员手卫生有关时，应及时进行监测，并进行相应的致病微生物检测。卫生手消毒后，监测的细菌菌落数≤10 CFU/cm^2；外科手消毒后，监测的细菌菌落数≤5 CFU/cm^2。

（二）手卫生设施

1．洗手设施

（1）流动水洗手设施。洗手应采用流动水，水龙头应位于洗手池的适当位置。手术室、产房、导管室、层流洁净病房、骨髓移植病房、器官移植病房、重症监护病房、新生儿室、母婴室、血液透析病房、烧伤病房、感染疾病科、口腔科（门诊及病房）、消毒供应中心等重点部门必须配备非手触式水龙头；有条件的医疗机构在诊疗区域均宜配备非手触式水龙头。

（2）清洁剂。洗手的清洁剂可为肥皂、皂液或含杀菌成分的洗手液。使用固体肥皂需保持干燥，皂液或洗手液浑浊或变色时需及时更换；盛放皂液或洗手液的容器宜一次性使用，重复使用的容器应每周清洁和消毒。

（3）干手设施。洗手后需正确进行手的干燥。干手设施最好为一次性使用的纸巾；也可使用纯棉小毛巾，一用一消毒；还可使用干手机等其他可避免手再次污染的方法。另备盛放擦手纸或小毛巾的容器。

2．卫生手消毒设施

医院需配备合格的速干手消毒剂，最常应用于手部皮肤消毒的消毒剂有乙醇、异丙醇、氯己定、碘伏、乙醇与氯己定的复合制剂等。剂型包括水剂、凝胶和泡沫型。手消毒剂应为符合国家有关规定的产品，医务人员有良好的接受性，宜使用一次性包装，并且无异味、无刺激性。

3．外科手消毒设施

（1）手术室（部）洗手设施。应采用流动水洗手，洗手池设置在手术间附近，水池大小、高矮适宜，能防止洗手水溅出，池面应光滑无死角易于清洁，每日清洁与消毒。洗手池及水龙头的数量应根据手术间的数量设置，水龙头数量应不少于手术间的数量，水龙头开关应为非手触式。

（2）清洁用品。包括清洁剂、清洁指甲用物、手卫生的揉搓用品等。手刷的大小、刷毛的软硬度要合适。定期检查手刷质量，发现不合格要及时更换。刷手工具应方便取用，一用一消毒，消毒前必须先用清水冲洗干净并干燥。

（3）外科手消毒剂。常用外科手消毒剂有氯己定与醇类的复合制剂、碘伏和4%氯己定等。以免洗手消毒剂为主，消毒后不需用水冲洗。消毒剂宜采用一次性包装，放在非手触式的出液器中。重复使用的消毒剂容器应每周清洁与消毒。

（4）干手物品。包括清洁毛巾、无菌巾。均应一人一用，用后清洁、灭菌；盛装毛巾的容器应每次清洗、灭菌。

（5）其他。配备计时装置、洗手流程图及说明图。

（三）“手卫生的五个重要时刻”

WHO提出“手卫生的五个重要时刻”：接触病人前；进行无菌操作前；接触体液后；接触病人后；接触病人周围环境后。

二、洗　手

（一）洗手的概念

洗手（Hand-washing）是指医务人员用肥皂或者皂液和流动水洗手，去除手部皮肤污垢、碎屑和部分致病菌的过程。

（二）洗手指征

（1）直接接触每个病人前后。

（2）从同一病人身体的污染部位移动到清洁部位时。

（3）接触病人黏膜、破损皮肤或伤口前后。

（4）接触病人血液、体液、分泌物、排泄物、伤口敷料等之后。

（5）接触病人周围环境及物品后。

（6）穿脱隔离衣前后，脱手套之后。

（7）进行无菌操作，接触清洁、无菌物品之前。

（8）处理药物或配餐前。

（二）七步洗手法

【实验用物】

流动水洗手设施、洗手液或肥皂、干手设施，或直接备速干手消毒剂。

【操作程序】

1．评　估

环境：环境清洁、宽敞。

用物：齐全否，灭菌期、保存效果是否符合规定。

自身：着装、手符合要求否。

2．计　划

目标：清除手部污物及微生物。

准备：① 自身评估。护士衣帽穿戴整洁，修剪指甲，取下手表、饰物，卷袖过肘。② 用物评估。洗手、干手设施完好，清洁剂或速干手消毒剂在有效期内。③ 环境评估。环境清洁、宽敞。

3．实　施（图 2-1）

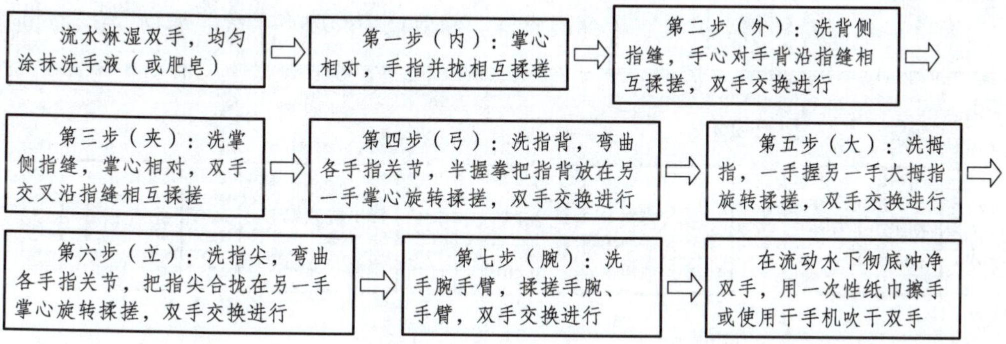

图 2-1　七步洗手法

操作要求：

（1）不戴假指甲，不留长指甲，保持指甲和指甲周围皮肤的清洁。

（2）手部皮肤无破损，如有破损建议戴手套。

（3）手消毒剂开启后应注明日期、时间，易挥发的醇类产品开瓶后使用期不超过 30 天，不易挥发的产品开瓶后使用期不超过 60 天。

（4）医护人员的手无可见的污染物，如无血液体液污染时，可选择速干手消毒剂消毒双手。

（5）洗手时应彻底清洗容易被微生物污染的部位。

三、卫生手消毒

（一）概　念

卫生手消毒（Antiseptic Handrubbing）是指医务人员使用速干手消毒剂揉搓双手，

以减少手部暂居菌的过程。

医务人员在接触污染物品或感染病人后，手常被大量细菌污染，一般洗手达不到预防交叉感染的要求，因此在洗手后还须进行卫生手消毒。

（二）基本操作

【实验用物】

速干手消毒剂。

【操作程序】

1．评　估

环境：环境清洁、宽敞。

用物：齐全否，灭菌期、保存效果是否符合规定。

自身：着装、手符合要求否。

2．计　划

目标：清除手部致病性微生物。

准备：① 自身评估。护士衣帽穿戴整洁，修剪指甲，取下手表、饰物，卷袖过肘。② 用物评估。用物齐全、摆放有序；质量合格。③ 环境评估。环境清洁、宽敞。

3．实　施（图 2-2）

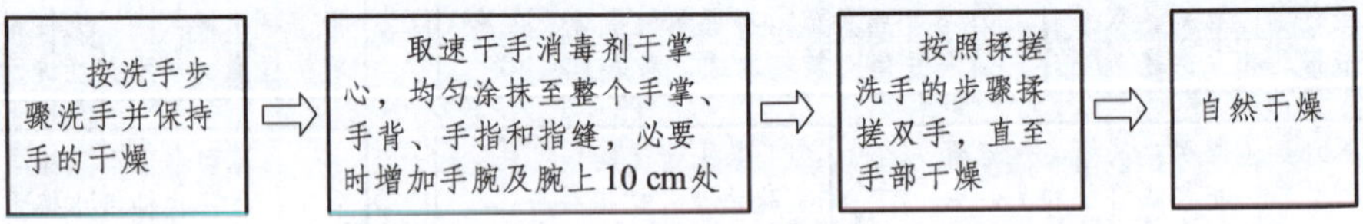

图 2-2　卫生手消毒法

操作要求：

卫生手消毒时机：① 接触病人的血液、体液和分泌物后；② 接触被传染性致病微生物污染的物品后；③ 直接为传染病病人进行检查、治疗、护理后；④ 处理传染病病人污物之后。

第四节　无菌技术

一、无菌技术概述

无菌技术是指在执行医疗、护理操作过程中，防止一切微生物侵入机体和保持无菌物品及无菌区域不被污染的操作技术和管理方法。无菌技术作为预防医院感染的一项重要而基础的技术，它是根据科学原理制定的，医护人员必须正确熟练地掌握，在技术操作中严守操作规程，以确保病人安全，防止医源性感染的发生。

（一）相关概念

1．无菌技术（Aseptic Technique）

无菌技术是指在执行医疗、护理操作过程中，防止一切微生物侵入机体和保持无菌物品及无菌区域不被污染的操作技术和管理方法。

2．无菌物品（Aseptic Supplies）

无菌物品指经过物理或化学方法灭菌后，保持无菌状态的物品。

3．无菌区（Aseptic Area）

无菌区是指经过灭菌处理而未被污染的区域。

4．非无菌区（Non-aseptic Area）

非无菌区指未经灭菌或经灭菌后又被污染的区域。

5．污染物品（Non-aseptic Supplies）

污染物品指未经过灭菌处理，或灭菌处理后又被污染的物品。

（二）无菌技术操作原则

1．操作前准备

（1）操作环境。清洁且宽敞、定期消毒；无菌操作前半小时停止清扫、减少走动，避免尘埃飞扬；操作台清洁、干燥、平坦，物品布局合理。

（2）操作者。着装整洁、修剪指甲、洗手、戴口罩，必要时穿无菌衣、戴无菌手套。

2．操作中保持无菌

（1）明确无菌区、非无菌区、无菌物品、非无菌物品，非无菌物品应远离无菌区。

（2）操作者身体应与无菌区保持一定距离，手臂应保持在腰部或治疗台面以上，不可跨越无菌区，手不可接触无菌物品。避免面对无菌区谈笑、咳嗽、打喷嚏。

（3）取、放无菌物品时，应面向无菌区。取用无菌物品时应使用无菌持物钳。无菌物品一经取出，即使未用，也不可放回无菌容器内。如无菌物品疑有污染或已被污染，即不可使用，应予以更换。

（4）一套无菌物品只供一位病人使用。

3．无菌物品的保管

（1）无菌物品必须与非无菌物品分开放置，并且有明显标志。

（2）无菌物品存放适宜的室内，环境要求温度低于 24 °C，相对湿度小于 70%，机械通风换气 4 ~ 10 次/h。无菌物品应存放于无菌包或无菌容器内，并置于高出地面 20 cm、距离天花板超过 50 cm、离墙远于 5 cm 处的物品存放柜或架上，以减少来自地面、屋顶和墙壁的污染。

（3）无菌包或无菌容器外需标明物品名称、灭菌日期。

（4）无菌物品通常按失效期先后顺序摆放取用。必须在有效期内使用，可疑污染、污染或过期应重新灭菌。

（5）使用纺织品材料包装的无菌物品如存放环境符合要求，有效期宜为 14 d，否则一般为 7 d；医用一次性纸袋包装的无菌物品，有效期宜为 30 d；使用一次性医用皱纹纸、一次性纸塑袋、医用无纺布或硬质密封容器包装的无菌物品，有效期宜为 180 d；由医疗器械生产厂家提供的一次性使用无菌物品遵循包装上标识的有效期。

二、无菌技术基本操作方法

【实验用物】

治疗盘 2 个，无菌溶液罐内置持物钳，无菌溶液 1 瓶，无菌包（内有治疗巾 3 块），无菌罐 1 个（内有纱布棉球），无菌手套，启瓶器，棉签；25% 络合碘，75% 乙醇，无菌碗（包于双层无菌包布内），弯盘 1 个，笔。

【操作程序】

（一）评　估

环境：环境安静、安全，保护病人隐私。

用物：齐全否，灭菌期、保存效果是否符合要求。

自身：着装、手符合要求否。

（二）计　划

目标：使已灭菌的物品不再受污染并保持无菌，防止感染和交叉感染。

准备：① 自身评估。护士衣、帽、鞋穿戴整齐，无长指甲。② 用物评估。无菌物品摆放合理；无菌包或无菌容器外标签清楚，指示胶带变色，在有效期内；无菌溶液在有效期内。③ 环境评估。操作环境整洁、宽敞、安全；操作台清洁、干燥、平坦。操作前半小时停止打扫。

（三）实　施

1．无菌持物钳使用法（图 2-3）

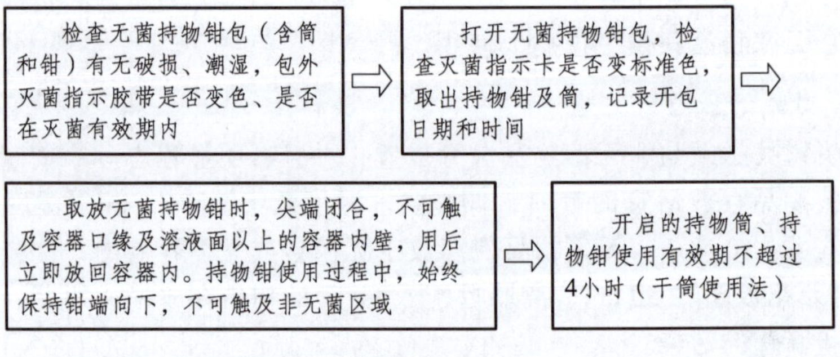

图 2-3　无菌持物钳使用法

2．铺无菌盘、取无菌物品方法（图 2-4、图 2-5、图 2-6）

检查无菌包名称，包布有无破损、潮湿，包外灭菌指示胶带是否变色、是否在灭菌有效期内 ⇨ 打开无菌治疗巾包使无菌物品暴露，检查包内灭菌指示卡是否变标准色

图 2-4　检查、打开无菌包

（1）单巾铺盘法：

用无菌持物钳夹取治疗巾一块，另一手在下方接无菌巾 ⇨ 双手捏住无菌巾上层两角的外面，轻轻抖开，将无菌巾从远到近半铺半盖于清洁干燥治疗盘上 ⇨ 上下对齐，上半层呈扇形折叠打开，开口边向外，无菌面朝上 ⇨

取无菌敷料放入无菌盘内，将上半层无菌巾盖于无菌敷料上，与下半层无菌巾对齐 ⇨ 将无菌巾边缘开口处向上反折两次，左、右两侧向下反折一次

图 2-5　单巾铺盘法

（2）双巾铺盘法：

用无菌持物钳夹取第1块治疗巾 ⇨ 打开治疗巾从远到近铺于清洁干燥治疗盘上 ⇨ 夹取无菌物品从无菌盘的一侧放入无菌盘内 ⇨ 用无菌持物钳夹取第2块治疗巾由近至远盖于无菌物品上，并注意无菌巾边缘对齐 ⇨

将无菌盘边缘的远巾开口处向上反折两次，两侧边缘向下反折铺好 ⇨ 无菌包内未用完物品按原折痕包好，在灭菌指示胶带上注明开包时间，有效使用期为24小时 ⇨ 记录铺盘时间及铺盘人。铺好的无菌盘使用时间有效期为4小时

图 2-6　双巾铺盘法

3．无菌容器使用法（图 2-7）

检查无菌容器名称、灭菌日期及有效期 ⇨ 打开无菌容器，将容器盖内面朝上稳妥放置，或拿在手中 ⇨ 取无菌持物钳，夹取无菌物品，放入无菌盘内 ⇨

及时关闭无菌容器或盖好盖子 ⇨ 无菌容器开启后，有效使用期为24小时

图 2-7　无菌容器使用法

4．取用无菌溶液法（图 2-8）

检查瓶体表面清洁度，检查无菌溶液的名称、浓度、有效期，瓶口有无松动、瓶身有无裂缝，液体有无浑浊、沉淀、变质等 ⇨ 打开液体瓶，倒出少量溶液旋转冲洗瓶口，再由原处倒出适量液体于无菌容器中 ⇨

消毒瓶口、盖瓶塞，在瓶签上注明开瓶日期及时间 ⇨ 开启的无菌溶液有效使用期为24小时

图 2-8　取用无菌溶液法

5．戴无菌手套（以一次性无菌手套为例）

（1）戴手套（图 2-9）：

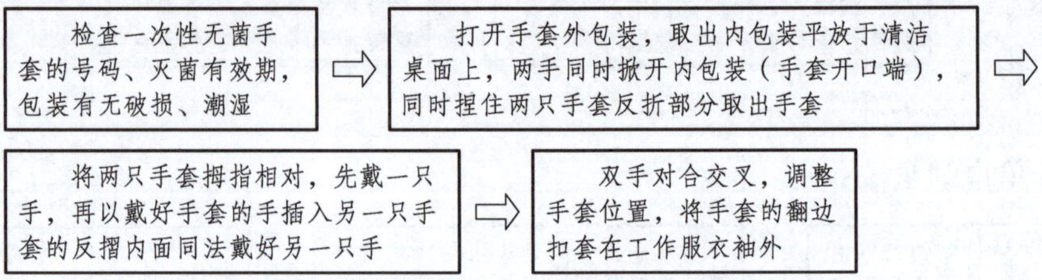

图 2-9　戴一次性无菌手套

（2）脱手套（图 2-10）：

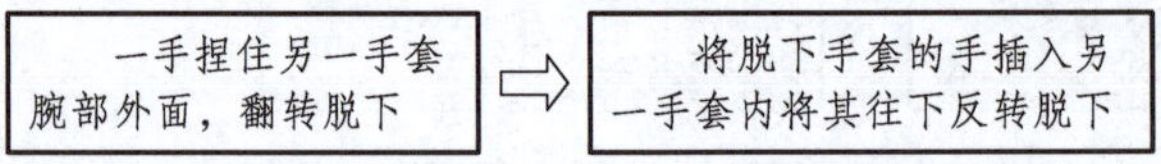

图 2-10　脱一次性无菌手套

【操作要求】

1．无菌持物钳使用法

（1）无菌持物钳不能夹取未灭菌的物品，也不宜夹取油纱布类物品。

（2）取远处物品时，应连同无菌容器一起移至物品旁进行操作。

（3）无菌钳使用时应保持在腰平面以上、肩平面以下。

2．无菌容器使用法

使用无菌容器时，不可污染容器盖内面、容器边缘及内面。

3．铺无菌盘法

非无菌物品不可触及无菌面。

4．戴无菌手套法

（1）戴手套后，双手始终保持在腰部或操作台面以上。如发现手套有破损，应及时更换。

（2）脱手套时，应翻转脱下，避免强拉，注意勿使手套外面（污染面）接触到皮肤，脱手套后洗手。

（3）诊疗护理不同病人之间应更换手套。

知识拓展

隋·巢元方《诸病源候论·金创肠断候》一书中记载：“夫金疮肠断者，视病深浅，各有死生。肠一头见者，不可连也。若腹痛短气，不得饮食者，大肠一日半死，小肠三日死。肠两头见者，可速续之。先以针缕如法，连续断肠，便取鸡血涂其际，勿令气泄，即推内（纳）之。肠但出不断者，当作大麦粥，取其汁，持洗肠，以水渍内之。当作研米粥饮之。二十余日，稍作强糜食之，百日后乃可进饭耳。饱食者，令人肠痛决漏。常服钱屑散。”

由此可见，我国很早就开始研究肠吻合手术，而且在手术过程中，“持洗肠，以水渍内之”，就已经有了初步的无菌观念。

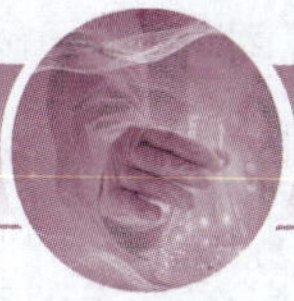

第五节　隔离技术

一、隔离技术概述

隔离（Isolation）是采用各种方法、技术，防止病原体从病人及携带者给他人的措施。通过隔离可以切断感染链，将传染源、高度易感人群安置在指定地点，暂时避免和周围人群接触，防止病原微生物在病人、工作人员及媒介物中扩散。

隔离技术，是预防医院感染的重要措施之一。除医院建筑设计应符合卫生学要求，布局合理具有隔离预防的功能外，医务人员应自觉遵守隔离制度，严格遵循隔离原则，认真执行隔离技术，加强隔离知识的培训学习。由卫生部于 2009 年发布实施的《医院隔离技术规范》是当前医院隔离工作的指南。

（一）区域划分

1．清洁区（Cleaning Area）

清洁区是指未被病原微生物污染的区域。包括医务人员的值班室、卫生间、男女更衣室、浴室以及储物间、配餐间等工作人员使用的场所；病区以外的地区，如食堂、药房、营养室等。

2．潜在污染区（Potentially Contaminated Area）

潜在污染区也称半污染区，指进行传染病诊治的病区中，位于清洁区与污染区之间、有可能被病人血液、体液和病原微生物等物质污染的区域。包括医务人员的办公室、治疗室、护士站、病人用后的物品、医疗器械等的处理室、内走廊等。

3．污染区（Contaminated Area）

污染区是指与病人直接或间接接触、被病原微生物污染的区域，包括被其血液、体液、分泌物、排泄物污染物品暂存和处理的场所，如病室、处置室、污物间以及病人入院、出院处理室等。

4．两通道（Two Passages）

两通道是指进行传染病诊治的病区中的医务人员通道和病人通道。医务人员通道、出入口设在清洁区一端，病人通道、出入口设在污染区一端。

5．缓冲间（Buffer Room）

缓冲间是指进行传染病诊治的病区中清洁区与潜在污染区之间、潜在污染区与污染区之间设立的两侧均有门的小室，为医务人员的准备间。

（二）医院建筑布局与隔离要求

根据病人获得感染危险性的程度，医院可分成 4 个区域。① 低危险区域：包括行政管理区、教学区、图书馆、生活服务区等。② 中等危险区域：包括普通门诊、普通病房等。③ 高危险区域：包括感染疾病科（门诊、病房）等。④ 极高危险区域：包括手术室、重症监护病房、器官移植病房等。同一等级分区的科室相对集中，高危险区域的科室宜相对独立，宜与普通门诊和病区分开，远离食堂、水源和其他公共场所；通风系统应区域化，防止区域间空气交叉感染；按照要求配备合适的手卫生设施。

1．呼吸道传染病病区的布局与隔离要求

该病区的布局与隔离要求适用于经呼吸道传播疾病病人的隔离。

（1）建筑布局：呼吸道传染病病区应设在医院相对独立的区域，分为清洁区、潜在污染区和污染区，设立两通道和三区之间的缓冲间。各区域之间宜用感应自控门，缓冲间两侧的门不应同时开启，以减少区域之间空气流通。经空气传播疾病的隔离病区，应设置负压病室，负压病室的气压宜为 – 30 Pa，缓冲间的气压宜为 – 15 Pa。

（2）隔离要求：① 应严格服务流程和三区管理，各区之间界线清楚，标志明显。② 病室内有良好的通风设备；安装适量的非手触式开关的流动水洗手池。③ 不同种类传染病病人分室安置；疑似感染病人单独安置；受条件限制的医院，同种疾病病人可安置于一室，两病床之间距离不少于 1.1 m。

2．感染性疾病病区的布局与隔离要求

该病区的布局与隔离要求适用于主要经接触传播疾病病人的隔离。

（1）建筑布局：感染性疾病病区应设在医院相对独立的区域，远离儿科病区、重症监护病区和生活区。设单独入、出口和入、出院处理室。中小型医院可在建筑物的一端设立感染性疾病病区。

（2）隔离要求：① 分区明确，标志清楚。② 病区通风良好，自然通风或安装通风设施；配备适量非手触式开关的流动水洗手设施。③ 不同种类的感染性疾病病人应分室安置；每间病室不应超过 4 人，病床间距应不少于 1.1 m。

3．普通病区、门诊、急诊的布局与隔离要求

（1）普通病区：在病区的末端，设一间或多间隔离病室；感染性疾病病人与非感染性疾病病人宜分室安置；受条件限制的医院，同种感染性疾病、同种病原体感染病人可安置于一室，病床间距宜大于 0.8 m；病情较重的病人宜单人间安置。

（2）门诊：普通门诊应单独设立出入口，设置问讯、预检分诊、挂号、候诊、诊断、检查、治疗、交费、取药等区域；儿科门诊应自成一区，出入方便，并设预检分诊、隔离诊查室等；感染疾病科门诊符合国家相关规定。各诊室应通风良好，配备适量的流动水洗手设施和（或）配备速干手消毒剂；建立预检分诊制度，发现传染病病人或疑似传染病病人，应到专用隔离诊室或引导至感染疾病科门诊诊治，可能污染的区域应及时消毒。

（3）急诊：应设单独出入口、预检分诊、诊查室、隔离诊查室、抢救室、治疗室、观察室等；有条件的医院宜设挂号、收费、取药、化验、X 线检查、手术室等；严格预检分诊制度，及时发现传染病病人及疑似病人，及时采取隔离措施；各诊室内应配备非手触式开关的流动水洗手设施和（或）配备速干手消毒剂；急诊观察室床间距不小于 1.2 m。

（三）隔离的管理要求

1．布局规范

建筑布局应符合医院卫生学要求，并应具备隔离预防的功能，区域划分明确、标识清楚。

2．隔离制度

应根据国家的有关法规，结合本医院的实际情况，制定隔离预防制度并实施。

3．实施原则

隔离的实施应遵循“标准预防”和“基于疾病传播途径的预防”的原则。应采取有效措施，管理感染源、切断传播途径和保护易感人群。

4．人员管理

应加强传染病病人的管理，包括隔离病人，严格执行探视制度。加强医务人员隔离与防护知识的培训，手卫生符合规范。

（四）隔离原则

（1）隔离标志明确，卫生设施齐全。① 隔离病区设有工作人员与病人各自的进出门、梯道，通风系统区域化；隔离区域标识清楚，入口处配置更衣、换鞋的过渡区，并配有必要的卫生、消毒设备等。② 隔离病室门外或病人床头安置不同颜色的提示卡（卡正面为预防隔离措施，反面为适用的疾病种类）以表示不同性质的隔离；门口放置用消毒液浸湿的脚垫，门外设立隔离衣悬挂架（柜或壁橱），备隔离衣、帽子、口罩、鞋套以及手消毒物品等。

（2）严格执行服务流程，加强三区管理、明确服务流程，保证洁、污分开，防止因人员流程、物品流程交叉导致污染：① 病人及病人接触过的物品不得进入清洁区；② 病人或穿隔离衣的工作人员通过走廊时，不得接触墙壁、家具等；③ 各类检验标本应放在指定的存放盘和架上；④ 污染区的物品未经消毒处理，不得带到他处；⑤ 工作人员进入污染区时，应按规定穿隔离衣，戴帽子、口罩，必要时换隔离鞋；穿隔离衣前，必须将所需的物品备齐，各种护理操作应有计划并集中执行以减少穿脱隔离衣的次数和刷手的频率；⑥ 离开隔离病区前脱隔离衣、鞋，并消毒双手，脱帽子、口罩；⑦严格执行探视制度，探陪人员进出隔离区域应根据隔离种类采取相应的隔离措施，接触病人或污染物品后均必须消毒双手。

（3）隔离病室环境定期消毒，物品处置规范。① 隔离病室应每日进行空气消毒和物品表面的消毒，应用Ⅳ类环境的消毒方法，根据隔离类型确定每日消毒的频次。

② 病人接触过的物品或落地的物品应视为污染，消毒后方可给他人使用；病人的衣物、稿件、钱币等消毒后才能交予其家人。③ 病人的生活用品如脸盆、痰杯、餐具、便器个人专用，每周消毒；衣服、床单、被套等消毒后清洗；床垫、被、褥等定期消毒；排泄物、分泌物、呕吐物须经消毒处理后方可排放。④ 需送出病区处理的物品分类置于黄色污物袋内，袋外要有明显标记。

（4）实施隔离教育，加强隔离病人心理护理。① 定期进行医务人员隔离与防护知识的培训，为其提供合适、必要的防护用品，使其正确掌握常见传染病的传播途径、隔离方式和防护技术，熟练掌握隔离操作规程；同时开展病人和探陪人员的隔离知识教育，使其能主动协助、执行隔离管理。②了解病人的心理情况，合理安排探视时间，尽量解除病人因隔离而产生的恐惧、孤独、自卑等心理反应。

（5）掌握解除隔离的标准，实施终末消毒处理。① 传染性分泌物三次培养结果均为阴性或已度过隔离期，医生开出医嘱后，方可解除隔离。② 对出院、转科或死亡病人及其所住病室、所用物品及医疗器械等进行消毒处理，包括病人的终末处理、病室和物品的终末处理。病人的终末处理：病人出院或转科前应沐浴，换上清洁衣服，个人用物须消毒后才能带离隔离区；如病人死亡，衣物原则上一律焚烧，尸体须用中效以上消毒剂进行消毒处理，并用浸透消毒液的棉球填塞口、鼻、耳、阴道、肛门等孔道，一次性尸单包裹后装入尸袋内密封再送太平间。病室及物品的终末处理：关闭病室门窗、打开床旁桌、摊开棉被、竖起床垫，用消毒液熏蒸或用紫外线照射；打开门窗，用消毒液擦拭家具、地面；体温计用消毒液浸泡，血压计及听诊器放熏蒸箱消毒；被服类消毒处理后再清洗。

二、隔离种类与措施

为了达到有效的隔离，护士应了解隔离的种类和措施，为各种不同感染的病人提供更恰当的隔离方式。目前，隔离预防主要是在标准预防的基础上，实施隔离措施。

标准预防是基于病人的血液、体液、分泌物（不包括汗液）、非完整皮肤和黏膜均可能含有感染性因子的原则，针对医院所有病人和医务人员采取的一组预防感染措施。包括手卫生、根据预期可能的暴露选用手套、隔离衣、口罩、护目镜或防护面罩，以及安全注射；也包括穿戴合适的防护用品处理病人环境中污染的物品与医疗器械。

（一）严密隔离

严密隔离为传染性强、病死率高的传染病设计的隔离，适用于经飞沫、分泌物、排泄物直接或间接传播的烈性传染病。如：鼠疫、霍乱、炭疽等。采取在标准预防的基础上，隔离措施还有：

（1）住单间病房，门外挂隔离标志，不得随意开启门窗。禁止病人走出病室和探视。

（2）接触此类病人，必须戴好帽子，穿隔离衣裤和隔离鞋，必要时戴橡胶手套。

（3）一切用物一经进入病室即视为污染，均应严格消毒处理或销毁；病人的分泌物、呕吐物和排泄物，均应严格消毒处理。

（4）污染敷料应在隔离室内立即装袋，全部操作完后，再装入隔离室外的另一袋

（双袋法），标记后焚烧。

（5）接触病人、污染敷料后或护理其他病人前应刷、洗、消毒双手。

（6）其他按一般消毒隔离和终末消毒处理进行。

（二）空气传播的隔离

这类隔离是对经空气传播的呼吸道传染疾病采取的隔离与预防。采取这类隔离的疾病有肺结核、水痘等。在标准预防的基础上，隔离措施还有：

（1）安置单间病室，无条件时相同病原体感染病人可同居一室，关闭通向走廊的门窗，尽量使隔离病室远离其他病室或使用负压病房；无条件收治时尽快转送至有条件收治呼吸道传染病的医疗机构，并注意转运过程中医务人员的防护。

（2）当病人病情允许时，应戴外科口罩，定期更换，并限制其活动范围。

（3）病人口鼻分泌物须经严格消毒后再倾倒，病人的专用痰杯要定期消毒，被病人污染的敷料应装袋标记后焚烧或做消毒—清洁—消毒处理。严格空气消毒。

（4）医务人员应严格按照区域流程，在不同的区域，穿戴不同的防护用品，离开时按要求摘脱，并正确处理使用后物品。

（5）进入确诊或可疑传染病病人房间时，应戴帽子、医用防护口罩；进行可能产生喷溅的诊疗操作时，应戴护目镜或防护面罩，穿防护服，当接触病人及其血液、体液、分泌物、排泄物等物质时应戴手套。

（三）飞沫传播的隔离

这类隔离是对经飞沫传播的疾病采取的隔离与预防。采取这类隔离的疾病有百日咳、流行性感冒、病毒性腮腺炎及急性传染性非典型肺炎（严重急性呼吸综合征，SARS）等特殊急性呼吸道传染性疾病。在标准预防的基础上，隔离措施还有：

（1）安置单间病室，无条件时相同病原体感染病人可同居一室，关闭通向走廊的门窗，尽量使隔离病室远离其他病室或使用负压病房；无条件收治时尽快转送至有条件收治呼吸道传染病的医疗机构，并注意转运过程中医务人员的防护。

（2）当病人病情允许时，应戴外科口罩，定期更换，并限制其活动范围。

（3）病人口鼻分泌物须经严格消毒后再倾倒，病人的专用痰杯要定期消毒，被病人污染的敷料应装袋标记后焚烧或做消毒—清洁—消毒处理。

（4）加强通风或进行空气的消毒。

（5）病人之间、病人与探视者之间应相距 1 m 以上，探视者应戴外科口罩。

（6）医务人员严格按照区域流程，在不同的区域，穿戴不同的防护用品，离开时按要求摘脱，并正确处理使用后物品。

（7）与病人在 1 m 以内接触时，应戴帽子、医用防护口罩；进行可能产生喷溅的诊疗操作时，应戴护目镜或防护面罩，穿防护服；当接触病人及其血液、体液、分泌物、排泄物等物质时应戴手套。

（四）消化道隔离

这类隔离是对病原体通过污染食物、饮水、食具或手并经口引起传播的疾病所给予的隔离方法。适用于伤寒、副伤寒、甲型肝炎、细菌性痢疾等疾病。采取在标准预防的基础上，隔离措施还有：

（1）不同病种最好分室居住，同居一室时须做好床边隔离，病人之间切勿交换物品。

（2）常用治疗器械，应固定专用。

（3）每一病人应有自己的食具和便器，严格消毒处理；其排泄物、呕吐物和剩余食物须消毒后才能倒掉。

（4）护理人员须按病种分别穿隔离衣，并消毒双手；接触污物时戴手套。

（5）病室内应无蝇、无蟑螂、无鼠。

（6）被粪便污染的物品要随时装袋，做好标记后送消毒或焚烧处理。

（五）接触隔离

这类隔离是对确诊或可疑感染了经接触传播疾病的隔离与预防。采取这类隔离的疾病有肠道感染、多重耐药菌感染、埃博拉出血热、皮肤感染、气性坏疽、破伤风、狂犬病等。采取在标准预防的基础上，隔离措施还有：

（1）隔离病室使用蓝色隔离标志。

（2）根据感染疾病类型确定入住单人隔离室，还是同病种感染者同室隔离。

（3）限制病人的活动范围，减少不必要的转运，如需要转运时，应采取有效措施，减少对其他病人、医务人员和环境表面的污染。

（4）病人接触过的一切物品，如被单、衣物、换药器械等均应先灭菌，然后再进行清洁、消毒、灭菌。被病人污染的敷料应装袋标记后送焚烧处理。

（5）医务人员进入隔离室前必须戴好口罩、帽子，从事可能污染工作服的操作时，应穿隔离衣；离开病室前，脱下隔离衣，按要求悬挂，每天更换清洗与消毒；或使用一次性隔离衣，用后按医疗废物管理要求进行处置。接触甲类传染病应按要求穿脱、处置防护服。

（6）接触病人的血液、体液、分泌物、排泄物等物质时，应戴手套；离开隔离病室前、接触污染物品后应摘除手套，洗手和（或）手消毒。手上有伤口时应戴双层手套。

（六）昆虫隔离

昆虫隔离是对病原体通过昆虫为媒介而传播的疾病所进行的隔离方法。适用于流行性乙型脑炎、流行性出血热、疟疾、斑疹伤寒、回归热等。采取在标准预防的基础上，隔离措施还有：

（1）流行性乙型脑炎、疟疾由蚊叮咬传播，室内应有防蚊措施，如纱窗、蚊帐等；定期进行有效灭蚊措施。

（2）流行性出血热，其传播是野鼠，通过螨叮人后传播，因此病房应严密防鼠。

（3）斑疹伤寒、回归热是由虱类传播，病员须经灭虱处理，沐浴更衣后再进入病室。其衣物亦需灭虱后交亲友带回。

（七）血液-体液隔离

该隔离是对病原体经血液-体液而传播所致的传染病进行的隔离方法。适用于乙型肝炎、艾滋病、梅毒等。隔离措施有：

（1）患同种疾病的病员要置一室，但出血不能控制的病人应单人隔离。

（2）血液、体液可能污染工作服时应穿隔离衣；接触血液、体液污染物时，须戴手套；为防止血溅，应戴口罩和护目镜；工作时尽量避免损伤皮肤。

（3）血液、体液污染的敷料应装袋标记后送消毒或焚烧。

（4）落实手卫生。

（5）受到病人的血液、体液污染的室内物品应立即用 5.25% 氯酸钠溶液消毒。

（6）用过的一次性注射器、针头、输液器须装入耐刺容器内。

（八）保护性隔离

保护性隔离是对某些免疫特别低下或易感染的病人，为保护其不再受其他感染，所采取的具体相应措施的隔离方法，也称反向隔离，适用于抵抗力低下或极易感染的病人，如严重烧伤、早产儿、白血病、脏器移植及免疫缺陷等病人。应在标准预防的基础上，采取下列主要的隔离措施：

（1）设专用隔离室：病人应住单间病室隔离，室外悬挂明显的隔离标志。病室内空气应保持正压通风，定时换气；地面、家具等均应每天严格消毒。

（2）进出隔离室要求：凡进入病室内人员应穿戴灭菌后的隔离衣、帽子、口罩、手套及拖鞋；未经消毒处理的物品不可带入隔离区域；接触病人前、后及护理另一位病人前均应洗手。

（3）污物处理：病人的引流物、排泄物以及被其血液和体液污染的物品，应及时分装密闭，标记后送指定地点。

（4）探陪要求：凡患呼吸道疾病者或咽部带菌者，包括工作人员，均应避免接触病人；原则上不予探视，探视者需要进入隔离室时应采取相应的隔离措施。

三、隔离技术基本操作

（一）帽子、口罩的使用

帽子可防止工作人员的头屑飘落、头发散落或被污染，分为一次性帽子和布制帽子。

口罩能阻止对人体有害的可见或不可见的物质吸入呼吸道，也能防止飞沫污染无菌物品或清洁物品。口罩包括三类。① 纱布口罩：能保护呼吸道免受有害粉尘、气溶胶、微生物及灰尘伤害，普通脱脂纱布口罩长 18 cm 左右，宽 14 cm 左右，应不少于 12 层，纱布要求密度适当，经纬纱均不得少于 9 根。② 外科口罩：医务人员在有创操作过程中能阻止血液、体液和飞溅物传播，通常为一次性使用的无纺布口罩，有可弯折鼻夹，多为夹层，外层有防水作用，中间夹层有过滤作用，内层可以吸湿。③ 医用防护口罩：能阻止经空气传播的直径 $\leq$5 μm 感染因子或近距离 $<$1 m 接触经飞沫传播的疾病而发生感染的口罩，要求配有不小于 8.5 cm 的可弯折鼻夹，长方形口罩展开后中心部分尺寸长和宽均不小于 17 cm，密合型拱形口罩纵、横径均不小于 14 cm，口罩滤料的颗粒过滤效率应不小于 95%。

【实验用物】

根据需要备合适的帽子、口罩。

【操作程序】

1. 评　估

环境：环境清洁、宽敞。

用物：齐全否，灭菌期、保存效果是否符合规定。

自身：着装、手符合要求否。

2. 计　划

目标：① 帽子遮盖住所有头发。② 口罩佩戴正确。

准备：① 自身准备：护士着装整洁、洗手。② 用物准备：帽子和口罩大小合适，无破损、潮湿，在有效期内。③ 环境准备：环境清洁、宽敞。

3. 实　施

（1）戴帽子、口罩操作步骤（图 2-11、图 2-12、图 2-13、图 2-14）：

洗手 ⇨ 戴帽子将帽子遮住全部头发，戴妥

图 2-11　戴帽子

① 纱布口罩的戴法：

将口罩罩住鼻、口及下巴，口罩下方带系于颈后，上方带系于头顶中部

图 2-12　戴纱布口罩

② 外科口罩的戴法：

将口罩罩住鼻、口及下巴，口罩下方带系于颈后，上方带系于头顶中部 ⇨ 将双手指尖放在鼻夹上，从中间位置开始，用手指向内按压，并逐步向两侧移动，根据鼻梁形状塑造鼻夹 ⇨ 调整系带的松紧度，检查闭合性

图 2-13　戴外科口罩

③ 医用防护口罩的戴法：

一手托住口罩，有鼻夹的一面背向外 ⇨ 将口罩罩住鼻、口及下巴，鼻夹部位向上紧贴面部 ⇨ 用另一手将下方系带拉过头顶，放在颈后双耳下 ⇨ 将上方系带拉过头顶中部 ⇨ 将双手指尖放在金属鼻夹上，从中间位置开始，用手指向内按鼻夹，并分别向两侧移动和按压，根据鼻梁的形状塑造鼻夹 ⇨ 检查：将双手完全盖住口罩，快速呼气，检查密合性，如有漏气应调整鼻夹位置

图 2-14　戴医用防护口罩

（2）脱口罩、帽子操作步骤（图 2-15）：

脱口罩：洗手后，先解开下面的系带，再解开上面的系带，用手指捏住系带将口罩取下丢入医疗垃圾袋内 ⇨ 脱帽子：洗手后取下帽子

图 2-15　脱口罩、帽子

【操作要求】

（1）使用帽子的注意事项：① 进入污染区和洁净环境前、进行无菌操作等应戴帽子。② 帽子要大小合适，能遮住全部头发。③ 被病人血液、体液污染后应及时更换。④ 一次性帽子应一次性使用后，放入医疗垃圾袋集中处理。⑤ 布制帽子保持清洁干燥，应每次或每天更换与清洁。

（2）使用口罩的注意事项：① 应根据不同的操作要求选用不同种类的口罩：一般诊疗活动，可佩戴纱布口罩或外科口罩；手术室工作或护理免疫功能低下病人、进行体腔穿刺等操作时应戴外科口罩；接触经空气传播或近距离接触经飞沫传播的呼吸道传染病病人时，应戴医用防护口罩。② 始终保持口罩的清洁、干燥；口罩潮湿后、受到病人血液或体液污染后，应及时更换。③ 纱布口罩应每天更换、清洁与消毒，遇污染时及时更换；医用外科口罩只能一次性使用。④ 正确佩戴口罩，不应只用一只手捏鼻夹；戴上口罩后，不可悬于胸前，更不能用污染的手触摸口罩；每次佩戴医用防护口罩进入工作区域前，应进行密合性检查。⑤ 脱口罩前后应洗手，使用后的一次性口罩应放入医疗垃圾袋内，以便集中处理。

（二）护目镜、防护面罩的使用

护目镜能防止病人的血液、体液等具有感染性物质溅入人体眼部；防护面罩能防止病人的血液、体液等具有感染性物质溅到人体面部。下列情况应使用护目镜或防护面罩：① 在进行诊疗、护理操作，可能发生病人血液、体液、分泌物等喷溅时。② 近距离接触经飞沫传播的传染病病人时。③ 为呼吸道传染病病人进行气管切开、气管插管等近距离操作，可能发生病人血液、体液、分泌物喷溅时，应使用全面型防护面罩。

戴护目镜、防护面罩前应检查有无破损，佩戴装置有无松脱；佩戴后应调节舒适度。摘护目镜、防护面罩时应捏住靠头或耳朵的一边摘掉，放入医疗垃圾袋内，如需重复使用，放入回收容器内，以便清洁、消毒。

（三）穿、脱隔离衣

隔离衣是用于保护医务人员避免受到血液、体液和其他感染性物质污染，或用于保护病人避免感染的防护用品，分为一次性隔离衣和布制隔离衣。一次性隔离衣通常用无纺布制作，由帽子、上衣和裤子组成，可分为连身式、分身式两种。通常根据病人的病情、目前隔离种类和隔离措施，确定是否穿隔离衣，并选择其型号。下列情况应穿隔离衣：① 接触经接触传播的感染性疾病病人如传染病病人、多重耐药菌感染病人等时。② 对病人实行保护性隔离时，如大面积烧伤、骨髓移植等病人的诊疗、护理时。③ 可能受到病人血液、体液、分泌物、排泄物喷溅时。

【实验用物】

隔离衣、挂衣架、铁夹、手消毒用物。

【操作程序】

1. 评　估

环境：环境清洁、宽敞、光线充足。

用物：齐全否，灭菌期、保存效果是否符合规定。

自身：着装、手符合要求否。

2. 计　划

目标：① 隔离衣必须覆盖工作服。② 保持隔离衣里面及领部清洁。

准备：① 自身准备：着装整洁、规范，取下手表、剪指甲、洗手，戴好口罩及帽子。② 用物准备：隔离衣种类、大小合适，挂放得当，手消毒用物在有效期内。③ 环境准备：清洁、宽敞、光线充足，符合穿脱隔离衣的要求。

3. 实　施

（1）穿隔离衣操作步骤（图 2-16）：

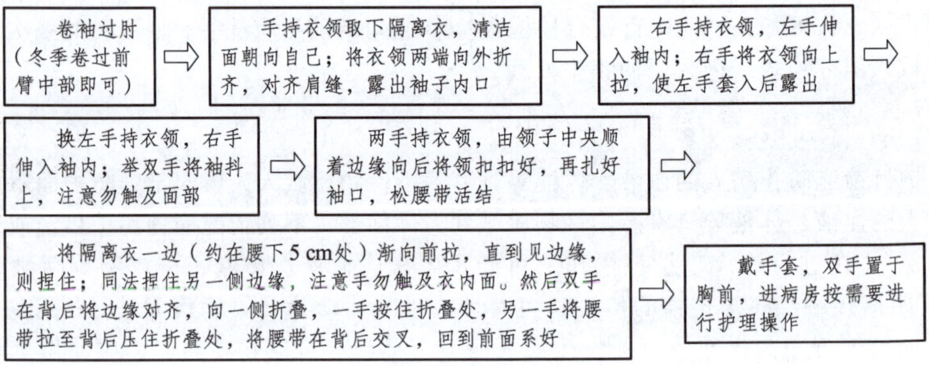

图 2-16　穿隔离衣

（2）脱隔离衣操作步骤（图 2-17）：

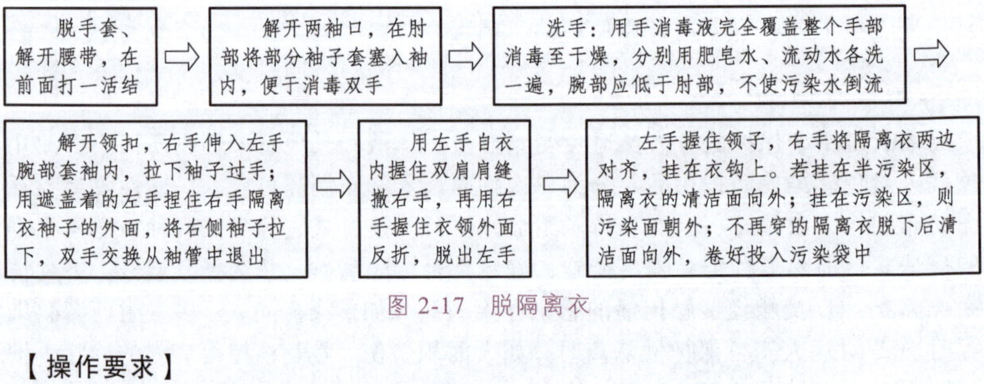

图 2-17 脱隔离衣

【操作要求】

（1）隔离衣的长短要合适，须全部遮盖工作服。

（2）接触不同病种病人时应更换隔离衣。

（3）隔离衣每日更换，如有破损、潮湿或污染，应立即更换。

（4）穿、脱隔离衣过程中避免污染衣领和清洁面，始终保持衣领清洁。

（5）穿好隔离衣以后，双臂保持在腰部以上、视线范围内；不得进入清洁区，避免接触清洁物品。

（6）洗手、消毒手时不能沾湿隔离衣，隔离衣也不可触及其他物品。

（四）穿、脱防护服

防护服是临床医务人员在接触甲类或按甲类传染病管理的传染病病人时所穿的一次性防护用品。防护服应具有良好的防水、抗静电和过滤效率，无皮肤刺激性，穿脱方便，结合部严密，袖口、脚踝口应为弹性收口。防护服分连体式和分体式两种。

下列情况应穿防护服：① 临床医务人员在接触甲类或按甲类传染病管理的传染病病人时。② 接触经空气传播或飞沫传播的传染病病人，可能受到病人血液、体液、分泌物、排泄物喷溅时。

【实验用物】

防护服、手消毒用物。

【操作程序】

1．评　估

环境：环境清洁、宽敞。

用物：齐全否，灭菌期、保存效果是否符合规定。

自身：着装、手符合要求否。

2．计　划

目标：① 防护服正确穿脱。② 操作流畅，清洁面与污染面正确区分。

准备：① 自身准备：护士衣帽整洁，无长指甲，无手表等饰品；卷袖过肘，洗手，戴口罩。② 用物准备：防护服大小合适、干燥、无破损，手消毒用物在有效期内。③ 环境准备：环境清洁、宽敞。

3．实　施

（1）穿防护服操作步骤（图 2-18）：

取衣查对防护服，查对防护服是否干燥、完好，大小是否合适，有无穿过；确定内面和外面 ⇨ 穿防护服：穿下衣—穿上衣—戴帽子—拉拉链

图 2-18　穿防护服

（2）脱防护服操作步骤。

① 脱分体防护服操作步骤（图 2-19）：

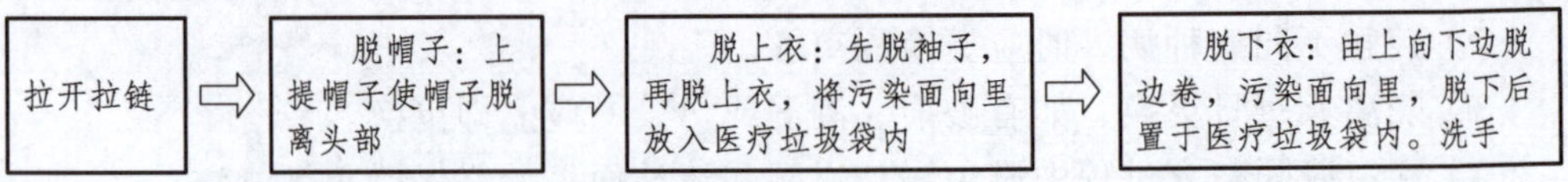

图 2-19　脱分体防护服

② 脱连体防护服操作步骤（图 2-20）：

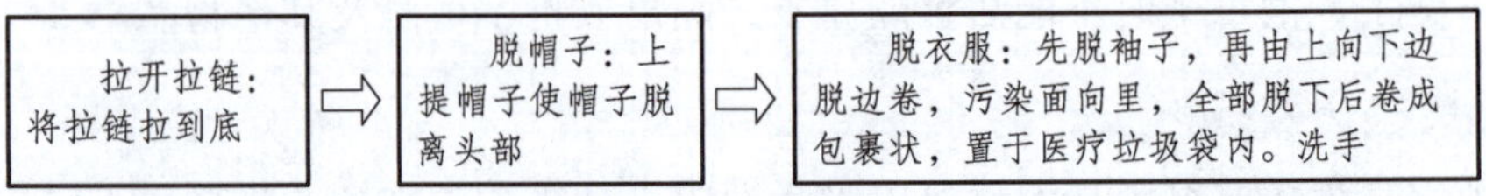

图 2-20　脱连体防护服

【操作要求】

（1）防护服只能在规定区域内穿脱，穿前检查有无潮湿、破损，长短是否合适。

（2）接触多个同类传染病病人时，防护服可连续使用；接触疑似病人时，防护服应每次更换。

（3）防护服如有潮湿、破损或污染，应立即更换。

（五）避污纸的使用

避污纸是备用的清洁纸片，做简单隔离操作时，使用避污纸可保持双手或物品不被污染，以省略消毒程序。取避污纸时，应从页面抓取，不可掀开撕取，并注意保持避污纸清洁以防交叉感染。避污纸用后弃于污物桶内，集中焚烧处理。

（六）鞋套、防水围裙的使用

鞋套应具有良好的防水性能，并一次性使用。从潜在污染区进入污染区时和从缓冲间进入负压病室时应穿鞋套。应在规定区域内穿鞋套，离开该区域时应及时脱掉放入医疗垃圾袋内；发现鞋套破损应及时更换。

防水围裙主要用于可能受到病人的血液、体液、分泌物及其他污染物质喷溅、进行复用医疗器械的清洗时。分为两种：①重复使用的围裙，每班使用后应及时清洗与消毒；遇有破损或渗透时，应及时更换。②一次性使用的围裙，应一次性使用，受到明显污染时应及时更换。

知识拓展

中英文《方舱医院感染控制手册》出版 助力世界抗击新冠肺炎

中英文《方舱医院感染控制手册》成功出版，该书由同济大学附属东方医院国家紧急医学救援队专家吴文娟、雷撼主编，他们所在的同济大学附属东方医院国家紧急医学救援队曾驻扎武汉东西湖方舱医院。

据雷撼介绍，东西湖方舱医院改建时，院感控制存在许多问题。但经过不断的努力，终于建立起符合感控流程设计的运转、诊疗空间。如救援队的帐篷用于清洁区和医护通道，让污染区、半污染区和清洁区彻底区分开来。在夜以继日地工作之余，专家们还完成了《东西湖方舱医院感染工作制度》《东西湖方舱医院感染预防与操作控制教程》《援鄂医疗队人员酒店院感管理制度》等，并且不断修订和完善。

据吴文娟介绍，院感控制无小事，比如穿、脱防护服就有特殊要求；帽子、护目镜、面罩、防护衣，每使用一件都有固定的程序，不能前后颠倒。所以，医疗队有专门的脱衣班，值守队员们轮班日夜监督进出舱人员的防护服穿戴，牢牢盯住脱衣环节。

在他们的共同努力下，该医院共收治新冠肺炎病人 1 760 人，1 169 名医护人员运行一个多月，成功实现病人零召回、医护零感染和病人零死亡。（资料来源：中国新闻网　2020-03-28）

视频 2-1　无菌技术

第二章课后练习及答案

第三章

入院与出院病人的护理

学习目标

（1）掌握出入院护理的目的及程序，临床常用卧位的适用范围及临床意义，正确运用铺床方法，以及正确描述分级护理的分级标准及相应的护理点。

（2）熟悉出入院护理、分级护理概念，理解卧位的分类方法。

（3）了解床单位的构成及舒适卧位的基本要求。

预习案例

某日上午 9 时，某医院内分泌科新入一病人，男，63 岁，有 2 型糖尿病病史 10 余年，近期出现视物模糊，及一侧肢体活动不便，经 CT 检查有轻度脑梗死。

思考：

（1）该病人入院时应给予哪些护理？

（2）根据病情应采取哪一级护理？

（3）该级护理的主要内容有哪些？

第一节　入院病人的护理

病人入院护理（Admission Nursing）是指病人经门诊或急诊医生诊查后，因病情需要住院做进一步观察、检查和治疗时，经诊查医生建议并签发住院证后，由护士为病人提供的一系列护理工作。

入院护理的目的包括：① 协助病人了解和熟悉环境，使病人尽快熟悉和适应医院生活，消除紧张、焦虑等不良情绪。② 满足病人的各种合理需求，以调动病人配合治疗、护理的积极性。③ 做好健康教育，满足病人对疾病知识的需求。

一、住院处的护理

（一）办理入院手续

病人或家属持医生签发的住院证到住院处办理入院手续。住院处将病人入院手续办理完毕后，立即通知相关病区值班护士根据病人病情做好接纳新病人的准备工作。对急需手术的病人，可先手术，后补办入院手续。

（二）实施卫生处置

护士根据入院病人的病情及身体状况，协助病人进行卫生处置，如沐浴、更衣等。病人如有头虱或体虱，应先行灭虱，再沐浴、更衣。传染病病人或疑似传染病病人应送隔离室处置。急、危、重症病人可酌情免浴。普通病人，护士可根据医院情况在病区为其实施卫生处置。

（三）护送病人入病区

住院处护士携病历护送病人进入病区。根据病人病情可选用步行护送、轮椅或平车推送。护送病人时注意安全和保暖，不应停止必要的治疗如输液、给氧等。护送有创伤的病人应注意其卧位。护送病人入病室后，与病区值班护士就病人病情、所采取或需要继续的治疗与护理措施、病人的个人卫生情况及物品进行交接。

二、运送病人法

在病人入院、接受检查或治疗、出院时，凡不能自行移动的病人均需护士根据病人病情选用不同的运送工具，如平车、轮椅或担架等运送病人。在运送病人过程中，护士应将人体力学原理正确地运用于操作中，以避免发生损伤，减轻医患双方疲劳及病人痛苦，提高工作效率，并保证病人安全与舒适。

（一）轮椅运送法

1．目　的

（1）护送不能行走但能坐起的病人入院、出院、检查、治疗或室外活动。

（2）帮助病人下床活动，促进血液循环和体力恢复。

2．操作前准备

（1）评估病人并解释。

① 评估：病人的体重、意识状态、病情和躯体活动能力，病人损伤的部位和合作程度。

② 解释：向病人及家属解释轮椅运送的目的、方法及注意事项。

（2）病人准备：了解轮椅运送的目的、方法及注意事项，能主动配合。

（3）护士准备：衣帽整洁，修剪指甲，洗手，戴口罩。

（4）用物准备：轮椅（各部件性能良好）、毛毯（根据季节酌情准备）、别针、软枕（根据病人需要）。

（5）环境准备：移开障碍物，保证环境宽敞。

3．操作步骤

轮椅运送法操作步骤及要点说明见表 3-1。

表 3-1　轮椅运送法

操作步骤	要点与说明
（1）检查与核对：检查轮椅性能，将轮椅推至病人床旁，核对病人姓名、床号	• 检查轮椅：车轮、椅座、椅背、脚踏板、制动闸等各部件性能，保证安全
（2）放置轮椅：使椅背与床尾平齐，椅面朝向床头，扳制动闸将轮椅止动，翻起脚踏板	• 缩短距离，便于病人坐入轮椅，防止轮椅滑动
（3）病人上轮椅前的准备：天气寒冷时铺毛毯于轮椅上	• 毛毯平铺于轮椅，上端高过病人颈部 15 cm 左右
① 撤掉盖被，扶病人坐起	• 询问、观察病人有无眩晕和不适
② 协助病人穿衣、裤、袜子	• 寒冷季节注意病人保暖
③ 嘱病人以手掌撑在床面上，双足垂床沿，维持坐姿	• 方便病人下床
④ 协助病人穿好鞋子	
（4）协助病人上轮椅：	
① 嘱病人将双手置于护士肩上，护士双手环抱病人腰部，协助病人下床	• 注意观察病人病情变化
② 协助病人转身，嘱病人用手扶住轮椅把手，坐于轮椅中	• 嘱病人抓紧轮椅扶手
③ 翻下脚踏板，协助病人将双足置于脚踏板上	• 若用毛毯，则将上端围在病人颈部，用别针固定；两侧围裹病人双臂，用别针固定；再用余下部分围裹病人上身、下肢和双足，避免病人受凉

续表

操作步骤	要点与说明
④ 整理床单位，铺暂空床	
⑤ 观察病人，确定无不适后，放松制动闸，推病人至目的地	• 推行中注意病人病情变化 • 过门槛时，跷起前轮，避免过大震动 • 下坡时，嘱病人抓紧扶手，保证病人安全
（5）协助病人下轮椅：	
① 将轮椅推至床尾，使椅背与床尾平齐，病人面向床头	
② 扳制动闸将轮椅止动，翻起脚踏板	
③ 解除病人身上固定毛毯用的别针等	
④ 协助病人站起、转身、坐于床沿	• 防止病人摔倒
⑤ 协助病人脱去鞋子及保暖外衣，躺卧舒适，盖好盖被	
⑥ 整理床单位	• 注意观察病人病情
（6）推轮椅至原处放置。	• 便于其他病人使用

4．注意事项

（1）保证病人安全、舒适。

（2）根据室外温度适当地增加衣服、盖被（或毛毯），以避免病人着凉。

5．健康教育

（1）向病人及其家属解释搬运的过程、配合方法及注意事项。

（2）告知病人在搬运过程中，如感不适立刻向护士说明，防止意外发生。

（二）平车运送法

1．目　的

运送不能起床的病人入院，做各种特殊检查、治疗、手术或转运。

2．操作前准备

（1）评估病人并解释。

① 评估：病人的体重、意识状态、病情与躯体活动能力。病人损伤的部位和理解合作程度。

② 解释：向病人及家属解释搬运的步骤与配合方法。

（2）病人准备：了解搬运的步骤及配合方法。

（3）护士准备：衣帽整洁，修剪指甲，洗手，戴口罩。

（4）用物准备：平车（各部件性能良好，车上置以被单和橡胶单包好的垫子和枕头），带套的毛毯或棉被。如为骨折病人，应有木板垫于平车上，并将骨折部位固定稳妥；如为颈椎、腰椎骨折病人或病情较重的病人，应备有帆布中单或布中单。

（5）环境准备：环境宽敞，便于操作。

3．操作步骤

平车运送法操作步骤及要点说明见表3-2。

表3-2 平车运送法

操作步骤	要点与说明
（1）检查与核对：检查平车性能，将平车推至病人床旁，核对病人姓名、床号	• 检查平车：车轮、车面、制动闸等各部件性能。保证安全
（2）安置好病人身上的导管等。	• 避免导管脱落、受压或液体逆流
（3）搬运病人。	• 根据病人病情及体重，确定搬运方法
▲ 挪动法	• 适用于能在床上配合的病人
① 推平车至病人床旁，移开床旁桌、床旁椅，松开盖被	
② 将平车推至床旁与床平行，大轮靠近床头，将制动闸止动	• 平车贴近床沿便于搬运
③ 协助病人将上身、臀部、下肢依次向平车移动	• 病人头部枕于大轮端 • 搬运者制动平车，防止平车滑动 • 协助病人离开平车回床时，应协助病人先移动下肢，再移动上肢
④ 协助病人在平车上躺好，用被单或盖被包裹病人，先足部，再两侧，头部盖被折成45°	• 病人保暖、舒适 • 包裹整齐、美观
▲ 一人搬运法	• 适用于上肢活动自如，体重较轻的病人
① 推平车至病人床旁，大轮端靠近床尾，使平车与床成钝角，将制动闸止动	• 缩短搬运距离，节力
② 松开盖被，协助病人穿好衣服	
③ 搬运者一臂自病人近侧腋下伸入至对侧肩部，另一臂伸入病人臀下；病人双臂过搬运者肩部，双手交叉于搬运者颈后；搬运者抱起病人，稳步移动将病人放于平车中央，盖好盖被	• 搬运者双下肢前后分开站立，扩大支撑面；略屈膝屈髋，降低重心，便于转身
▲ 二人搬运法	• 适用于不能活动，体重较重的病人
① 同一人搬运法步骤①～②	• 缩短搬运距离，节力
② 站位：搬运者甲、乙二人站在病人同侧床旁，协助病人将上肢交叉于胸前	
③ 分工：搬运者甲一手伸至病人头、颈、肩下方，另一手伸至病人腰部下方；搬运者乙一手伸至病人臀部下方，另一只手伸至病人膝部下方，两人同时抬起病人至近侧床沿，再同时抬起病人稳步向平车处移动，将病人放于平车中央，盖好盖被	• 搬运者甲应使病人头部处于较高位置，减轻不适 • 抬起病人时，应尽量使病人靠近搬运者身体，节力

续表

操作步骤	要点与说明
▲ 三人搬运法	• 适用于不能活动，体重超重的病人
① 同一人搬运法步骤①～②	
② 站位：搬运者甲、乙、丙三人站在病人同侧床旁，协助病人将上肢交叉于胸前	
③ 分工：搬运者甲双手托住病人头、颈、肩及胸部；搬运者乙双手托住病人背、腰、臀部；搬运者丙双手托住病人膝部及双足，三人同时抬起病人至近侧床沿，再同时抬起病人稳步向平车处移动，将病人放于平车中央，盖好盖被	• 搬运者甲应使病人头部处于较高位置，减轻不适 • 三人同时抬起病人，应保持平衡移动，减少意外伤害
▲ 四人搬运法	• 适用于颈椎、腰椎骨折和病情较重的病人
① 同挪动法步骤①～②	• 搬运骨折病人，平车上应放置木板，固定好骨折部位
② 站位：搬运者甲、乙分别站于床头和床尾；搬运者丙、丁分别站于病床和平车的一侧	
③ 将帆布兜或中单放于病人腰、臀部下方	• 帆布兜或中单应能承受病人的体重
④ 分工：搬运者甲抬起病人头、颈、肩；搬运者乙抬起病人的双足；搬运者丙、丁分别抓住帆布兜或中单四角，四人同时抬起病人向平车处移动，将病人放于平车中央，盖好盖被	• 搬运者应协调一致，搬运者甲应随时观察病人的病情变化 • 病人平卧于平车中央，避免碰撞
（4）铺暂空床：整理床单位，将床改铺为暂空床	• 保持病室整齐、美观
（5）运送病人：松开平车制动闸，推病人至目的地	• 推送病人时，护士应位于病人头部附近，随时注意观察病人病情变化 • 推行中，平车小轮端在前，转弯灵活；速度不可过快；上、下坡时，病人头部应位于高处，减轻病人不适，并嘱病人抓紧扶手，保证病人安全 • 进、出门时，避免碰撞房门 • 保持输液管道、引流管通畅 • 颅脑损伤、颌面部创伤以及昏迷的病人时，头部应保持中立位

4．注意事项

（1）搬运时注意动作轻稳、准确，确保病人安全、舒适。

（2）搬运过程中，注意观察病人的病情变化，避免造成损伤等并发症。

（3）保证病人的持续性治疗不受影响。

5．健康教育

（1）向病人及其家属解释搬运的过程、配合方法及注意事项。

（2）告知病人在搬运过程中，如感不适立刻向护士说明，防止意外发生。

三、病人入病区后的初步护理

病区值班护士接到住院处通知后，应立即根据病人病情需要准备床单位。将备用床改为暂空床，备齐病人所需用物；危、重病人应安置在危重病室，并在床单上铺橡胶单和中单；急诊手术病人需改铺麻醉床。危、重病人和急诊手术病人需同时准备急救用物（包括急救药物和急救设备）。

音频　拥有一颗慈爱的心

（一）门诊病人的入院护理

1．迎接新病人

护士应以热情的态度迎接新病人至指定的病室床位，并妥善安置病人。向病人作自我介绍，说明护士将为病人提供的服务及其工作职责，为病人介绍邻床病友、扶助病人上床休息等。在接触病人过程中，以自己的行动和语言消除病人的不安情绪，增强病人的安全感和对护士的信任感。

思政资料：

随着优质服务的顺利开展，护理人员从内心意义上真正认识到优质服务的重要意义，是以病人为中心，强化基础护理，全面落实护理责任制，把优质护理作为护士的职责和本分，怀有感恩之心，把制度从墙上请下来，让优质服务为主动服务深入到病房中，了解病人的心理，了解病人的需求，改善护患关系。时光飞逝，匆匆如流，科室开展优质护理病区一年多来，她每天协助病人做一些日常生活和基础护理操作，主动了解病人更多的需要。她每天一走进病房，微笑总是挂在脸上。她总觉得病人如同自己的亲人一样，总是有种动力促使她去接近，去用心照顾他们。她就是我们科一名普通的护士——付丽华。

她总是以饱满的热情去迎接每一位病人，每当有新入院病人时，她就主动迎上去，热情接待，为病人做自我介绍，安慰病人，勉励病人建立克服疾病的信心，给病人留下了良好的第一印象，让病人感到亲切和信任，为以后的沟通打下坚实的基础。

记得有一次，科室住了一位老年病人，脾气很暴躁，每天给他输液时，他都要发火，有些同事甚至都因害怕不敢去他的病房。但是由于付丽华接待老人入院时给老人留下了良好且温暖的印象，并且她每天下班前都要去他病房嘘寒问暖，跟他聊天，慢慢地，老人发火少了，再慢慢地，老人开始笑了。就这样老人的心情逐渐好了，病也好得快了，临出院时老人感动地拉着付丽华的手说：“姑娘，谢谢你！我的儿女做不到的你都帮我做到了。”

入院护理时嘘寒问暖的小细节，也能为之后的护理提供极大的便利。

（选自《优质护理服务标兵申报资料》）

2．通知负责医生诊查病人

必要时，协助医生为病人进行体检、治疗。

3．协助病人佩戴腕带标识，进行入院护理评估

为病人测量体温、脉搏、呼吸、血压和体重，必要时测量身高。根据住院病人首次护理评估单收集病人的健康资料。通过对病人的健康状况进行评估，了解病人的身体状况、心理需要及健康问题，为制定护理计划提供依据。

4．通知营养室为病人准备膳食

5．填写住院病历和有关护理表格

填写首次护理评估单和病人入院登记本、诊断卡（一览表卡）、床头（尾）卡等。

6．介绍与指导

向病人及家属介绍病区环境、有关规章制度、床单位及相关设备的使用方法，指导常规标本的留取方法、时间及注意事项。

7．执行入院医嘱及给予紧急护理措施

（二）急诊病人的入院护理

1．通知医生

接到住院处电话通知后，护士应立即通知有关医生做好抢救准备。

2．准备急救药物和急救设备

如急救车、氧气、吸引器、输液器具等。

3．安置病人

将病人安置在已经备好床单位的危重病室或抢救室，为病人佩戴腕带标识。

4．入院护理评估

对于不能正确叙述病情和需求的病人（如语言障碍、听力障碍），意识不清的病人，婴幼儿病人等，需暂留陪送人员，以便询问病人病史。

5．配合救治

密切观察病人病情变化，积极配合医生进行救治，并做好护理记录。

四、病人床单位及设施的准备

（一）病人床单位的构成

病人床单位（Patient Unit）是指医疗机构提供给病人使用的家具与设备，它是病人住院时用以休息、睡眠、饮食、排泄、活动与治疗的最基本的生活单位。由于病人大多数时间均在床单位内活动，因此护士必须注意病人床单位的整洁与安全，并安排足够的日常生活活动空间。病人床单位的设备及管理要以病人的舒适、安全和有利于病人康复为前提。病人床单位的构成包括：床、床垫、床褥、枕芯、棉胎或毛毯、大单、被套、枕套、橡胶单和中单（需要时）、床旁桌、床旁椅、过床桌（需要时），另外还包括墙上的照明灯、呼叫装置、供氧和负压吸引管道等设施。

1．床

床是病人睡眠和休息的用具，是病室中的主要设备。卧床病人的饮食、排泄、活动、娱乐都在床上，所以病床一定要符合实用、耐用、舒适、安全的原则。普通病床一般为高 0.5 m、长 2 m、宽 0.9 m，床头和床尾可抬高的手摇式床，以方便病人更换卧位；床脚有脚轮，便于移动。临床也可选用多功能病床，根据病人的需要，可以改变床位的高低、变换病人的姿势、移动床档等，控制按钮设在病人可触及的范围内，便于清醒病人随时自主调节。

2．床　垫

床垫的长、宽与床的规格相当，厚 10 cm。垫芯多选用棕丝、棉花、木棉、马鬃或海绵，包布多选用牢固的布料制作。病人大多数时间卧在床上，床垫宜坚硬，以免承受重力较多的部位凹陷。

3．床　褥

床褥的长、宽与床垫的规格相同，铺于床垫上，一般选用棉花作褥芯，吸水性强，并可防床单滑动。

4．枕　芯

枕芯长 0.6 m，宽 0.4 m，内装木棉、蒲绒、荞麦皮或人造棉等。

5．棉　胎

棉胎长 2.3 m，宽 1.6 m，胎心多选用棉花，也可选用人造棉等。

6．大　单

大单长 2.5 m，宽 1.8 m，选用棉布制作。

7．被　套

被套长 2.5 m，宽 1.7 m，选用棉布制作，开口在尾端，有系带。

8．枕　套

枕套长 0.65 m，宽 0.45 m，选用棉布制作。

9．橡胶单

橡胶单长 0.85 m，宽 0.65 m，两端与棉布缝制在一起，棉布长 0.4 m。

10．中　单

中单长 1.7 m，宽 0.85 m，选用棉布制作。

11．床旁桌

床旁桌放置在病人床头一侧，用于摆放病人日常所需的物品或护理用具等。

12．床旁椅

病人床单位至少有一把床旁椅，供病人、探视家属或医务人员使用。

13．过床桌（床上桌）

为可移动的专用过床桌，也可使用床尾挡板，架于床档上。供病人进食、阅读、写字或从事其他活动时使用。

（三）铺床法

床单位要保持整洁，床上用物需定期更换，以满足病人休息的需要。铺床法的基本要求是舒适、平整、紧扎、安全、实用。常用的铺床法有备用床铺床法、暂空床铺床法、麻醉床铺床法和卧床病人更换床单法。

1．备用床（Closed Bed）

1）目　的

保持病室整洁，准备接受新病人。

2）操作前准备

（1）环境准备：病室内无病人进行治疗或进餐，清洁、通风等。

（2）护士准备：衣帽整洁，修剪指甲，洗手，戴口罩。

（3）用物准备（以被套法为例）：治疗车、床、床垫、床褥、棉胎或毛毯、枕芯、大单或床褥罩、被套、枕套。

3）铺备用床

铺备用床操作步骤及要点说明见表 3-3。

表 3-3　铺备用床

操作步骤	要点与说明
（1）放置用物：将铺床用物按操作顺序放于治疗车上，推至病人床旁。有脚轮的床，应固定脚轮闸，必要时调整床的高度，移开床旁椅放于床尾处。自下而上将枕芯、棉胎、床褥摆放于椅面上	• 治疗车与床尾间距离应便于护士走动 • 避免床移动，方便操作 • 棉胎或毛毯竖折三折（对侧一折在上），再按“S”形横折三折（床头侧一折在上），叠好 • 床褥自床头至床尾对折 2 次，叠好 • 便于拿取铺床用物，提高工作效率，节省体力
（2）移开床旁桌：向左侧移开床旁桌，距床 20 cm 左右	• 便于铺床头脚
（3）检查床垫：检查床垫或根据需要翻转床垫	• 保证安全，避免床垫局部经常受压而凹陷
（4）铺床褥：将床褥齐床头平放于床垫上，将对折处下拉至床尾，铺平床褥	• 病人躺卧舒适 • 床褥中线与床面中线对齐
（5）铺床单或床褥罩。	
▲ 大单法	
① 将大单横、纵中线对齐床面横、纵中线放于床褥上，同时向床头、床尾依次打开	• 护士取大单后，正确运用人体力学原理，双下肢左右分开，站在床右侧中间，减少来回走动，节时省力
② 将靠近护士一侧（近侧）大单向近侧下拉散开，将远离护士一侧（对侧）大单向远侧散开	• 护士双下肢前后分开站立，两膝稍弯，保持身体平衡，使用肘部力量
③ 铺大单床头：护士移至床头将大单散开平铺于床头	• 铺大单顺序：先床头，后床尾；先近侧，后对侧

续表

操作步骤	要点与说明
④ 铺近侧床头角：右手托起床垫一角，左手伸过床头中线将大单折入床垫下，扶持床头角	
⑤ 做角：右手将大单边缘提起使大单侧看呈等边三角形平铺于床面，将位于床头侧方的大单塞于床垫下，再将床面上的大单下拉于床沿	
⑥ 移至床尾，同步骤③~⑤铺床尾角	
⑦ 移至床中间处，两手下拉大单中部边缘，塞于床垫下	• 使大单平紧，不易产生褶皱，美观
⑧ 转至床对侧，同步骤③~⑦铺对侧大单	
▲ 床褥罩法	
① 将床褥罩横、纵中线对齐床面横、纵中线放于床褥上，依次将床褥罩打开	
② 同大单法的④~⑧的顺序分别将床褥罩套在床褥及床垫上	• 床褥罩平紧 • 床褥罩角与床褥、床垫角吻合
（6）铺棉被（或毛毯）：	
① 将被套横、纵中线对齐床面横、纵中线放于大单上，向床头侧打开被套，使被套上端距床头 15 cm，再向床尾侧打开被套，并拉平	
② 将近侧被套向近侧床沿下拉散开，将远侧大单向远侧床沿散开	• 被套中线与床面中线和大单中线对齐
③ 将被套尾部开口端的上层打开至 1/3 处	• 有利于棉胎放入被套
④ 将棉胎放于被套尾端开口处，棉胎底边与被套开口缘平齐	
⑤ 套被套：拉棉胎上缘中部至被套头中部，充实远侧棉胎角于被套顶角处，展开远侧棉胎，平铺于被套内	• 棉胎上缘与被套被头上缘吻合、平整、充实 • 棉胎角与被套顶角吻合、平整、充实
⑥ 充实近侧棉胎角于被套顶角处，展开近侧棉胎，平铺于被套内	• 棉胎角与被套顶角吻合、平整、充实
⑦ 移至床尾中间处，一手持被套下层底边中点、棉胎底边中点、被套上层底边中点于一点，一手展平一侧棉胎；两手交换，展平另一侧棉胎，拉平盖被	• 盖被上端距床头 15 cm
⑧ 系好被套尾端开口处系带	• 避免棉胎下滑出被套
⑨ 折被筒：护士移至左侧床头，平齐远侧床沿内折远侧盖被，再平齐近侧床沿内折近侧盖被	• 被筒内面平整
⑩ 移至床尾中间处，将盖被两侧平齐两侧床沿内折成被筒状	• 被筒内面平整
⑪ 于床两侧分别将盖被尾端反折至齐床尾	• 床面整齐、美观
（7）套枕套：将枕套套于枕芯外，并横放于床头盖被上	• 枕芯与枕套角、线吻合，平整、充实 • 枕套开口端背门，使病室整齐、美观
（8）移回床旁桌、床旁椅	• 保持病室整齐、美观
（9）推治疗车离开病室	• 放于指定位置
（10）洗手	

4）注意事项

（1）符合铺床的实用、耐用、舒适、安全的原则。

（2）床单中缝与床中线对齐，四角平整、紧扎。

（3）被头充实，盖被平整、两边内折对称。

（4）枕头平整、充实，开口背门。

（5）注意节时、省力。

（6）病室及病人床单位环境整洁、美观。

2．暂空床（Unoccupied Bed）

1）目　的

（1）供新住院病人或暂时离床病人使用。

（2）保持病室整洁。

2）操作前准备

（1）评估病人并解释。

① 评估：病人是否可以暂时离床活动或外出检查。

② 解释：向暂时离床活动或外出检查的病人及家属解释操作目的。

（2）环境准备：病室内无病人进行治疗或进餐，清洁、通风等。

（3）护士准备：衣帽整洁，修剪指甲，洗手，戴口罩。

（4）用物准备：按备用床准备用物，必要时备橡胶单、中单。用物叠放整齐，按顺序放于治疗车上。

3）铺暂空床

铺暂空床操作步骤及要点说明见表 3-4。

表 3-4　铺暂空床法

操作步骤	要点与说明
（1）同备用床步骤（1）~（6）	
（2）在右侧床头，将备用床的盖被上端向内折，然后扇形三折于床尾，并使之平齐	方便病人上下床活动
（3）同备用床步骤（7）~（10）	

4）注意事项

（1）同备用床注意事项（1）~（6）。

（2）用物准备符合病人病情需要。

（3）病人上、下床方便。

5）健康教育

（1）向病人说明铺暂空床的目的。

（2）指导病人上、下床的方法。

3．麻醉床（Anesthetic Bed）

1）目　的

（1）便于接收和护理麻醉手术后的病人。

（2）使病人安全、舒适，预防并发症。

（3）避免床上用物被污染，便于更换。

2）操作前准备

（1）评估：病人的诊断、病情、手术和麻醉方式，术后需要的抢救或治疗物品等。

（2）环境准备：病室内无病人进行治疗或进餐，清洁、通风等。

（3）护士准备：衣帽整洁，修剪指甲，洗手，戴口罩。

（4）用物准备。

① 床上用物：床垫、床褥、棉胎或毛毯、枕芯、大单、橡胶单 2 条，中单 2 条，被套，枕套按顺序放于治疗车上。

② 麻醉护理盘：a. 治疗巾内：开口器、舌钳、通气导管、牙垫、治疗碗，氧气导管或鼻塞管、吸痰导管、棉签、压舌板、平镊、纱布或纸巾。b. 治疗巾外：电筒、心电监护仪（以及血压计、听诊器）、治疗巾、弯盘、胶布、护理记录单、笔。

③ 另备输液架，必要时备好吸痰装置和给氧装置等。

3）铺麻醉床

铺麻醉床操作步骤及要点说明见表 3-5。

表 3-5　铺麻醉床法

操作步骤	要点与说明
（1）同备用床步骤（1）~（5），铺好近侧大单	
（2）铺橡胶单和中单	• 根据病人的麻醉方式和手术部位铺橡胶单和中单 • 防止呕吐物、分泌物或伤口渗液污染病床
① 于床中部或床尾部铺一橡胶单或中单，余下部分塞于床垫下	• 腹部手术铺在床中部；下肢手术铺在床尾 • 若需要铺在床中部，则橡胶单和中单的上缘应距床头 45 ~ 50 cm • 中单应盖过橡胶单，避免橡胶单外露而接触病人皮肤
② 于床头铺另一橡胶单，将中单铺在橡胶单上，余下部分塞于床垫下	• 橡胶单和中单的上缘应与床头平齐，下缘应压在中部橡胶单和中单上 • 非全麻手术病人，只需在床中部铺橡胶单和中单
（3）转至对侧，铺好大单、橡胶单和中单	• 中线要齐，各单应铺平、拉紧，防皱褶
（4）同备用床步骤（6）套被套	
（5）于床尾向上反折盖被底端，齐床尾，系带部分内折整齐	• 盖被尾端向上反折 25 cm
（6）将背门一侧盖被内折，对齐床沿	

续表

操作步骤	要点与说明
（7）将近门一侧盖被边缘向上反折，对齐床沿	
（8）将盖被三折叠于背门一侧	• 盖被三折上下对齐，外侧齐床沿，便于病人术后被移至床上
（9）同备用床步骤 7 套枕套，横立于床头	• 枕套开口端背门，使病室整齐、美观
（10）移回床旁桌、床旁椅	• 避免床旁椅妨碍将病人移至病床上
（11）将麻醉护理盘放置于床旁桌上，其他物品按需要放置	
（12）推治疗车离开病室	• 放于指定位置
（13）洗手	

4）注意事项

（1）同铺备用床注意事项（1）~（6）。

（2）保证护理术后病人的用物齐全，使病人能及时得到抢救和护理。

5）健康教育

向陪伴家属说明病人去枕平卧的方法、时间及注意事项。

4．卧床病人更换床单法（Change An Occupied Bed）

1）目　的

（1）保持病人的清洁，使病人感觉舒适。

（2）预防压力性损伤等并发症的发生。

2）操作前准备

（1）评估病人并解释。

① 评估：病人的病情、意识状态、活动能力、配合程度等。

② 解释：向病人及家属解释更换床单的目的、方法、注意事项及配合要点。

（2）病人准备：了解更换床单的目的、方法、注意事项及配合要点。

（3）环境准备：同病室内无病人进行治疗或进餐等。酌情关闭门窗，按季节调节室内温度，必要时用屏风遮挡病人。

（4）护士准备：衣帽整洁，修剪指甲，洗手，戴口罩。

（5）用物准备：大单、中单、被套、枕套、床刷及床刷套，需要时备清洁衣裤。将准备好的用物叠放整齐并按使用顺序放于护理车上。

3）更换床单

卧床病人更换床单操作步骤及要点说明见表 3-6。

表 3-6　卧床病人更换床单法

操作步骤	要点与说明
（1）推护理车至床旁：将放置用物的护理车推至病人床旁	• 护理车与床尾间距离以便于护士走动为宜 • 方便拿取物品
（2）放平床头和膝下支架	• 注意评估病人病情，保证安全 • 方便操作
（3）移开床旁桌椅：移开床旁椅，放于床尾处；移开床旁桌，距床 20 cm 左右	• 方便操作
（4）移病人至对侧：松开床尾盖被，将病人枕头移向对侧，并协助病人移向对侧，病人侧卧、背向护士	• 病人卧位安全，防止坠床，必要时加床档 • 避免病人受凉
（5）松近侧污单：从床头至床尾将各层床单从床垫下拉出	• 保持恰当的姿势，注意省力
（6）清扫近侧橡胶单和床褥：	
① 上卷中单至床中线处，塞于病人身下	• 中单污染面向上内卷
② 清扫橡胶单，将橡胶单搭于病人身上	• 清扫原则：自床头至床尾；自床中线至床外缘
③ 将大单上卷至中线处，塞于病人身下	• 大单污染面向上内卷
④ 清扫床褥	
（7）铺近侧清洁大单、近侧橡胶单和清洁中单	
① 同备用床步骤（5）①放置大单	• 大单中线与床中线对齐
② 将近侧大单向近侧下拉散开，将对侧大单内折后卷至床中线处，塞于病人身下	
③ 同备用床步骤（5）④~⑦	
④ 铺平橡胶单，铺清洁中单于橡胶单上，近侧部分下拉至床沿，对侧部分内折后卷至床中线处，塞于病人身下；将近侧橡胶单和中单边缘塞于床垫下	• 中单清洁面向内翻卷
（8）移病人至近侧：协助病人平卧，将病人枕头移向近侧，并协助病人移向近侧，病人侧卧、面向护士，躺卧于已铺好床单的一侧	• 病人卧位安全，防止坠床，必要时加床档 • 避免病人受凉
（9）松对侧污单：护士转至床对侧，从床头至床尾将各层床单从床垫下依次拉出	• 保持恰当的姿势，注意省力
（10）清扫对侧橡胶单和床褥	
① 上卷中单至中线处，取出污中单，放于护理车污衣带内	
② 清扫橡胶单，将橡胶单搭于病人身上	• 清扫原则：自床头至床尾；自床中线至床外缘
③ 将大单自床头内卷至床尾处，取出污大单，放于护理车污衣袋内	
④ 清扫床褥	

续表

操作步骤	要点与说明
（11）铺对侧清洁大单、近侧橡胶单和清洁中单	
① 同备用床步骤（5）⑧铺对侧大单	
② 放平橡胶单，铺清洁中单于橡胶单上，将对侧橡胶单和中单边缘塞于床垫下	
（12）摆体位：协助病人平卧，将病人枕头移向床中间	• 避免病人受凉
（13）套被套：	
① 同备用床步骤（6）①将被套平铺于盖被上	
② 自污被套内将棉胎取出，装入清洁被套内	• 避免棉胎接触病人皮肤 • 避免病人受凉
③ 撤出污被套	
④ 将棉胎展平，系好被套尾端开口处系带	• 盖被头端充实 • 盖被头端距床头 15 cm 左右 • 清醒病人可配合抓住被头两角，配合操作
⑤ 折被筒，床尾余下部分塞于床垫下	• 嘱病人屈膝配合 • 使病人躺卧舒适
（14）更换枕套	
（15）铺床后处理：	
① 移回床旁桌、床旁椅	• 病室整齐、美观
② 根据天气情况和病人病情，摇起床头和膝下支架，打开门窗	• 病人躺卧舒适 • 保持病室空气流通，空气新鲜
③ 推护理车离开病室	• 放于指定位置
④ 洗手	

4）注意事项

（1）同铺备用床注意事项（1）~（6）。

（2）病人感觉舒适、安全。

（3）与病人进行有效沟通，满足病人身心需要。

5）健康教育

（1）告知病人在更换床单过程中，如感觉不适则应立刻向护士说明，防止意外发生。

（2）告知病人被服一旦被伤口渗出液、尿液、粪便等污染，应及时通知护士，请求更换。

五、分级护理

分级护理是根据对病人病情的轻、重、缓、急及病人自理能力的评估，给予不同级别的护理。通常将护理级别分为四个等级，即特级护理、一级护理、二级护理、三级护理（表 3-7）。

表 3-7　分级护理

护理级别	适用对象	护理要点
特级护理	病情危重，随时可能发生病情变化需要进行抢救的病人；重症监护病人；各种复杂手术或者大手术后病人；使用呼吸机辅助呼吸，并需要严密监护病情的病人；实施连续性肾脏替代治疗（CRRT），并需要严密监护生命体征的病人；其他有生命危险，并需要严密监护生命体征的病人	（1）严密观察病人病情变化，监测生命体征 （2）根据医嘱，正确实施治疗、给药措施 （3）根据医嘱，准确测量出入量 （4）根据病人病情，正确实施基础护理和专科护理，如口腔护理、压力性损伤护理、气道护理及管路护理等，实施安全措施 （5）保持病人的舒适和功能体位 （6）实施床旁交接班
一级护理	病情趋向稳定的重症病人；手术后或者治疗期间需要严格卧床的病人；生活完全不能自理且病情不稳定的病人；生活部分自理，病情随时可能发生变化的病人	（1）每小时巡视病人，观察病人病情变化 （2）根据病人病情，测量生命体征 （3）根据医嘱，正确实施治疗、给药措施 （4）根据病人病情，正确实施基础护理和专科护理，如口腔护理、压力性损伤护理、气道护理及管路护理等，实施安全措施 （5）提供护理相关的健康指导
二级护理	病情稳定，仍需卧床的病人；生活部分自理的病人	（1）每 2 小时巡视病人，观察病人病情变化 （2）根据病人病情，测量生命体征 （3）根据医嘱，正确实施治疗、给药措施 （4）提供护理相关的健康指导
三级护理	生活完全自理且病情稳定的病人；生活完全自理且处于康复期的病人	（1）每 3 小时巡视病人，观察病人病情变化 （2）根据病人病情，测量生命体征 （3）根据医嘱，正确实施治疗、给药措施 （4）提供护理相关的健康指导

临床工作中，为了更直观地了解病人的护理级别，及时观察病人病情和生命体征变化，做好基础护理及完成护理常规以满足病人身心需要，通常需要在护理站病人一览表上的诊断卡和病人床头（尾）卡上，采用不同颜色的标志来表示病人的护理级别。特级和一级护理采用红色标志，二级护理采用黄色标志，三级护理采用绿色标志。

第二节　出院病人的护理

病人经过住院期间的治疗和护理，病情好转、稳定、痊愈需出院或需转院（科），或不愿接受医生的建议而自动离院时，护士均应对其进行一系列的出院护理工作。

出院护理的目的包括：① 对病人进行出院指导，协助其尽快适应原工作和生活，并能遵照医嘱继续按时接受治疗或定期复诊；② 指导病人办理出院手续；③ 清洁、整理床单位。

一、病人出院前的护理

当医生根据病人康复情况决定出院日期，开写出院医嘱后，护士应做好下列工作：

1. 通知病人和家属

护士根据医生开具的出院医嘱，将出院日期通知病人及家属，并协助病人做好出院准备。

2. 进行健康教育

护士根据病人的康复情况，进行适时、恰当的健康教育，告知病人出院后在休息、饮食、用药、功能锻炼和定期复查等方面的注意事项。必要时可为病人或家属提供有关书面资料，便于病人或家属掌握有关的护理知识、技能和护理要求。

3. 注意病人的情绪变化

护士应特别注意观察病情无明显好转、转院或自动离院的病人并做好相应的护理。如进行有针对性的安慰与鼓励，增进病人康复信心，以减轻病人因离开医院所产生的恐惧与焦虑。自动出院的病人应在出院医嘱上注明“自动出院”，并要求病人或家属签名认可。

4. 征求意见

征求病人及家属对医院医疗、护理等各项工作的意见，以便不断提高医疗护理质量。

二、病人出院当日的护理

护士在病人出院当日应根据出院医嘱停止相关治疗并处理各种医疗护理文件，协助病人或家属办理出院相关手续，整理病室及床单位。

（一）医疗护理文件的处理

1. 执行出院医嘱

（1）停止一切医嘱。

（2）撤去“病人一览表”上的诊断卡及床头（尾）卡。

（3）填写出院病人登记本。

（4）按医嘱处方到药房领取药物，交病人或家属带回。

（5）在体温单相应出院日期和时间栏内填写出院时间。

2. 填写病人出院护理记录单

3. 整理病历

按要求整理病历，交病案室保存。

（二）病人的护理

（1）协助病人解除腕带标识。

（2）协助病人整理用物，归还寄存的物品，收回病人住院期间所借物品，并消毒处理。

（3）协助病人或家属办完出院手续，进行健康教育。

（三）病室及床单位的处理

（1）病室开窗通风。

（2）出院病人床单位处理。护士应在病人离开病室后整理床单位，避免在病人未离开病室时撤去被服，从而给病人带来心理上的不舒适感。

① 撤去病床上的污被服，放入污衣袋中。根据出院病人疾病种类决定清洗、消毒方法。

② 用消毒液擦拭床旁桌、床旁椅及床。

③ 非一次性使用的痰杯、脸盆，需用消毒液浸泡。

④ 床垫、床褥、棉胎、枕芯等用紫外线灯照射消毒或使用臭氧机消毒，也可置于日光下曝晒。

⑤ 传染性疾病病人离院后，需按传染病终末消毒法进行处理。

（3）铺好备用床，准备迎接新病人。

第三章课后练习及答案

第四章

生命体征的评估与护理

学习目标

（1）掌握体温、脉搏、呼吸、血压的正常值以及正确的操作方法，正确识别异常体温、脉搏、呼吸、血压以及异常体征的护理，正确归纳有效咳嗽、叩击、体位引流和吸痰的方法。

（2）了解体温、脉搏、呼吸、血压的生理变化。

思政资料：

一位85岁高龄的肾恶性肿瘤晚期病人，刚转入泌尿外科时，生命体征非常不平稳，夜间两位值班护士一会儿测量中心静脉压，一会儿帮助病人取舒适体位，一会儿调节微量泵速度，还要不时帮病人盖被子；看到家属十分疲惫，便请他们先去休息，两人轮流守在病人身边。因病人肿瘤晚期病情接近临终，需要24小时多巴胺泵入，血压维持在70/40 mmHg左右，病人的食欲、精神很差，还拒绝配合医生的治疗。作为他的责任护士，黄鹤总是耐心地与他沟通，在帮助其护理的同时，不时给予身体按摩，分散其注意力，以此减轻其痛苦，并且适时给予鼓励，帮助他树立战胜病魔的信心，让他积极配合医生治疗。

护理工作平凡而又伟大，即使仅是监测生命体征这样一件普遍又平凡的操作，护理工作者们始终秉承着医者奉献的精神，努力在这个平凡的岗位上用爱心、耐心、责任心去谱写一个个朴实感人的故事。

音频　平凡而伟大，琐碎而谨慎

（选自《平凡的岗位、无私的奉献——泌尿外科护理小故事》）

生命体征（Vital Signs）是体温、脉搏、呼吸及血压的总称。生命体征受大脑皮质控制，是机体内在活动的一种客观反映，是衡量机体身心状况的可靠指标。正常人生命体征在一定范围内相对稳定，变化很小且相互之间存在内在联系。而在病理情况下，其变化极其敏感。护士通过认真仔细地观察生命体征，可以获得病人生理状态的基本资料，了解机体重要脏器的功能活动情况，了解疾病的发生、发展及转归，为预防、诊断、治疗及护理提供依据。因此，正确掌握生命体征的观察技能与护理是临床护理中极为重要的内容之一。

第一节　体温的评估与护理

课前准备：

将学生分成多个学习小组，布置课前作业，收集有关体温的知识，然后分组制作成健康小报，再请各学习小组成员选派代表上讲台，针对以前学过的有关体温的生理学知识为台下的学生进行健康宣讲，以锻炼学生自主学习、合作学习的能力。

机体温度分为体核温度和体表温度。体温（Body Temperature），也称体核温度（Core Temperature），指身体内部胸腔、腹腔和中枢神经的温度，具有相对稳定且较皮肤温度高的特点。皮肤温度也称体表温度（Shell Temperature），指皮肤表面的温度，可受环境温度和衣着情况的影响且低于体核温度。基础体温（Basal Body Temperature），指人体在（持续）较长时间（6～8 h）的睡眠后醒来，尚未进行任何活动之前所测量到的体温。

医学上所说的体温是指机体深部的平均温度，体温的相对恒定是机体新陈代谢和生命活动正常进行的必要条件。

一、正常体温及其生理变化

（一）体温的形成

体温是由三大营养物质糖、脂肪、蛋白质氧化分解而产生。三大营养物质在体内氧化时释放能量，其总能量的 50% 以上迅速转化为热能，以维持体温，并不断地散发到体外；其余不足 50% 的能量贮存于三磷酸腺苷（ATP）内，供机体利用，最终仍转化为热能散发到体外。

（二）产热与散热

1．产热过程

机体的产热过程是细胞新陈代谢的过程。人体以化学方式产热。人体主要的产热部位是肝脏和骨骼肌。产热方式为战栗产热和非战栗产热（也称代谢产热），成年人以战栗产热为主，而非战栗产热对新生儿尤为重要。体液因素和神经因素参与产热调节过程。

2．散热过程

人体以物理方式散热。人体最主要的散热部位是皮肤，呼吸、排尿、排便也能散发部分热量。人体的散热方式有辐射、传导、对流和蒸发四种。

（1）辐射（Radiation）：热量由一个物体表面通过电磁波的形式传至另一个与它不接触物体表面的一种方式，它是人体安静状态下处于气温较低环境中主要的散热形式。辐射散热量同皮肤与外界环境的温差及机体有效辐射面积等有关。

（2）传导（Conduction）：机体的热量直接传给同它接触的温度较低的物体的一种散热方式。传导散热量与物体接触面积、温差大小及导热性有关。由于水的导热性能好，临床上常采用的冰袋、冰帽、冰（凉）水湿敷为高热病人物理降温，就是利用传导散热的原理。

（3）对流（Convection）：对流是传导散热的一种特殊形式，是指通过气体或液体的流动来交换热量的一种散热方式。对流散热受气体或液体流动速度、温差大小的影响，它们之间成正比关系。

（4）蒸发（Evaporation）：水分由液态转变为气态，同时带走大量热量（1 g 水蒸发可带走 2.43 KJ 的热量）的一种散热方式。蒸发散热可有不感蒸发（不显汗）、发汗两种形式。临床上对高热病人采用乙醇擦浴方法，通过乙醇的蒸发，起到降温作用。

当外界温度低于人体皮肤温度时，机体大部分热量可通过辐射、传导、对流等方式散热，当外界温度等于或高于人体皮肤温度时，蒸发就成为人体唯一的散热形式。

（三）体温的调节

人体的体温是相对恒定的，维持体温相对恒定依赖于自主性（生理性）体温调节和行为调节两种方式。前者是在下丘脑体温调节中枢控制下，机体受内、外环境温度刺激，通过一系列生理反应，调节机体的产热和散热，使体温保持相对恒定的体温调节方式。后者是人类有意识的行为活动，通过机体在不同环境中的姿势和行为改变而达到调节体温的目的。因此，行为性体温调节是以自主性体温调节为基础，是对自主性体温调节的补充。

通常意义上的体温调节是指自主性体温调节，其方式是：

1．温度感受器

（1）外周温度感受器：为游离神经末梢，分布于皮肤、黏膜、内脏中，包括冷感受器和热感受器，它们分别可将冷或热的信息传向中枢。

（2）中枢温度感受器：存在于中枢神经系统内的对温度变化敏感的神经元。分布于下丘脑、脑干网状结构、脊髓等部位，包括热敏神经元和冷敏神经元，可将热或冷的刺激传入中枢。

2．体温调节中枢

体温调节的基本中枢位于下丘脑。视前区-下丘脑前部（PO/AH）是体温调节中枢整合的关键部位。来自各方面的温度变化信息在下丘脑得到整合后，分别通过交感神经系统控制皮肤血管舒缩反应或汗腺的分泌，影响散热过程；通过躯体运动神经改变骨骼肌的活动（如战栗、肌紧张）及通过甲状腺和肾上腺髓质分泌活动的改变影响产热过程，从而维持体温的相对恒定。

（四）体温的生理变化

1．正常体温

正常体温是一个温度范围，而不是一个具体的体温点。由于体核温度不易测试，临床上常以口腔、直肠、腋窝等处的温度来代表体温。在三种测量方法中，直肠温度（即肛温）最接近于人体深部温度，而日常工作中，采用口腔、腋下温度测量更为常见、方便。正常体温的范围见表 4-1。

表 4-1　成人体温平均值及正常范围

部　位	平均温度	正常范围
口腔	37.0 °C（98.6 °F）	36.3 ~ 37.2 °C（97.3 ~ 99.0 °F）
直肠	37.5 °C（99.5 °F）	36.5 ~ 37.7 °C（97.7 ~ 99.9 °F）
腋下	36.5 °C（97.7 °F）	36.0 ~ 37.0 °C（96.8 ~ 98.6 °F）

注：温度可用摄氏温度（°C）和华氏温度（°F）来表示。摄氏温度与华氏温度的换算公式为：
°F = °C × 9/5+32　　°C = (°F − 32) × 5/9

2．生理变化

体温可随昼夜、年龄、性别、活动、药物等出现生理性变化，但其变化的范围很小，一般不超过 0.5 ~ 1.0 °C。

（1）昼夜：正常人体温在 24 小时内呈周期性波动，清晨 2 ~ 6 时最低，午后 1 ~ 6 时最高。体温的这种昼夜周期性波动称为昼夜节律，与下丘脑的生物钟功能有关，是由内在的生物节律决定的。

（2）年龄：由于基础代谢水平的不同，各年龄段的体温也不同。儿童、青少年的体温高于成年人，而老年人的体温低于青、壮年。新生儿尤其是早产儿，由于体温调节功能尚未发育完善，调节功能差，因而其体温易受环境温度的影响而变化，因此对新生儿应加强护理，做好防寒保暖措施。

（3）性别：成年女性的体温平均比男性高 0.3 °C，可能与女性皮下脂肪层较厚，散热减少有关。女性的基础体温随月经周期呈规律性的变化，在排卵前体温较低，排卵日最低，排卵后体温升高，这与体内孕激素水平周期性变化有关，孕激素具有升高体温的作用，因此在临床上可通过连续测量基础体温了解月经周期中有无排卵和确定排卵日期。

（4）肌肉活动：剧烈肌肉活动（劳动或运动）可使骨骼肌紧张并强烈收缩，产热增加，导致体温升高。临床上测量体温应在病人安静状态下测量，小儿测温时应防止哭闹。

（5）药物：麻醉药物可抑制体温调节中枢或影响传入路径的活动并能扩张血管，增加散热，降低机体对寒冷环境的适应能力。因此对手术病人术中、术后应注意保暖。

此外，情绪激动、紧张、进食、环境温度的变化等都会对体温产生影响，在测量体温时，应加以考虑。

二、异常体温的评估与护理

案例导入：

病人王某，男，30 岁，发热一周，体温持续在 39 ~ 40 °C，于上午 9 时入院，发热待查。入院时测 T40.1 °C，P115 次/分，R26 次/分，BP130/90 mmHg，面色潮红，神志清楚，口唇干裂，消瘦，食欲差。上午 9:20 遵医嘱给予退热剂后，体温降至 38.5 °C，大量出汗，口干，下午 15：00 体温升至 39.6 °C。

问：（1）病人发热程度如何？呈何种热型？依据是什么？

（2）请根据病人情况提出护理措施。

（一）体温过高

1. 定　义

体温过高（Hyperthermia）指机体体温升高超过正常范围。

病理性体温过高包括发热和过热。发热（Fever）指机体在致热原作用下，使体温调节中枢的调定点上移而引起的调节性体温升高。发热可分为感染性发热和非感染性发热两大类。感染性发热较多见，主要由病原体引起；非感染性发热由病原体以外的各种物质引起，目前越来越引起人们的重视。过热指调定点并未发生移动，而是由于体温调节障碍、散热障碍、产热器官功能异常等，体温调节机构不能将体温控制在与调定点相适应的水平上，是被动性体温升高。

一般而言，当腋下温度超过 37 °C 或口腔温度超过 37.3 °C，一昼夜体温波动在 1 °C 以上可称为发热。

2．临床分级

以口腔温度为例，发热程度可划分为：

（1）低热：37.3 ~ 38.0 °C（99.1 ~ 100.4 °F）

（2）中等热：38.1 ~ 39.0 °C（100.6 ~ 102.2 °F）

（3）高热：39.1 ~ 41.0 °C（102.4 ~ 105.8 °F）

（4）超高热：41 °C 以上（105.8 °F 以上）

3．发热过程及表现

一般发热过程包括三个时期：

（1）体温上升期：此期特点是产热大于散热。病人主要表现为疲乏无力、皮肤苍白、干燥无汗、畏寒，甚至寒战。体温上升可有骤升和渐升两种方式，骤升是指体温突然升高，在数小时内升至高峰，常见于肺炎球菌肺炎、疟疾等。渐升是指体温逐渐上升，数日内达高峰，常见于伤寒等。

（2）高热持续期：此期特点是产热和散热在较高水平趋于平衡。病人主要表现为面色潮红、皮肤灼热、口唇干燥、呼吸脉搏加快、头痛头晕、食欲下降、全身不适、软弱无力。

（3）退热期：此期特点是散热大于产热，体温恢复至正常水平。病人主要表现为大量出汗、皮肤潮湿。体温下降可有骤退和渐退两种方式，骤退常见于肺炎球菌肺炎、疟疾，渐退常见于伤寒等。体温骤退者由于大量出汗，体液大量丧失，易出现血压下降、脉搏细速、四肢厥冷等虚脱或休克现象，护理中应加强观察。

4．常见热型

各种体温曲线的形态称为热型（Fever Type）。某些发热性疾病具有独特的热型，加强观察有助于对疾病的诊断。但须注意，由于目前抗生素的广泛使用（甚至滥用）或由于应用（包括不适当使用）解热药、肾上腺皮质激素等，有可能使热型变得不典型。常见热型有以下四种：

（1）稽留热（Constant Fever）：体温持续在 39 ~ 40 °C 左右，达数天或数周，24 小时波动范图不超过 1 °C（图 4-1）。常见于肺炎球菌肺炎、伤寒等。

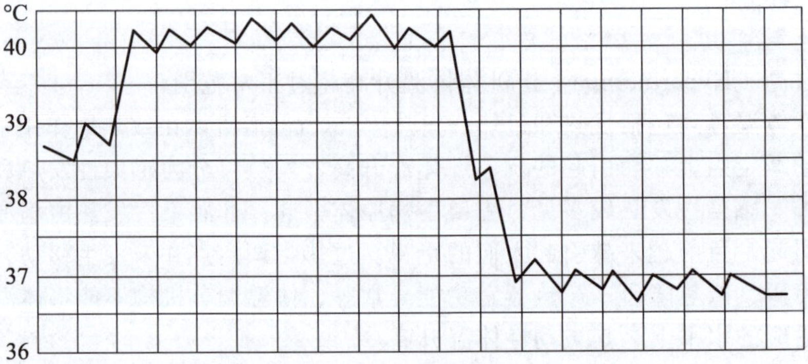

图 4-1　稽留热

（2）弛张热（Remittent Fever）：体温在 39 ℃以上，24 小时内温差达 1 ℃以上，体温最低时仍高于正常水平（图 4-2）。常见于败血症、风湿热、化脓性疾病等。

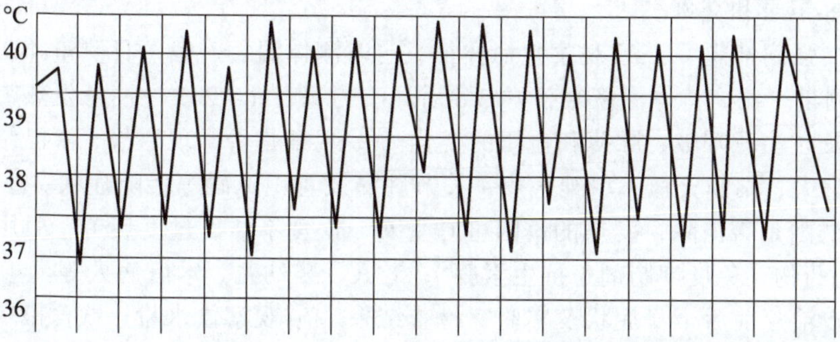

图 4-2 弛张热

（3）间歇热（Intermittent Fever）：体温骤然升高至 39 ℃以上，持续数小时或更长，然后下降至正常或正常以下，经过一个间歇，体温又升高，并反复发作，即高热期和无热期交替出现（图 4-3）。常见于疟疾等。

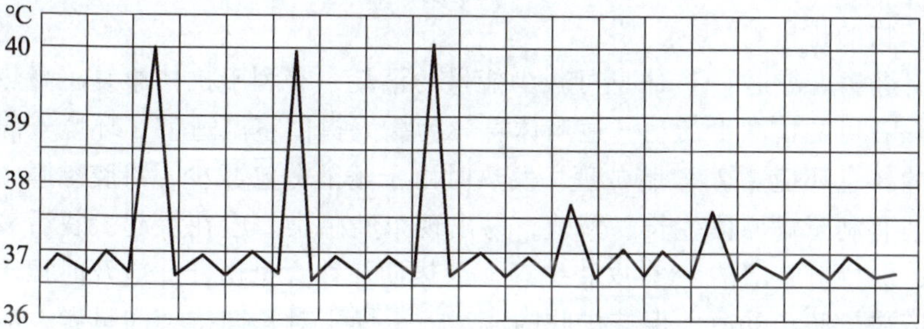

图 4-3 间歇热

（4）不规则热（Irregular Fever）：发热无一定规律，且持续时间不定（图 4-4）。常见于流行性感冒、癌性发热等。

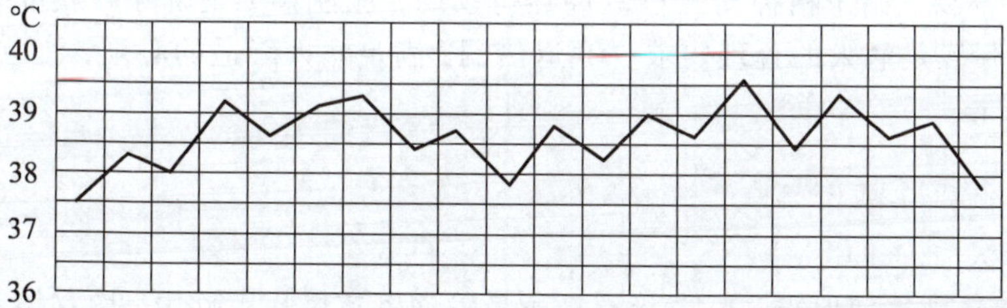

图 4-4 不规则热

5．护理措施

（1）降低体温：可根据病情选用物理降温或药物降温方法。物理降温有局部和全身冷疗两种方法。体温超过 39 ℃，选用局部冷疗，可采用冷毛巾、冰袋、化学致冷袋，通过传导方式散热；体温超过 39.5 ℃，选用全身冷疗，可采用温水擦浴、乙醇擦浴方式，达到降温目的。药物降温是通过降低体温调节中枢的兴奋性及血管扩张、出汗等方式促进散热而达到降温目的。使用药物降温时应注意药物的剂量，尤其对年老体弱及心血管疾病者应防止出现虚脱或休克现象。实施降温措施 30 min 后应测量体温，并做好记录和交班。

（2）加强病情观察：① 观察生命体征，定时测体温。一般每日测量 4 次，高热时应每 4 h 测量一次，待体温恢复正常 3 d 后，改为每日 1～2 次。注意发热类型、程度及经过，及时注意呼吸、脉搏和血压的变化。② 观察是否出现寒战，淋巴结肿大，出血，肝、脾大，结膜充血，单纯疱疹，关节肿痛及意识障碍等伴随症状。③ 观察发热的原因及诱因是否消除，发热的诱因可有受寒、饮食不洁、过度疲劳；服用某些药物（如抗肿瘤药物、免疫抑制剂、抗生素等）；老人、婴幼儿、术后病人等。④ 观察治疗效果，比较治疗前后全身症状及实验室检查结果。⑤ 观察饮水量、饮食摄取量、尿量及体重变化。⑥ 观察四肢末梢循环情况，高热而四肢末梢厥冷、发绀等提示病情加重。⑦ 观察是否出现抽搐，给予对症处理。

（3）补充营养和水分：给予高热量、高蛋白、高维生素、易消化的流质或半流质食物。注意食物的色、香、味，鼓励少量多餐，以补充高热的消耗，提高机体的抵抗力。鼓励病人多饮水，以每日 3 000 mL 为宜，以补充高热消耗的大量水分，并促进毒素和代谢产物的排出。

（4）促进病人舒适：① 休息可减少能量的消耗，有利于机体康复。高热者需卧床休息，低热者可酌情减少活动，适当休息。为病人提供室温适宜、环境安静、空气流通等合适的休息环境。② 口腔护理。发热时由于唾液分泌减少，口腔黏膜干燥，且抵抗力下降，有利于病原体生长、繁殖，易出现口腔感染。应在晨起、餐后、睡前协助病人漱口，保持口腔清洁。③ 皮肤护理。退热期往往大量出汗，应及时擦干汗液，更换衣服和床单，防止受凉，保持皮肤的清洁、干燥。对长期持续高热者，应协助其改变体位，防止压力性损伤、肺炎等并发症出现。

（5）心理护理：① 体温上升期，病人突然发冷、发抖、面色苍白，此时病人会产生紧张、不安、害怕等心理反应。护理中应经常探视病人，耐心解答各种问题，尽量满足病人的需要，给予精神安慰。② 高热持续期，应注意尽量解除高热带给病人的身心不适，尽量满足病人的合理要求。③ 退热期，满足病人舒适的心理，注意清洁卫生，及时补充营养。

（二）体温过低

案例导入

2014 年云南鲁甸地震、2013 年青岛黄岛输油管道爆炸事件中，均有伤者由于极度衰竭而出现低温过低。如果你自己是当时事件中的伤者，你希望护士怎样照顾你？

学生讨论后把答案写在纸上并派代表回答。可以通过小组讨论、查阅课本、自主探究来解决问题，引导学生讨论、分析病人可能存在的问题，继而自然地引出本次课的内容。让学生逐步学会系统、辩证地思考问题，达到灵活学习、主动参与的目的。

1．定　义

体温过低（Hypothermia）指体温低于正常范围。

2．原　因

（1）散热过多：长时间暴露在低温环境中，使机体散热过多、过快；在寒冷环境中大量饮酒，使血管过度扩张热量散失。

（2）产热减少：重度营养不良、极度衰竭，使机体产热减少。

（3）体温调节中枢受损：中枢神经系统功能不良，如颅脑外伤、脊髓受损；药物中毒，如麻醉剂、镇静剂；重症疾病，如败血症、大出血等。

3．临床分级

（1）轻度：32.1 ~ 35.0 °C（89.8 ~ 95.0 °F）

（2）中度：30.0 ~ 32.0 °C（86.0 ~ 89.6 °F）

（3）重度：< 30.0 °C（86.0 °F），瞳孔散大，对光反射消失。

（4）致死温度：23.0 ~ 25.0 °C（73.4 ~ 77.0 °F）

4．临床表现

发抖，血压降低，心率、呼吸减慢，皮肤苍白冰冷，躁动不安，嗜睡，意识障碍，甚至出现昏迷。

5．护理措施

（1）环境温度：提供合适的环境温度，维持室温在 22 ~ 24 °C 左右。

（2）保暖措施：给予毛毯、棉被、电热毯、热水袋，添加衣服，防止体热散失。给予热饮，提高机体温度。

（3）加强监测：观察生命体征，持续监测体温的变化，至少每小时测量一次，直至体温恢复至正常且稳定。同时注意呼吸、脉搏、血压的变化。

（4）病因治疗：去除引起体温过低的原因，使体温恢复正常。

（5）积极指导：教会病人避免导致体温过低的因素，如营养不良、衣服穿着过少、供暖设施不足、某些疾病等。

三、体温的测量

（一）体温计的种类及构造

1．水银体温计（Mercury Thermometer）

水银体温计又称玻璃体温计（Glass Thermometer）。分口表、肛表、腋表 3 种（图 4-5）。它是一根真空毛细管外带有刻度的玻璃管，口表和肛表的玻璃管似三棱镜状，腋表的玻璃管呈扁平状。玻璃管末端的球部装有水银，口表和腋表的球部较细长，有助于测温时扩大接触面；肛表的球部较粗短，可防止插入肛门时折断或损伤黏膜。体温表毛细管的下端和球部之间有一狭窄部分，使水银遇热膨胀后不能自动回缩，从而保证体温测试值的准确性。

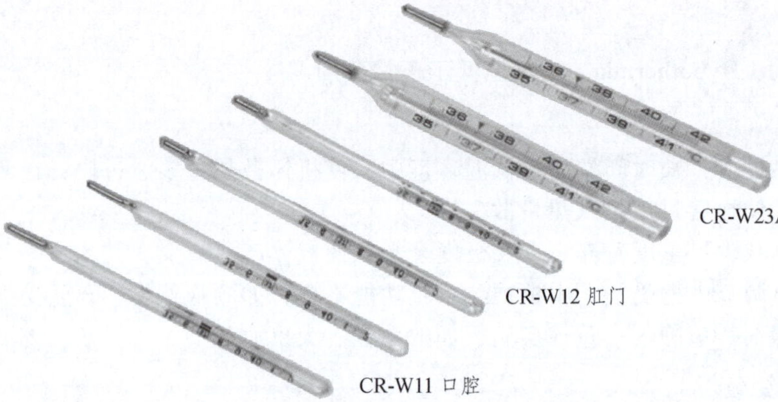

图 4-5　体温计

体温计有摄氏体温计和华氏体温计两种。摄氏体温计（Centigrade Thermometer）的刻度是 35 ~ 42 °C，每 1 °C 之间分成 10 小格，每小格 0.1 °C，在 0.5 °C 和 1 °C 的刻度处用较粗的线标记。在 37 °C 刻度处则以红色表示，以示醒目。华氏体温计（Fahrenheit Thermometer）刻度为 94 ~ 108 °F，每 2 °F 之间分成 10 格，每小格 0.2 °F。

2．电子体温计（Electronic Thermometer）（图 4-6）

电子体温计采用电子感温探头来测量体温，测得的温度直接由数字显示，读数直观，测温准确，灵敏度高。有医院用电子体温计和个人用电子体温计两种。医院用电子体温计只需将探头放入外套内，外套使用后按一次性用物处理，以防止交叉感染。个人用电子体温计，其形状如钢笔，方便易携带。

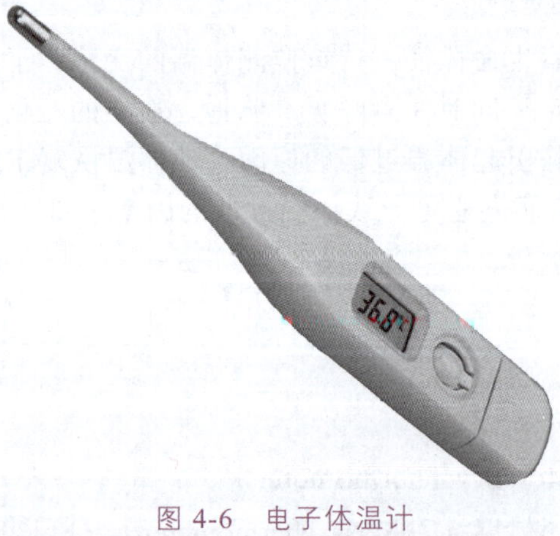

图 4-6　电子体温计

3．可弃式体温计（Disposable Thermometer）

可弃式体温计为单次使用的体温计，其构造为一含有对热敏感的化学指示点薄片，测温时点状薄片即随机体的温度而变色，显示所测温度，可测口温、腋温。

4．其他测温计

其他测温计有前额体温计、报警体温计、远红外线测温仪等。前额体温计可将体温计黑色面贴在前额，室温下 15 s 后显示体温，适用于小儿。报警体温计可将体温计探头与报警器相连，当病人的体温超过一定限度，它就会自动报警，适用于危重病人。远红外线测温仪是利用远红外线的感应功能测量体温，常用于人群聚集处。

（二）体温计的消毒与检查

1．体温计的消毒

对测量体温后的体温计应消毒，防止引起交叉感染。

方法：① 水银体温计消毒法：将使用后的体温计放入盛有消毒液的容器中浸泡，5 min 后取出，清水冲洗，用离心机将体温计的水银柱甩至 35 °C 以下，再放入另一消毒容器中浸泡 30 min，取出后用冷开水冲洗，擦干后放入清洁容器中备用。注意口表、肛表、腋表应分别消毒和存放。② 电子体温计消毒法：仅消毒电子感温探头部分，消毒方法应根据制作材料的性质选用不同的消毒方法，如浸泡、熏蒸等。

2．体温计的检查

在使用新体温计前或定期消毒体温计后，应对体温计进行检查，保证其准确性。

方法：将全部体温计的水银柱甩至 35 °C 以下，于同一时间放入已测好的 40 °C 以下的水中，3 min 后取出检查；若误差在 0.2 °C 以上，玻璃管有裂痕、水银柱自行下降，则不能使用；合格体温计用纱布擦干，放入清洁容器内备用。

（三）体温测量的方法

视频 4-1　生命体征测量

1．目　的

（1）判断体温有无异常。

（2）动态监测体温变化，分析热型及伴随症状。

（3）协助诊断，为预防、治疗、康复和护理提供依据。

2．操作前准备

（1）评估病人并解释。

① 评估：病人的年龄、病情、意识、治疗情况、心理状态及合作程度。

② 解释：向病人及家属解释体温测量的目的、方法、注意事项及配合要点。

（2）病人准备：

① 了解体温测量的目的、方法、注意事项及配合要点。

② 体位舒适，情绪稳定。

③ 测温前 20 ~ 30 min 若有运动、进食、冷热饮、冷热敷、洗澡、坐浴、灌肠等，应休息 30 min 后再测量。

（3）环境准备：室温适宜、光线充足、环境安静。

（4）护士准备：衣帽整洁，修剪指甲，洗手，戴口罩。

（5）用物准备。

① 治疗车上备：容器 2 个（一为清洁容器盛放已消毒的体温计，另一为盛放测温后的体温计），含消毒液纱布、表（有秒针）、记录本、笔、手消液。

② 若测肛温，另备润滑油、棉签、卫生纸。

3．测量体温

测量体温的操作步骤及要点说明见表 4-2。

表 4-2　体温测量法

操作步骤	要点与说明
（1）核对：携用物至病人床旁，核对病人床号、姓名、腕带	• 清点、检查体温计（无破损、水银柱在 35 ℃以下）
（2）测量：选择测量体温的方法	
▲ 口温	• 测量方法方便
① 部位：口表水银端斜放于舌下热窝（heat pocket）	• 舌下热窝是口腔中温度最高的部位，在舌系带两侧，左右各一，由舌动脉供血
② 方法：闭口勿咬，用鼻呼吸	• 避免体温计被咬碎，造成损伤
③ 时间：3 min	• 获得正确的测量结果
▲ 腋温	• 测量方法安全，用于婴儿或其他无法测量口温者
① 部位：体温计水银端放于腋窝正中	
② 方法：擦干汗液，体温计紧贴皮肤，屈臂过胸，夹紧	• 形成人工体腔，保证测量准确性；如果腋下有汗，会导致散热增加，影响所测体温的准确性
	• 不能合作者，应协助完成
（3）时间：10 min	• 需较长时间，才能使腋下人工体腔内的温度接近机体内部的温度
▲ 肛温	• 测量方法准确但不方便，适用于婴儿、幼儿、昏迷者、精神异常者
① 体位：侧卧、俯卧、屈膝仰卧位，暴露测温部位	• 便于测量
② 方法：润滑肛表水银端，插入肛门 3～4 cm；婴幼儿可取仰卧位，护士一手握住病儿双踝，提起双腿；另一手将已润滑的肛表插入肛门（婴儿约 1.25 cm，幼儿约 2.5 cm）并握住肛表用手掌根部和手指将双臂轻轻捏拢，固定	• 便于插入，避免擦伤或损伤肛门及直肠黏膜
③ 时间：3 min	
（3）取表：取出体温计，用消毒纱布擦拭	• 若测肛温，用卫生纸擦净病人肛门处
（4）读数	• 评估体温是否正常，若与病情不符应重新测量，有异常及时处理
（5）协助：协助病人穿衣、裤，取舒适体位	• 工作的完整性
（6）消毒：体温计消毒	• 备用
（7）绘制或录入：洗手后绘制体温单或录入到移动护理信息系统的终端设备	• 绘制或录入体温单时，要注明测定的部位

4．注意事项

（1）测量体温前应清点体温计数量，并检查有无破损。定期检查体温计的准确性。

（2）婴幼儿，精神异常、昏迷、口腔疾患、口鼻手术、张口呼吸者禁忌口温测量，腋下有创伤、手术、炎症，腋下出汗较多者，肩关节受伤或消瘦夹不紧体温计者禁忌腋温测量。直肠或肛门手术、腹泻，禁忌肛温测量；心肌梗死病人不宜测肛温，以免刺激肛门引起迷走神经反射，导致心动过缓。

（3）婴幼儿、危重病人、躁动病人，应设专人守护，防止意外。

（4）测口温时，若病人不慎咬破体温计时，首先应及时清除玻璃碎屑，以免损伤唇、舌、口腔、食管、胃肠道黏膜，再口服蛋清或牛奶，以延缓汞的吸收。若病情允许，可食用粗纤维食物，加速汞的排出。

（5）避免影响体温测量的各种因素。如运动、进食、冷热饮、冷热敷、洗澡、坐浴、灌肠等。

（6）发现体温与病情不符合时，要查找原因，予以复测。

（7）汞泄漏应按照应急程序处理。

5．健康教育

（1）向病人及家属解释体温监测的重要性，学会正确测量体温的方法，以保证测量结果的准确性。

（2）向病人介绍体温的正常值及测量过程中的注意事项。

（3）教会病人及家属对体温的动态观察，提供体温过高、体温过低的护理指导，增强自我护理能力。

（4）鼓励病人穿着宽松、棉质、通风的衣物，以利于排汗。

（5）病人切忌滥用退热药及消炎药。

第二节　脉搏的评估与护理

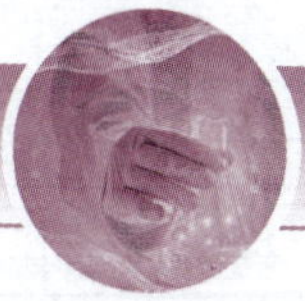

案例导入

张先生，自感心慌、头晕前来医院就诊。门诊医生听诊心脏时记录心率为 86 次/分，心律不规则，且快慢不一，心音强弱不等，脉搏为 54 次/分。

思考：

（1）你认为该病人可能出现了什么情况？

（2）应如何为病人测量脉搏？

在每个心动周期中，由于心脏节律性的收缩和舒张，动脉内的压力和容积也发生周期性的变化，导致动脉管壁产生有节律的搏动，称为动脉脉搏（Arterial Pulse），简称脉搏（Pulse）。

一、正常脉搏及其生理变化

（一）脉搏的产生

心脏窦房结的自律细胞发出兴奋冲动，传至心脏各部，致使心脏收缩。当心脏收缩时，左心室将血射入主动脉，由于弹性贮器血管及外周阻力的作用，动脉管壁随之扩张。当心脏舒张时，动脉管壁弹性回缩。这种动脉管壁随着心脏的舒缩而出现周期性的起伏搏动即形成动脉脉搏。

（二）脉搏的生理变化

1．脉　率（Pulse Rate）

脉率是指每分钟脉搏搏动的次数（频率）。正常成人在安静状态下脉率为 60～100 次/分。脉率受诸多因素影响而引起变化。

（1）年龄：脉率随年龄的增长而逐渐减低，到老年时轻度增加。

（2）性别：女性脉率比男性稍快，通常相差 5 次/分。

表 4-3 为不同年龄、不同性别者脉率的正常范围与平均脉率。

表 4-3　不同年龄、不同性别者脉率的正常范围与平均脉率

年龄	正常范围（次/分）		平均脉率（次/分）	
出生～1 个月	70～170		120	
1～12 个月	80～160		120	
1～3 岁	80～120		100	
3～6 岁	75～115		100	
6～12 岁	70～110		90	
	男	女	男	女
12～14 岁	65～105	70　110	85	90
14～16 岁	60～100	65～105	80	85
16～18 岁	55～95	60～100	75	80
18～65 岁	60～100		72	
65 岁以上	70～100		75	

（3）体型：身材细高者常比矮壮者的脉率慢。因体表面积越大，脉搏越慢。

（4）活动、情绪：运动、兴奋、恐惧、愤怒、焦虑使脉率增快；休息、睡眠则使脉率减慢。

（5）饮食、药物：进食、使用兴奋剂、喝浓茶或咖啡能使脉率增快；禁食、使用镇静剂、使用洋地黄类药物能使脉率减慢。

正常情况下，脉率和心率是一致的，脉率是心率的指示，当脉率微弱得难以测定时，应测心率。

2. 脉律（Pulse Rhythm）

脉律是指脉搏的节律性。它反映了左心室的收缩情况，正常脉搏跳动均匀规则，间隔时间相等。但正常小儿、青年和一部分成年人中，可出现吸气时增快，呼气时减慢，称为窦性心律不齐，一般无临床意义。

3. 脉搏的强弱

它是触诊时血液流经血管的一种感觉。正常情况下每搏强弱相同。脉搏的强弱取决于动脉充盈度和周围血管的阻力，既与心搏量和脉压大小有关，也与动脉壁的弹性有关。

4. 动脉壁的情况

触诊时可感觉到动脉壁的性质，正常动脉管壁光滑、柔软、富有弹性。

二、异常脉搏的评估与护理

（一）异常脉搏的评估

1. 脉率异常

（1）心动过速（Tachycardia）：成人脉率超过 100 次/分，称为心动过速（又称速脉）。常见于发热、甲状腺功能亢进、心力衰竭、血容量不足等，它是机体的一种代偿机制，以增加心排量、满足机体新陈代谢的需要。一般体温每升高 1 °C，成人脉率约增加 10 次/分，儿童则增加 15 次/分。

（2）心动过缓（Bradycardia）：成人脉率少于 60 次/分，称为心动过缓（又称缓脉）。常因迷走神经兴奋引起，常见于颅内压增高、房室传导阻滞、甲状腺功能减退、阻塞性黄疸等。脉率小于 40 次/分时，尚需注意有无完全性房室传导阻滞。

2. 节律异常

节律异常是指脉搏搏动出现间隔时间不等、节律不规则、不均匀等情况。

（1）间歇脉（Intermittent Pulse）：在一系列正常规则的脉搏中，出现一次提前而较弱的脉搏，其后有一较正常延长的间歇（代偿间歇），称间歇脉，亦称过早搏动或期前收缩。如每隔一个或两个正常搏动后出现一次期前收缩，则前者称二联律（Bigeminy），后者称三联律（Trigeminy）。常见于各种器质性心脏病，正常人在过度疲劳、精神兴奋、体位改变时偶尔也会出现间歇脉。发生机制是心脏异位起搏点过早地发生冲动而引起的心脏搏动提早出现。

（2）脉搏短绌（Pulse Deficit）：在同一单位时间内脉率少于心率，称为脉搏短绌，简称绌脉。其特点是心律完全不规则，心率快慢不一，心音强弱不等。发生机制是由于心肌收缩力强弱不等，有些心排血量少的搏动可发生心音，但不能引起周围血管的搏动，造成脉率低于心率。常见于心房纤颤的病人。绌脉越多，心律失常越严重；病情好转，绌脉可以消失。

3．强弱异常

（1）洪脉（Bounding Pulse）：当心输出量增加，周围动脉阻力较小，动脉充盈度和脉压较大时，则脉搏强而大，称为洪脉。常见于高热、甲状腺功能亢进、主动脉瓣关闭不全等病人。

（2）细脉（Small Pulse）或丝脉（Thready Pulse）：当心输出量减少，周围动脉阻力较大，动脉充盈度降低时，则脉搏弱而小，扪之如细丝，称细脉。常见于心功能不全、大出血、休克、主动脉瓣狭窄等。

（3）交替脉（Alternating Pulses）：节律正常而强弱交替出现的脉搏。主要由于心室收缩强弱交替出现引起。为心肌损害的一种表现，常见于高血压心脏病、冠状动脉粥样硬化性心脏病等。

（4）水冲脉（Water-hammer Pulse）：脉搏骤起骤降，急促而有力，如潮水涨落样。主要由于收缩压偏高，舒张压偏低使脉压增大所致。常见于主动脉瓣关闭不全、甲状腺功能亢进等病人。触诊时，如将病人手臂抬高过头并紧握其手腕掌面，就可感到急促有力的冲击。

（5）重搏脉（Dicrotic Pulse）：正常脉搏波在其下降支中有一重复上升的脉搏波（降中波），但比脉搏波的上升支低，不能触及。在某些病理情况下，此波增高可触及，称重搏脉。发生机制可能与血管紧张度降低有关，当心室舒张早期，主动脉瓣关闭，主动脉内的一部分血液向后冲击已关闭的主动脉瓣，由此产生的冲动使重复上升的脉波增高而被触及。常见于伤寒、一些长期热性病和肥厚性梗阻型心肌病。

（6）奇脉（Paradoxical Pulse）：吸气时脉搏明显减弱或消失。常见于心包积液和缩窄性心包炎。奇脉是心脏压塞的重要体征之一。奇脉的产生主要与左心室搏出量减少有关。正常人吸气时肺循环血容量增加，使循环血液向右心的灌注量亦相应地增加，因此肺循环向左心回流的血液量无明显改变。在病理情况下，由于心脏受束缚，体循环向右心回流的血量不能随肺循环血量的增加而相应地增加，结果使肺静脉血液流入左心室的量较正常时减少，左心室搏出量减少，所以脉搏变弱甚至不能触及。

4．动脉壁异常

早期动脉硬化，表现为动脉壁变硬，失去弹性，呈条索状；严重时则动脉迂曲甚至有结节。其原因为动脉壁的弹力纤维减少，胶原纤维增多，使动脉管壁变硬，呈条索、迂曲状。

（二）异常脉搏的护理

1．休息与活动

指导病人增加卧床休息的时间，适当活动，以减少心肌耗氧量。必要时给予氧疗。

2．加强观察

观察脉搏的脉率、节律、强弱等；观察药物的治疗效果和不良反应；有起搏器者应做好相应的护理。

3．准备急救物品和急救仪器

准备抗心律失常药物，除颤器处于完好状态。

4．心理护理

稳定病人情绪，消除其紧张、恐惧情绪。

5．健康教育

指导病人进清淡易消化的饮食；注意劳逸结合，生活有规律，保持情绪稳定，戒烟限酒；善于控制情绪；勿用力排便；学会自我监测脉搏及观察药物的不良反应。指导病人服用抗心律失常药物期间，不可自行随意调整药物剂量。

三、脉搏的测量

（一）脉搏测量的部位

浅表、靠近骨骼的大动脉均可作为测量脉搏的部位。临床上最常选择的诊脉部位是桡动脉。

（二）脉搏测量的方法（以桡动脉为例）

1．目　的

（1）判断脉搏有无异常。

（2）动态监测脉搏变化，间接了解心脏状况。

（3）协助诊断，为预防、治疗、康复、护理提供依据。

2．操作前准备

（1）评估病人并解释。

① 评估：病人的年龄、病情、治疗情况，心理状态及合作程度。

② 解释：向病人及家属解释脉搏测量的目的、方法、注意事项及配合要点。

（2）病人准备：

① 了解脉搏测量的目的、方法、注意事项及配合要点。

② 体位舒适，情绪稳定。

③ 测量前若有剧烈运动、紧张、恐惧、哭闹等，应休息 20 ~ 30 min 后再测量。

（3）环境准备：室温适宜、光线充足、环境安静。

（4）护士准备：衣帽整洁，修剪指甲，洗手，戴口罩。

（5）用物准备。

（1）治疗车上备：表（有秒针）、记录本、笔、手消毒液。

（2）必要时备听诊器。

3．脉搏测量

测量脉搏操作步骤及要点说明见表 4-4。

表 4-4 脉搏测量法

操作步骤	要点与说明
（1）核对：携用物至病人床旁，核对病人床号、姓名、腕带	• 确认病人
（2）体位：卧位或坐位；手腕伸展，手臂放舒适位置	• 病人舒适，护士便于测量
（3）测量：护士以示指、中指、无名指的指端按压在桡动脉处，按压力量适中，以能清楚测得脉搏搏动为宜	• 按压压力太大则会阻断脉搏搏动，压力太小则可能感觉不到脉搏搏动
（4）计数：正常脉搏测 30 s，所测得数值乘以 2 即为脉率。若发现病人脉搏短绌，应由两名护士同时测量，一人听心率，另一人测脉率，由听心率者发出“起”或“停”口令，计时 1 min	• 测量时须注意脉律、脉搏强弱等情况 • 得到正确的心率及脉率 • 心脏听诊部位可选择左锁骨中线内侧第五肋间处
（5）记录	• 将脉率数记录在记录本上 • 脉搏短绌则以分数式记录，记录方式为心率/脉率。如心率 200 次/分，脉率为 60 次/分，则应写成 200/60 次/分
（6）绘制或录入：洗手后绘制体温单或输入到移动护理信息系统的终端设备	• 脉搏曲线绘制

4．注意事项

（1）勿用拇指诊脉，因拇指小动脉的搏动较强，易与病人的脉搏相混淆。

（2）异常脉搏应测量 1 min；若脉搏细弱难以触诊则应测心尖搏动 1 min。

5．健康教育

（1）向病人及家属解释脉搏监测的重要性及正确的测量方法，并指导其对脉搏进行动态观察。

（2）教会病人自我护理的技巧，提高病人对异常脉搏的判断能力。

第三节 血压的评估与护理

血压（Blood Pressure，BP）是血管内流动着的血液对单位面积血管壁的侧压力（压强）。在不同血管内，血压被分别称为动脉血压、毛细血管压或静脉血压，而一般所说的血压是指动脉血压。

在一个心动周期中，动脉血压随着心室的收缩和舒张而发生规律性的波动。在心室收缩时，动脉血压上升达到的最高值称为收缩压（Systolic Pressure）。在心室舒张末期，动脉血压下降达到的最低值称为舒张压（Diastolic Pressure）。收缩压与舒张压的差值称为脉搏压，简称脉压（Pulse Pressure）。在一个心动周期中，动脉血压的平均值称为平均动脉压（Mean Arterial Pressure），约等于舒张压加 1/3 脉压。

一、正常血压的生理变化

（一）血压的形成

心血管系统是一个封闭的管道系统，在这个系统中足够量的血液充盈是形成血压的前提，心脏射血与外周阻力是形成血压的基本因素，同时大动脉的弹性贮器作用对血压的形成也有重要的作用。

产生动脉血压的前提条件是心血管内有足够量的血液充盈，血液的充盈度可用循环系统平均充盈压（Mean Circulatory Filling Pressure）表示，在成人约为 0.93 kPa（7 mmHg）。心脏射血是形成动脉血压的能量来源。心室肌收缩所释放的能量可分为两部分：一部分是动能，用于推动血液在血管中流动；另一部分是势能，形成对血管壁的侧压，并使血管壁扩张，暂贮血液。心室舒张时，被扩张的大血管弹性回缩，将部分势能又转化为推动血流的动能，使血液继续向前流动。如果只有心室肌收缩而无外周阻力，心室收缩释放的能量将全部表现为动能，迅速向外周流失，动脉血压不能形成，只有在存在外周阻力的情况下，左心室射出的血量（60 ~ 80 mL/次）仅 1/3 流向外周，其余 2/3 暂时贮存于主动脉和大动脉内，形成较高的收缩压。心室舒张，主动脉和大动脉管壁弹性回缩，将贮存的势能转化为动能，推动血液继续流动，维持一定的舒张压高度。大动脉的弹性对动脉血压的变化有缓冲作用，同时使心室的间断射血变为动脉内持续的血流。因此动脉血压的形成是多种因素相互作用的结果。

（二）影响血压的因素

凡与动脉血压形成有关的因素发生改变，都可影响动脉血压。以下就单一影响加以分析。

1. 每搏输出量

每搏输出量增大，心缩期射入主动脉的血量增多，收缩压明显升高。由于动脉血压升高，血流速度加快，如果外周阻力和心率变化不大，则大动脉内增多的血量仍可在心舒张期内流向外周，到舒张末期滞留在动脉内的血量增加并不多，舒张压虽有所升高，但程度不大，因而脉压增大。因此，收缩压的高低主要反映每搏输出量的多少。

2. 心　率

心率增快，而每搏输出量和外周阻力相对不变时，由于心舒期缩短，心舒期内流向外的血量减少，则心舒末期主动脉内存留的血量增多，舒张压明显升高。由于动脉血压升高可使血流速度加快，因此心缩期内仍有较多的血液从主动脉流向外周，但收缩压升高不如舒张压明显，因而脉压减小。因此，心率主要影响舒张压。

3. 外周阻力

在心输出量不变而外周阻力增大时，心舒期中血液向外周流动的速度减慢，心舒末期存留在主动脉中血量增多，舒张压明显升高。在心缩期，由于动脉血压升高使血流速度加快，收缩压的升高不如舒张压明显，脉压减小。因此，舒张压的高低主要反映外周阻力的大小。

外周阻力的大小受阻力血管（小动脉和微动脉）口径和血液黏稠度的影响，阻力血管口径变小，血液黏稠度增高，外周阻力则增大。

4．主动脉和大动脉管壁的弹性

大动脉管壁的弹性对血压起缓冲作用。随着年龄的增长，血管中的胶原纤维增生，逐渐取代平滑肌与弹性纤维，以致血管的顺应性降低。收缩压升高，舒张压降低，脉压增大。

5．循环血量与血管容量

循环血量和血管容量相适应，才能使血管系统足够地充盈，产生循环系统平均充盈压。正常情况下，循环血量与血管容量是相适应的。如果循环血量减少或血管容量扩大，血压便会下降。

动脉血压保持相对稳定具有重要的生理意义。动脉血压是推动血液流动的驱动力，它必须达到一定的高度，并且保持相对稳定，才能保证全身各器官有足够的血液供应，各器官的代谢和功能活动才能正常进行。若动脉血压过低，则不能满足机体组织代谢的需要，导致组织缺血、缺氧，造成严重后果。若动脉血压过高，则心室射血所遇阻力过大，心肌后负荷加重，长期持续的高血压可致组织器官发生一系列病理生理改变，是脑卒中、冠心病的主要危险因素之一，是人类健康与生命的无形“杀手”。

（三）血压的生理变化

1．正常血压

测量血压，一般以肱动脉为标准。正常成人安静状态下的血压范围比较稳定，其正常范围为收缩压 90 ~ 139 mmHg，舒张压 60 ~ 89 mmHg，脉压 30 ~ 40 mmHg。

按照国际标准计量单位规定，压强的单位是帕（Pa），即牛顿/米 ^{2}（N/m^2），但帕的单位较小，故血压的单位通常用千帕（kPa），由于人们长期以来使用水银血压计测量血压，因此习惯上用水银柱的高度即毫米汞柱（mmHg）来表示血压数值。其换算公式为 1 mmHg = 0.133 kPa，1 kPa = 7.5 mmHg。

2．生理变化

（1）年龄：随年龄的增长，收缩压和舒张压均有逐渐增高的趋势，但收缩压的升高比舒张的升高更为显著。

表 4-5 为不同年龄的血压平均值。

表 4-5　各年龄组的血压平均值

年龄	血压/mmHg	年龄	血压/mmHg
1 个月	84/54	14～17 岁	120/70
1 岁	95/65	成年人	120/80
6 岁	105/65	老年人	140 ~ 160/80 ~ 90
10～13 岁	110/65		

（2）性别：女性在更年期前，血压低于男性；更年期后，血压升高，差别较小。

（3）昼夜和睡眠：血压呈明显的昼夜波动。表现为夜间血压最低，清晨起床活动后血压迅速升高。大多数人的血压凌晨 2 ~ 3 时最低，在上午 6 ~ 10 时及下午 4 ~ 8 时各有一个高峰，晚上 8 时后血压呈缓慢下降趋势，表现为“双峰双谷”，这一现象称动脉血压的日节律。老年人动脉血压的日高夜低现象更为显著，有明显的低谷与高峰。睡眠不佳血压也可略有升高。

（4）环境：寒冷环境，由于末梢血管收缩，血压可略有升高；高温环境，由于皮肤血管扩张，血压可略下降。

（5）体型：高大、肥胖者血压较高。

（6）体位：立位血压高于坐位血压，坐位血压高于卧位血压，这与重力引起的代偿机制有关。对于长期卧床或使用某些降压药物的病人，若由卧位改为立位时，可出现头晕、心慌、站立不稳甚至晕厥等体位性低血压的表现。

（7）身体不同部位：一般右上肢高于左上肢，其原因是右侧肱动脉来自主动脉弓的第一大分支无名动脉，而左侧肱动脉来自主动脉的第三大分支左锁骨下动脉，由于能量消耗，右侧血压比左侧高 10 ~ 20 mmHg。下肢血压高于上肢 20 ~ 40 mmHg，其原因与股动脉的管径较肱动脉粗，血流量大有关。

（8）运动：运动时血压的变化与肌肉运动的方式有关，以等长收缩为主的运动，如持续握拳时，血压升高；以等张收缩为主的运动，如步行、骑自行车，在运动开始时血压有所升高，继而由于血流量重新分配和有效循环血量的改变，血压可逐渐恢复正常。

此外，激动、紧张、恐惧、兴奋等情绪，排泄、吸烟等活动都有可能使血压升高。饮酒、摄盐过多、药物等对血压也有影响。

案例分析 1：

病人，男，16 岁。因外伤入院，因治疗病情稳定，拟定明日出院。早晨外出锻炼后，测得血压 130/90 mmHg。

试分析病人的血压状况。

二、异常血压的评估与护理

（一）异常血压的评估

1．高血压（Hypertension）

高血压指在未使用降压药物的情况下，18 岁以上成年人收缩压 ≥ 140 mmHg 和（或）舒张压 ≥ 90 mmHg。根据引起高血压的原因不同，将高血压分为原发性高血压与继发高血压两大类。约 95% 病人的高血压的病因不明，称为原发性高血压；约 5% 病人血压升高是其某种疾病的一种临床表现，称为继发性高血压。由于高血压患病率高，且常引起心、脑、肾等重要脏器的损害，是医学界重点防治的疾病之一。

表 4-6 为国际高血压学会（ISH）高血压分类标准（2020）。

表 4-6 国际高血压学会高血压分类标准

分级	SBP（mmHg）		DBP（mmHg）
正常血压	<130	和	<85
正常血压高值	130～139	和/或	85～89
1 级高血压	140～159	和/或	90～99
2 级高血压	≥160	和/或	≥100

注：若收缩压、舒张压分属不同等级，则以较高的分级为准。

2．低血压（Hypotension）

低血压指血压低于 90/60 mmHg。常见于大量失血、休克、急性心力衰竭等。

3．脉压异常

（1）脉压增大：常见于主动脉硬化、主动脉瓣关闭不全、动静脉瘘、甲状腺功能亢进。

（2）脉压减小：常见于心包积液、缩窄性心包炎、末梢循环衰竭。

案例分析 2：

病人，男，50 岁，高血压病史 10 余年，最高可达 210/118 mmHg，无明显症状，未规律用药，否认其他病史，吸烟史 15 余年，家族史：父亲有高血压脑出血病史。入院测量血压 180/115 mmHg，心电图提示心肌肥厚，其余无异常。

讨论：

（1）请对病人作出医疗诊断。

（2）提出护理措施。

（二）异常血压的护理

1．良好环境

给病人提供适宜温度、湿度、通风良好、合理照明的整洁安静舒适环境。

2．合理饮食

病人应选择易消化、低脂、低胆固醇、低盐、高维生素、富含纤维素的食物。高血压病人应减少钠盐摄入，逐步降至 WHO 推荐的每人每日食盐 6 g 的要求。

3．规律生活

良好的生活习惯是保持健康、维持正常血压的重要条件。如保证足够的睡眠、养成定时排便的习惯、注意保暖，避免冷热刺激等。

4．控制情绪

精神紧张、情绪激动、烦躁、焦虑、忧愁等都是诱发高血压的精神因素，因此高血压病人应加强自我修养，随时调整情绪，保持心情舒畅。

5．坚持运动

积极参加力所能及的体力劳动和适当的体育运动，以改善血液循环，增强心血管功能。鼓励高血压病人采用每周 3～5 次、每次持续 30 min 左右中等强度的运动，如步行、快走、慢跑、游泳、练气功、打太极拳等，应注意量力而行，循序渐进。

6．加强监测

对需密切观察血压者应做到“四定”，即定时间、定部位、定体位、定血压计；合理用药，注意药物治疗效果和不良反应的监测；观察有无并发症的发生。

7．健康教育

教会病人测量和判断异常血压的方法；生活有度、作息有时、修身养性、合理营养、戒烟限酒。

三、血压的测量

血压测量可分为直接测量和间接测量两种方法。直接测量法是将溶有抗凝剂的长导管经皮插入动脉内，导管与压力传感器连接，显示实时的血压数据，可连续监测动脉血压的动态变化。直接测量法得到的血压值数值精确、可靠，但它属于一种创伤性检查，临床仅限于急危重病人、特大手术及严重休克病人的血压监测。间接测量法是应用血压计间接测量血压，它是根据血液通过狭窄的血管形成涡流时发出响声而设计，是目前临床上广泛应用的方法。

（一）血压计的工作原理

1．收缩压的判断

血压计的工作原理是向缠缚于测量部位的袖带加压，使动脉完全闭塞，然后缓缓放气，当袖带内的压力与心脏收缩压相等时，血液将通过袖带，这时便能听到血液通过的声响，此时对应的血压值称之为收缩压。

2．舒张压的判断

测量得到收缩压后，继续放气，当袖带内压力低于心收缩压，但高于心舒张压这一段时间内，心脏每收缩一次，均可听到一次声音；当袖带压力降低到等于或稍低于舒张压时，血液恢复通畅，伴随心跳所发出的声音便突然变弱或消失，此时血压计所指的刻度即为舒张压。

（二）血压计的种类与构造

1．血压计的种类

常用的血压计主要有水银血压计(立式和台式两种,立式血压计可随意调节高度)、无液血压计、电子血压计 3 种。

2．血压计的构造

血压计主要由 3 部分组成。

（1）加压气球和压力活门。加压气球可向袖带气囊充气，压力活门可调节压力大小。全自动电子血压计没有加压气球和压力活动，由一个按钮来启动加压过程。

（2）袖带：由内层长方形扁平的橡胶气囊和外层布套组成。选用大小合适的气囊袖带，气囊至少应包裹 80%上臂。大多数成年人的臂围 25 ~ 35 cm，可使用气囊长 22 ~ 26 cm，宽 12 cm 的标准规格袖带(目前国内商品水银柱血压计的气囊的规格：长 22 cm，宽 12 cm）。肥胖者或臂围大者应使用大规格气囊袖带；儿童应使用小规格气囊袖带。因袖带太窄，须加大力量才能阻断动脉血流，测得数值偏高；袖带太宽，大段血管受阻，测得数值偏低。袖带上有两根橡胶管，一根与加压气球相连，另一根与压力表相通。

（3）血压计。

① 水银血压计（Mercury Manometer）：又称汞柱血压计。由玻璃管、标尺、水银槽三部分组成。在血压计盒盖内面固定有一根玻璃管，管面上标有双刻度（标尺）0～300 mmHg（0～40 kPa），最小分度值分别为 2 mmHg 或 0.5 kPa，玻璃管上端盖以金属帽与大气相通，玻璃管下端和水银槽（贮有水银 60 g）相连。水银血压计的优点是测得数值准确可靠，但较笨重且玻璃管部分易破裂。

② 无液血压计（Aneroid Manometer）：又称弹簧式血压计、压力表式血压计。外形呈圆盘状，正面盘上标有刻度，盘中央有一指针显示血压数值。其优点是携带方便，但可信度较差。

③ 电子血压计（Electronic Manometer）。电子血压计包括手动式数字电子血压计和全自动电子数字血压计。手动式数字电子血压计是指要自己往气袋中打气，测量过程则是自动的。全自动电子数字压计只需要按动开关键，一切就都可以自动完成。在电子血压计的袖带内有一换能器，有自动采样电脑控制数字运算及自动放气程序。数秒内即可得到收缩压、舒张压、脉搏等数值。

（三）血压测量的方法

1．目　的

（1）判断血压有无异常。

（2）动态监测血压变化，间接了解循环系统的功能状况。

（3）协助诊断，为预防、治疗、康复、护理提供依据。

2．操作前准备

（1）评估病人并解释。

① 解释：向病人及家属解释血压测量的目的、方法、注意事项及配合要点。

② 评估：病人的年龄、病情、治疗情况、既往血压状况、服药情况、心理状态及合作程度。

（2）病人准备。

① 体位舒适，情绪稳定。

② 测量前如有吸烟、运动、情绪变化等，应休息 15～30 min 后再测量。

③ 了解血压测量的目的、方法、注意事项及配合要点。

（3）环境准备：室温适宜、光线充足、环境安静。

（4）护士准备：衣帽整洁，修剪指甲，洗手，戴口罩。

（5）用物准备。治疗盘内备：血压计、听诊器、记录本（体温单）、笔。

3．血压测量

测量血压的操作步骤及要点说明见表 4-7。

表 4-7　血压测量法

操作步骤	要点与说明
（1）核对：携用物至病人床旁，核对病人床号、姓名、腕带	• 测量血压
（2）测量血压	• 测血压前，病人应至少坐位安静休息 5 min，30 min 内禁止吸烟或饮咖啡，排空膀胱
▲ 肱动脉测量法	
① 体位：手臂位置（肱动脉）与心脏呈同一水平。坐位：平第四肋；仰卧位：平腋中线	• 若肱动脉高于心脏水平，则测得血压值偏低；若肱动脉低于心脏水平，则测得血压值偏高
② 手臂：卷袖，露臂，手掌向上，肘部伸直	• 必要时脱袖，以免衣袖过紧影响血流，影响血压测量值的准确性
③ 血压计：打开，垂直放妥，开启水银槽开关	• 避免倾倒
④ 缠袖带：驱尽袖带内空气，平整置于上臂中部，下缘距肘窝 2～3 cm，松紧以能插入一指为宜	• 若袖带缠得太松，充气后呈气球状，有效面积变窄，使血压测量值偏高；袖带缠得太紧，未注气已受压，使血压测量值偏低
⑤ 充气：触摸肱动脉搏动，将听诊器胸件置肱动脉搏动最明显处，一手固定，另一手握加压气球，关气门，充气至肱动脉搏动消失再升高 20～30 mmHg	• 避免听诊器胸件塞在袖带下，以免局部受压较大和听诊时出现干扰声 • 肱动脉搏动消失表示袖带内压力大于心脏收缩压，血流被阻断 • 充气不可过猛、过快，以免水银溢出和病人不适 • 充气不足或充气过度都会影响测量结果
⑥ 放气：缓慢放气，速度以水银柱下降 4 mmHg/s 为宜，注意水银柱刻度和肱动脉声音的变化	• 放气太慢，使静脉充血，所测得舒张压值偏高；放气太快，未注意到听诊间隔，猜测血压值则导致测量值不准确
⑦ 判断：听诊器出现的第一声搏动音，此时水银柱所指的刻度，即为收缩压；当搏动音突然变弱或消失，水银柱所指的刻度即为舒张压	• 眼睛视线保持与水银柱弯月面同一水平。视线低于水银柱弯月面则读数偏高，反之，读数偏低 • 第一声搏动音出现表示袖带内压力降至与心脏收缩压相等，血流能通过受阻的肱动脉 • WHO 规定成人应以动脉搏动音的消失作为判断舒张压的标准
▲ 腘动脉测量法	
① 体位：仰卧、俯卧、侧卧	• 一般不采用屈膝仰卧位
② 病人：卷裤，卧位舒适	• 必要时脱一侧裤子，暴露大腿，以免过紧影响血流，影响血压测量值的准确性
③ 缠袖带：袖带缠于大腿下部，其下缘距腘窝 3～5 cm，听诊器置腘动脉搏动最明显处	• 袖带松紧适宜
④ 其余操作同肱动脉	
（3）整理血压计：排尽袖带内余气，扪紧压力活门，整理后放入盒内；血压计盒盖右倾 45°，使水银全部流回槽内，关闭水银槽开关，盖上盒盖，平稳放置	• 避免玻璃管破裂，水银溢出
（4）恢复体位	• 必要时协助穿衣、穿裤
（5）记录：将所测血压值按收缩压/舒张压 mmHg（kPa）记录在记录本上或者输入到移动护理信息的终端设备上。如：120/84 mmHg	• 当变音与消失音之间有差异时，两读数都应记录，方式是收缩压/变音/消失音 mmHg，如 120/84/60 mmHg

4．注意事项

（1）定期检测、校对血压计。测量前，检查血压计：玻璃管无裂损，刻度清晰，加压气球和橡胶管无老化、不漏气，袖带宽窄合适，水银充足、无断裂；检查听诊器：橡胶管无老化、衔接紧密，听诊器传导正常。

（2）对需持续观察血压者，应做到“四定”，即定时间、定部位、定体位、定血压计，有助于测定的准确性和对照的可比性。

（3）发现血压听不清或异常，应重测。重测时，待水银柱降至“0”点，稍等片刻后再测量。必要时，作双侧对照。

（4）注意测压装置（血压计、听诊器）、测量者、受检者、测量环境等因素引起血压测量的误差，以保证测量血压的准确性。

（5）对血压测量的要求：应相隔 1 ~ 2 min 重复测量，取 2 次读数的平均值记录。如果收缩压或舒张压的 2 次读数相差 5 mmHg 以上，应再次测量，取 3 次读数的平均值记录。首诊时要测量两上臂血压，以后通常测量较高读数一侧的上臂血压。

5．健康教育

（1）向病人及家属解释血压的正常值及测量过程中的注意事项。

（2）教导病人正确使用血压计和测量血压，帮助病人创造在家中自测血压的条件，以便病人能够及时掌握自己血压的动态变化。

（3）教会病人正确判断降压效果，及时调整用药。

（4）指导病人采用合理的生活方式，提高自我保健能力。

第四节 呼吸的评估与护理

课前准备：

将学生分成多个学习小组，布置课前作业，收集有关呼吸的知识，可制作成图文或幻灯片的形式，对正常呼吸的生理过程做一个讲解或演示。以锻炼学生自主学习、合作学习的能力。

机体在新陈代谢过程中，需要不断地从外界环境中摄取氧气，并把自身产生的二氧化碳排出体外，这种机体与环境之间所进行的气体交换过程，称为呼吸（Respiration）。呼吸是维持机体新陈代谢和生命活动所必需的基本生理过程之一，一旦呼吸停止，生命也将终结。

呼吸系统由呼吸道（鼻腔、咽、喉、气管、支气管）和肺两部分组成（图 4-7）。

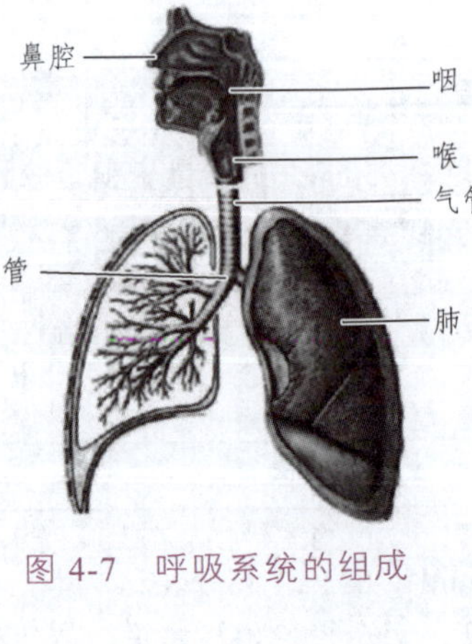

图 4-7　呼吸系统的组成

一、正常呼吸的生理变化

（一）呼吸过程

呼吸的全过程由三个互相关联的环节组成。

1．外呼吸（External Respiration）

外呼吸即肺呼吸，是指外界环境与血液之间在肺部进行的气体交换，包括肺通气和肺换气两个过程。

肺通气指通过呼吸运动使肺与外界环境之间进行的气体交换。实现肺通气的相关结构包括呼吸道、肺泡和胸廓等。呼吸道是气体进出的通道，肺泡是气体交换的场所，胸廓的节律性运动则是实现肺通气的原动力。

肺换气指肺泡与肺毛细血管之间的气体交换。其交换方式通过分压差扩散进行，即气体从高分压处向低分压处扩散。如肺泡内氧分压高于静脉血氧分压，而二氧化碳分压则低于静脉血的二氧化碳分压。交换的结果使静脉血变成动脉血，肺循环毛细血管的血液不断地从肺泡中获得氧，释放出二氧化碳。

2．气体运输（Gas Transport）

通过血液循环将氧由肺运送到组织细胞，同时将二氧化碳由组织细胞运送至肺。

3．内呼吸（Internal Respiration）

内呼吸即组织换气，是指血液与组织、细胞之间的气体交换。交换方式同肺换气，交换的结果使动脉血变成静脉血，体循环毛细血管的血液不断地从组织中获得二氧化碳，释放出氧气。

（二）呼吸运动的调节

1．呼吸中枢

呼吸中枢是指中枢神经系统内产生呼吸节律和调节呼吸运动的神经细胞群，它们分布于脊髓、延髓、脑桥、间脑、大脑皮质等部位。在呼吸运动调节过程中，各级中枢发挥各自不同的作用，并相互协调和制约。延髓和脑桥是产生基本呼吸节律性的部位，大脑皮质可随意控制呼吸运动。

2．呼吸的反射性调节

（1）肺牵张反射。由肺的扩张或缩小所引起的吸气抑制或兴奋的反射称为肺牵张反射（Pulmonary Stretch Reflex），又称黑-伯反射，即当肺扩张时可引起吸气动作的抑制而产生呼气；当肺缩小时可引起呼气动作的终止而产生吸气。它是一种负反馈调节机制。其生理意义是使吸气不至于过长、过深，促使吸气转为呼气，以维持正常的呼吸节律。

（2）呼吸肌本体感受性反射。呼吸肌属于骨骼肌，骨骼肌中存在着本体感受器肌梭，因此在受到牵张刺激时，可反射性引起受牵拉的同一肌肉收缩，此为本体感受性反射。呼吸肌本体感受性反射参与正常呼吸运动的调节，尤其在呼吸肌负荷增加时发挥更大的作用，即呼吸肌负荷增加，呼吸运动也相应地增强。如慢性阻塞性肺病病人，其气道阻力增加，通过呼吸肌本体感受性反射，呼吸肌收缩力增强，克服增加的气道阻力，以维持肺通气。

（3）防御性呼吸反射：包括咳嗽反射（Cough Reflex）和喷嚏反射（Sneeze Reflex）。喉、气管和支气管黏膜上皮的感受器受到机械或化学刺激时，可引起咳嗽反射。鼻黏膜受到刺激时，可引起喷嚏反射，它们是对机体有保护作用的呼吸反射，其目的是排出呼吸道刺激物和异物。

3．呼吸的化学性调节

动脉血氧分压（PaO_2）、二氧化碳分压（$PaCO_2$）和氢离子浓度（H^+）的改变对呼吸运动的影响，称化学性调节。$PaCO_2$是调节呼吸中最重要的生理性化学因素，$PaCO_2$下降，出现呼吸运动减弱或暂停；$PaCO_2$升高，使呼吸加深加快，肺通气增加；若$PaCO_2$超过一定水平，则抑制中枢神经系统活动，包括呼吸中枢，出现呼吸困难、头痛头晕、甚至昏迷，即二氧化碳麻醉。$PaCO_2$对呼吸的调节是通过中枢及外周化学感受器两条途径实现的，H^+升高，导致呼吸加深加快，肺通气增加；H^+降低，则呼吸受到抑制。H^+对呼吸的调节同 $PaCO_2$。$PaCO_2$降低时，引起呼吸加深加快，肺通气增加，$PaCO_2$是通过外周化学感受器对呼吸运动进行调节。

（三）呼吸的生理变化

1．正常呼吸

正常成人安静状态下呼吸频率为 16～20 次/分，节律规则，呼吸运动均匀无声且不费力。呼吸与脉搏的比例为 1∶4。男性及儿童以腹式呼吸为主，女性以胸式呼吸为主。

2．生理变化

（1）年龄。年龄越小，呼吸频率越快。如新生儿呼吸约为 40～45 次/分。

（2）性别。同年龄的女性比男性呼吸稍快。

（3）运动。剧烈运动可使呼吸加深加快；休息和睡眠时呼吸则减慢。

（4）情绪。强烈的情绪变化，如紧张、恐惧、愤怒、悲伤、害怕等可刺激呼吸中枢，引起呼吸加快或屏气。

（5）血压。血压大幅度变动时，可以反射性地影响呼吸，血压升高，呼吸减慢减弱；血压降低，呼吸加快加强。

（6）其他。如环境温度升高，可使呼吸加深加快。

二、异常呼吸的评估与护理

案例分析：

病人，男，6 岁，急诊入院。现病人口唇紫绀，吸气费力，鼻翼扇动，胸闷烦躁。

讨论：

（1）现病人可能出现何种问题？

（2）如何确定你的判断？

（3）应采取怎样的护理措施？

（一）异常呼吸的评估

1．频率异常

（1）呼吸过速（Tachypnea）：也称气促（Polypnea），指呼吸频率超过 24 次/分。常见于发热、疼痛、甲状腺功能亢进等。一般体温每升高 1 °C，呼吸频率约增加 3 ~ 4 次/分。

（2）呼吸过缓（Bradypnea）：呼吸频率低于 12 次/分。常见于颅内压增高、巴比妥类药物中毒等。

2．深浅度异常

（1）深度呼吸：又称库斯莫呼吸（Kussmaul Respiration），指一种深而规则的大呼吸。常见于糖尿病酮症酸中毒和尿毒症酸中毒等，以便机体排出较多的二氧化碳，调节血中的酸碱平衡。

（2）浅快呼吸：一种浅表而不规则的呼吸，有时呈叹息样。可见于呼吸肌麻痹、某些肺与胸膜疾病，也可见于濒死的病人。

3．节律异常

（1）潮式呼吸：又称陈-施式呼吸（Cheyne- Stokes Respiration），是一种呼吸由浅慢逐渐变为深快，然后再由深快转为浅慢，再经一段时间的呼吸暂停（5 ~ 20 s）后，又开始重复以上过程的周期性变化，其形态犹如潮水起伏，故称为潮式呼吸。潮式呼吸的周期可长达 30 s 至 2 min。多见于中枢神经系统疾病，如脑炎、脑膜炎、颅内压增高及巴比妥类药物中毒。产生机制是由于呼吸中枢的兴奋性降低，只有当缺氧严重，二氧化碳积聚到一定程度，才能刺激呼吸中枢，使呼吸恢复或加强，当积聚的二氧化碳呼出后，呼吸中枢又失去有效的兴奋，呼吸又再次减弱继而暂停，从而形成了周期性变化。

（2）间断呼吸（Cogwheel Breathing）：又称毕奥呼吸（Biot Respiration），表现为有规律地呼吸几次后，突然停止呼吸，间隔一个短时间后又开始呼吸，如此反复交替。即呼吸和呼吸暂停现象交替出现。其产生机制同潮式呼吸，但比潮式呼吸更为严重，预后更为不良，常在临终前发生。

4．声音异常

（1）蝉鸣样（Strident）呼吸：表现为吸气时产生一种极高的似蝉鸣样音响，产生机制是由于声带附近阻塞，使空气吸入发生困难。常见于喉头水肿、喉头异物等。

（2）鼾声（Stertorous）呼吸：表现为呼吸时发出一种粗大的鼾声，由于气管或支气管内有较多的分泌物积蓄所致。多见于昏迷病人。

5．形态异常

（1）胸式呼吸减弱，腹式呼吸增强：正常女性以胸式呼吸为主。由于肺、胸膜或胸壁的疾病，如肺炎、胸膜炎、肋骨骨折、肋骨神经痛等产生剧烈的疼痛，均可使胸式呼吸减弱，腹式呼吸增强。

（2）腹式呼吸减弱，胸式呼吸增强：正常男性及儿童以腹式呼吸为主。如由于腹膜炎、大量腹水、肝脾极度肿大、腹腔内巨大肿瘤等，使膈肌下降受限，造成腹式呼吸减弱，胸式呼吸增强。

6．呼吸困难（Dyspnea）

呼吸困难是一个常见的症状及体征，病人主观上感到空气不足，客观上表现为呼吸费力，可出现发绀、鼻翼扇动、端坐呼吸，辅助呼吸肌参与呼吸活动，造成呼吸频率、深度、节律的异常。临床上可分为以下几类。

（1）吸气性呼吸困难。其特点是吸气显著困难，吸气时间延长，有明显的“三凹征”（吸气时胸骨上窝、锁骨上窝、肋间隙出现凹陷）。由于上呼吸道部分梗阻，气流不能顺利进入肺，吸气时呼吸肌收缩，肺内负压极度增高所致。常见于气管阻塞、气管异物、喉头水肿等。

（2）呼气性呼吸困难。其特点是呼气费力，呼气时间延长。由于下呼吸道部分梗阻，气流呼出不畅所致。常见于支气管哮喘、阻塞性肺气肿。

（3）混合性呼吸困难。其特点是吸气、呼气均感费力，呼吸频率增加。由于广泛性肺部病变使呼吸面积减少，影响换气功能所致。常见于重症肺炎、广泛性肺纤维化、大面积肺不张、大量胸腔积液等。

学习小结：

学生分组总结异常呼吸的特点，以及异常的原因、常见的疾病，并制成表格，以作小结。

（二）异常呼吸的护理

1．提供舒适环境

保持环境整洁、安静、舒适，室内空气流通、清新，温度、湿度适宜，有利于病人放松和休息。

2．加强观察

观察病人呼吸的频率、深度、节律、声音、形态有无异常；有无咳嗽、咳痰、咯血、发绀、呼吸困难及胸痛表现。观察药物的治疗效果和不良反应。

3．提供营养和水分

给予病人营养丰富、易于咀嚼和吞咽的食物，注意水分的供给，避免过饱及产气食物，以免膈肌上升影响呼吸。

4．吸　氧

必要时给予病人氧气吸入。

5．心理护理

维持良好的护患关系，稳定病人情绪，保持良好心态。

6．健康教育

戒烟限酒，以减少对呼吸道黏膜的刺激；培养良好的生活方式；教会病人呼吸训练的方法，如缩唇呼吸、腹式呼吸等。

三、呼吸的测量

1．目　的

（1）判断呼吸有无异常。

（2）动态监测呼吸变化，了解病人呼吸功能情况。

（3）协助诊断，为预防、治疗、康复、护理提供依据。

2．操作前准备

（1）评估病人并解释。

① 评估：病人的年龄、病情、治疗情况，心理状态及合作程度。

② 解释：向病人及家属解释呼吸测量的目的、方法、注意事项。

（2）病人准备。

① 了解呼吸测量的目的、方法、注意事项。

② 体位舒适，情绪稳定，保持自然呼吸状态。

③ 测量前如有剧烈运动、情绪激动等，应休息 20 ~ 30 min 后再测量。

（3）环境准备：室温适宜、光线充足、环境安静。

（4）护士准备：衣帽整洁，修剪指甲，洗手，戴口罩。

（5）用物准备。

① 治疗盘内备：表（有秒针）、记录本、笔。

② 必要时备棉花。

3．呼吸测量

呼吸测量操作步骤及要点说明见表 4-8。

表 4-8　呼吸测量法

操作步骤	要点与说明
（1）核对：携用物至病人床旁，核对病人床号、姓名、腕带	• 确认病人
（2）体位：舒适	• 精神放松避免引起病人的紧张
（3）方法：护士将手放在病人的诊脉部位似诊脉状，眼睛观察病人胸部或腹部的起伏	• 女性以胸式呼吸为主；男性和儿童以腹式呼吸为主
（4）观察：呼吸频率（一起一伏为一次呼吸）、深度、节律、音响、形态及有无呼吸困难	
（5）计数：正常呼吸测 30 s，将所测得结果乘以 2，即为呼吸频率	• 异常呼吸病人或婴儿应测 1 min
（6）记录	• 将所测呼吸值记录在记录本或者输入到移动护理信息系统的终端设备

4．注意事项

（1）呼吸受意识控制，因此测量呼吸前不必解释，在测量过程中不使病人察觉，以免紧张，影响测量的准确性。

（2）危重病人呼吸微弱，可用少许棉花置于病人鼻孔前，观察棉花被吹动的次数，计时应 1 min。

5．健康教育

（1）向病人及家属解释呼吸监测的重要性，学会正确测量呼吸的方法。

（2）指导病人精神放松，并使病人具有识别异常呼吸的判断能力。

（3）教会病人对异常呼吸进行自我护理。

四、促进呼吸功能的护理技术

（一）清除呼吸道分泌物的护理技术

1．有效咳嗽

咳嗽是一种防御性呼吸反射，可排出呼吸道内的异物、分泌物，具有清洁、保护和维护呼吸道通畅的作用。适用于神志清醒尚能咳嗽的病人。护士应对病人进行指导，帮助病人学会有效咳嗽的方法。促进有效咳嗽的主要措施：① 改变病人姿势，使分泌物流入大气道内便于咳出。② 鼓励病人做缩唇呼吸，即鼻吸气，口缩唇呼气，以引发咳嗽反射。③ 在病情许可情况下，增加病人活动量，有利于痰液的松动。④ 双手稳定地按压胸壁下侧，提供一个坚实的力量，有助于咳嗽。有效咳嗽的步骤为：病人取坐位或半卧位，屈膝，上身前倾，双手抱膝或在胸部和膝盖上置一枕头并用两肋夹紧，深吸气后屏气 3 s（有伤口者，护士应将双手压在切口的两侧，然后病人腹肌用力，两手抓紧支持物如脚或枕），用力做爆破性咳嗽，将痰液咳出。

2．叩击（Percussion）

叩击是指用手叩打病人胸背部，借助振动，使分泌物松脱而排出体外。适用于长期卧床、久病体弱、排痰无力的病人。叩击的手法是：病人取坐位或侧卧位，操作者将手固定成背隆掌空状，即手背隆起，手掌中空，手指弯曲，拇指紧靠示指，有节奏地从肺底自下而上，由外向内轻轻叩打。边叩边鼓励病人咳嗽。注意不可在裸露的皮肤、肋骨上下、脊柱、乳房等部位叩击。

3．体位引流（Postural Drainage）

置病人于特殊体位，将肺与支气管所存积的分泌物，借助重力作用使其流入大气管并咳出体外，称体位引流。适用于痰量较多、呼吸功能尚好的支气管扩张、肺脓肿等病人，可起到重要的治疗作用。对严重高血压、心力衰竭、高龄、极度衰弱、意识不清等病人应禁忌。其实施要点为：

（1）病人体位要求是患肺处于高位，其引流的支气管开口向下，便于分泌物顺体位引流而咳出。临床上应根据病变部位不同而采取相应的体位进行引流。

（2）嘱病人间歇深呼吸并尽力咳痰，护士轻叩相应部位，提高引流效果。

（3）痰液黏稠不易引流时，可给予蒸汽吸入、超声雾化吸入、祛痰药，以利于排出痰液。

（4）宜选择空腹时体位引流，每日 2 ~ 4 次，每次 15 ~ 30 min。

（5）体位引流时应监测：① 病人的反应，如出现头晕、面色苍白、出冷汗、血压下降等，应停止引流；② 引流液的色、质、量，并予以记录。如引流液大量涌出，应注意防止窒息。如引流液每日小于 30 mL，可停止引流。

叩击与体位引流后，随即进行深呼吸和咳嗽，有利于分泌物的排出。

4．吸痰法（Aspiration of Sputum）

吸痰法是指经口、鼻腔、人工气道将呼吸道的分泌物吸出，以保持呼吸道通畅，预防吸入性肺炎、肺不张、窒息等并发症的一种方法。临床上主要用于年老体弱、危重、昏迷、麻醉未清醒前等各种原因引起的不能有效咳嗽、排痰者。

吸痰装置有中心吸引器（中心负压装置）、电动吸引器两种，它们都是利用负压吸引原理，连接导管吸出痰液。医院设有中心负压装置，吸引器管道连接到各病室床单位，使用时只需连接吸痰导管，开启开关，即可吸痰，十分便利。

电动吸引器由发动机、偏心轮、气体过滤器、负压表、安全瓶、贮液瓶组成。安全瓶和贮液瓶可贮液 1 000 mL，瓶塞上有两个玻璃管，并通过橡胶管相互连接。接通电源后发动机带动偏心轮，从吸气孔吸出瓶内空气，并由排气孔排出，不断循环转动，使瓶内产生负压，将痰液吸出。

在紧急状态下，可用注射器吸痰和口对口吸痰。前者用 50 ~ 100 mL 注射器连接导管进行抽吸；后者由操作者托起病人下颌，使其头后仰并捏住病人鼻孔，口对口吸出呼吸道分泌物，解除呼吸道梗阻症状。

巩固练习：

将学生分小组，应用角色扮演的方式熟练掌握促进呼吸功能的护理技术。

（二）吸痰技术

1．目　的

（1）清除呼吸道分泌物，保持呼吸道通畅。

（2）促进呼吸功能，改善肺通气。

（3）预防并发症发生

2．操作前准备

（1）评估病人并解释。

① 解释：向病人及家属解释吸痰的目的、方法、注意事项及配合要点。

② 评估：病人的年龄、病情、意识、治疗情况，有无将呼吸道分泌物排出的能力，心理状态及合作程度，目前病人的血氧饱和度。

（2）病人准备。

① 了解吸痰的目的、方法、注意事项及配合要点。

② 体位舒适，情绪稳定。

（3）环境准备：室温适宜、光线充足、环境安静。

（4）护士准备：衣帽整洁，修剪指甲，洗手，戴口罩。

（5）用物准备。

① 治疗盘内备：有盖罐2只（试吸罐和冲洗罐，内盛无菌生理盐水）、一次性无菌吸痰管数根、无菌纱布、无菌血管钳或镊子、无菌手套、弯盘。

② 治疗盘外备：电动吸引器或中心吸引器，必要时备压舌板、张口器、舌钳、电插板等。

3．吸痰操作

吸痰操作步骤及要点说明见表4-9。

表4-9 吸痰法

操作步骤	要点与说明
（1）核对：携用物至病人床旁，核对病人床号、姓名、腕带	• 确认病人
（2）调节：接通电源，打开开关，检查吸引器性能，调节负压	• 一般成人负压40.0～53.3 kPa（300～400 mmHg）；儿童＜40.0 kPa
（3）检查：病人口、鼻腔，取下活动义齿	• 若口腔吸痰有困难，可由鼻腔吸引。昏迷病人可用压舌板或张口器帮助张口
（4）体位：病人头部转向一侧，面向操作者	
（5）试吸：连接吸痰管，在试吸罐中试吸少量生理盐水	• 检查吸痰管是否通畅，同时润滑导管前端
（6）吸痰：一手反折吸痰导管末端，另一手用无菌血管钳（镊）或者戴手套持吸痰管前端，插入病人口咽部（插入10～15 cm），然后放松导管末端，先吸口咽部分泌物，再吸气管内分泌物	• 插管时不可有负压，以免引起呼吸道黏膜损伤 • 若气管切开吸痰，注意无菌操作，先吸气管切开处，再吸口（鼻）部 • 采取左右旋转并向上提管的手法，以利于呼吸道分泌物的充分吸尽，每次吸痰时间<15 s
（7）抽吸：吸痰管退出时，在冲洗罐中用生理盐水抽吸	• 以免分泌物堵塞吸痰导管 • 一根吸痰导管只使用一次
（8）观察：病人气道是否通畅；病人的反应，如面色、呼吸、心率、血压等；吸出液的色、质、量	• 动态评估病人
（9）安置病人：拭净病人脸部分泌物，体位舒适，整理床单位	• 使病人舒适
（10）整理用物：吸痰管按一次性用物处理，吸痰的玻璃接管插入盛有消毒液的试管中浸泡	• 吸痰用物根据吸痰操作性质每班更换或每日更换1～2次
（11）记录：洗手后记录	• 记录痰液的量、颜色、黏稠度、气味、病人的反应等。

4．注意事项

（1）吸痰前，检查电动吸引器性能是否良好，连接是否正确。

（2）严格执行无菌操作，每次吸痰应更换吸痰管。

（3）每次吸痰时间<15 s，以免造成缺氧。

（4）吸痰动作轻稳，防止呼吸道黏膜损伤。

（5）痰液黏稠时，可配合叩击、蒸汽吸入、雾化吸入，以提高吸痰效果。

（6）电动吸引器连续使用时间不宜过久；贮液瓶内液体达 2/3 满时，应及时倾倒，以免液体过多吸入发动机内损坏仪器。贮液瓶内应放少量消毒液，使吸出液不致黏附于瓶底，便于清洗消毒。

（7）如果病患在吸痰时，临床上有明显的血氧饱和度下降的问题，建议吸痰前提高氧浓度；建议在吸痰前的 30 ~ 60 s，向儿童和成人提供 100% 的氧。

（8）建议成人和儿童使用的吸痰管（直径）要小于他们使用的气管插管的直径的 50%，婴儿则要小于 70%。

5．健康教育

（1）教会清醒病人吸痰时正确配合的方法，向病人及病人家属讲解呼吸道疾病的预防保健知识。

（2）指导病人呼吸道有分泌物时应及时吸出，确保气道通畅，改善呼吸，纠正缺氧。

（三）氧气疗法

氧是生命活动所必需的物质，如果组织得不到足够的氧或不能充分利用氧，组织的代谢、功能甚至形态结构都可能发生异常改变，这一过程称为缺氧。氧气疗法（Oxygenic Therapy）指通过给氧，提高动脉血氧分压（PaO_2）和动脉血氧饱和度（SaO_2），增加动脉血氧含量（CaO_2），纠正各种原因造成的缺氧状态，促进组织的新陈代谢，维持机体生命活动的一种治疗方法。

1．缺氧分类和氧疗适应证

（1）低张性缺氧：主要特点为动脉血氧分压降低，使动脉血氧含量减少，组织供氧不足。由于吸入气氧分压过低，外呼吸功能障碍，静脉血分流入动脉血所致。常见于高山病、慢性阻塞性肺部疾病、先天性心脏病等。

（2）血液性缺氧：由于血红蛋白数量减少或性质改变，造成血氧含量降低或血红蛋白结合的氧不易释放所致。常见于贫血、一氧化碳中毒、高血红蛋白血症等。

（3）循环性缺氧：由于组织血流量减少使组织供氧量减少所致。其原因为全身性循环性缺氧和局部性循环性缺氧。常见于休克、心力衰竭、栓塞等。

（4）组织性缺氧：由于组织细胞利用氧异常所致。其原因为组织中毒、细胞损伤、呼吸酶合成障碍。常见于氰化物中毒、大量放射线照射等。

以上四类缺氧中，低张性缺氧（除静脉血分流入动脉外）由于病人 PaO_2 和 SaO_2 明显低于正常，吸氧能提高 PaO_2、SaO_2、CaO_2，使组织供氧增加，因而疗效最好。氧疗对于心功能不全、心排血量严重下降、大量失血、严重贫血及一氧化碳中毒，也有一定的治疗作用。

2．缺氧程度判断

根据临床表现及动脉血氧分压（PaO_2）和动脉血氧饱和度（SaO_2）来确定。

（1）轻度低氧血症：PaO_2>6.67 kPa（50 mmHg），SaO_2>80%，无发绀，一般不需氧疗。如有呼吸困难，可给予低流量低浓度（氧流量 1 ~ 2 升/分）氧气。

（2）中度低氧血症：PaO_2 4 ~ 6.67 kPa（30 ~ 50 mmHg），SaO_2 60% ~ 80%，有发绀、

呼吸困难，需氧疗。

（3）重度低氧血症：PaO_2<4 kPa（30 mmHg），SaO_2<60%，显著发绀，呼吸极度困难、出现“三凹征”，是氧疗的绝对适应证。

血气分析检查是监测用氧效果的客观指标，当病人 PaO_2 低于 50 mmHg（6.6 kPa）时，应给予吸氧。

3．供氧装置

供氧装置有氧气筒及氧气压力表和管道氧气装置（中心供氧装置）两种。

（1）氧气筒及氧气压力表装置。

① 氧气筒：氧气筒是一圆柱形无缝钢筒，筒内可耐高压达 14.7 MPa（150 kg/m^2）的氧，容纳氧气 6 000 L。氧气筒的顶部有一总开关，控制氧气的进出。氧气筒颈部的侧面，有一气门与氧气表相连，是氧气自筒中输出的途径。

② 氧气表：由压力表、减压器、流量表、湿化瓶及安全阀组成。压力表可测知氧气筒内的压力，以 MPa 或 kg/m^2 表示，压力越大，表明氧气筒内氧气越多。减压器是一种弹簧自动减压装置，将来自氧气筒内的压力减至 0.2 ~ 0.3 MPa（2 ~ 3 kg/m^2），使流量平稳，保证安全。流量表用来测量每分钟氧气的流出量，流量表内有浮标，可得知每分钟氧气的流出量。湿化瓶具有湿化氧气及观察氧气流量的作用，可选用一次性或内装 1/3 ~ 1/2 灭菌蒸馏水的湿化瓶，通气管浸入水中，湿化瓶出口和鼻导管相连。安全阀的作用是当氧流量过大、压力过高时，安全阀内部活塞自行上推，过多的氧气由四周小孔流出，以确保安全。

③ 装表法：氧气表装在氧气筒上，以备急用。方法是：将氧气筒置于氧气架上，打开总开关（逆时针转 1/4 周），使少量气体从气门处流出，随即迅速关上（顺时针），达到避免灰尘吹入氧气表、清洁气门的目的；然后将氧气表稍向后倾置于氧气筒气门上，用手初步旋紧，再用扳手拧紧，使氧气表直立于氧气筒旁；连接湿化瓶；确认流量开关呈关闭状态，打开总开关，再打开流量开关，检查氧气装置无漏气、流出通畅，关紧流量开关，推至病室待用。因此装表法可简单归纳为一吹（尘）、二上（表）、三紧（拧紧）、四查（检查）。

（2）氧气管道装置（中心供氧装置）：医院氧气集中由供应站负责供给，设管道至病区、门诊、急诊。供应站有总开关控制，各用氧单位配氧气表，打开流量表即可使用。此法迅速、方便。

装表法：① 将流量表安装在中心供氧管道氧气流出口处，接上湿化瓶：② 打开流量开关，调节流量，检查指示浮标能达到既定流量（刻度），全套装置无漏气后备用。

4．氧疗方法

1）鼻氧管给氧法

将鼻氧管前端插入病人鼻孔内约 1 cm，导管环固定稳妥即可。此法比较简单，病人感觉比较舒适，容易接受，因而是目前临床上常用的给氧方法之一。

（1）目的。

① 纠正各种原因造成的缺氧状态，提高动脉血氧分压（PaO_2）和动脉血氧饱和度（SaO_2），增加动脉血氧含量（CaO_2）。

② 促进组织的新陈代谢，维持机体生命活动。

（2）操作前准备。

① 评估病人并解释。

a. 解释：向病人及家属解释吸氧法的目的、方法、注意事项及配合要点。

b. 评估：病人的年龄、病情、意识、治疗情况，心理状态及合作程度。

② 病人准备。

a. 了解吸氧法的目的、方法、注意事项及配合要点。

b. 体位舒适，情绪稳定，愿意配合。

③ 环境准备：室温适宜、光线充足、环境安静、远离火源。

④ 护士准备：衣帽整洁，修剪指甲，洗手，戴口罩。

⑤ 用物准备。

a. 治疗盘内备：小药杯（内盛冷开水）、纱布、弯盘、鼻氧管、棉签、扳手。

b. 治疗盘外备：管道氧气装置或氧气筒及氧气压力表装置、用氧记录单、笔、标志。

（3）鼻氧管给氧。

鼻氧管给氧操作步骤及要点说明见表 4-10。

表 4-10　鼻氧管给氧法

操作步骤	要点与说明
（1）核对：携用物至病人床旁，核对病人床号、姓名、腕带	• 确认病人
（2）清洁检查：用湿棉签清洁双侧鼻腔并检查	• 检查鼻腔有无分泌物堵塞及异常
（3）连接：将鼻导管与湿化瓶的出口相连接	
（4）调节：调节氧流量	• 根据病情遵医嘱调节氧流量
（5）湿润：湿润鼻氧管	• 鼻氧管前端放入小药杯冷开水中湿润，并检查鼻氧管是否通畅
（6）插管：将鼻氧管插入病人鼻孔约 1 cm	• 动作轻柔，以免引起黏膜损伤
（7）固定：将导管环绕病人耳部向下放置并调节松紧度	• 松紧适宜，防止因导管太紧引起皮肤受损
（8）记录：给氧时间、氧流量、病人反应	• 便于对照
（9）观察：缺氧症状、实验室指标、氧气装置无漏气并通畅、有无氧疗不良反应	• 有异常及时处理
（10）停止用氧：先取下鼻氧管	• 防止操作不当，引起组织损伤
（11）安置病人：体位舒适	• 整理床单位
（12）卸表	
▲ 氧气筒	
关闭总开关，放出余气后，关闭流量开关，再卸表	
▲ 中心供氧	
关流量开关，取下流量表	
（13）用物处理	• 一次性用物消毒后集中处理 • 氧气筒上悬挂“空”或“满”标志
（14）记录	• 停止用氧时间及效果

（4）注意事项。

① 用氧前，检查氧气装置有无漏气，是否通畅。

② 严格遵守操作规程，注意用氧安全，切实做好“四防”，即防震、防火、防热、防油。氧气瓶搬运时要避免倾倒撞击。氧气筒应放阴凉处，周围严禁烟火及易燃品，距明火至少 5 cm，距暖气至少 1 m，以防引起燃烧。氧气表及螺旋口勿上油，也不用带油的手装卸。

③ 使用氧气时，应先调节流量后应用。停用氧气时，应先拔出导管，再关闭氧气开关。若中途改变流量，应先分离鼻氧管与湿化瓶连接处，调节好流量再接上。以免一旦开关出错，大量氧气进入呼吸道而损伤肺部组织。

④ 常用湿化液灭菌蒸馏水。急性肺水肿用 20%～30% 乙醇，具有降低肺泡内泡沫的表面张力，使肺泡泡沫破裂、消散，改善肺部气体交换，减轻缺氧症状的作用。

⑤ 氧气筒内氧勿用尽，压力表至少要保留 0.5 MPa（5 kg/cm^2），以免灰尘进入筒内，再充气时引起爆炸。

⑥ 对未用完或已用尽的氧气筒，应分别悬挂“满”或“空”的标志，既便于及时调换，也便于急用时搬运，提高抢救速度。

⑦ 用氧过程中，应加强监测。

（5）健康教育。

① 向病人及家属解释氧疗的重要性。

② 指导正确使用氧疗的方法及注意事项。

③ 积极宣传呼吸道疾病的预防保健知识。

2）鼻塞法

鼻塞是一种用塑料制成的球状物，操作时将鼻塞塞入病人一侧鼻孔鼻前庭内给氧。此法刺激性小，病人较为舒适，且两侧鼻孔可交替使用。适用于长期吸氧的病人。

3）面罩法

将面罩置于病人的口鼻部供氧，氧气自下端输入，呼出的气体从面罩两侧孔出。由于口、鼻部都能吸入氧气，效果较好。给氧时必须有足够的氧流量，一般需 6～8 L/min。适用于张口呼吸且病情较重病人。

4）氧气头罩法

将病人头部置于头罩里，罩面上有多个孔，可以保持罩内一定的氧浓度、温度和湿度。头罩与颈部之间要保持适当的空隙，防止二氧化碳潴留及重复吸入。此法主要用于小儿。

5）氧气枕法

氧气枕是一长方形橡胶枕，枕的一角有一橡胶管，上有调节器可调节氧流量，氧气枕充入氧气，接上湿化瓶即可使用。此法可用于家庭氧疗、危重病人的抢救或转运途中，以枕代替氧气装置。

5．家庭供氧方法

随着便携式供氧装置的面世和家庭用氧源的发展，一些慢性呼吸系统疾病和持续低氧血症的病人可以在家中进行氧疗。家庭氧疗一般采用制氧器、小型氧气瓶及氧气枕等方法，对改善病人的健康状况，提高其生活质量和运动耐力有显著疗效。

（1）便携式制氧器：于 1990 年问世。原理为制氧剂 A 和催化剂 B 在反应仓中与水产生化学反应制造出氧气。优点是：① 纯度高：制氧纯度高，完全符合医用标准，纯度>99.0%；② 供氧快：立用立得，方便快捷；③ 易操作：制氧器结构简单，易学易会；④ 易携带：制氧器小巧轻灵（加水后仅 500 g），便于携带。缺点是：维持时间短（一次反应制出氧气仅能维持 20 分钟）因此病人如需反复用氧，要不断更换制剂。

（2）小型氧气瓶：小型瓶装医用氧，同医院用氧一样，系天然纯氧。具有安全、小巧、经济、实用、方便等特点。有各种不同容量的氧气瓶，如 2 L、2.5 L、4 L、8 L、10 L、12 L、15 L 等。尤其适用于冠心病、肺心病、哮喘、支气管炎、肺气肿等慢性疾病病人的家庭氧疗。

6．氧疗监护

（1）缺氧症状是否改善：病人由烦躁不安变为安静、心率变慢、血压上升、呼吸平稳、皮肤红润温暖，发绀消失，说明缺氧症状改善。

（2）实验室检查：实验室检查指标可作为氧疗监护的客观指标。主要观察氧疗后 PaO_2（正常值 12.6～13.3 kPa 或 95～100 mmHg）、$PaCO_2$（正常值 4.7～5.0 kPa 或 35～45 mmHg）、SaO_2（正常值 95%）等。

（3）氧气装置：有无漏气，管道是否通畅。

（4）氧疗的副作用：当氧浓度高于 60%、持续时间超过 24 h，可出现氧疗副作用。常见的副作用有：

① 氧中毒：其特点是肺实质的改变，表现为胸骨下不适、疼痛、灼热感，继而出现呼吸增快、呕吐、烦躁、断续的干咳。预防措施是避免长时间、高浓度氧疗，经常做血气分析，动态观察氧疗的治疗效果。

② 肺不张：吸入高浓度氧气后，肺泡内氮气被大量置换，一旦支气管有阻塞时，其所属肺泡内的氧气被肺循环血液迅速吸收，引起吸入性肺不张。表现为烦躁，呼吸、心率增快，血压上升，继而出现呼吸困难、发绀、昏迷。预防措施是鼓励病人做深呼吸，多咳嗽和经常改变卧位、姿势，防止分泌物阻塞。

③ 呼吸道分泌物干燥：氧气是一种干燥气体，吸入后可导致呼吸道黏膜干燥，分泌物黏稠，不易咳出，且有损纤毛运动。因此，氧气吸入前一定要先湿化再吸入，以此减轻刺激作用，并定期雾化吸入。

④ 晶状体后纤维组织增生：仅见于新生儿，以早产儿多见。由于视网膜血管收缩、

视网膜纤维化，最后出现不可逆转的失明，因此新生儿应控制氧浓度和吸氧时间。

⑤ 呼吸抑制：见于Ⅱ型呼吸衰竭者（PaO_2 降低、$PaCO_2$ 增高），由于 $PaCO_2$ 长期处于高水平，呼吸中枢失去了对二氧化碳的敏感性，呼吸的调节主要依靠缺氧对外周化学感受器的刺激来维持，吸入高浓度氧后，解除了缺氧对呼吸的刺激作用，使呼吸中枢抑制加重，甚至呼吸停止。因此Ⅱ型呼吸衰竭病人应给予低浓度、低流量（1 ~ 2 L/min）持续吸氧，维持 PaO_2 在 8 kPa 即可。

视频 4-2　氧气筒吸氧

视频 4-3　中心吸氧

视频 4-4　电动吸引器吸痰

视频 4-5　中心负压吸痰

第四章课后练习及答案

第五章

医疗和护理文件记录

学习目标

（1）掌握医疗和护理文件的记录原则，三测单、医嘱单、护理记录等护理文件的书写，病案的排列顺序。

（2）熟悉医疗和护理文件的管理要求和记录意义。

预习案例

病人，男，65 岁，因“头痛、头晕 1 月”主诉于 2021 年 11 月 10 日 11 时 30 分入院，入院时体温 36.5 °C，脉搏 90 次/分，呼吸 22 次/分，血压 170/110 mmHg，身高 160 cm，体重 55 kg。入院诊断：高血压。临时医嘱给予尼群地平片 10 mg 舌下含服一次，12 时复测血压为 150/90 mmHg。

问题：

（1）请绘制病人入院时的体温单。

（2）简答临时医嘱的处理流程。

（3）请填写该病人入院后的护理记录单。

医疗和护理文书全面、动态、及时记录了病人的病情，通过这些客观的文字材料，可对病人实施正确的治疗及护理。护士应学会正确书写各项护理文书，为医生对病人病情的诊断及治疗提供依据，帮助病人疾病的康复。近年来，由于网络化的普及，传统纸质的文书已经逐渐过渡为电子文书，因此，护士不仅须掌握护理文书的书写，还应学会计算机电子病历书写系统的使用。

第一节 医疗和护理文件的书写要求和管理

一、医疗和护理文件的记录

（一）医疗和护理文件的记录意义

1．提供病人的信息资料

医疗与护理文件是病人病情变化、诊断、治疗、护理的记录，方便医护人员全面、动态、及时地了解病人病情，是医护人员进行正确诊疗、护理的依据，同时加强了医护人员之间的交流与合作。护士是病人的密切接触者，可通过护理得到病人病情的第一手资料，因此医生可通过护理记录来了解病人的病情进展，从而明确诊断并制定和调整治疗方案。

2．提供教学与科研资料

标准、完整的医疗护理记录是最好的教学资料；某些特殊病例还可作为个案教学分析与讨论的素材。同时，医疗护理记录还是重要的科研资料，并可为医学统计提供原始材料，是卫生管理机构制定、实施政策的重要依据。

3．提供评价依据

各项医疗与护理记录，可在一定程度上反映出一个医院的医疗护理服务质量，包括医院管理、学术水平、技术水平及医护人员的业务素质，它既是医院护理管理的重要信息资料，又是医院进行等级评定及对护理人员考核的参考资料。

4．提供法律依据

医疗与护理记录属合法文件，为法律所认可的证据。其内容反映了病人在住院期间所接受的治疗与护理全过程，在法庭上可作为医疗纠纷、人身伤害、保险索赔、犯罪刑事案件及遗嘱查验的证明。凡涉及以上诉讼案件，调查处理时都要将病案、护理记录作为依据加以判断，以明确医院及医护人员有无法律责任。因此，医护人员须谨遵医疗和护理文件的记录原则，对病人在住院期间的病情、治疗及护理认真做好记录。

（二）医疗和护理文件的记录原则

各项医疗与护理文件记录书写的基本原则：及时、准确、完整、简要、清晰。

1．及　时

医疗与护理记录必须及时，不能提前或拖延，更不能漏记、错记，以保证记录的时效性，维持最新资料。如因抢救危、急、重症病人未能及时记录时，有关医护人员应当在抢救结束后 6 h 内据实补记，并注明抢救完成时间和补记时间。

2．准　确

准确是指记录的内容必须在时间、内容及可靠程度上真实、无误，尤其对病人的主诉和行为应进行详细、真实、客观的描述，不应是护理人员的主观解释和有偏见的资料，而应是临床病人病情进展的科学记录，必要时可成为重要的法律依据。记录者必须是执行者。记录的时间应为实际给药、治疗、护理的时间，而不是事先安排的时间。有书写错误时应在错误处用所书写的钢笔在错误字词上划线删除或修改，并在上面签全名。

3．完　整

医疗与护理文件记录的书写应完整。各项记录应逐项填写，避免遗漏。记录应连续，不留空行或空白。每项记录后签全名。如病人出现病情变化、拒绝接受治疗护理或有自杀倾向、意外、请假外出、并发症先兆等特殊情况，应详细记录并及时汇报、交接班等。

4．简　要

记录内容应重点突出、简洁、流畅。应使用医学术语和公认的缩写，避免笼统、含糊不清或过多修辞，以方便医护人员快速获取所需信息。此外，护理文件可采用表格式以节约书写时间，使护理人员有更多时间和精力为病人提供直接护理服务。

5．清　晰

除特殊规定外，根据要求分别使用红、蓝（黑）钢笔书写各种记录。字体端正，字迹清楚，保持表格整洁，勿涂改、剪贴及滥用简化字。

二、医疗和护理文件的管理

（一）医疗和护理文件的管理要求

（1）医疗与护理文件应按规定放置，记录或使用后必须放回原处。

（2）必须保持医疗护理文件的清洁、整齐、完整，防止破损、污染、拆散、丢失。

（3）严禁任何人涂改、伪造、隐匿、销毁、抢夺、窃取医疗与护理文件。

（4)病人及家属不得随意翻阅医疗与护理文件，不得擅自将医疗护理文件带出病区；因科研、教学需要查阅病案的，需经相关部门批准，阅后立即归还，不得泄露病人隐私。

（5）医疗与护理文件应妥善保存。各种记录保存期限为：

① 体温单、医嘱单、护理记录单随病历放置，病人出院后送病案室长期保存。

② 门（急）诊病历档案的保存时间自病人最后一次就诊之日起不少于 15 年。

③ 病区交班报告本由病区保存 1 年。

（6）病人本人或其代理人、死亡病人近亲属或其代理人、保险机构有权复印或复制病人的门（急）诊病历、住院志、体温单、医嘱单、化验单（检验报告）、医学影像检查资料、特殊检查（治疗）同意书、手术同意书、手术及麻醉记录单、病理报告、护理记录、出院记录以及国务院卫生行政部门规定的其他病历资料。

（7）发生医疗事故纠纷时，应于医患双方同时在场的情况下封存或启封死亡病例讨论记录、疑难病例讨论记录、上级医师查房记录、会诊记录、病程记录、各种检查报告单、医嘱单等，封存的病历资料可以是复印件，封存的病历由医疗机构负责医疗服务质量监控的部门或者专（兼）职人员保管。

（二）病案排列顺序

1．住院病历排列顺序

（1）体温单。

（2）长期医嘱单。

（3）临时医嘱单。

（4）入院记录。

（5）首次病程记录。

（6）病程记录。

（7）术前讨论。

（8）手术风险评估单。

（9）手术知情同意书。

（10）麻醉知情同意书。

（11）麻醉术前访视记录。

（12）麻醉记录。

（13）手术记录。

（14）手术安全核查记录。

（15）手术用物清点记录。

（16）术后病程记录。

（17）麻醉术后访视记录。

（18）输血治疗同意书。

（19）入院谈话记录。

（20）会诊单。

（21）疑难病历讨论记录。

（22）危重病人告知书。

（23）各项告知书（病人授权委托书、特殊用药或自费药品及医用器材使用知情同意书）。

（24）特殊检查单（镜检或病理报告、CT、X 线、B 超、心电图等）。

（25）检验报告单。

（26）入院告知书。

（27）各项护患告知书。

（28）各项护患评估表。

（29）护理记录单。

（30）住院病案首页。

（31）住院证。

2．出院病历排列顺序

（1）病历首页。

（2）住院证。

（3）出院记录（或死亡记录单及死亡病例讨论记录单）。

（4）入院记录。

（5）首次病程记录。

（6）病程记录。

（7）术前讨论。

（8）手术风险评估单。

（9）手术知情同意书。

（10）麻醉知情同意书。

（11）麻醉术前访视记录。

（12）麻醉记录。

（13）手术记录。

（14）手术安全核查记录。

（15）手术用物清点记录。

（16）术后病程记录。

（17）麻醉术后访视记录。

（18）输血治疗同意书。

（19）入院谈话记录。

（20）会诊单。

（21）疑难病历讨论记录。

（22）危重病人告知书。

（23）各项告知书（病人授权委托书、特殊用药或自费药品及医用器材使用知情同意书）。

（24）检验报告单。

（25）特殊检查单。

（26）体温单。

（27）长期医嘱单。

（28）临时医嘱单。

（29）护理记录单。

（30）入院告知书。

（31）各项护患告知书

（32）各项护患评估表。

音频 欺诈骗保行为

医保惠及民生，国家每年均投入大量的财政资金，为的是老百姓看得起病、住得起院。然而，却有人动起了歪脑筋，套取医保资金，将国家的钱转入自己的腰包。2018 年 11 月，央视“焦点访谈”栏目曝光了沈阳市于洪区济华医院、沈阳友好肾病中医院内外勾结、骗取医保费用的问题。至今，国家仍然在大力采取多项措施严禁骗保行为。在骗保过程中，伪造医疗文书是严重的违法违规行为。《中华人民共和国社会保险法》规定，以欺诈、伪造证明材料或其他手段骗取社会保障，由社会保险行政部门责令退回骗取的社会保险金，处骗取金额二倍以上五倍以下罚款。全国人民代表大会常务委员会关于《中华人民共和国刑法》第二百六十六条，以欺诈、伪造证明材料或者其他手段骗取养老、医疗、工商、失业、生育等社会保险金或者其他社会保障待遇的，属于刑法第二百六十六条规定的诈骗公私财物的行为。

第二节 医疗和护理文件的书写

一、体温单

体温单的内容包括：病人姓名、科室、床号、入院日期、住院号、住院天数、手术后天数；体温、脉搏、呼吸、血压；出院、入院、转科、分娩、死亡时间；病人大小便、体重、身高、出入量、24 小时尿量、药物过敏等。测量的结果，应按要求记录于体温单上。记录要求：数据正确，字迹清晰，一律用蓝黑墨水书写，圆点等大等圆，连线平直，达到准确、美观、整洁的目的。

（一）眉 栏

（1）蓝（黑）笔填写病人的姓名、科室、床号、入院日期、住院号等。

（2）日期：蓝（黑）笔填写，每张体温单的第一日应写年、月、日，其余六日只填日，中间换月份或年度应注明。

（3）住院天数：蓝（黑）笔填写，用阿拉伯数字表示，自入院日填写至出院日。

（4）手术（分娩）后天数用红笔填写，手术（分娩）次日为第一日，依次用阿拉伯数字填写至第十四天为止。若在十四天内进行第二次手术，则将第一次手术日数作为分母，第二次手术日数作为分子进行填写。

（5）在 40 ~ 42 °C 横线之间，用红笔在相应时间栏内纵向记录入院、手术、分娩、转入、出院、死亡等，除了手术不写具体时间外，其余均采用 24 小时制，精确到分钟。转入时间由转入病区填写。

（二）体温、脉搏、呼吸曲线的绘制

1．体温曲线的绘制

按实际测量值记录，不得折算，体温单内每小格为 0.2 °C，5 小格为 1 °C。

（1）口腔温度以蓝点“·”表示，腋下温度以蓝叉“×”表示，直肠温度以蓝圈“○”表示，各点、叉、圈之间以蓝线相连。

（2）物理或药物降温 30 min 后，应重测体温，测量的体温以红圈“○”表示，与物理降温前的温度在同一纵格内，并用红虚线与降温前的温度相连，下次测得的温度用蓝线仍与降温前温度相连。

（3）若病人因拒测、外出进行诊疗活动或请假等原因未能测量体温时，则在体温单 40～42 °C 横线之间用红笔在相应时间纵格内填写“拒测”“外出”或“请假”等，并且前后两次体温断开不相连。

（4）体温低于 35 °C 时，为体温不升，应在 35 °C 线以下相应时间纵格内用红笔写“不升”，不再与相邻温度相连。

2．脉搏、心率曲线的绘制

体温单内脉搏、心率每小格为 4 次/分、5 小格为 20 次。

（1）脉率以红点“·”表示，用红线相连。

（2）心率以红圈“○”表示，用红线相连。

（3）当体温与脉搏重叠时，先画体温，然后在体温外面画一红圈表示脉搏。如肛表测温时，则先以蓝圈表示体温，其内以红点表示脉搏。

（4）若需记录脉搏短绌图表，相邻脉率或心率用红线相连，在脉率与心率之间用红笔画线填满。

3．呼吸记录

（1）以阿拉伯数字记录实际所测的呼吸次数，免写计量单位。用红钢笔填写在相应的呼吸栏内，相邻两次呼吸次数应上下错开记录。每页首记呼吸从上开始写。

（2）使用呼吸机病人的呼吸以®表示，在体温单相应时间内顶格用黑笔画®。

（三）底 栏

1．身 高

以厘米（cm）为单位填入，一般新入院病人当日应测量身高并记录。

2．体 重

以千克（kg）为单位填入，一般新入院病人当日应测量体重并记录，根据病人病情及医嘱测量并记录。凡因各种原因不能测体重者，记“卧床”。

3．血 压

以毫米汞柱（mmHg）为单位填入。新入院病人应记录血压，根据病人病情及医嘱测量并记录。

（1）记录方式：收缩压/舒张压。

（2）一日内连续测量血压时，则上午血压写在前半格内，下午血压写在后半格内；术前血压写在前面，术后血压写在后面。

（3）如所测为下肢血压应当标注。

4．大便次数

每隔 24 小时填写前一日的大便次数，如无大便记 0。灌肠后的大便次数应于次数后加短斜线写“E”，如 3/E 表示灌肠后解大便 3 次，3/2E 表示灌肠两次后解大便 3 次；1，2/E 表示自解一次，灌肠后解两次；人工肛门写“☆”，大便失禁写“※”。

5．入液量

以毫升（mL）为单位，记前一日 24 小时的总入液量在相应的日期栏内，每天记录 1 次。

6．尿　量

（1）以毫升（mL）为单位，记前一日 24 小时的尿液总量，每天记录 1 次。

（2）排尿符号：导尿以“C”表示；尿失禁以“※”表示。例如：“1500/C”表示导尿病人排尿 1 500 mL。

7．“其他”栏

该栏作为机动，根据病情需要填写，如特殊用药、腹围、药物过敏试验、记录管路情况等。

8．页　码

用蓝（黑）钢笔逐页填写。

二、医嘱单

医嘱（Physician Order）是医生根据病人病情的需要，为达到诊治的目的而拟定的书面嘱咐，由医护人员共同执行。医嘱的内容包括：日期、时间、床号、姓名、护理常规、护理级别、饮食、体位、药物（注明剂量、用法、时间等）、各种检查及治疗、术前准备和医生护士的签名。一般由医生开写医嘱，护士负责执行。医嘱分长期医嘱和临时医嘱。

（一）长期医嘱

长期医嘱是医师根据病人病情需要开立的需反复执行的书面医嘱，有效时间在 24 小时以上，如果未停止，则一直有效。长期医嘱单包括病人姓名、科室、床号、住院号或病案号、页码、起止日期与时间、长期医嘱内容、停止日期与时间、医师签名、护士签名等。

（1）医师开立长期医嘱后，注明日期和时间，并签上全名。一名护士转抄医嘱至各种执行卡上（如服药单、注射单、治疗单、输液单、饮食单等），并注明执行的具体时间、签全名，另一名护士核对医嘱并签名。

（2）重整医嘱的处理：凡长期医嘱单超过 3 张，或医嘱调整项目较多时需重整医嘱。重整医嘱时，由医生进行，在原医嘱最后一行下面划一红横线，在红线下用蓝（黑）

钢笔填写“重整医嘱”，再将红线以上有效的长期医嘱，按原日期、时间的排列顺序转录红线下。转录完毕核对无误后签上全名。当病人手术、分娩或转科后，也需重整医嘱，即在原医嘱最后一项下面划一红横线，并在其下用蓝（黑）钢笔写“术后医嘱”“分娩医嘱”“转入医嘱”等，然后再开写新医嘱，红线以上的医嘱自动停止。医生重整医嘱后，由当班护士核对无误后在整理之后的有效医嘱执行者栏内签上全名。

（3）长期备用医嘱有效时间在 24 h 以上，必要时用，两次执行之间有时间间隔，由医生注明停止日期后方失效。

（4）停止医嘱的处理：停止医嘱时，应把相应执行单上的有关项目注销，同时注明停止日期和时间，并在医嘱单原医嘱后，填写停止日期、时间，最后在执行者栏内签全名。

（二）临时医嘱

临时医嘱是指医师根据病人病情需要开立，有效时间在 24 h 以内，一般仅执行 1 次的书面医嘱。临时医嘱单包括病人姓名、科室、床号、住院号或病案号、页码、医嘱日期及时间、医嘱内容、执行时间、医师签名、护士签名等。

（1）输血、抽交叉合血需两人核对后方可执行，两名核对人均应在“执行签名栏”内签名。

（2）医嘱取消时，医师在需要取消的医嘱上用红笔写“取消”，并签时间及全名。

（3）今晚、明晨禁食等医嘱由责任护士通知病人并签名，执行时间为通知病人的时间。

（4）要求立即执行的“st”医嘱，需在 15 min 内执行。

（5）临时备用的“sos”医嘱，仅在 12 h 内有效。若在 12 h 内未使用，则由护士用红笔在执行时间栏内写明“未执行”，并在签名栏内签名。

（6）各种药物过敏试验，其结果记录在该医嘱的末端，用圆括弧内加标示符号表示。阴性结果记录为“(–)”，阳性结果则用红笔记录为“(+)”。其执行时间栏内签写做皮试的时间。若皮试阳性，需双人核对，并且两名核对人均应在“执行签名栏”内签名。

（三）注意事项

（1）医嘱必须经医生签名后方为有效。在一般情况下不执行口头医嘱，在抢救或手术过程中医生下口头医嘱时，执行护士应先复诵一遍，双方确认无误后方可执行，事后应及时据实补写医嘱。

（2）处理医嘱时，应先急后缓。

（3）对有疑问的医嘱，必须核对清楚后方可执行。

（4）医嘱需每班、每日核对，每周总查对，查对后签全名。

（5）凡需下一班执行的临时医嘱要交班，并在护士交班记录上注明。

（6）凡已写在医嘱单上而又不需执行的医嘱，不得贴盖、涂改，应由医生在该项医嘱的第二字上重叠用红笔写“取消”字样，并在医嘱后用蓝（黑）钢笔签全名。

三、护理记录单

护理记录是指护士根据医嘱和病情对病人在住院期间护理过程的客观记录。内容包括姓名、科室、床号、住院病历号、页码、日期及时间、病情观察情况、护理措施、护士签名等。

（1）所有住院病人护理记录均要建立护理记录单。

（2）必须由有执业证的护士书写并签全名，无证人员不能单独书写或签名，见习护士、无证人员书写的护理记录单必须由有执业证护理人员审阅、修改后画斜线签名，无证人员以分母签名，有证人员以分子签名。

（3）统一使用钢笔或签字笔，统一颜色，文字工整，字体大小尽量保持一致，字迹清晰。若出现错字时，应用原笔在错字的上方划双横线，将正确的字写在上面，不得用刮、粘、涂等方法掩盖或去除原来的字迹。

（4）记录要及时，依时间顺序书写，体现病情的动态变化，注意记录的连续性和完整性。

（5）记录内容：① 体温单位为“°C”。② 脉搏单位为“次/min”。③ 呼吸单位为“次/min”。④ 血压单位为“mmHg”。⑤ 神志记录为清醒、嗜睡、意识模糊、昏睡、浅昏迷、深昏迷等。⑥ 瞳孔的观察包括大小和对光反射，记录以病人的解剖学位置的方向为准，大小用数字记录，单位为“mm”。对光反射灵敏用“+”，对光反射迟钝用“±”，对光反射消失用“-”。⑦ 入液量包括输液、输血、饮食含水量及饮水量。⑧ 出液量包括大便、小便、呕吐物、出血量、各种引流量、痰液、创面渗液量等，同时应记录其颜色及性质。⑨ 卧位可填写左侧、右侧、平卧、俯卧等。⑩ 皮肤记录可用完好、破损、压力性损伤等。记录应包括病情观察情况、护理措施及护理效果、健康教育、心理护理及需要说明的特殊情况等，病人病情变化随时记录。

（6）护理记录中的诊断尽量用文字书写，如有特殊，且确实是国际统一规定的，用符号书写也可以，但是必须与医疗一致。

四、手术护理记录单

手术护理记录是指病房护士及手术室护士对手术病人术前、术中、术后护理情况的记录及交接班。

（1）应逐项如实填写，不漏项。

（2）止血带：使用止血带时，应注明使用部位、压力、开始时间和结束时间。

（3）植入物：放置植入物时填写该项，并将其合格证黏贴于手术护理记录单的背面相关栏内。

（4）引流管：放置引流管时应在“引流管”栏分别注明引流管名称，如引流管名称相同则需注明数量。

（5）术毕静脉输液栏中，如有静脉输液，应记录输液名称及输液量，并须注明输液的方式（如外周浅静脉置管、PICC、CVC 等）。

（6）皮肤情况：记录手术过程中除手术部位以外的新发皮肤损伤。

（7）手术所用的无菌包灭菌效果监测指示卡、术中体内植入物的标识、术中使用的一次性高值耗材标签，经查验后黏贴于手术护理记录单的黏贴栏内。

五、病室报告

病室报告（交班记录）是由值班护士书写的书面交班报告，其内容为值班期间病区的情况及病人病情的动态变化。通过阅读病室报告，接班护士可全面掌握整个病区的病人情况、明确需继续观察的问题和实施的护理。

（一）交班内容

（1）出院、转出、死亡病人：出院者写明离开时间；转出者注明转往的医院、科别及转出时间；死亡者简要记录抢救过程及死亡时间。

（2）新入院及转入病人：应写明入院或转入的原因、时间、主诉、主要症状、体征、既往重要病史（尤其是过敏史），存在的护理问题以及下一班需观察及注意的事项，给予的治疗，护理措施及效果。

（3）危重病人、有异常情况以及做特殊检查或治疗的病人应写明主诉、生命体征、神志、病情动态、特殊抢救及治疗护理，下一班需重点观察和注意的事项。

（4）准备手术的病人应写明术前准备和术前用药情况等。当天手术病人需写明麻醉种类，手术名称及过程，麻醉清醒时间，回病房后的生命体征、伤口、引流、排尿及镇痛药使用情况。

（5）产妇应报告胎次、产式、产程、分娩时间、会阴切口或腹部切口及恶露情况等；自行排尿时间；新生儿性别及评分。

（6）老年、小儿及生活不能自理的病人应报告生活护理情况，如口腔护理、压力性损伤护理及饮食护理等。

此外，还应报告上述病人的心理状况和需要接班者重点观察及完成的事项。夜间记录还应注明病人的睡眠情况。

（二）书写顺序

（1）用蓝（黑）钢笔填写眉栏各项，如病区、日期、时间、病人总数和入院、出院、转出、转入、手术、分娩、病危及死亡病人数等。

（2）先写离开病区的病人（出院、转出、死亡），再写进入病区的病人（入院、转入），最后写本班重点病人（手术、分娩、危重及有异常情况、明日手术的病人）。同一栏内的内容，按床号先后顺序书写报告。

（三）书写要求

（1）应在经常巡视和了解病人病情的基础上认真书写。

（2）书写内容应全面、真实、简明扼要、重点突出。

（3）字迹清楚、不得随意涂改、黏贴。

（4）填写时，先写姓名、床号、住院病历号、诊断，再简要记录病情、治疗和护理。

（5）对新入院、转入、手术、分娩病人，在诊断的右下角分别用红笔注明“新”“转入”“手术”“分娩”，危重病人用红笔注明“危”或做红色标记“※”。

（6）写完后，注明页数并签全名。

（7）护士长应对每班的病区交班报告进行检查，符合质量后签全名。

六、护理病历

护理病历包括病人入院评估单、护理计划单、护理记录单、出院评估单、出院指导和健康教育等，护士运用护理程序为病人提供治疗、护理及病情观察的过程均应有书面记录。护理病历明确了护理工作的内涵，具有法律效应和保存价值。目前，各医院护理病历的设计不尽相同，但都应包括以下记录。

1．入院评估表

用于对新入院病人进行初步的护理评估记录，并通过评估找出病人的健康问题，确立护理诊断。主要内容包括病人的一般资料、护理体格检查、心理状况、社会状况等。使用时在空白处填写，在符合的项目栏内打勾。

2．住院评估表

为及时、全面掌握病人病情的动态变化，护士应对其分管的病人视病情每班、每天或数天进行评估。评估内容可根据病种、病情不同而有所不同。

3．护理计划单

即护理人员根据入院评估的资料，制定对病人实施整体护理的具体方案。主要内容包括护理诊断、护理目标、护理措施和效果评价等。

为节约时间，以“标准护理计划”的形式预先编制每种疾病的护理诊断及相应的护理措施、预期目标等，护士可参照它为自己负责的每一个病人实施护理。使用标准护理计划最大的优点是可减少常规护理措施的书写，使护士将更多的时间和精力用于对病人的直接护理上。但容易使护士只顾按标准计划实施护理，而忽略了病人的个体差异性。因此，使用时一定要根据病人需要恰当选择并进行必要的补充。

4．护理记录单

护理记录单是护士运用护理程序的方法为病人解决问题的记录。其内容包括病人的护理诊断/问题、护士所采取的护理措施及执行措施后的效果等。常见的格式有两种：

（1）PIO 格式：P 是病人的健康问题，用护理诊断陈述；I 是护理措施；O 是病人经护理后的效果。

（2）SOAPE 格式：S 是指病人的主观资料；O 是指病人的客观资料；A 是指评估；P 是指计划；E 是指评价。

5．健康教育计划

健康教育计划是为恢复和促进病人健康并保证病人出院后能获得有效的自我护理能力而制定和实施的帮助病人掌握健康知识的学习计划与技能训练计划。主要内容包括：

（1）住院期间的健康教育计划。包括：入院须知、病区环境介绍、医护人员概况；疾病的诱发因素、发生与发展过程及心理因素对疾病的影响；可采取的治疗护理方案；有关检查的目的及注意事项；饮食与活动的注意事项；疾病的预防及康复措施等。

（2）出院指导。出院指导是对病人出院后的活动、饮食、服药、伤口护理、复诊等方面进行指导。

第五章课后练习及答案

本章附录：各种表格

表 5-1　三测单

姓名：　　　　科室：　　　　床号：　　　　入院日期：　　　　住院号：

日期																																											
住院天数																																											
手术后天数																																											
时间		2	6	10	14	18	22	2	6	10	14	18	22	2	6	10	14	18	22	2	6	10	14	18	22	2	6	10	14	18	22	2	6	10	14	18	22	2	6	10	14	18	22
	体温 °C																																										
	41																																										
	40																																										
	39																																										
脉搏(次/分)	38																																										
	37																																										
	36																																										
	35																																										
	34																																										
呼吸(次/分)																																											
大便(次/日)																																											
小便																																											
体重(kg)																																											
身高(cm)																																											
血压(mmHg)																																											
总入量																																											
总出量																																											
24 小时尿量																																											
药物过敏																																											

表 5-2　长期医嘱单

姓名：　　　科室：　　　床号：　　　入院日期：　　　住院号：

起始时间		医嘱内容	医生签名	转抄护士	核对护士	停止		医生签名	转抄护士	核对护士
日期	时间					日期	时间			

表 5-3　临时医嘱单

姓名：　　　性别：　　　年龄：　　　科室：　　　床号：　　　住院号：

日期	时间	医嘱内容	医生签名	核对签名	执行时间	执行护士	核对护士

表 5-4　护理记录单

姓名：　　年龄：　　性别：　　科室：　　床号：　　住院号：

日期	时间	神志	瞳孔	体温/°C	脉搏/(次/分)	心率/(次/分)	呼吸/(次/分)	血压/mmHg	血氧饱和度/%	吸氧/(L/分)	入量		出量			病情观察、护理措施及效果	签名
											项目	量/mL	项目	量/mL	性状		

表 5-5 病室交班单

日期：　　　年　　月　　日

班次	原有	出院	转出	入院	转入	手术	分娩	病危	病重	死亡	现有总数	新生儿	特护	一级护理	记事
白班															
晚班															
夜班															

床号	姓名	诊断	白班	晚班	夜班

交班人：　　　　交班人：　　　　交班人：　　　　护士长签名：

表 5-6　手术护理记录单

姓名　　　　性别　　　　年龄　　　　科室　　　　　　　　床号

住院病历号　　　　手术日期　　　　年　　月　　日　　　　手术间

药物过敏　　　　□无　□有　　　　　　　　手术名称

<table>
<tr><td rowspan="12">护
理
情
况</td><td rowspan="2">术前：入室时间　神志
静脉输液　□无　□有
深静脉穿刺　□无　□有
管道　□无　□有：
皮肤情况：□正常　□破损
腕带　□无　□有　　体表标识　□无　□有
术前用药　□无　□有（□未用　□已用）
手术：禁饮、禁食：□是　□否</td><td>交班者</td><td>接班者</td></tr>
<tr><td></td><td></td></tr>
<tr><td rowspan="2">术中：手术用物　灭菌指示标记：□达标
体位　□仰卧　□俯卧　□左侧　□右侧　□坐位
　　　□截石位　□其他：
高频电刀　□无　□有
负极板位置　□大腿　□臀部　□小腿　□上臂　□其他：
止血带　□无　□有（部位、压力）
体位支持用物　□沙袋　□枕头　□手托　□头圈
　　　　　　　□头架　□背部托托　□模型垫　□支架腿
　　　　　　　□其他：
标本　□无　□有
送检：□普通　□快速　标本名称：
体内植入物　□无　□有：</td><td>交班者</td><td>接班者</td></tr>
<tr><td></td><td></td></tr>
<tr><td rowspan="8">术毕：离室时间
送至：□病室　□ICU　□PACU　□其他：
静脉输液　□无　□有：
引流管　□胃管　□导尿管　□腹腔引流管　□胆道引流管
　　　　□胸腔引流管　□脑室引流管　□膀胱造瘘管　□橡皮膜
　　　　□其他：
皮肤情况　□同前　□改变：
备注：</td><td colspan="2">入 PACU</td></tr>
<tr><td>交班者</td><td>接班者</td></tr>
<tr><td></td><td></td></tr>
<tr><td colspan="2">入病房</td></tr>
<tr><td>交班者</td><td>接班者</td></tr>
<tr><td></td><td></td></tr>
<tr><td colspan="4">灭菌效果监测指示卡及体内植入物标识粘贴</td></tr>
<tr><td colspan="4"></td></tr>
</table>

第六章

标本采集

学习目标

（1）掌握各类标本正确采集方法、原则及注意事项；12 小时或 24 小时尿标本常用的防腐剂的种类、作用及用法。

（2）熟悉标本采集目的，并在实施前为病人解释说明，体现人文关怀。

（3）了解标本采集意义。

预习案例

病人，男，27 岁，半月前出现不规则发热、乏力、体重减轻而入院就诊。既往有乙肝史，经检查发现有心室间隔缺损，疑为亚急性细菌性心内膜炎。医嘱予查血尿粪三大常规、肝功能、血培养。

思考：

（1）作为责任护士，如何选择正确的标本容器？

（2）上述肝功能标本检查前护士需要与病人沟通什么？

（3）为明确诊断，留取血培养标本，抽取该标本时，采血量为多少？操作中应注意什么？

在临床诊断及治疗过程中，根据病人病情需要，正确选择检验项目以保证临床医学质量。主要是通过对病人的血液、分泌物、排泄物、体液及组织细胞等标本的实验室检查，获得反映病人机体功能状态、病因、病理变化等客观资料，护士正确的采集是保证检验标本质量的首要，因此，护士应熟练正确地进行标本采集。

小资料：

2021 年初，同济大学研发静脉采血机器人这一话题引发关注，齐鹏团队表示已完成“千针万确”智能静脉穿刺采血机器人的第二代原型机设计。该机器人具有设计紧凑、灵巧、成本低的优势，同时兼顾安全性和精准性，可以自动完成消毒、穿刺操作，可代替医护工作者与病人接触，攻克了疫情“无人”注射技术难关，可最大限度避免交叉感染。

机器人上岗，护士真的会失业吗？以下问题需注意。

1．人文关怀

机器人代替医护人员完成静脉穿刺，只考虑血管，而忽略了人的情绪，大部分人在穿刺时容易出现紧张、闪躲、畏惧等，另外人在紧张的情况下，血管也会因为害怕而造成收缩，从而增加采血的难度；也会导致淤血甚至更严重的情况。

曾有言医学的作用是“有时去治愈，常常去帮助，总是去安慰”，而机器人是冷冰冰的机器，没办法去共情病人的病痛，这样的结果往往是不佳的。

2．体位摆放

研究者对 96 例进行穿刺采血的病人进行调查，其中只有 24 名病人将衣服正确地弄到系止血带的上方，29 人不知道要采集哪个部位，17 人直接伸出一只手不知该怎么做，69 人肘部弯曲未绷紧皮肤，不利于穿刺。

3．疼痛评估

现在疼痛评估是对病人更负责任的评估，越来越多的临床护理人员考虑病人抽血后的疼痛感。上一个问题中，病人肘部弯曲，未绷紧皮肤还会增加进针时的疼痛感。

请问从上述我们可以学习齐鹏团队的什么精神？对于即将走入临床工作的护理人员应如何在采血过程中提高静脉穿刺准确性和防范交叉感染？

2021 年 1 月 4 日，大连市民政局局长汤易在当地政府举行的新冠疫情防控发布会介绍一例特殊病例：“有的做了 11 次核酸检测才显出阳性，有的地区检测 6 轮还有阳性病例出现。”为此，很多人都不理解为什么要做这么多次核酸？

在采集咽拭子过程中应如何避免人为操作而导致新冠病毒检出率下降？应怎样对不理解多次采集核酸的居民解释呢？

第一节　概　述

标本采集是指根据检验项目的要求采集病人的血液、体液（如胸腔积液、腹水）、排泄物（如尿、粪）、分泌物（如痰、鼻咽部分泌物）、呕吐物和脱落细胞（如食管、阴道等处的细胞）等标本，通过物理、化学或生物学的实验室检查技术和方法进行检验，作为疾病的判断、治疗、预防以及药物监测、健康状况评估等的重要依据。标本检验结果准确性与否直接影响到对病人疾病的诊断、治疗和抢救等，而高质量的检验标本是获得准确而可靠的检验结果的首要环节，因此，正确的标本采集方法是护士应该掌握的基本知识和基本技能之一。

一、标本采集的意义

随着现代医学的发展，各种标本检验仍然是基本的诊断方法之一。检验标本可反映机体正常的生理现象和病理改变，对明确诊断、病情观察、防治措施的制定及预后治疗等方面起着重要作用。所以，标本采集非常重要，它可以：① 协助明确疾病诊断；② 推测病程进展；③ 制定治疗措施；④ 观察病情变化。同时，检验标本的采集质量可直接影响检验结果，而合格的检验标本来源于临床护理人员的正确采集，因此，需要加强护理人员的相关知识培训，提高检验标本的合格率，更好地为临床服务。

二、标本采集的原则

为了保证标本的质量，在采集检验标本时，均应遵循以下基本原则：

（一）遵照医嘱

标本采集严格按照医嘱执行。医生填写的检验申请单，字迹清楚，目的明确，申请人签全名。护士应认真查对，如有疑问，护士应及时核实，确认无误后方可执行。

（二）充分准备

1．护士准备

采集标本前，护士应明确标本采集的相关事宜，如检验项目、检验目的、标本容器、采集标本量、采集时间、采集方法及注意事项等。同时，护士操作前应修剪指甲，洗手，戴口罩、帽子和手套，必要时穿隔离衣。

2．病人准备

采集标本前，经护士耐心解释，病人应了解留取标本相关目的、意义等，并配合护士留取检验标本。同时做好必要的准备，如保持情绪稳定、采取合适的卧位便于护士操作、根据标本需要空腹或进食，等等。

3．用物准备

根据检验目的准备好必需的物品，并在选择的标本容器外贴上标签（注明科室、床号、姓名、检验目的、标本类型、标本采集时间）或条形码（电脑医嘱则自动生成电子条形码）。

4．环境准备

采集标本时环境应清洁、安静、温湿度适宜、光线或照明充足适宜，并保护病人隐私。

（三）严格查对

查对是保证标本采集无误的重要环节之一。采集前应认真查对医嘱，核对检验申请单、标签或条形码、标本采集容器、病人的床号、姓名、住院号及腕带等，确认无误后方可进行。

（四）正确采集

采集标本须及时采集和采集量准确。因此，采集时间、标本容器、标本量及抗凝剂或防腐剂的使用等应符合检验专业分析前质量控制的要求。为保证送检标本的质量，除严格遵守查对制度，还须掌握正确的采集方法。首先，应选择最佳采样时间，晨起空腹时是最具代表性及检出阳性率最高的时间，如采集血液、尿液标本；又如细菌培养标本，应尽量在使用抗生素前采集或在血药浓度最低时采集，并在检验申请单上注明。其次，要采取具有代表性的标本，如大便检查应取黏液、脓、血液部分粪便等。需由病人自己留取标本时（如24小时尿标本、痰标本、大便标本等），要详细告知病人标本留取方法、注意事项，以保证采得高质量符合要求的标本。

（五）及时送检

标本保存和运送是保证检验质量的重要环节之一，因此，标本采集后应及时送检，以免影响检查结果。同时要保证标本输送过程中的密闭性及安全性，防止标本被污染、破坏、变质、丢失及混淆。

第二节 采集各种标本的技术

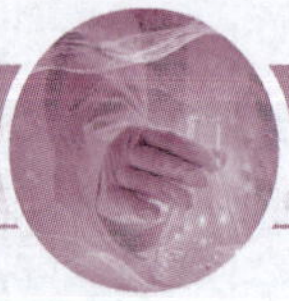

不同标本的采集和处理要求依临床需要而定，为保证采集标本的检验信息对临床医师用于病人诊断、治疗时的有效性和可靠性，护理人员在标本采集时应严格遵守检验标本质量管理体系，并严格遵照医嘱，充分准备，科学查对，运用正确的采集方法，保证标本的质量。

一、血液标本采集

血液是由血细胞和血浆两部分组成，在机体内通过循环系统与机体所有的组织器官发生联系，参与机体新陈代谢、内外环境平衡以及功能调节。血液系统的变化伴随着组织器官的调节变化，反之，组织器官的改变又可直接或间接地引起血液或其成分的改变。因此，血液检查是临床最常用的检验项目之一，它可反映机体各种功能及异常变化，为判断病人病情进展以及治疗疾病提供参考。

（一）毛细血管采血法

毛细血管采血法是自外周血或末梢血采集标本的方法。WHO 推荐毛细血管采血法的部位以中指或无名指尖内侧为宜。采血量少时一般从手指取血，手指采血操作方便，可获较多血量，成人以左手无名指为宜；婴幼儿可从拇指或足跟部处采血。外周血或末梢血易受气温、运动、外力挤压等物理因素影响而发生改变，故结果不够恒定。

（二）静脉血标本采集法

静脉血标本采集（Intravenous Blood Sampling）是自静脉抽取血标本的方法。常用的静脉包括：① 四肢浅静脉：上肢常用肘部浅静脉（贵要静脉、肘正中静脉、头静脉）、腕部及手背静脉；下肢常用大隐静脉、小隐静脉及足背静脉。② 颈外静脉：常用于婴幼儿的静脉采血。③ 股静脉：股静脉位于股三角区，在股神经和股动脉的内侧。

真空采血法是目前最佳的静脉血采集方法。真空采血法的基本原理是将双向针的一端在持针器的帮助下刺入静脉，待有回血后将另一端插入真空试管内，血液在负压作用下自动流入试管。标准真空采血管采用国际通用的头盖和标签颜色来显示管内添加剂的种类，可根据检测需要选择相应的盛血试管。真空采血装置具有采血量准确、安全性能好、分离血清效果好、操作使用方便及可一针采多管血样等特点，临床上已逐渐替代一次性注射器进行血标本的采集。

临床常用真空采血管的标识、标本类型、所加添加剂、适用范围等见表 6-1，生化检验常用的抗凝剂种类及用途见表 6-2。

表 6-1　临床常用真空采血管

标识	标本类型	添加剂	适用范围	要　求
红头管	血清	无	各种生化和免疫学检测。如肝肾功能、血清免疫等	采血后不需要摇动
紫头管	全血	EDTA	适用于血液常规检查、糖化血红蛋白等检测	采血后立即颠倒混匀 5～8 次
黑头管	全血	109 mmol/L（3.2% 枸橼酸钠）	适用于 ESR（血沉）	抗凝剂与血液 1：4 混合，采血后立即颠倒混匀 5～8 次

续表

标识	标本类型	添加剂	适用范围	要求
蓝头管	全血	109 mmol/L（3.2% 枸橼酸钠）	适用于血凝试验，如 PT、APTT、TT、各种凝血因子等	抗凝剂与血液 1∶9 混合，采血后立即颠倒混匀 5～8 次
黄头管	血清	分离胶/促凝剂	适用于急诊各种生化和血清学实验	可将血细胞与血清快速很好地分开，减少影响实验的因素
绿头管	血浆	肝素锂/肝素钠	可用于急诊、大部分的生化实验和某些特定的化验项目，如血氨、血流变等流式 T 细胞因子检测	采血后立即颠倒混匀 5～8 次
灰头管	血浆	草酸盐～氟化钠	适用于糖耐量实验检测	采血后立即颠倒混匀 5～8 次
细菌培养瓶	需氧/厌氧		血液、体液需氧/厌氧细菌培养	标本量 5～10 mL，摇匀，不能注入空气（厌氧瓶）

表 6-2　生化检验常用抗凝剂和用途

抗凝剂	作用及用途
草酸钾	常用于尿素、肌酐、纤维蛋白原等测定，不能用于钾、钙及血气分析等项目的测定，对 LDH、丙酮酸激酶、AKP、ACP 和淀粉酶等均有抑制作用
肝素	是用于血液化学成分检测的首选抗凝剂。肝素对血液成分干扰较少，不影响红细胞体积，不引起溶血，常用于细胞渗透性试验、电解质、血气分析、血浆渗透量、血细胞比容及普通生化测定等。通常用肝素抗凝的剂量为 10.0～12.5 IU/mL，注意钠盐可使淀粉酶升高
氟化钠	常用氟化钠-草酸钠混合抗凝剂作血糖测定的抗凝剂，氟化钠可以抑制烯醇化酶，它可避免血细胞葡萄糖酵解酶的作用，延长标本的保存时间
枸橼酸钠	常用于凝血试验。通常配成 3.8% 或 3.2% 的水溶液，与血液按照 1∶9 体积混合。测定血沉用 3.8% 枸橼酸钠抗凝，抗凝剂与血液比例为 1∶4，凝血试验需用 3.2% 枸橼酸钠抗凝。不适用于血液分析和生化测验
二乙胺四乙酸盐（EDTA）	生化常用的抗凝剂，适用一般血液学检测，但不适于血凝和血小板功能检测，也不适用于钙、钠、及含氮物质的测定。因 EDTA 盐能影响某些酶的活性和抑制红斑狼疮因子，故不适合制作组化染色和检查红斑狼疮细胞的血涂片

【目的】

（1）全血标本：抗凝血标本，主要测定血沉、血常规及血液中某些物质，如尿酸、尿素氮、肌酸、血氨、血糖的含量等。

（2）血浆标本：抗凝血经离心所得上清液称为血浆，血浆里含有凝血因子 I，适合于内分泌激素、血栓和止血检测等。

（3）血清标本：不加抗凝剂的血，经离心所得上清液称为血清，血清里不含有凝血因子 I，主要测定肝功能、血清酶、脂类、电解质等。

（4）血培养标本：用于检测血液中的病原菌。

【操作前准备】

1．评估病人并解释

（1）评估：① 病人的病情、治疗情况、意识状态、肢体活动能力；② 对血液标本采集的认知程度及合作程度；③ 有无生理因素影响，如吸烟、饮食、运动、情绪波动、妊娠、体位、饮酒、饮茶或咖啡等；④ 需做的检查项目、采血量及是否需要特殊准备；⑤ 静脉充盈度及管壁弹性，穿刺部位的皮肤状况。

（2）解释：向病人及家属解释静脉血标本采集的目的、方法、临床意义、注意事项及配合要点。

2．病人准备

（1）病人了解静脉标本采集的目的、方法、临床意义、注意事项及配合要点。

（2）取舒适卧位，暴露穿刺部位。

3．环境准备

清洁、安静，温湿度适宜，光线充足或有足够的照明，必要时用屏风或围帘遮挡。

4．护士准备

衣帽整洁，修剪指甲，洗手，戴口罩。

5．用物准备

（1）治疗车上层：注射盘、检验申请单、标签或条形码、棉签、消毒液、止血带、一次性垫巾、胶布、弯盘、手消毒液、一次性密闭式双向采血针及真空采血管，如为非真空采血则准备一次性注射器（规格视采血量而定）及针头或头皮针以及标本容器（试管、密封瓶）。

（2）治疗车下层：生活垃圾桶、医用垃圾桶、锐器回收盒。

【操作步骤】

静脉采血操作步骤及要点说明见表 6-3。

表 6-3　静脉血标本采集法

操作步骤	要点与说明
（1）贴标签或条形码。核对医嘱、检验申请单、标签（或条形码）及标本容器（或真空采血管），无误后贴标签（或条形码）于标本容器（或真空采血管）外壁上	• 防止发生差错

续表

操作步骤	要点与说明
（2）核对。携用物至病人床旁，依据检验申请单查对病人的床号、姓名、住院号及腕带；核对检验申请单、标本容器（或真空采血管）以及标签（或条形码）是否一致。向病人及家属说明标本采集的目的及配合方法	• 确认病人，操作前查对
（3）选择静脉。选择合适的静脉，将一次性垫巾置于穿刺部位下	• 嘱病人握拳，使静脉充盈
（4）消毒皮肤。常规消毒皮肤，直径不少于 5 cm，按静脉注射法系止血带	
（5）二次核对	• 操作中查对
（6）采血	
▲ 真空采血器采血	
① 穿刺：取下真空采血针护针帽，手持采血针，按静脉注射法行静脉穿刺	
② 采血：见回血，固定针柄，将采血针另一端刺入真空管，采血至需要量	• 如需多管采血，可再接入所需的真空管 • 当采集到最后一管血液时，即松开止血带
③ 拔针、按压：采血毕，松止血带，迅速拔出针头，按压局部 1～2 min	• 采血结束，先拔真空管，后拔去针头，再按压止血
▲ 注射器采血	
① 穿刺、抽血：持一次性注射器或头皮针，按静脉注射法行静脉穿刺，见回血后抽取所需血量	• 穿刺时一旦出现局部血肿，立即拔出针头，按压局部，另选其他静脉重新穿刺
②“两松一拔一按压”：抽血毕，松止血带，嘱病人松拳，迅速拔出针头，按压局部 1～2 min	• 防止皮下出血或淤血 • 凝血功能障碍病人拔针后按压时间延长至 10 min
③ 将血液注入标本容器	• 同时抽取不同种类的血标本，应先将血液注入血培养瓶，然后注入抗凝管，最后注入干燥试管
◆ 血培养标本	• 标本应在使用抗生素前采集，如已使用应在检验申请单上注明 • 一般血培养取血 5 mL，对亚急性细菌性心内膜炎病人，为提高培养阳性率，采血 10～15 mL
A. 打开瓶盖常规消毒培养瓶橡皮塞，至少停留 2 min，待消毒剂完全干燥，以上步骤重复 3 次	
B. 采集所需血液量后，取下针头，更换 20G 新针头，并将所需血液量注入血培养瓶	• 血培养瓶如有多种，先注入厌氧瓶，然后再注入需氧瓶中
◆ 全血标本：取下针头，将血液沿管壁缓慢注入盛有抗凝剂的试管内，轻轻摇动，使血液与抗凝剂充分混匀	• 勿将泡沫注入 • 防止血液凝固

续表

操作步骤	要点与说明
◆ 血清标本：取下针头，将血液沿管壁缓慢注入干燥试管内	• 防溶血，勿将泡沫注入，避免震荡，以免红细胞破裂溶血
（7）操作后处理	
① 取下一次性垫巾。整理床单位，协助病人取舒适体位	
② 再次核对检验申请单、病人、标本	• 操作后查对
③ 指导病人	• 注意穿刺部位皮肤有无血肿及出血，如有及时呼叫及处理
④ 用物处置，洗手，记录	• 用物分类处置 • 签字、记录采血、送检时间
⑤ 标本送检	• 及时送检以免影响检验结果

【注意事项】

（1）严格执行查对制度和无菌操作原则。

（2）采血时间不同的血液测定项目对血液标本的采集时间有不同的要求，主要有：① 空腹采血：做生化检验，应在清晨空腹时采集血标本，事先通知病人抽血前勿进食、饮水，以免影响检验结果。故指导病人晚餐后禁食，至次日晨采血，空腹约 12 ~ 14 h。② 定时采血：为了解有昼夜节律性变动的指标，如口服葡萄糖耐量试验、药物血浓度监测、激素测定等应定时采血。血样采集应在不服药期间进行，如在早晨服药前。

（3）采血部位采血要求不同，部位亦不同。

外周血：一般选取左手无名指内侧采血，该部位应完整无破损。

静脉血：成人一般取肘部静脉，婴儿常用颈部静脉、股静脉或前静脉窦；刚出生的婴儿可收集脐带血；输液病人采血应在对侧手静脉采血。如同时上肢都在输液，可以于下肢静脉采血，或者在输液位置的上游采血。

（4）采血器械：采血使用的注射器、试管必须干燥、清洁。注射器及针头不宜用乙醇消毒。

（5）采血操作：采血部位皮肤必须干燥，扎止血带不可过紧、压迫静脉时间不宜过长，以不超过 40 s 为宜，以防引起淤血、静脉扩张等。避免同一处反复穿刺，否则易导致标本溶血或有小凝块，影响检测结果。采集血培养标本时应先注射厌氧瓶，尽量减少接触空气时间。真空采血器采血时，多个组合检测项目同时采血时应按下列顺序采血：血培养—无添加剂管—凝血管—枸橼酸钠管—肝素管—EDTA 管—草酸盐/氟化钠管。全血标本或需抗凝血的标本，采血后立即上下颠倒 5 ~ 10 次混匀，不可用力震荡。做血培养时，血培养瓶如有多种，血液注入顺序：厌氧血液培养瓶、需氧血液培养瓶、霉菌血液培养瓶。

（6）加强核对：检验标本都有识别条形码，在采血操作前核对医嘱、检验申请单及条形码，过扫描枪扫描条形码，经检验报告传输系统自动打印检验结果。通过条形码的唯一识别，杜绝差错事故的发生。

（7）及时送检：标本采集后应及时送检，以免影响检验结果。

（8）用物处置：采集标本所用的材料应安全处置。使用后的采血针、注射器针头等锐器物放入锐器盒，禁止回套针帽，禁止用手直接接触使用过的针头、刀片等锐器物，可用剪刀协助处置，注射器针筒、棉签等其他医疗废物放入黄色医疗废物袋中，医疗废物和生活垃圾分类收集存放。

【健康教育】

（1）向病人或家属说明采集血液标本的目的与配合要求。

（2）向病人解释空腹采血的意义，嘱其在采血前空腹。采血后，压迫止血的时间不宜过短。

视频 6-1　静脉采血

（三）动脉血标本采集法

动脉血标本采集（Arterial Blood Sampling）是自动脉抽取血标本的方法。常用动脉有股动脉、肱动脉、桡动脉。

【目的】

（1）采集动脉血进行血液气体分析。

（2）判断病人氧合及酸碱平衡情况，为临床治疗提供依据。

（3）用于乳酸和丙酮酸测定等。

【操作前准备】

1．评估病人并解释

（1）评估：① 病人的病情、治疗情况、意识状态及肢体活动能力；② 对动脉血标本采集的认知与合作程度；③ 穿刺部位的皮肤及动脉搏动情况；④ 用氧或呼吸机使用情况（呼吸及参数的设置）；⑤ 病人有无血液性传染疾病；⑥ 有无进食热饮、洗澡、运动等。

（2）解释：向病人及家属解释动脉血标本采集的目的、方法、临床意义、注意事项及配合要点。

2．病人准备

（1）病人了解动脉血标本采集的目的、方法、临床意义、注意事项及配合要点。

（2）取舒适体位，暴露穿刺部位。

3．环境准备

清洁、安静、光线适宜，必要时用屏风或围帘遮挡。

4．护士准备

衣帽整洁，修剪指甲，洗手，戴口罩。

5. 用物准备

(1)治疗车上层：注射盘、检验申请单、标签或条形码、动脉血气针(或 2 mL/5 mL 的一次性注射器及肝素适量、无菌软木塞或橡胶塞)、一次性治疗巾、无菌纱布、弯盘、消毒棉签、消毒液、无菌手套、小沙袋、手消毒液。

(2)治疗车下层：生活垃圾桶、医用垃圾桶、锐器回收盒。

【操作步骤】

动脉采血操作步骤及要点说明见表 6-4。

表 6-4 动脉血标本采集法

操作步骤	要点与说明
(1)贴标签或条形码。核对医嘱、检验申请单、标签(或条形码)及标本容器(动脉血气针或一次性注射器)，无误后贴检验标签(或条形码)于标本容器外壁上	• 防止发生差错
(2)核对。携用物至病人床旁，依据检验申请单查对病人的床号、姓名、住院号及腕带；核对检验申请单、标本容器以及标签(或条形码)是否一致。向病人及家属说明标本采集的目的及配合方法。根据需要为病人暂停吸氧	• 确认病人，操作前查对
(3)选择合适动脉。协助病人取舒适体位，选择合适动脉，将一次性垫巾置于穿刺部位下；夹取无菌纱布放于一次性垫巾上，打开橡胶塞(一次性注射器采血时)	• 一般选用股动脉或桡动脉
(4)消毒。常规消毒皮肤，直径至少 8 cm；戴无菌手套或常规消毒术者左手示指和中指	• 严格执行无菌技术操作
(5)二次核对	• 操作中查对
(6)采血	
▲ 动脉血气针采血	
① 将针栓推到底部，拉到预设位置，除去护针帽，定位动脉，采血器与皮肤呈 45°~90° 进针，采血针进入动脉后血液自然涌入动脉采血器，将针头插入橡皮塞中	• 3 mL 动脉采血器预设至 1.6 mL • 1 mL 动脉采血器预设至 0.6 mL
② 血液液面达到预设位置，孔石遇湿封闭。拔出动脉采血器，用无菌纱布按压穿刺部位 5~10 min。将动脉采血器针头垂直插入橡皮针塞中(配套的)	• 采血器内不可有空气，以免影响检验结果
③ 按照医院规定丢弃针头和针塞，如有需要排除气泡，螺旋拧上安全针座帽	
④ 颠倒混匀 5 次，手搓样品管以保证抗凝剂完全作用	• 保证充分抗凝
⑤ 立即送检分析，如超过 15 min 需冰浴保存	• 对于 $PaCO_2$、PaO_2、乳酸等检测，标本必须在 15 min 内进行检测 • 对于乳酸盐的检测，在标本采集到检测的过程中，需将采血器始终放在冰水中保存

续表

操作步骤	要点与说明
▲ 一次性注射器采血	
① 用左手示指和中指触及动脉搏动最明显处并固定动脉于两指间，右手持注射器在两指间垂直刺入或与动脉走向呈45°刺入动脉，见有鲜红色血液涌进注射器，即以右手固定穿刺针的方向和深度，左手抽取血液至所需量	• 穿刺前先抽吸肝素0.5 mL，湿润注射器管腔后弃去余液，以防血液凝固 • 采血过程中保持针尖固定 • 血气分析采血量一般为0.1～1 mL
② 采血毕，迅速拔出针头，局部用无菌纱布加压止血5～10 min（指导病人或家属正确按压），必要时用沙袋压迫止血	• 直至无出血为止，凝血功能障碍病人拔针后按压时间延长
③ 针头拔出后立即塞入软木塞或橡胶塞，以隔绝空气，并轻轻搓动注射器使血液与肝素混匀	• 注射器内不可有空气，以免影响检验结果 • 防血标本凝固
（7）操作后处理	
① 取下一次性垫巾。协助病人取舒适卧位，询问病人需要，整理床单位	
② 再次核对检验申请单、病人、标本	• 操作后查对
③ 清理用物，并交代注意事项	
④ 洗手、记录	• 记录采血、送检时间并签名
⑤ 将标本连同检验申请单及时送检	• 以免影响检验结果

【注意事项】

（1）严格执行查对制度和无菌技术操作原则。

（2）桡动脉穿刺点为前臂掌侧腕关节上2 cm、动脉搏动明显处，股动脉穿刺点在腹股沟股动脉搏动明显处。穿刺时，须充分暴露穿刺部位。新生儿宜选用桡动脉，不宜选用股动脉穿刺，因股动脉穿刺垂直进针时易伤及髋关节。

（3）血气分析标本应与空气隔绝，采集后立即送检。

（4）拔针后局部用无菌纱布或砂袋加压止血，以免出血或形成血肿，压迫止血至不出血为止。

（5）病人采血前若饮热水、洗澡、运动，则需休息30 min后再行采血，以免影响检查结果。

（6）有出血倾向者慎用动脉穿刺法采集动脉血标本。

【健康教育】

向病人说明动脉血标本采集的目的、方法、注意事项及配合要点。

二、尿标本采集技术

尿液检验是临床上最常用的检测项目之一，主要用于泌尿生殖系统、肝胆疾病、代谢性疾病（如糖尿病）及其他系统疾病的诊断和鉴别诊断、治疗监测及健康普查。

尿标本分以下几种：常规标本（如晨尿、随机尿等）、12 小时或 24 小时标本及培养标本（如清洁尿）。

【目的】

（1）尿常规标本：用于尿液常规检查，检查有无细胞和管型，特别是各种有形成分的检查和尿蛋白、尿糖等项目的测定。

（2）12 小时或 24 小时尿标本：用于各种尿生化检查，如钠、钾、氯、17-羟类固醇、肌酐、肌酸及尿糖定量检查或尿浓缩查结核杆菌等。

（3）尿培养标本：主要采集清洁尿标本，适用于病原微生物学培养、鉴定和药物敏感试验，协助临床诊断和治疗。

【操作前准备】

1．评估病人并解释

（1）评估：病人的病情、临床诊断、治疗状况、意识状态、心理状况、沟通交流及合作能力等。

（2）解释：向病人及家属解释留取尿标本的目的、方法和配合要点。

2．病人准备

能理解采集尿标本的目的和方法，协助配合。

3．环境准备

宽敞、安静、安全、隐蔽。

4．护士准备

衣帽整洁，修剪指甲，洗手，戴口罩。

5．用物准备

除检验申请单、标签或条形码、手消毒液、生活垃圾桶、医用垃圾桶以外，根据检验目的的不同，另备：

（1）尿常规标本：一次性尿常规标本容器，必要时备便盆或尿壶。

（2）12 小时或 24 小时尿标本：集尿瓶（容量 3 000 ~ 5 000 mL）、防腐剂（常用防腐剂见表 6-5）。

表 6-5　常用防腐剂的使用

防腐剂	作　用	用　法	临床应用
甲醛	防腐和固定尿中有机成分	每 100 mL 尿液加 400 mg/L 甲醛 0.5 mL	艾迪计数（12 小时尿细胞计数）等
浓盐酸	保持尿液在酸性环境中，防止尿中激素被氧化	24 小时尿中加 10 mL/L 浓盐酸	内分泌系统的检查，如 17-酮类固醇、17-羟类固醇等
甲苯	保持尿中化学成分不变	第一次尿量倒入后，每 100 mL 尿液中加甲苯 0.5 ~ 2 mL（即甲苯浓度为 5 ~ 20 mL/L）	尿蛋白定量、尿糖定量检查

（3）尿培养标本：无菌标本容器、无菌手套、无菌棉球、消毒液、便器或尿壶、屏风、肥皂水或1∶5 000高锰酸钾水溶液、无菌生理盐水、必要时备导尿包或一次性注射器及无菌棉签。

【操作步骤】

尿液标本采集的操作步骤及要点说明见表6-6。

表6-6 尿液标本采集法

操作步骤	要点与说明
（1）贴标签或条形码。核对医嘱、检验申请单、标签（或条形码）及标本容器，无误后贴标签（或条形码）于标本容器外壁上	• 防止发生差错
（2）核对。携用物至病人床旁，依据检验申请单查对病人的床号、姓名、住院号及腕带；核对检验申请单、标本容器以及标签（或条形码）是否一致。向病人及家属说明标本采集的目的及配合方法	• 确认病人
（3）收集尿液标本	
▲ 尿常规标本	
① 能自理的病人，给予标本容器，嘱其将晨起第一次尿留于容器内，除测定尿比重需留100 mL以外，其余检验留取30～50 mL即可	• 新鲜晨尿较浓缩，条件恒定，便于对比，且未受饮食的影响，检验结果较准确
② 行动不便的病人，协助病人在床上使用便器，收集尿液于标本容器中	• 注意使用屏风遮挡、保护病人隐私，卫生纸勿丢入便器内
③ 留置导尿的病人，于集尿袋下方引流孔处打开橡胶塞收集尿液	• 婴儿或尿失禁病人可用尿套或尿袋协助收集
▲ 12小时或24小时尿标本	
① 将检验申请单标签或条形码贴于集尿瓶上，注明留取尿液的起止时间	• 必须在医嘱规定的时间内留取，不可多于或少于12小时或24小时，以得到正确的检验结果
② 留取12小时尿标本，嘱病人于7 pm排空膀胱后开始留取尿液至次晨7 am留取最后一次尿液；若留取24小时尿标本，嘱病人于7 am排空膀胱后，开始留取尿液，至次晨7 am留取最后一次尿液	• 7 pm或7 am尿液为检查前存留在膀胱内的，不应留取 • 集尿瓶应放在阴凉处，根据检验要求在尿中加防腐剂（于第一次尿液倒入后添加防腐剂）
③ 请病人将尿液先排在便器或尿壶内，然后再倒入集尿瓶内	• 方便收集尿液
④ 留取最后一次尿液后，将12小时或24小时的全部尿液盛于集尿瓶内，测总量，记录于检验单上	• 充分混匀，从中取适量（一般为20～50 mL）于清洁干燥有盖容器内立即送检，余尿弃去
▲ 尿培养标本	
① 中段尿留取法	

续表

操作步骤	要点与说明
a. 屏风遮挡，协助病人取坐位或平卧位，放好便器	• 注意保护病人
b. 护士戴手套，协助（或按要求）对成年男性和女性分别用肥皂水或 1∶5 000 高锰酸钾水溶液清洗尿道口和外阴部，再用消毒液冲洗尿道口，无菌生理盐水冲去消毒液，然后排尿弃去前段尿液，收集中段尿 5 ~10 mL 盛于带盖的无菌容器内送检	• 严格无菌操作，以免污染尿液 • 采集中段尿时，应在病人膀胱充盈时进行 • 尿液内勿混入消毒液，以免产生抑菌作用影响检验结果
② 导尿术留取法	
按导尿术要求分别清洁、消毒外阴、尿道口，再按照导尿术引流尿液，见尿后弃去前段尿液，接中段尿 5 ~ 10 mL 于无菌试管中送检	• 危重、昏迷或尿潴留病人可通过导尿术留取尿培养标本
③ 留置导尿管术留取法	
留置导尿时，用无菌消毒法消毒导尿管外部及导尿管口，用无菌注射器通过导尿管抽吸尿液送检	• 长期留置导尿管者应更换新导尿管后再留尿 • 不可采集尿液收集袋中的尿液送检
④ 脱手套	• 按手套的使用流程处理手套
⑤ 清洁外阴，协助病人整理衣裤，整理床单位，清理用物	• 处置用物 • 使病人舒适
（4）操作后处理	
① 洗手	
② 再次查对医嘱和标本，标本密封后放于转运容器里外送，做好交接和记录	• 保证检验结果的准确性 • 记录尿液总量、颜色、气味等
③ 处理用物	• 用物按常规消毒处理

【注意事项】

（1）尿液标本必须新鲜，并按要求留取。

（2）女性经期不宜留取尿标本，尿液标本应避免白带、精液、粪便、烟灰、便纸等异物混入。

（3）标本留取后，应及时送检，以免细菌繁殖、细胞溶解或被污染等。送检标本时要置于有盖容器内，以免尿液蒸发影响检测结果。

（4）常规检查在标本采集后 2 h 内尽快送检，如不能及时送检和分析，必须采取保存措施，如冷藏或防腐等。

（5）留取尿培养标本时，应严格执行无菌操作，防止标本污染影响检验结果。

【健康教育】

（1）留取前根据检验目的不同向病人介绍尿标本留取的目的、方法及注意事项。

（2）向病人说明正确留取尿标本对检验结果的重要性，教会留取方法，确保检验结果的准确性。

三、粪便标本采集法

正常粪便由食物残渣、消化道分泌物、细菌和水分等组成。粪便标本的检验结果可有效评估病人的消化系统功能，为协助诊断、治疗疾病提供可靠依据。采集粪便标本的方法因检查目的不同而有差别。粪便标本包括常规标本、细菌培养标本、隐血标本和寄生虫及虫卵标本。

【目的】

（1）常规标本：用于检查粪便的性状、颜色、细胞等。

（2）培养标本：用于检查粪便中的致病菌。

（3）隐血标本：用于检查粪便内肉眼不能察见的微量血液。

（4）寄生虫及虫卵标本：用于检查粪便中的寄生虫成虫、幼虫及虫卵并计数。

【操作前准备】

1．评估病人并解释

（1）评估：病人的病情、临床诊断、意识状态、合作程度、心理状况。

（2）解释：向病人及家属解释留取粪便标本的目的、方法和配合要点。

2．病人准备

能理解采集标本的目的和方法，并按要求在采集标本前排空

3．环境准备

安静、安全、隐蔽。

4．护士准备

衣帽整洁，修剪指甲，洗手，戴口罩。

5．用物准备

除检验申请单、标签或条形码、手套、手消毒液、生活垃圾桶、医用垃圾桶以外，根据检验目的的不同，另备：

（1）常规标本：检便盒（内附棉签或检便匙）、清洁便盆。

（2）培养标本：无菌培养容器、无菌棉签、消毒便盆。

（3）隐血标本：检便盒（内附棉签或检便匙）、清洁便盆。

（4）寄生虫及虫卵标本：检便盒（内附棉签或检便匙）、透明塑料薄膜或软粘透明纸拭子或透明胶带或载玻片（查找蛲虫）、清洁便盆。

【操作步骤】

粪便标本采集法的操作步骤及要点说明见表6-7。

表 6-7　粪便标本采集法

操作步骤	要点与说明
（1）贴标签或条形码。核对医嘱、检验申请单、标签（或条形码）及标本容器，无误后贴检验申请单标签（或条形码）于标本容器外壁上	防止发生差错
（2）核对。携用物至病人床旁，依据检验申请单查对病人的床号、姓名、住院号及腕带；核对检验申请单、标本容器以及标签（或条形码）是否一致。向病人及家属说明标本采集的目的及配合方法	• 确认病人
（3）采集粪便标本	
▲ 常规标本	
① 嘱病人排便于清洁便盆内	• 排便时避免尿液排出，以免影响检验结果
② 用棉签或检便匙取脓、血、黏液部分或粪便表面、深处及粪端多处取材约 5 g 新鲜粪便，置于检便盒内送检	• 防止粪便干燥
▲ 培养标本	
① 嘱病人排便于消毒便盆内	• 保证检验结果准确
② 用无菌棉签取黏液脓血部分或中央部分粪便 2~5 g 置于无菌培养容器内，盖紧瓶塞送检	• 尽量多处取标本，以提高检验阳性率 • 细菌检验用标本应全部无菌操作并收集于灭菌封口的容器内
▲ 隐血标本	
按常规标本留取	
▲ 寄生虫及虫卵标本	
① 检查寄生虫及虫卵 嘱病人排便于便盆内，用棉签或检便匙取不同部位带血或黏液部分 5~10g 送检	
② 检查蛲虫 用透明塑料薄膜或软黏透明纸拭子于半夜 12 点或清晨排便前，于肛门周围皱壁处拭取标本，并立即送检。或嘱病人睡觉前或清晨未起床前，将透明胶带贴于肛门周围处。取下并将已黏有虫卵带面贴在载玻片上或将透明胶带对合，立即送检验室作显微镜检查	• 蛲虫常在午夜或清晨爬到肛门处产卵 • 有时需要连续采集数天
③ 检查阿米巴原虫 将便盆加温至接近人体的体温。排便后标本连同便盆立即送检	• 保持阿米巴原虫的活动状态，因阿米巴原虫在低温的环境下失去活力而难以查到 •及时送检，防止阿米巴原虫死亡
（4）操作后处理	• 依生物性医疗废弃物处理原则处理用物
① 用物按常规消毒处理	• 避免交叉感染
② 洗手，记录	• 记录粪便的形状、颜色、气味等

【注意事项】

（1）盛粪便标本的容器必须有盖，有明显标记。

（2）粪便标本中不可混入植物、泥土、污水等异物。不应从卫生纸或衣裤、纸尿裤等物品上留取标本，不能用棉签有棉絮端挑取标本。

（3）采集寄生虫标本时，如病人服用驱虫药或做血吸虫孵化检查，应取黏液、脓、血部分，如需孵化应留取不少于 30 g 的粪便，并尽快送检，必要时留取整份粪便送检。

（4）查阿米巴原虫时，在采集标本前几天，不可给病人服用钡剂、油质、含金属的泻剂等，以免影响阿米巴虫卵或胞囊显露。

（5）采集培养标本时，应全部无菌操作并将标本收集于灭菌封口的容器内。若难以获得粪便或排便困难者及幼儿可采取直肠拭子法。

【健康教育】

（1）留取标本前根据检验目的不同向病人介绍粪便标本留取的方法及注意事项。

（2）向病人说明正确留取标本对检验结果的重要性。

（3）教会病人留取标本的正确方法，确保检验结果的准确性。

四、痰液标本采集法

痰液是气管、支气管和肺泡所产生的分泌物，正常情况下很少。痰液的主要成分是黏液和炎性渗出物。当呼吸道黏膜受到刺激时或伴随呼吸系统疾病时，分泌物增多，痰量也增多，性状也会有所改变。正确的痰液标本采集是为临床检查、诊断和治疗提供依据，所以护士应熟练、正确地采集痰液标本为临床服务。

临床上常用的痰液标本检查分为常规痰标本、痰培养标本、24 小时痰标本 3 种。

【目的】

（1）常规痰标本：检查痰液中的细菌、虫卵或癌细胞等。

（2）痰培养标本：检查痰液中的致病菌，为选择抗生素提供依据。

（3）24 小时痰标本：检查 24 小时的痰量，并观察痰液的性状，协助诊断或作浓集结核杆菌检查。

【操作前准备】

1．评估病人并解释

（1）评估：病人的年龄、病情、治疗情况，心理状态及合作程度。

（2）解释：向病人及家属解释痰液标本采集的目的、方法、注意事项及配合要点。

2．病人准备

（1）了解痰液标本采集的目的、方法、注意事项及配合要点。

（2）漱口。

3．环境准备

温度适宜、光线充足、环境安静。

4．护士准备

衣帽整洁，修剪指甲，洗手，戴口罩。

5．用物准备

除检验申请单、标签或条形码、医用手套、手消毒液、生活垃圾桶、医用垃圾桶以外，根据检验目的的不同，另备：

（1）常规痰标本：痰盒。

（2）痰培养标本：无菌痰盒、漱口溶液（朵贝液、冷开水）。

（3）24 小时痰标本：广口大容量痰盒、防腐剂（如苯酚）。

（4）无力咳痰者或不合作者：一次性集痰器、吸痰用物（吸引器、吸痰管）、一次性手套。如收集痰培养标本需备无菌用物。

【操作步骤】

痰标本采集法的操作步骤及要点说明见表 6-8。

表 6-8　痰标本采集法

操作步骤	要点与说明
（1）贴标签或条形码。核对医嘱、检验申请单、标签（或条形码）及标本容器，无误后贴检验申请单标签（或条形码）于标本容器外壁上	• 防止发生差错
（2）核对。携用物至病人床旁，依据检验申请单查对病人的床号、姓名、住院号及腕带；核对检验申请单、标本容器以及标签（或条形码）是否一致。向病人及家属说明标本采集的目的及配合方法	• 确认病人
（3）采集标本	
▲ 常规标本	
① 能自行留痰者	
时间：晨起并漱口	• 用清水漱口，去除口腔中杂质
方法：深呼吸数次后用力咳出气管深处的痰液置于痰盒中	• 如痰液不易咳出，可配合雾化吸入等方法
② 无力咳痰或不合作者	
体位：合适体位，叩击胸背部	• 使痰液松动

续表

操作步骤	要点与说明
方法：一次性集痰器分别连接吸引器和吸痰管吸痰，置痰液于集痰器	• 一次性集痰器一端连接吸引器，一端连接吸痰管或直接吸痰（如为吸痰管） • 操作者戴手套，注意自我防护
▲ 痰培养标本	
① 自然咳痰法：a. 晨痰最佳；先用朵贝氏液再用冷开水洗漱、清洁口腔和牙齿；b. 深吸气后再用力咳出呼吸道深部的痰液于无菌容器中，痰量不得少于 1 mL；c. 痰咳出困难时可先雾化吸入生理盐水，再咳出痰液于无菌容器中	• 先用漱口溶液漱口，再用清水漱口 • 无菌操作，防止污染
② 小儿取痰法：用弯压舌板向后压舌，将无菌拭子探入咽部，小儿因压舌板刺激引起咳嗽，喷出的肺或气管分泌物黏在拭子上即可送检	• 物品均需无菌 • 留取量：细菌培养 >1 mL 真菌培养：2 ~ 5 mL 分枝杆菌培养：5 ~ 10 mL • 寄生虫检查：3 ~ 5 mL
▲ 24 小时痰标本	
① 时间：晨起漱口后（7 am）第一口痰起至次晨漱口后（7 am）第一口痰止	• 正常人痰量很少，24 小时约 25 mL 或无痰液
② 方法：24 小时痰液全部收集于广口痰盒内	
（4）洗手	• 避免交叉感染
（5）观察	• 痰液的色、质、量
（6）记录	• 记录痰液的外观和性状；24 小时痰标本应记录总量
（7）送检	• 及时送验

【注意事项】

（1）收集痰液时间宜选择在清晨，可提高阳性率。

（2）勿将漱口水，口腔、鼻咽分泌物（如唾液、鼻涕）等混入痰液中。

（3）如查癌细胞，应用 10% 甲醛溶液或 95% 乙醇溶液固定痰液后立即送检。

（4）做 24 小时痰量和分层检查时，应嘱病人将痰吐在无色广口大玻璃瓶内，加少许防腐剂（如苯酚）防腐。

（5）留取痰培养标本时，应用朵贝氏液及冷开水漱口数次，尽量排除口腔内大量杂菌。

【健康教育】

（1）向病人及家属解释痰液标本收集的重要性。

（2）指导病人及家属痰液标本收集的方法及注意事项。

五、咽拭子标本的采集

正常人咽峡部的口腔有正常菌群，无致病菌生长，但在机体抵抗力下降和其他外界因素共同作用下可出现感染而导致疾病发生。咽拭子细菌培养能分离出致病菌，有助于白喉、化脓性扁桃体炎、急性咽喉炎等的诊断。

音频　最危险的地方有你们

【目的】

从咽部及扁桃体采集分泌物作细菌培养或病毒分离，以协助诊断。

【操作前准备】

1．评估病人并解释

（1）评估：病人的年龄、病情、治疗情况，心理状态及合作程度。

（2）解释：向病人及家属解释咽拭子标本采集的目的、方法、注意事项及配合要点。

2．病人准备

（1）了解咽拭子标本采集的目的、方法、注意事项及配合要点。

（2）体位舒适，愿意配合，进食 2 小时后再留取标本。

3．环境准备

室温适宜、光线充足、环境安静。

4．护士准备

衣帽整洁，修剪指甲，洗手，戴口罩。

5．用物准备

（1）治疗车上层：无菌咽拭子培养试管、酒精灯、火柴、无菌生理盐水、压舌板、手电筒、检验申请单、标签或条形码、手消毒液。

（2）治疗车下层：生活垃圾桶、医用垃圾桶。

【操作步骤】

咽拭子标本采集法的操作步骤及要点说明见表 6-9。

表 6-9　咽拭子标本采集法

操作步骤	要点与说明
（1）贴标签或条形码。核对医嘱、检验申请单、标签（或条形码）及无菌咽拭子培养试管，无误后贴标签（或条形码）于无菌咽拭子培养试管外壁上	• 防止发生差错
（2）核对。携用物至病人床旁，依据检验申请单查对病人的床号、姓名、住院号及腕带；核对检验申请单、无菌咽拭子培养试管以及标签（或条形码）是否一致。向病人及家属说明标本采集的目的及配合方法	• 确认病人

续表

操作步骤	要点与说明
(3)标本采集。点燃酒精灯，按无菌操作要求从培养试管中取出无菌长棉签，并用无菌生理盐水蘸湿，嘱病人张口，发“啊”音，用无菌长棉签迅速擦拭两侧腭弓、咽及扁桃体上分泌物	• 暴露咽喉部，必要时可用压舌板压住舌部 • 动作敏捷而轻柔
(4)消毒。将试管口和塞子在酒精灯火焰上烧灼，然后将棉签插入试管中，再次烧灼试管口后塞紧试管塞子	• 防止标本污染
(5)洗手	• 避免交叉感染
(6)记录	• 痰液性状
(7)送检	• 将咽拭子标本连同检验申请单立即送检

【注意事项】

(1)最好在应用抗生素之前采集标本。

(2)避免交叉感染。

(3)做真菌培养时，须在口腔溃疡面上采集分泌物，避免接触正常组织。先用一个拭子揩去溃疡或创面浅表分泌物，第二个拭子采集溃疡边缘或底部分泌物。

(4)注意无菌长棉签不要触及其他部位，防止污染标本，影响检验结果。

(5)避免在进食后 2 小时内留取标本，以防呕吐。

【健康教育】

(1)向病人及家属解释取咽拭子标本的目的，使其能正确配合。

(2)指导病人配合采集咽拭子标本的方法及注意事项。

六、血糖测定

视频 6-2 血糖监测

【目的】

自静脉末梢端采血以了解血糖水平，协助临床诊断及血糖监测。

【操作前准备】

1. 评估病人并解释

(1)评估：病人的年龄、病情、治疗情况，心理状态及合作程度。

(2)解释：向病人及家属解释血糖测定的目的、方法、注意事项及配合要点。

2. 病人准备

(1)了解血糖测定采集的目的、方法、注意事项及配合要点。

（2）体位舒适，愿意配合。

3．环境准备

室温适宜、光线充足、环境安静。

4．护士准备

衣帽整洁，修剪指甲，洗手，戴口罩。

5．用物准备

75% 酒精、棉签、广口瓶（弯盘）、血糖仪（使用前检查血糖仪性能是否完好，仪器表面是否干净、清洁）、同型号血糖试纸（检查是否在有效期内）、采血针、执行单、签字笔。

【操作步骤】

静脉末梢采血测定血糖的操作步骤及要点说明见表 6-10。

表 6-10 静脉末梢采血测定血糖法

操作步骤	要点与说明
（1）核对医嘱	• 防止发生差错
（2）核对病人。携用物至病人床旁，依据医嘱单查对病人的床号、姓名、住院号及腕带，向病人及家属说明血糖测定的目的及配合方法	• 确认病人，操作前查对
（3）选择部位。选择合适的静脉末梢部位	• 评估皮肤状况
（4）消毒皮肤。75% 酒精消毒，待干	• 操作中查对
（5）采血。用拇指和示指固定要采血的指间关节，用采血针在指尖任一侧刺破皮肤采血（避开指腹神经末梢丰富部位，减轻疼痛）	• 弃去第一滴血，用第二滴血测定
（6）吸样。将血滴接触试纸黄色窗口的前沿位置，血液自动吸入黄色窗口内，直至填满整个黄色窗口。当看到有图标闪烁时，代表试纸已经有足够的血样；如果未看到图标闪烁，可在 5 s 内补充滴血	
（7）取出血糖试纸，血糖仪会在 5 s 内自动关机，指导病人按压采血部位	
（8）操作后处理	
① 整理床单位，协助病人取舒适体位	
② 再次核对检验医嘱单、病人	• 操作后查对
③ 用物处置，洗手，记录，并将血糖结果告知病人	• 用物分类处置 • 签字、记录结果

【注意事项】

（1）测血糖前，确认血糖仪上的号码与试纸号码一致。

（2）试纸应贮藏在其原包装筒中；使用前务必检查试纸筒上的有效期，不得使用过期的试纸；试纸筒和血糖仪应贮藏在阴凉、干燥处；试纸需贮藏在温度为 2 ~ 32 °C 的环境中，勿将试纸放在冰箱冷冻或冷藏；每次取出试纸后，应立即盖严试纸筒盖，避免试纸发生污染、受潮；试纸取出后应立即使用；先将试纸插入血糖仪后，再滴加血样或质控液。

（3）确认病人手指上的酒精干透后再实施采血。

（4）刺破皮肤后勿加力挤压，以免组织液混入血样，造成检测结果偏差。

（5）滴血量应使试纸测试区完全变成红色。

（6）对需要长期监测血糖的病人，测血糖时应轮换采血部位。

（7）血糖仪应按生产商使用要求定期进行标准液校正。

（8）出现异常结果应重复检测一次，通知医生采取不同的干预措施，必要时复检静脉生化血糖。

【健康教育】

（1）向病人及家属解释取血糖测定的目的，使其能正确配合。

（2）指导病人配合血糖测定的方法及注意事项。

第六章课后练习及答案

第七章

舒适与安全

学习目标

（1）掌握常用卧位的适用范围，口腔护理溶液种类及作用，压力性损伤分期、预防及临床表现，疼痛病人的护理措施，医院常见安全意外的防护措施。

（2）熟悉不舒适病人的护理原则，口腔护理、头发护理、皮肤护理的操作注意事项，压力性损伤发生的高危人群、部位及护理措施、疼痛的性质，病人安全意外的处置原则。

（3）了解舒适卧位的基本要求，疼痛的原因及影响因素，病人安全防护的基本原则。

（4）能正确实施协助病人翻身侧卧及移向床头法，能熟练使用常用保护具。

（5）具有人文关怀理念，护理操作过程中语言温和，态度和蔼，保证病人舒适与安全。

预习案例

某医院 ICU 收治了一名女性病人王某，38 岁，诊断为“全身多发伤”。现已入院 5 天，生命体征平稳，意识清醒，病人骨盆骨折固定，不能自行移动。护士小王今日给病人做晨间护理时发现，床单已被经血、小便污染。

思考：

（1）引起该病人不舒适的原因有哪些？

（2）护士小李应该采取哪些护理措施促使该病人感觉舒适？

舒适与安全是人类的基本需要，体位、卫生状况、心理、环境等因素都可能影响到舒适。个体在健康状态下，可以通过自身调节来满足其舒适的需要，但在患病状态下，正常的平静与安宁被打破，安全感降低甚至消失而处于不舒适状态。因此，护士在护理过程中，应该及时发现影响病人舒适与安全的因素，根据情况采取适当的护理措施，满足其舒适与安全的需求。

第一节 舒 适

一、舒适的定义

舒适（Comfort）是指个体身心处于轻松自在、满意、无焦虑、无疼痛的健康和安宁状态的一种自我感觉。由于文化背景和生活经历的差异，不同的个体对舒适可产生不同的理解和体验。

舒适包括四个方面：① 生理舒适：指个体身体上的舒适。② 心理舒适：指信仰、信念、自尊、生命价值等内在自我意识层面需求的满足。③ 社会舒适：指个体、家庭和社会的相互关系和谐所带来的舒适感觉。④ 环境舒适：指围绕个体的外界事物，如声响、光线、颜色、温度、湿度等符合机体需求，使其产生舒适的感觉。以上四个方面相互联系、互为因果，当某一方面发生问题时，个体就会感到不舒适。

二、不舒适的原因

影响人体不舒适的因素有很多，主要包括身体因素、心理-社会因素、环境因素等，这些因素往往相互关联、相互影响。

（一）身体因素

1．疾　病

疾病本身会引起机体不适，如疼痛、恶心、呕吐、咳嗽、头晕、腹胀、发热等，其中疼痛是最常见、最严重的一种不舒适。

2．个人卫生

长期卧床、身体虚弱、昏迷等病人，自理能力降低，若没有良好的护理，常出现汗臭、皮肤污垢、皮肤破损、瘙痒等。

3．姿势或体位不当

如病人四肢缺乏适当支托，关节过度的屈曲或伸展，身体某部位长期受压或疾病造成的强迫体位等，都可使肌肉和关节疲劳、麻木、疼痛而引起不舒适。

4．活动受限

使用约束具、石膏绷带、夹板等限制病人活动时会造成不舒适。

（二）心理-社会因素

1．焦虑与恐惧

疾病会给病人带来心理上的压力，病人通常担心疾病造成的伤害或不能忍受治疗过程中的痛苦，而对疾病及死亡充满焦虑、恐惧等。

2．压　力

病人对必须面对的手术及治疗感到担心，对疾病的康复缺乏信心。

3．角色改变

在适应病人的角色过程中，可能出现角色行为冲突，角色行为缺如。如担心家庭、孩子或工作而不能安心养病，影响疾病康复等。

4．不被关心与支持

如被医护人员忽视冷落，担心得不到关心和照顾，或操作时身体隐私部位暴露过多缺少遮挡等，都可使病人感觉得不到关心与支持。

（三）环境因素

1．不适宜的物理环境

病室内通风不良，有异味刺激，温度不合适，同室病友的呻吟或仪器的噪声，被褥不整洁，床垫软硬不当等，都可使病人感到不适。

2．不适宜的社会环境

新入院病人常因来到一个陌生的环境，缺乏安全感而产生紧张焦虑的情绪。

三、不舒适的护理原则

（一）细心观察，去除诱因

不舒适属于自我感觉，难客观评估。通过细致的观察和科学的分析，可以大致估计病人不舒适的原因及程度。护士要善于倾听病人的诉求，同时善于观察非语言行为，如面部表情、手势、姿势、体态，以及活动或移动能力、饮食、睡眠、皮肤颜色、有无出汗等，从而判断病人不舒适的程度，并找出影响舒适的因素。

对身体不适的病人，可以针对诱因采取有效措施。例如，对腹部术后的病人给予半坐卧位或必要的支撑物，以缓解切口疼痛，减轻不适，促进康复；对已发生尿潴留的病人，采取适当的方法诱导排尿，必要时行导尿术，以解除膀胱高度膨胀引起的不适。

（二）心理支持

护士与病人、家属建立相互信任的关系是心理护理的基础。对心理-社会因素引起不舒适的病人，护士可以采取不作评判的倾听方式，使其郁积在内心的苦闷和压抑得以宣泄；通过有效的沟通，正确指导病人调节情绪；配合家属共同做好病人的心理护理。

（三）角色尊重

护士要有良好的服务态度，以亲切的语言与和蔼的态度尊重病人，洞察病人的心理需求，不断听取病人对治疗护理的意见，并鼓励他们积极主动地参与护理活动，促使其尽快康复。

（四）加强生活护理

良好的生活护理能有效地促进舒适的程度。尤其对重危病人，护士协助或完全替代其进行生活护理，使病人感觉舒适和安全。

（五）创造良好环境

医院环境注重体现“以病人为中心”的人性化理念，不但要满足医疗、护理的需要，还应兼顾病人的舒适与安全，护士应结合医院条件为病人创造一个舒适的物理环境与和谐的社会环境，以满足其各种需求。

第二节 卧位与舒适

卧位（Lying Position）是指病人休息、治疗和检查时所采取的卧床姿势。临床上为病人安置适当的卧位，可以使病人感到舒适，还能够预防长期卧床而造成的并发症。如妇科检查时可采取截石位，呼吸困难时可采取半坐卧位，灌肠时可采取侧卧位等。护士应熟悉各种卧位的要求，根据病情的需要，协助和指导病人采取正确、舒适、安全的卧位。

一、卧位概述

（一）舒适卧位的基本要求

1．卧位姿势

应符合人体力学的要求，尽量扩大支撑面，降低重心，将体重平均分布于身体各负重部位，关节保持在正常功能位，可在身体空隙部位垫以软枕、靠垫等，让病人全身放松，充分休息。

2．体位变换

经常变换体位，至少 2 小时变换 1 次。

3．身体活动

病人身体各部位每天均应活动，改变卧位时应做全范围的关节运动，禁忌者除外。

4．受压部位

受压部位应加强皮肤护理，给予适当的按摩。

5．保护隐私

在护理操作过程中，注意保护病人隐私，促进其身心舒适。

（二）卧位的分类

1．按卧位的自主性分类

按照卧位的自主性，可分为主动卧位、被动卧位和被迫卧位 3 种。

（1）主动卧位：病人身体活动自如，可以根据自己的意愿和习惯随意更换卧床姿势。见于轻症病人，术前及恢复病人。

（2）被动卧位：病人自身无法变换卧位，躺卧于他人安置的卧位。常见于昏迷、瘫痪、极度衰弱的病人。

（3）被迫卧位：病人意识清楚，有变换卧位的能力，只是因为疾病或治疗的需要而被迫采取某种卧位。如哮喘急性发作的病人由于呼吸极度困难而被迫采取端坐位。

2．按卧位平衡稳定性分类

根据卧位的平衡稳定性，可分为稳定性卧位和不稳定性卧位。

（1）稳定性卧位：支撑面大，重心低，平衡稳定，病人感到舒适轻松的卧位（图 7-1）。

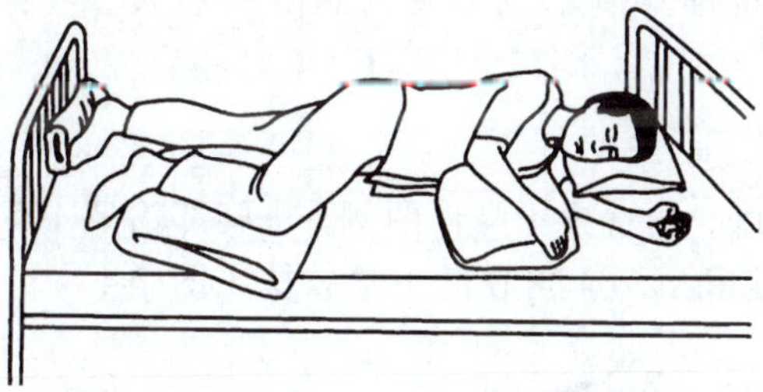

图 7-1　稳定性卧位

（2）不稳定性卧位：支撑面小，重心高，难以平衡，病人感到不舒适，肌肉紧张，易于疲劳的卧位（图 7-2）。尽量避免病人采取不稳定卧位。

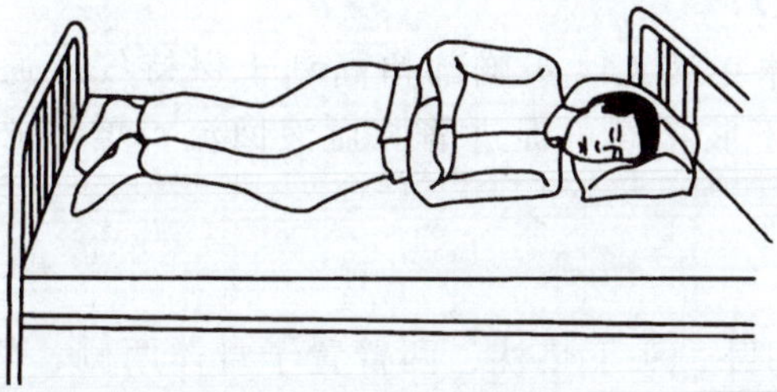

图 7-2　不稳定性卧位

二、常用卧位的安置

（一）仰卧位

仰卧位又称平卧位，是一种自然的休息姿势。病人仰卧，头下放一枕，两臂放于身体两侧，两腿自然放平。根据病情或检查等需要，仰卧位又可以发生一些变化，可分为以下几类。

1．去枕仰卧位

（1）姿势：病人去枕仰卧，头偏向一侧，两臂放于身体两侧，两腿自然放平，枕头横置于床头（图 7-3）。

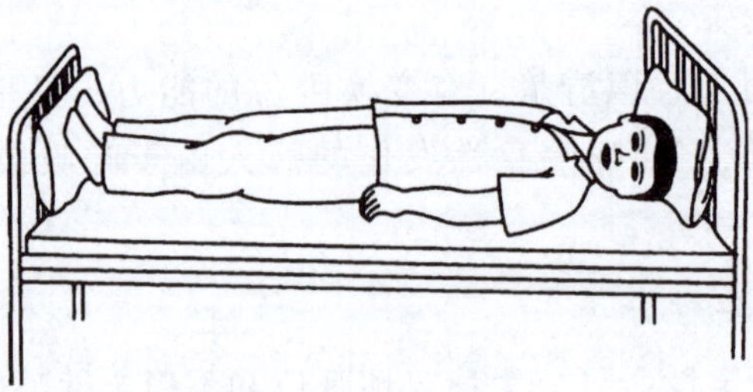

图 7-3 去枕仰卧位

（2）适用范围：① 昏迷或全身麻醉未清醒的病人，防止呕吐物误吸入气管窒息或肺部并发症。② 腰椎穿刺术或椎管内麻醉后病人，可预防颅内压降低而引起头痛。

2．中凹卧位（休克卧位）

（1）姿势：病人仰卧，两臂置于身体两侧，头胸部抬高 10°～20°，下肢抬高 20°～30°，为使病人保持稳定和舒适，可在膝下垫软枕（图 7-4）。

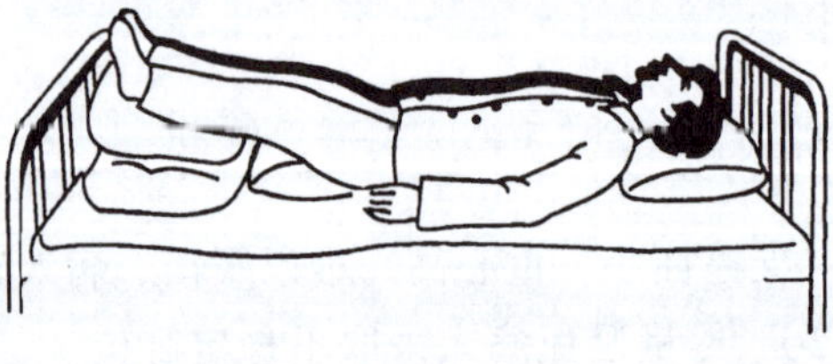

图 7-4 中凹卧位

（2）适用范围：休克病人。头胸部抬高利于保持气道通畅，改善通气功能，从而改善缺氧症状；下肢抬高可促进静脉血液回流，增加心脏排血量，缓解休克症状。

3．屈膝仰卧位

（1）姿势：病人仰卧，头下垫枕，两臂置于身体两侧，两膝屈起并稍向外分开（图 7-5）。

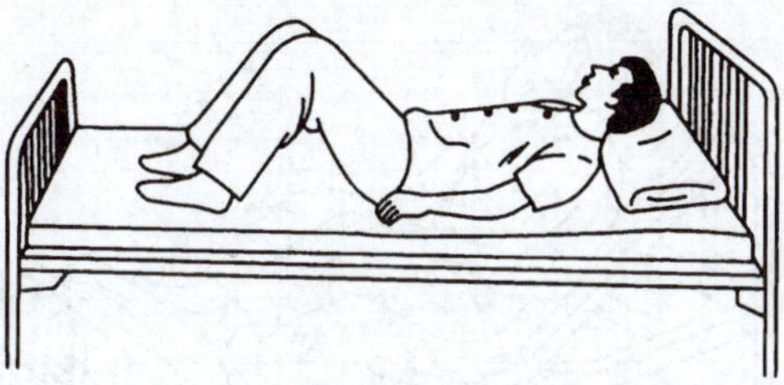

图 7-5　屈膝仰卧位

（2）适用范围：腹部检查时有利于腹部肌肉放松，便于检查。病人实施导尿和会阴冲洗等时，易暴露操作部位，便于操作。

（二）侧卧位

1．姿　势

病人侧卧，臀部稍后移，两臂屈肘，一手放在胸前，一手放在枕边，下腿稍伸直，上腿弯曲，必要时可在两膝之间、胸腹部、背部放置软枕，以扩大支撑面，增加稳定性，促进病人的舒适和安全（图 7-6）。

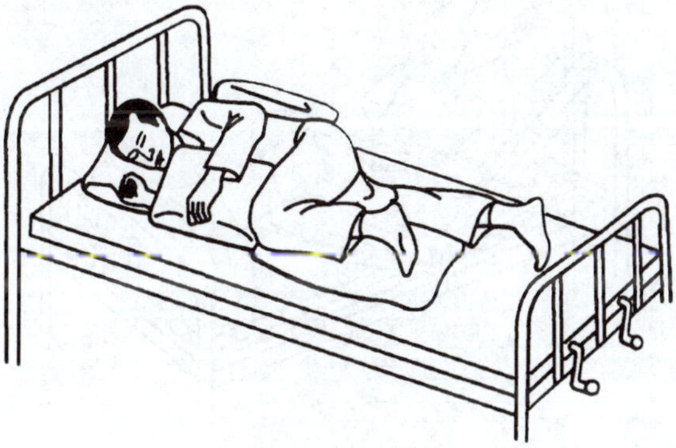

图 7-6　侧卧位

2．适用范围

（1）检查：肛门、胃镜、肠镜等检查。

（2）灌肠：病人侧卧，臀部尽量靠近床沿。

（3）肌内注射：采用该体位注射时，病人上腿伸直，下腿弯曲，充分放松注射侧臀部肌肉。

（4）预防压力性损伤：与平卧位交替，以避免局部组织长期受压，引起压力性损伤。

（5）单侧肺部病变者，可视病情采取患侧卧位或健侧卧位。

（三）半坐卧位

1．姿　势

（1）摇床法：病人仰卧，摇起床头支架抬高上半身，与床呈 30°～50°，再摇起膝下支架，防止病人下滑（图 7-7）。必要时床尾可放一软枕，垫于病人足底，支撑病人增加舒适感。

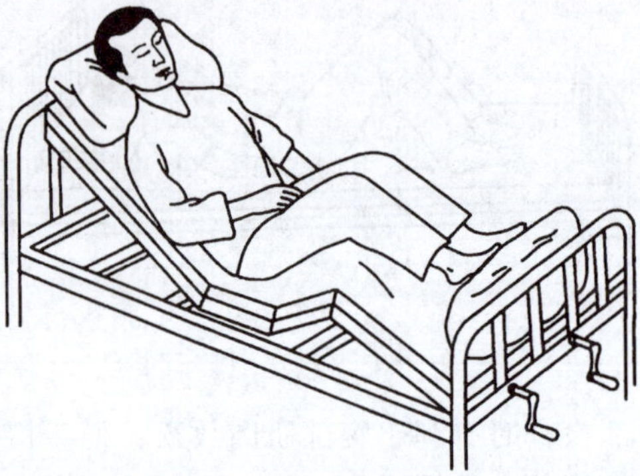

图 7-7　半坐卧位（摇床法）

（2）靠背架法：如无摇床，可将病人上半身抬高，在床头垫褥下放一靠背架；用大单包裹垫于膝下，大单两端固定于床沿，以防病人下滑；床尾足底垫软垫。放平时，先放平下肢，再放平床头（图 7-8）。使用靠背架时切忌将上半身抬得过高，以防止靠背架支撑不牢致病人受伤。

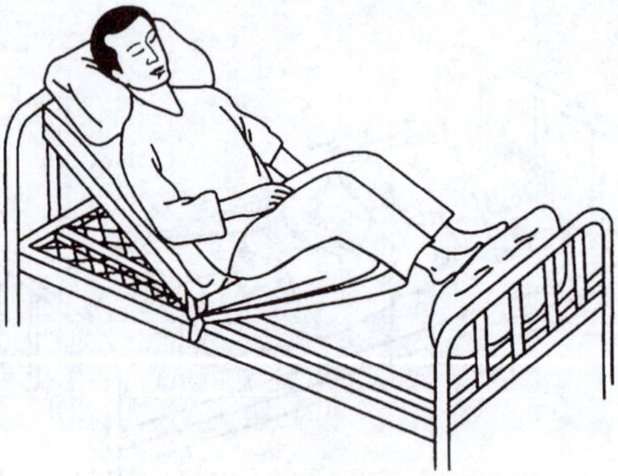

图 7-8　半坐卧位（靠背架法）

2．适用范围

（1）颜面部及颈部手术后的病人，采取半坐卧位可减少局部出血。

（2）心肺疾病引起的呼吸困难的病人，采取半坐卧位时由于重力作用，可使部分血液滞留于下肢和盆腔脏器内，减少回心血量，从而减轻肺淤血和心脏负担；同时，半坐卧位可使膈肌下降，胸腔容量扩大，从而减轻腹腔内脏器对心肺的压力，使肺活量增加，有利于改善呼吸困难。

（3）腹腔、盆腔手术后或有炎症的病人，采取半坐卧位，可使腹腔渗出液流入盆腔，防止感染向上蔓延引起膈下脓肿，从而促使感染局限。这是因为盆腔腹膜抗感染能力较强，而吸收较弱，因此可以防止炎症扩散和毒素吸收，减轻中毒。此外，腹部手术后的病人采取半坐卧位可减轻腹部切口缝合处的张力，缓解疼痛，促进舒适，有利于切口愈合。

（4）恢复期体质虚弱的病人，采取半坐卧位，可使病人逐渐适应体位的改变，有利于向站立姿势过渡。

（四）端坐位

1. 姿 势

病人坐起，在半坐卧位的基础上用床头支架将床头抬高 70°～80°，使病人能向后倚靠，若病人虚弱，可在床上放一跨床小桌，桌上放一软枕，让病人伏桌休息；同时，膝下支架抬高 15°～20°，必要时加床档，以确保病人安全（图 7-9）。

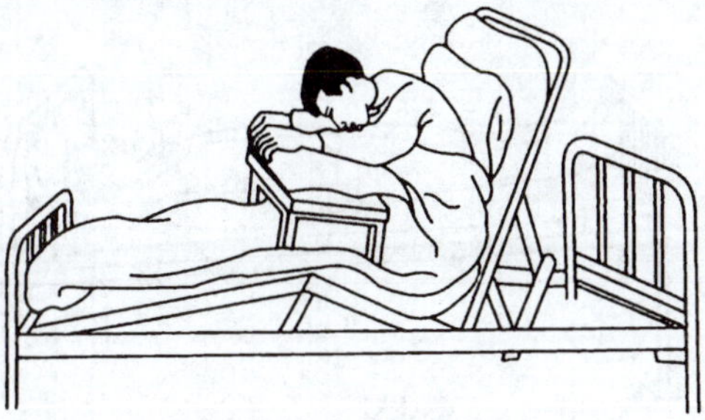

图 7-9 端坐位

2. 适用范围

左心衰竭、心包积液、支气管哮喘发作的病人，病人由于极度呼吸困难而被迫采取日夜端坐位。

（五）俯卧位

1. 姿 势

病人俯卧，头偏向一侧，两臂屈曲置于头部两侧，两腿伸直，胸下、髋部及踝部各放一软枕支撑（图 7-10）。

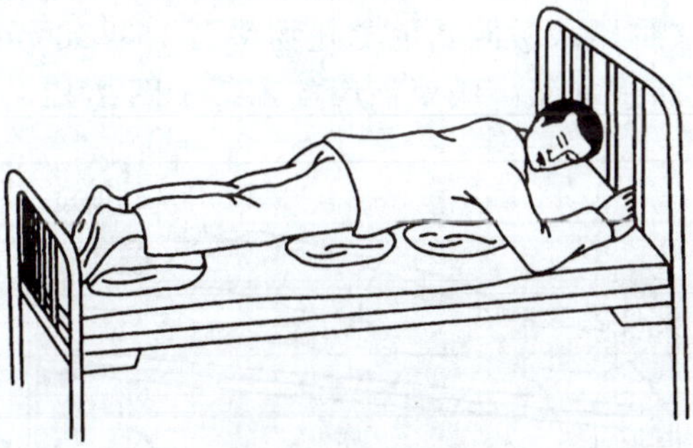

图 7-10 俯卧位

2. 适用范围

（1）腰背部检查或配合胰胆管造影检查时。

（2）脊椎手术或腰背臀部有伤口，不能平卧或侧卧的病人。

（3）胃肠胀气导致腹痛时，病人采取该体位可使腹腔容积增大，从而缓解因胃肠胀气所致的腹痛。

（六）头低足高位

1．姿　势

病人仰卧，头偏向一侧，床尾的床脚用木墩或其他支托物垫高 15 ~ 30 cm，为增加安全感，可将一软枕横立于床头，以防碰伤头部（图 7-11）。由于这种体位的病人会感到不适，因此不宜长时间使用，孕妇、高血压、心肺疾患的病人慎用，颅内高压病人禁用。

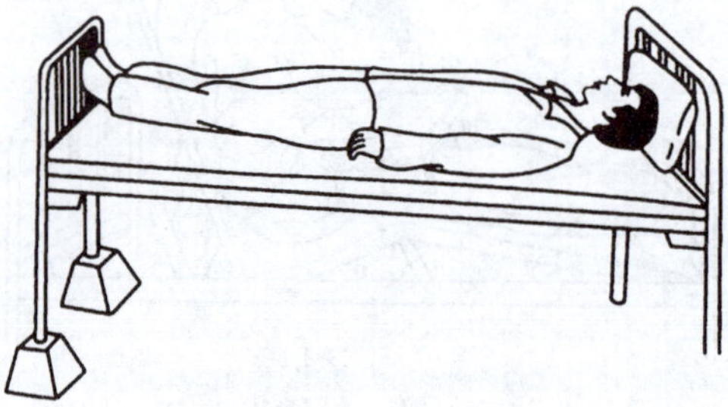

图 7-11　头低足高位

2．适用范围

（1）体位引流：可用于肺部引流，使痰液易于咳出。

（2）十二指肠引流：需同时采取右侧卧位，以利于胆汁引流。

（3）妊娠时胎膜早破：采用该体位可预防脐带脱垂。

（4）跟骨牵引或胫骨结节牵引：该体位可利用人体重力作为反牵引力。

（七）头高足低位

1．姿　势

病人仰卧，床头的床脚用木墩或其他支托物垫高 15 ~ 30 cm 或根据病情需要而定，将软枕横立于床尾，以防足部触碰床尾而引起不适（图 7-12）。

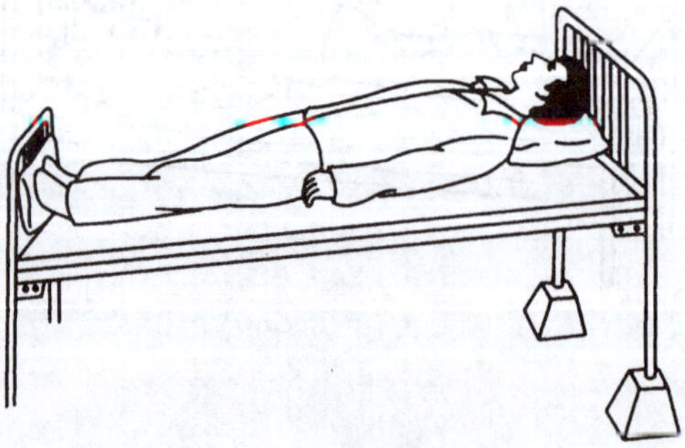

图 7-12　头高足低位

2．适用范围

（1）颅骨牵引：采取该体位可以利用人体重力作为反牵引力。

（3）颅脑疾病或颅脑手术后病人：预防脑水肿，缓解颅内高压症状。

（八）膝胸卧位

1．姿　势

病人跪卧，两小腿平放于床上，稍分开，大腿和床面垂直，胸部尽量贴近床面，腹部悬空，背部伸直，臀部抬起，头转向一侧，两臂屈肘置于头部两侧（图 7-13）。

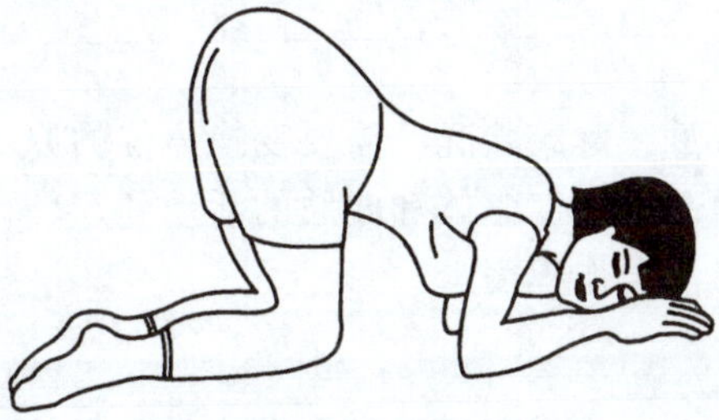

图 7-13　膝胸卧位

2．适用范围

（1）肛门、直肠、乙状结肠镜检查及相应的治疗。

（2）矫正胎位不正或子宫后倾。

（3）促进产后子宫恢复。

（九）截石位

1．姿　势

病人仰卧于检查床上，两腿分开放于支腿架上（支腿架上放置软垫），臀部向前尽量靠近床沿，两手放于身体两侧或胸前（图 7-14）。采取该体位时应注意病人的遮挡和保暖。

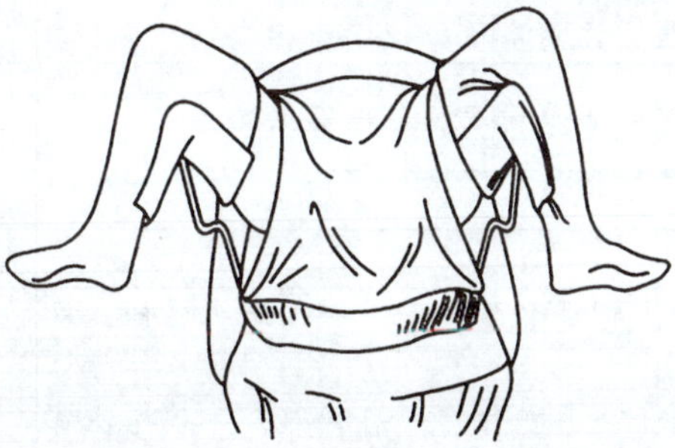

图 7-14　截石位

2．适用范围

（1）会阴、肛门部位的检查、治疗或手术，如膀胱镜检查、妇产科检查、阴道灌洗等。

（2）产妇分娩。

三、卧位的更换

长期卧床的病人由于疾病或治疗的限制，无法自由翻身更换卧位，因此局部组织持续受压，血液循环障碍易发生压力性损伤；呼吸道分泌物不易咳出，容易发生坠积性肺炎；同时，因疾病或治疗的限制，易出现消化不良、便秘、肌肉萎缩等症状。因此，护士应协助病人定时变换卧位，促其舒适，预防并发症的发生。

（一）协助病人移向床头

【目的】

协助滑向床尾而不能自行移动的病人移向床头，增进病人舒适感。

【操作前准备】

1．评　估

（1）病人的年龄、体重、健康状况、需要变换体位的原因。

（2）病人的意识、生命体征、躯体和四肢的活动度、伤口及引流情况等。

（3）病人的心理状态及合作程度。

2．计　划

（1）病人准备：病人和（或）家属了解移向床头的目的、过程及配合要点，情绪稳定，愿意配合。

（2）护士准备：着装整洁，洗手。

（3）用物准备：视情况准备软枕。

（4）环境准备：整洁、安静，室温适宜，光线充足，必要时进行床帘遮蔽。

【操作步骤】

协助病人移向床头的操作步骤及要点说明见表 7-1。

表 7-1　协助病人移向床头法

操作流程	操作步骤	要点说明
（1）核对解释	核对床号、姓名，向病人及家属解释操作目的、过程、注意事项	• 建立安全感，取得配合
（2）安置导管	将各种导管及输液装置等安置妥当	• 注意保持导管通畅 • 避免碰伤病人
（3）协助移位		
▲ 一人协助		适合体重较轻病人
	① 病人仰卧屈膝，双手握住床头栏杆，双脚蹬床面 ② 护士一手托住病人肩背部，一手托住臀部助力，使其移向床头 ③ 放回枕头，取合适卧位，整理床单位	• 病人的头部应予以支撑
▲ 二人协助		• 适用于病情较重或体重较重的病人
	① 病人仰卧屈膝 ② 两名护士分别站床的两侧，交叉托住病人的肩部和臀部，或一人托住颈肩部及腰部，一人托住臀及腘窝部，两人同时抬起病人移向床头 ③ 放回枕头，取合适卧位	• 病人的头部应予以托持
（4）舒适安全	放回枕头，视病情需要摇起床头，协助病人取舒适卧位，整理床单位	

（二）协助病人翻身侧卧

【目的】

（1）协助不能自行移动的病人移向床头，增进病人舒适感。
（2）满足检查、治疗和护理的需要。
（3）预防并发症。

【操作前准备】

1. 评 估

（1）病人的年龄、体重、健康状况、需要变换体位的原因。
（2）病人的意识、生命体征、躯体和四肢活动度、伤口及引流情况。
（3）病人心理状态及合作程度。

2. 计 划

（1）病人准备：病人及其家属了解更换卧位的目的、过程及配合要点，愿意配合。
（2）护士准备：着装整洁，洗手。
（3）环境准备：整洁，安静，室温适宜，光线充足，必要时进行遮挡。
（4）用物准备：根据病情准备好枕头、床档等物品。

【操作步骤】

协助病人翻身侧卧的操作步骤及要点说明见表 7-2。

表 7-2 协助病人翻身侧卧法

操作流程	操作步骤	要点说明
（1）核对解释	核对床号、姓名，向病人及家属解释操作目的、过程、注意事项	• 建立安全感，取得配合
（2）安置导管	将各种导管及输液装置等安置妥当	• 注意保持导管通畅。翻身时，应先检查导管是否脱落、移位、扭曲，防止受压或折叠
（3）安置病人	病人仰卧，两肘屈曲，两手放于腹部	
（4）协助翻身		
▲ 一人协助		• 适用于体重较轻的病人
	（1）先将枕头移向近侧，然后将病人的肩部、臀部移向近侧，再将病人的双下肢移近并屈曲 （2）一手扶病人肩、一手扶病人膝，轻轻推病人转向对侧，背向护士，用软枕将病人背部、胸前和膝部垫好，使之舒适、安全	• 使病人尽量靠近护士，缩短重力臂达到省力 • 不可推、拖、拉、拽，以免擦破皮肤

续表

操作流程	操作步骤	要点说明
▲ 二人协助		• 适用于病情较重或体重较重的病人
	（1）甲、乙两位护士站在病人的同一侧，先将枕头移向近侧，甲护士托住病人颈肩部和腰部，乙护士托住病人臀部和腘窝，同时将病人抬起移向近侧 （2）两位护士分别扶病人肩、腰、臀和膝部。轻推使病人转向对侧，用软枕将病人背部、胸前和膝部垫好	• 病人的头部应托持 • 两人的动作应协调、轻稳 • 扩大支撑面，确保卧位安全、舒适、稳定
（5）检查安置	检查并安置病人肢体各关节处于功能位置，各种管道保持通畅	
（6）洗手和记录	① 洗手 ② 记录	• 避免交叉感染 • 记录翻身时间和皮肤情况

协助病人轴线翻身法的操作步骤及要点说明见表 7-3。

表 7-3　协助病人轴线翻身法

操作流程	操作步骤	要点说明
（1）同协助病人翻身侧卧法操作步骤 1～4		
（2）取卧位	病人取仰卧位	
（3）翻身		
▲二人协助		• 适用于脊椎受损或脊椎手术后病人改变卧位
	（1）移动病人：两名护士站在病床同侧，小心地将大单置于病人身下，分别抓紧靠近病人肩、腰背、髋部、大腿等处的大单，将病人拉至近侧，拉起床档 （2）安置体位：护士绕至对侧，将病人近侧手臂置在头侧，远侧手臂置于胸前，两膝间放一软枕 （3）协助侧卧：护士双脚前后分开，两人双手分别抓紧病人肩、腰背、髋部、大腿等处的远侧大单，由其中一名护士发口令，两人动作一致地将病人整个身体以圆滚轴式翻转至侧卧	• 翻转时勿让病人身体屈曲，以免脊椎错位

续表

操作流程	操作步骤	要点说明
▲三人协助		• 适用于脊椎损伤的病人
	（1）移动病人：由三名护士完成，第一名护士固定病人头部，纵轴向上略加牵引，使头颈部随躯干一起慢慢移动 第二名护士双手分别置于病人肩、背部 第三名护士双手分别置于病人腰部、臀部，使病人头颈、腰、髋保持在同一水平线上，移至近侧 （2）转向侧卧：翻转至侧卧位，翻转角度不超过60°	• 保持病人脊椎平直
（4）放置软枕	将软枕放于病人背部支撑身体，另一软枕置于两膝间	• 保持双膝处于功能位
（5）检查安置	检查病人肢体各关节保持功能位；各种管道保持通畅	
（6）记录交班	观察背部皮肤并进行护理，记录翻身时间及皮肤状况，做好交接班	

（三）评　价

（1）病人能配合操作，并且病人安全、舒适，皮肤受压情况得到改善。

（2）护士动作轻稳、协调。

（3）护患沟通有效，彼此需要得到满足。

（四）注意事项

（1）协助病人更换体位时应注意观察，并根据病人的病情和皮肤受压情况确定翻身间隔时间。如发现病人皮肤有红肿或破损，应及时处理，并酌情增加翻身次数，记录于翻身卡上，同时做好交接班工作。

（2）协助病人更换体位时，应先将病人身体抬离床面后再行进一步操作，切忌拖、拉、推、拽等动作，以免造成人为的皮肤擦伤；若为两人协助翻身，应注意动作的协调、轻稳。

（3）协助有特殊情况的病人更换体位时应给予特殊处理：① 若病人身上带有各种导管，翻身或移动前应先将管道妥善安置，变换体位后仔细检查，防止导管发生扭曲、折叠、受压、移位、脱落等，保持管道通畅。② 为手术后病人翻身前，应先检查伤口敷料是否干燥、有无脱落等，如敷料潮湿或已脱落则应先换药再翻身，翻身后注意伤口不可受压。③ 颅脑手术后的病人，取健侧卧位或平卧位，翻身时注意不可剧烈翻转头部，以免引起脑疝，导致病人突然死亡。④ 牵引的病人，翻身时不可放松牵引。⑤石膏固定或有较大伤口的病人，翻身后应使用软垫支撑，防止肢体或伤口受压。

思政资料：

保定一母亲瘫痪32年，家人自制抬妈神器

河北保定一段“抬妈神器”的视频让网友们纷纷点赞。该“神器”主要特点为床上方装置了一个滑轮，滑轮下方连接四根宽布条。这个装置利用杠杆原理，可将老人抬到轮椅上，推到户外放风，接触社会，接触自然。据了解母亲已经瘫痪32年，父亲和子女们一直悉心照料她。女儿坦言，有了自制的“抬妈神器”，轻松多了。

请问：

（1）我们能从中学到什么精神？

（2）在不使用自制“神器”的情况下，一人协助病人翻身有什么需要注意的？

第三节 清洁与舒适

清洁是人类最基本的生理需要之一。清洁是指清除身体表面的微生物和污垢，防止微生物繁殖，促进血液循环，增强皮肤防御能力，预防感染和并发症。清洁使人感觉舒适愉快，维持良好的自我形象。健康人具有保持身体清洁的能力，机体患病时，自理能力下降，无法满足自身清洁的需要。因而，做好病人的清洁卫生工作，是护士的重要职责。护士应及时评估病人的病情、清洁状况、清洁习惯及清洁能力，与病人共同探讨、制定合理有效的护理计划，指导建立新的清洁模式，帮助病人满足清洁的需要，使其身心处于最佳状态。清洁护理包括口腔护理、头发护理、皮肤护理以及会阴部护理等。

一、口腔护理

口腔由牙齿、牙龈、舌、颊、软腭及硬腭等组成，具有摄取、咀嚼和吞咽食物，以及发音、感觉、消化等重要功能。良好的口腔卫生可促进机体的健康和舒适。因口腔卫生不洁造成的口腔局部炎症、溃疡等问题会导致个体食欲下降、影响营养物质消化和吸收、造成局部疼痛甚至引发全身性疾病；牙齿破损、缺失或不洁会影响个体自尊与自我形象；口腔异味会给个体社会交往带来消极影响。由此可见，口腔卫生对保持病人的健康十分重要。

口腔护理是临床护理工作的重要环节，护士应认真评估病人的口腔卫生状况，指导病人掌握正确的口腔清洁技术，从而维持良好的口腔卫生状况。对于机体衰弱和（或）存在功能障碍的病人，护士需根据其病情及自理能力，协助完成口腔护理。良好的口腔护理可保持口腔清洁，预防感染，促进口腔正常功能的恢复，从而提高病人生活质量。

（一）评 估

口腔评估的目的是确定病人现存或潜在的口腔卫生问题，以制定护理计划并提供恰当的护理措施，从而预防或减少口腔疾患的发生。

1．口腔卫生及清洁状况

口腔卫生状况的评估包括口唇、口腔黏膜、牙龈、牙齿、舌、腭、唾液及口腔气味等。此外，评估病人日常口腔清洁习惯，如刷牙、漱口或清洁义齿的方法、次数及清洁程度等。

2．自理能力评估

病人完成口腔清洁活动的自理能力，分析和判断是否存在自理缺陷及自理缺陷表现在哪些方面，由此制定协助其完成口腔清洁活动的护理方案。

3．对口腔卫生保健知识的了解程度

评估病人对保持口腔卫生重要性的认识程度及预防口腔疾患等相关知识的了解程度，如刷牙方法、口腔清洁用具的选用、牙线使用方法、义齿的护理，以及影响口腔卫生的因素等。

4．口腔护理评估表

为病人进行口腔护理前，应对病人的口腔卫生状况、自理能力及口腔卫生保健知识水平进行全面评估。评估时，可采用口腔护理评估表（表 7-4），将口腔卫生状况分为好、一般和差共三类，分别记为 1 分、2 分和 3 分。总分为各项目之和，分值范围为 12～36 分。分值越高，表明病人口腔卫生状况越差，越需加强口腔卫生护理。

5．口腔特殊问题评估

评估病人是否存在特殊口腔问题。佩戴义齿者，取下义齿前观察义齿佩戴是否合适，有无连接过紧，说话时是否容易滑下；取下义齿后观察义齿内套有无结石、牙斑及食物残渣等，检查义齿表面有无破损和裂痕等。因口腔或口腔附近的治疗、手术等原因佩戴特殊装置或管道者，应注意评估佩戴状况、对口腔功能的影响及是否存在危险因素。

表 7-4 口腔护理评估表

部位	分值		
	1分	2分	3分
唇	滑润，质软，无裂口	干燥，有少量痂皮，有裂口，有出血倾向	干燥，有大量痂皮，有裂口，有分泌物，易出血
黏膜	湿润，完整	干燥，完整	干燥，黏膜破损或有溃疡面
牙龈	无出血及萎缩	轻微萎缩，出血	有萎缩，容易出血、肿胀
牙/义齿	无龋齿，义齿合适	无龋齿，义齿不合适	有许多空洞，有裂缝，义齿不合适，齿间流脓液
牙垢/牙石	无牙垢或有少许牙石	有少量至中量牙垢或中量牙石	大量牙垢或牙石
舌	湿润，少量舌苔	干燥，有中量舌苔	干燥，有大量舌苔或覆盖黄色舌苔
腭	湿润，无或有少量碎屑	干燥，有少量或中量碎屑	干燥，有大量碎屑
唾液	中量，透明	少量或过多量	半透明或黏稠
气味	无味或有味	有难闻气味	有刺鼻气味
损伤	无	唇有损伤	口腔内有损伤
自理能力	完全自理	部分依赖	完全依赖
健康知识	大部分知识来自于实践，刷牙有效，使用牙线清洁牙齿	有一些错误观念，刷牙有效，未使用牙线清洁牙齿	有许多错误观念，很少清洁口腔，刷牙无效，未使用牙线清洁牙齿

（二）口腔的清洁护理

1．口腔卫生指导

指导病人养成良好的口腔卫生习惯，定时检查病人口腔卫生情况，提高口腔保健水平。对病人口腔卫生给予如下指导：

（1）正确选择和使用口腔清洁用具。牙刷是清洁口腔的必备工具，选择时应尽量选用刷头较小且表面平滑、刷柄扁平而直、刷毛质地柔软且疏密适宜的牙刷。不可使用已磨损的牙刷或硬毛牙刷，这类牙刷不仅清洁效果欠佳，且易导致牙齿磨损及牙龈损伤。牙刷在使用间隔应保持清洁和干燥，至少每隔三个月更换一次。牙膏可根据需要选择含氟或药物牙膏等无腐蚀性牙膏，以免损伤牙齿。

（2）采用正确的刷牙方法。刷牙可清除食物残渣，有效减少牙齿表面与牙龈边缘的牙菌斑，而且具有按摩牙龈的作用，有助于减少口腔环境中的致病因素，增强组织抗病能力。刷牙通常于晨起和就寝前进行，每次餐后也建议刷牙。目前提倡的刷牙方法有颤动法和竖刷法。颤动法是将牙刷毛面与牙齿呈45°，刷头指向牙龈方向，使刷毛进入龈沟和相邻牙缝内，作短距离的快速环形颤动。每次只刷2～3颗牙齿，刷完一个部位再刷相邻部位。刷前排牙齿内面时，用刷毛顶部以环形颤动方式刷洗；刷咬合面时，将刷毛压在咬合面上，使毛端深入裂沟区作短距离的前后来回颤。竖刷法是将牙刷刷毛末端置于牙龈和牙冠交界处，沿牙齿方向轻微加压，并沿牙缝纵向刷洗。需要注意的是，应避免采用横刷法，即刷牙时作左右方向拉锯式动作，此法可损害牙体与牙周组织。每次刷牙时间不应少于 3 min。刷完牙齿后，再由内向外刷洗舌面，以清除食物碎屑和减少致病菌。协助病人刷牙时，可嘱其伸出舌头，握紧牙刷并与舌面呈直角，用较小力量先刷向舌面尖端，再刷舌的两侧面。而后嘱病人彻底漱口，清除口腔内的食物碎屑和残余牙膏。必要时可重复刷洗和漱口，直至口腔完全清洁。最后用清水洗净牙刷，甩去多余水分后控干，待用。

2．义齿的清洁护理

牙齿缺失者通过佩戴义齿可促进食物咀嚼，便于交谈，维持良好的口腔外形和个人外观。日间佩戴义齿，因其会积聚食物碎屑、牙菌斑及牙石，故应在餐后取下义齿进行清洗，其清洗方法与刷牙法相同。夜间休息时，应将义齿取下，使牙龈得到充分休息，防止细菌繁殖，并按摩牙龈。当病人不能自行清洁口腔时，护士应协助病人完成义齿的清洁护理。操作时护士戴手套，取下义齿，清洁义齿并进行口腔护理。取下的义齿应浸没于贴有标签的冷水杯中，每日换水一次。注意勿将义齿浸于热水或乙醇中，以免变色、变形及老化。佩戴义齿前，护士应协助病人进行口腔清洁，并保持义齿湿润以减少摩擦。

3．特殊口腔护理

对于高热、昏迷、危重、禁食、鼻饲、口腔疾患、术后及生活不能自理的病人，护士应遵医嘱给予特殊口腔护理，一般每日 2～3 次。如病情需要，应酌情增加次数。

（三）口腔护理操作程序

【目的】

（1）保持口腔清洁、湿润，预防口腔感染等并发症。

（2）去除口腔异味，促进食欲，确保病人舒适。

（3）评估口腔变化（如黏膜、舌苔及牙龈等），提供病人病情动态变化的信息。

【操作前准备】

1．评估病人并解释

（1）评估：病人的年龄、病情、意识、心理状态、自理能力、配合程度及口腔卫生状况。

（2）解释：向病人及家属解释口腔护理的目的、方法、注意事项及配合要点。

2．病人准备

（1）了解口腔护理的目的、方法、注意事项及配合要点。

（2）取舒适、安全且易于操作的体位。

3．环境准备

宽敞，光线充足或有足够的照明。

4．护士准备

衣帽整洁，修剪指甲，洗手、戴口罩。

5．用物准备

（1）治疗车上层：治疗盘内备口腔护理包（内有治疗碗或弯盘，内盛棉球、弯止血钳2把、压舌板等）、水杯（内盛漱口溶液）、吸水管、棉签、液体石蜡、手电筒、纱布数块、治疗巾及口腔护理液。治疗盘外备手消毒液。必要时备开口器和口腔外用药（常用的有口腔溃疡膏、西瓜霜等）。常用的口腔护理液见表7-5。

（2）治疗车下层：生活垃圾桶、医用垃圾桶。

表7-5　常用的口腔护理液

名　称	浓　度	作用及适用范围
氯化钠溶液（生理盐水）	0.9%	清洁口腔，预防感染
氯己定溶液	0.02%	清洁口腔，广谱抗菌
甲硝唑溶液	0.08%	适用于厌氧菌感染
过氧化氢溶液	1%～3%	防腐、防臭，适用于口腔感染有溃烂、坏死组织者
复方硼酸溶液（朵贝尔溶液）		轻度抑菌、除臭
碳酸氢钠溶液	1%～4%	属碱性溶液，适用于真菌感染
呋喃西林溶液	0.02%	清洁口腔，广谱抗菌
醋酸溶液	0.1%	适用于铜绿假单胞菌感染
硼酸溶液	2%～3%	酸性防腐溶液，有抑制细菌的作用

【操作步骤】

口腔护理操作步骤及要点说明见表7-6。

表7-6　口腔护理法

操作步骤	要点与说明
（1）核对：备齐用物，携至病人床旁，核对病人床号、姓名、腕带	• 便于操作 • 确认病人
（2）体位：协助病人侧卧或仰卧，头偏向一侧，面向护士	• 便于分泌物及多余水分从口腔内流出，防止反流造成误吸 • 使病人移近护士，利于护士操作时节力
（3）铺巾置盘：铺治疗巾于病人颈下，置弯盘于病人口角旁	• 防止床单、枕头及病人衣服被浸湿
（4）润湿清点：棉球倒漱口液，润湿并清点棉球数量	• 防止口唇干裂者张口时破裂出血
（5）湿润口唇	
（6）漱口：协助病人用吸水管漱口	

续表

操作步骤	要点与说明
（7）口腔评估：嘱病人张口，护士一手持手电筒，一手持压舌板观察口腔情况。昏迷病人或牙关紧闭者可用开口器协助张口	• 便于全面观察口腔内状况（溃疡、出血点及特殊气味） • 开口器应从臼齿处放入，牙关紧闭者不可使用暴力使其张口，以免造成损伤 • 有活动义齿者，取下义齿并用冷水刷洗，浸于冷水中备用
（8）按顺序擦拭，用弯止血钳夹取含有口腔护理液的棉球，拧干	• 棉球应包裹止血钳尖端，防止钳端直接触及口腔黏膜和牙龈
① 嘱病人咬合上、下齿，用压舌板撑开左侧颊部，纵向擦洗牙齿左外侧面，由臼齿洗向门齿。同法擦洗牙齿右外侧面	• 止血钳须夹紧棉球，每次一个，防止棉球遗留在口腔内 • 擦洗动作应轻柔，特别是对凝血功能障碍的病人，应防止碰伤黏膜和牙龈
② 嘱病人张开上、下齿，擦洗牙齿左上内侧面、左上咬合面、左下内侧面、左下咬合面，弧形擦洗左侧颊部。同法擦洗右侧牙齿	• 棉球不可重复使用，一个棉球擦洗一个部位 • 棉球不可过湿，以不能挤出液体为宜，防止因水分过多造成误吸
③ 擦洗舌面、舌下及硬腭部	
④ 擦洗完毕，再次清点棉球数量	
（9）再次漱口：助病人再次漱口，纱布擦净口唇	• 维持口腔清爽 • 有义齿者，协助病人佩戴义齿
（10）再次评估口腔状况	• 确定口腔清洁是否有效
（11）润唇。口唇涂液体石蜡或润唇膏，酌情涂药	• 防止口唇干燥、破裂 • 如口腔黏膜有溃疡，局部用药
（12）操作后处理	
① 协助病人取舒适卧位，整理床单位	• 确保病人舒适、安全
② 整理用物	• 弃口腔护理用物于医用垃圾桶内
③ 洗手	• 减少致病菌传播
④ 记录	• 记录口腔异常情况及护理效果

二、头发护理

头发护理是个体日常卫生护理的重要内容之一。有效的头发护理可维持良好的外观，维护个人形象、保持良好心态及增强自信；而且梳理和清洁头发，可清除头皮屑和灰尘，保持头发清洁，减少感染机会。同时，梳头可按摩头皮，促进头部血液循环，增加上皮细胞营养，促进头发生长。对于病情较重、自我完成头发护理受限的病人，护士应予以适当协助。

（一）评　估

1．头发与头皮状况

观察头发的分布、疏密、长度、颜色、韧性与脆性以及头发清洁状况，注意观察头发有无光泽、发质是否粗糙及尾端有无分叉；观察头皮有无头皮屑、抓痕、擦伤及皮疹等情况，并询问病人头皮有无瘙痒。健康的头发应清洁、有光泽、浓密适度、分布均匀；头皮应清洁、无头皮屑、无损伤。头发的生长和脱落与机体营养状况、内分泌状况、遗传因素、压力及某些药物的使用等因素有关。

2．头发护理知识及自理能力评估

评估病人及家属对头发清洁护理相关知识的了解程度，病人的自理能力等。

3．病人的病情及治疗情况评估

评估是否存在因患病或治疗妨碍病人头发清洁的因素。

（二）头发的清洁护理

多数病人可自行完成头发的清洁护理，但患病或身体衰弱会妨碍个体进行日常的头发清洁，导致头发清洁度降低。对于长期卧床、关节活动受限、肌肉张力降低或共济失调的病人，护士应协助其完成头发的清洁和梳理。护士在协助病人进行头发护理时，应尊重病人的个人习惯，调整护理方法以适应病人需要。

（三）床上梳头

【目的】

（1）去除头皮屑和污秽，保持头发清洁，减少感染机会。

（2）按摩头皮，促进头部血液循环，促进头发生长和代谢。

（3）维护病人自尊，增加病人自信，建立良好护患关系。

【操作前准备】

1．评估病人并解释

（1）评估：病人的年龄、病情、意识、自理能力及配合程度；头发及头皮状态；日常梳洗习惯。

（2）解释：向病人及家属解释梳头的目的、方法、注意事项及配合要点。

2．病人准备

（1）了解梳头的目的、方法、注意事项及配合要点。

（2）根据病情，采取平卧位、坐位或半坐卧位。

3．环境准备

宽敞，光线充足或有足够的照明。

4．护士准备

衣帽整洁，修剪指甲，洗手，戴口罩。

5．用物准备

治疗盘内备梳子、治疗巾、纸袋。必要时备发夹、橡皮圈（套）、30%乙醇。治疗盘外备手消毒液。治疗车下层备生活垃圾桶、医用垃圾桶。

【操作步骤】

床上梳头的操作步骤及要点说明见表 7-7。

表 7-7 床上梳头法

步骤	要点与说明
（1）核对。备齐用物，携至床旁，核对病人床号、姓名、腕带	• 便于操作 • 确认病人
（2）体位。根据病情协助病人取平卧位、坐位或半坐卧位	• 若病人病情较重，可协助其取侧卧或平卧位，头偏向一侧
（3）铺巾。坐位或半坐卧位病人，铺治疗巾于病人肩上；卧床病人，铺治疗巾于枕上	• 避免碎发和头皮屑掉落在枕头或床单上，保护床单位
（4）梳头。将头发从中间分成两股，护士一手握住一股头发，一手持梳子，由发根梳向发梢	• 梳头时尽量使用圆钝齿的梳子，以防损伤头皮；如发质较粗或烫成卷发，可选用齿间较宽的梳子 • 如遇长发或头发打结不易梳理时，应沿发梢至发根方向梳理。可将头发绕在手指上，并用 30%乙醇湿润打结处，再慢慢梳理开；避免过度牵拉，使病人感到疼痛
（5）编辫。根据病人喜好，将长发编辫或扎成束	• 发辫不宜扎得太紧，以免引起疼痛
（6）操作后处理	
① 将脱落头发置于纸袋中，撤去治疗巾	• 将纸袋弃于生活垃圾桶内
② 协助病人取舒适卧位，整理床单位	• 促进病人舒适，保持病室整洁
③ 整理用物	
④ 洗手	• 减少致病菌传播
⑤ 记录	• 记录执行时间及护理效果

【注意事项】

（1）护士为病人进行头发护理时，应注意病人个人喜好，尊重病人习惯。

（2）对于将头发编成辫的病人，每天至少将发辫松开一次，梳理后再护理。

（3）头发梳理过程中，可用指腹按摩头皮，促进头部血液循环。

【健康教育】

（1）指导病人了解经常梳理头发的重要性及掌握正确梳理头发的方法，促进头部血液循环和头发生长代谢，保持头发整齐和清洁。

（2）维持良好的个人外观，改善心理状态，保持乐观心情。

（四）床上洗头

洗头频率因人而异，以头发不油腻不干燥为度。对于出汗较多、皮脂分泌旺盛或头发上沾有各种污渍的病人，应酌情增加洗头次数。

根据病人病情、体力和年龄，可采用多种方式为病人洗头。身体状况好的病人，可在浴室内采用淋浴方法洗头；不能淋浴的病人，可协助病人坐于床旁椅上行床边洗头；卧床病人可行床上洗头。洗头时应以确保病人安全、舒适及不影响治疗为原则。长期卧床病人，应每周洗发一次。有头虱的病人，须经灭虱处理后再洗发。

护士在实际工作中可根据医院现有条件为病人行床上洗头，如采用马蹄形垫、扣杯法或洗头车等方法。

【目的】

（1）去除头皮屑和污物，清洁头发，减少感染机会。

（2）按摩头皮，促进头部血液循环及头发生长代谢。

（3）促进病人舒适，增进身心健康，建立良好护患关系。

【操作前准备】

1．评估病人并解释

（1）评估：病人的年龄、病情、意识、心理状态、自理能力及配合程度；头发卫生状况。

（2）解释：向病人及家属解释床上洗头的目的、方法、注意事项及配合要点；询问病人是否需要排便。

2．病人准备

（1）了解床上洗头的目的、方法、注意事项及配合要点。

（2）按需给予便器，协助病人排便。

3．环境准备

移开床头桌、椅，关好门窗，调节室温。

4．护士准备

衣帽整洁，修剪指甲，洗手，戴口罩。

5．用物准备

（1）治疗盘内备：橡胶单、浴巾、毛巾、别针、眼罩或纱布、耳塞或棉球（以不吸水棉球为宜）、量杯、洗发液、梳子。

（2）治疗盘外备：橡胶马蹄形卷或自制马蹄形垫、水壶（内盛热水，水温略高于体温，以不超过 40 °C 为宜）、脸盆或污水桶、手消毒液，需要时可备电吹风。治疗车下层备生活垃圾桶、医用垃圾桶。扣杯式洗头法另备搪瓷杯、橡胶管。洗头车洗头法备洗头车。

【操作步骤】

床上洗头操作步骤及要点说明见表 7-8。

表 7-8　床上洗头法

操作步骤	要点与说明
（1）核对。携用物至病人床旁，核对病人床号、姓名、腕带	• 便于操作 • 确认病人
（2）围毛巾。松开衣领向内折，毛巾围于颈下，别针固定	
（3）铺橡胶单。铺橡胶单和浴巾于枕上	• 保护床单、枕头及盖被不被沾湿
（4）体位	
▲ 马蹄形垫床上洗头法	• 如无马蹄形垫，可自制马蹄形卷替代
协助病人取仰卧位，上半身斜向床边，枕垫于病人肩下。置马蹄形垫于病人后颈下，使病人颈部枕于马蹄形垫突起处，头部置于水槽中。马蹄形垫下端置于脸盆或污水桶中	• 防止水倒流
▲ 扣杯式床上洗头法	
协助病人取仰卧位，枕垫于病人肩下。铺橡胶单和浴巾于病人头部位置。取脸盆一只，盆底放一条毛巾，倒扣搪瓷杯于盆底，杯上垫折成四折并外裹防水薄膜的毛巾。将病人头部枕于毛巾上，脸盆内置一根橡胶管，下接污水桶	• 利用虹吸原理，将污水引入桶内
▲ 洗头车床上洗头法	
协助病人取仰卧位，上半身斜向床边，头部枕于洗头车的头托上，将接水盘置于病人头下	
（5）保护眼耳。用棉球或耳塞塞好双耳，用纱布或眼罩遮盖双眼	• 防止操作中水流入眼部和耳部
（6）洗发	
① 松开头发，温水充分浸湿	• 确保水温合适，以病人感觉舒适为宜
② 取适量洗发液于掌心，均匀涂抹于头发，由发际至脑后部反复揉搓，同时用指腹轻轻按摩头皮	• 洗发液不宜直接涂抹干发后按摩头皮，以防止洗发液中的原料渗入皮肤而造成头皮伤害 • 揉搓力适中，避免指甲搔抓，以防损伤头皮 • 按摩可促进头部血液循环
③ 温水冲洗干净	• 若残留洗发液，会刺激头发和头皮，并使头发变得干燥
（7）擦干头发。解下颈部毛巾，擦去头发水分。取下眼罩和耳内棉球或耳塞。用毛巾包裹头发，擦干面部	• 及时擦干，避免病人着凉

续表

操作步骤	要点与说明
（8）操作后处理	
① 撤去洗发用物	
② 将枕移向床头，协助病人取舒适体位	
③ 解下包头毛巾，浴巾擦干头发，梳理整齐。如有电吹风则吹干后梳理成型	
④ 协助病人取舒适卧位，整理床单位	• 确保病人舒适、整洁
⑤ 整理用物	
⑥ 洗手	• 减少致病菌传播
⑦ 记录	• 记录执行时间及护理效果

【注意事项】

（1）洗头过程中，随时观察病人病情变化，若面色、脉搏及呼吸有异常，应立即停止操作。

（2）护士为病人洗头时，应正确运用人体力学原理，身体尽量靠近床边，保持良好姿势，避免疲劳。

（3）病情危重和极度衰弱病人不宜洗发。

（4）洗发时间不宜过久，避免引起病人头部充血或疲劳不适。

（5）避免打湿衣物和床铺，及时擦干头发，防止病人着凉。

（6）洗发时注意保持病人舒适体位，保护伤口及各种管路，防止水流入耳和眼。

【健康教育】

（1）告知病人经常洗头可保持头发卫生，促进头部血液循环和头发生长，并能保持良好的外观形象，维护自信。

（2）指导家属掌握卧床病人床上洗发的知识和技能。

三、皮肤护理

皮肤与其附属物构成皮肤系统。皮肤是人体最大的器官，由表皮、真皮及皮下组织组成。皮肤还包括由表皮衍生而来的附属器，如毛发、皮脂腺、汗腺和指（趾）甲等。完整的皮肤具有保护机体、调节体温、感觉、吸收、分泌及排泄等功能。维护皮肤清洁是保障人体健康的基本条件。

皮肤的新陈代谢迅速，其代谢产物如皮脂、汗液及表皮碎屑等与外界细菌和尘埃结合形成污垢，黏附于皮肤表面，如不及时清除，可刺激皮肤，降低皮肤抵抗力，以致破坏其屏障作用，成为细菌入侵的门户，造成各种感染。皮肤护理有助于维持身体的完整性，促进舒适，预防感染，防止压力性损伤及其他并发症的发生；同时还可维护病人自身形象，促进康复。

(一)评 估

皮肤状况可反映个体健康状态。健康的皮肤温暖、光滑、柔嫩、不干燥、不油腻,且无发红、破损、肿块和其他疾病征象。自我感觉皮肤清爽、舒适,无任何刺激感,对冷、热及触摸等感觉良好。护士可通过视诊和触诊评估病人皮肤,作为病人一般健康资料和清洁护理的依据。护士在评估病人皮肤时,应仔细检查皮肤的颜色、温度、湿度、弹性及有无皮疹、出血点、紫癜、水肿和瘢痕等皮肤异常情况,以及皮肤的感觉和清洁度等。

1. 颜 色

皮肤颜色与种族和遗传有关,受毛细血管分布、血红蛋白含量、皮肤厚度、皮下脂肪含量和皮肤色素含量等因素影响。因此,同一个人不同部位、不同生理及疾病状态、不同环境下,皮肤颜色也各不相同。临床上常见的异常皮肤颜色包括:

(1)苍白皮肤。苍白因贫血、末梢毛细血管痉挛或充盈不足所致,如寒冷、惊恐、休克、虚脱以及主动脉瓣关闭不全等。

(2)发红皮肤。发红因毛细血管扩张充血,血流加速、血量增加及红细胞含量增多所致。生理情况见于运动、饮酒后;病理情况见于发热性疾病,如肺炎球菌性肺炎、肺结核及猩红热等。

(3)发绀。皮肤呈青紫色,由于单位容积血液中还原血红蛋白含量增高所致,常见于口唇、耳郭、面颊和肢端。

(4)黄染皮肤。黏膜发黄称为黄染,常见原因如下:

① 黄疸。由于血清内胆红素浓度增高致使皮肤黏膜发黄称为黄疸。其皮肤黄染特点是:a. 首先出现于巩膜、硬腭后部及软腭黏膜上,随胆红素浓度的继续增高,黏膜黄染更明显时,方出现皮肤黄染;b. 巩膜黄染呈连续性,近角巩膜缘处黄染轻、黄色淡,远角巩膜处黄染重、黄色深。

② 血中胡萝卜素含量增高。因过多食用胡萝卜、南瓜、橘子等导致血中胡萝卜素含量增高,当超过 2.5 g/L 时,可出现皮肤黄染。其皮肤黄染特点是:a. 首先出现于手掌、足底、前额及鼻部皮肤;b. 一般不出现巩膜和口腔黏膜黄染;c. 血中胆红素浓度不高;d. 停止食用富含胡萝卜素的蔬菜或果汁后,皮肤黄染逐渐消退。

③ 长期服用含有黄色素药物:如米帕林、呋喃类等药物可引起皮肤黄染。其皮肤黄染特点是:a. 首先出现于皮肤,严重者也可出现于巩膜;b. 巩膜黄染的特点是近角巩膜缘处黄染重、黄色深;离角巩膜缘越远,黄染越轻、黄色越淡,此点与黄疸相区别。

2. 温 度

皮肤温度有赖于真皮层循环血量,可提示有无感染和循环障碍,如局部炎症或全身发热时,循环血量增多,局部皮温增高。休克时,末梢循环差,皮温降低。另外,皮肤温度受室温影响,并伴随皮肤颜色变化。皮肤苍白表明环境较冷或皮肤有循环障碍;皮肤发红表明环境较热或皮肤有炎症存在。

3．湿　度

皮肤湿度与皮肤排泌功能有关。排泌功能由汗腺和皮脂腺完成，其中汗腺起主要作用。出汗多者皮肤湿润，出汗少者皮肤干燥。病理情况下，出汗增多或无汗均具有一定的诊断价值。手足皮肤发凉而大汗淋漓称为冷汗，见于休克和虚脱病人。

4．弹　性

皮肤弹性与年龄、营养状态、皮下脂肪及组织间隙所含液体量有关。儿童及青年皮肤紧致，富有弹性；中年以后皮肤组织逐渐松弛，弹性减弱；老年人皮肤组织萎缩，皮下脂肪减少，弹性减退。

检查皮肤弹性时，常选择手背或上臂内侧部位，以拇指和小指将皮肤提起，松手后若皮肤皱褶迅速平复为弹性正常，若皱褶平复缓慢为弹性减弱。皮肤弹性减弱常见于老年人、长期消耗性疾病病人或严重脱水者。

5．其　他

包括评估皮肤有无皮疹、皮下出血、皮下结节、水肿和瘢痕等皮肤异常情况，以及皮肤的感觉和清洁度等。

（二）皮肤的清洁护理

1．皮肤清洁卫生指导

（1）采用合理的清洁方法。清洁皮肤可去除皮肤污垢，刺激皮肤血液循环。同时，皮肤清洁可使个体感觉清新、放松，利于维持外观和增进自尊。因此，护士需指导病人采用合理的皮肤清洁方法。

（2）洗浴频率。应根据体力活动强度、是否出汗、个人习惯以及季节和环境变化特点适当调整。青壮年因体力活动强度大和皮脂分泌旺盛，可适当增加洗浴频率；老年人因代谢活动低下和皮肤干燥，洗浴频率不宜过频。出汗较多者，经常洗浴并保持皮肤干燥可防止因皮肤潮湿而导致的皮肤破损；皮肤干燥者，应酌情减少沐浴次数。

（3）洗浴方式。取决于病人的年龄、活动能力、健康状况及个人习惯等。1 岁以下婴幼儿宜采用盆浴，独自站立行走后可采用淋浴。以清洁皮肤为目的，采用流动的水淋浴为佳；以放松或治疗为目的推荐盆浴。盆浴时一般先行淋浴，去掉污垢后再进入浴缸浸泡全身。妊娠 7 个月以上的孕妇禁用盆浴，淋浴时应避免污水倒流而致感染。若病人活动受限，则护士为其进行床上擦浴。

（4）洗浴时间控制在 10 min 左右。空腹、饱食、酒后以及长时间体力或脑力活动后不宜马上洗浴，因上述情况可造成脑供血不足，严重时可引发低血糖，导致晕厥等意外发生。

（5）无论病人采取何种洗浴方式，护士均应遵循以下原则：① 提供私密空间。关闭门窗或拉上隔帘。若为病人擦浴时，只暴露正在擦洗的部位，注意适时遮盖身体其他部位，保护病人隐私。② 保证安全。洗浴区域应配备必要的安全措施，如防滑地面、扶手等；在离开病人床单位时，需妥善安放床栏（特别是不能自理或意识丧失病人）；在临时离开病室时，应将呼叫器放于病人易取位置。③ 注意保暖。关闭门窗，控制室温，避免空气对流。皮肤潮湿时，空气对流易导致热量大量散失。洗浴过程中尽量减少病人身体暴露，避免病人着凉。④ 提高病人自理能力。鼓励病人尽可能参与洗浴过程，根据需要给予协助。⑤ 预测病人需求。事先将换洗的清洁衣服和卫生用品置于病人床边或浴室内。

2．正确选择洗浴用品

洗浴用品包括浴液、浴皂、浴盐和啫喱等，护士应根据病人的皮肤状况、个人喜好及洗浴用品的性质选择。浴液、啫喱性质较温和，适合中、干性皮肤；浴皂、浴盐较适合偏油性皮肤。在考虑病人喜好时，对于病人不宜使用的洗浴用品需向病人讲明原因，劝导病人避免使用，同时取得病人理解。

（三）淋浴和盆浴

病情较轻，能够自行完成洗浴的病人可采用淋浴或盆浴。根据病人年龄、需要和病情选择洗浴方式，确定洗浴频率和洗浴时间，并根据病人自理能力适当予以协助。

【目的】

（1）去除皮肤污垢，保持皮肤清洁，促进身心舒适，增进健康。

（2）促进皮肤血液循环，增强皮肤排泄功能，预防感染和压力性损伤等并发症发生。

（3）促进病人身体放松，增加病人活动机会。

（4）促进护患交流，增进护患关系。

【操作前准备】

1．评估病人并解释

（1）评估：病人的年龄、病情、意识、心理状态、自理能力及配合程度；皮肤情况和日常洗浴习惯。

（2）解释：向病人及家属解释洗浴的目的、方法、注意事项。

2．病人准备

（1）了解洗浴的目的、方法及注意事项。

（2）根据需要协助病人排便。

3．环境准备

调节室温 22 °C 以上，水温以皮肤温度为准，夏季可略低于体温，冬季可略高于体温。

4．护士准备

衣帽整洁，修剪指甲，洗手，戴口罩。

5．用物准备

脸盆、毛巾、浴巾、浴皂（根据皮肤情况选择酸碱度适宜的洗浴用品）、洗发液、清洁衣裤、拖鞋、手消毒液等。治疗车下层备生活垃圾桶、医用垃圾桶。

【操作步骤】

淋浴或盆浴的操作步骤及要点说明见表 7-9。

表 7-9　淋浴或盆浴

操作步骤	要点与说明
（1）核对。备齐用物携至床旁，核对病人床号、姓名、腕带，询问病人有无特殊用物需求	• 便于操作 • 确认病人
（2）备物。检查浴盆或浴室是否清洁，浴室放置防滑垫。协助病人准备洗浴用品，放于浴盆或浴室内易取处	• 防止致病菌传播 • 防止病人在取用物时出现意外性跌倒
（3）指导。协助病人入浴室。嘱病人穿好浴衣和拖鞋。指导病人调节冷、热水开关及使用浴室呼叫器。嘱病人进、出浴室时扶好安全把手。浴室勿闩门，将“正在使用”标记挂于浴室门外	• 防止病人出现意外性跌倒 • 避免病人受凉或意外性烫伤 • 防止病人滑倒或跌倒 • 发生意外时护士能及时入内 • 在确保安全的前提下，保护病人隐私
（4）洗浴。病人洗浴时，护士应在可呼唤到的地方，并每隔 5 min 检查病人情况，观察病人在沐浴过程中的反应	• 必要时可在旁守护，防止病人发生意外 • 确保病人安全 • 当病人使用呼叫器时，护士应先敲门再进入浴室，以保护病人隐私
（5）操作后处理	
① 根据情况协助病人擦干皮肤，穿好清洁衣裤和拖鞋	• 保暖，防止病人受凉 • 如病人采用盆浴，根据情况协助病人移出浴盆
② 协助病人回病室，取舒适卧位	• 促进病人浴后身体放松
③ 清洁浴盆或浴室，将用物放回原处。将“未用”标记挂于浴室门外	• 防止致病菌通过潮湿物品传播
④ 洗手	• 减少致病菌传播
⑤ 记录	• 记录执行时间及护理效果

【注意事项】

（1）洗浴应在进食 1 h 后进行，以免影响消化功能。

（2）盆浴浸泡时间不应超过 10 min，浸泡过久易导致疲倦。

（3）向病人讲解呼叫器的使用方法，嘱病人如在洗浴过程中感到虚弱无力、眩晕，应立即呼叫帮助。

（4）若遇病人发生晕厥，应立即将病人抬出、平卧、保暖，通知医生并配合处理。

（5）传染病病人应根据病情和隔离原则进行洗浴。

【健康教育】

（1）指导病人经常检查皮肤卫生情况，确定洗浴频率和方法。

（2）指导病人根据个人皮肤耐受情况选择洗浴用品。

（3）指导病人洗浴时预防意外跌倒和晕厥的方法。

（四）床上擦浴

床上擦浴适用于病情较重、长期卧床、制动或活动受限（如使用石膏、牵引）及身体衰弱而无法自行洗浴的病人。

【目的】

（1）~（4）同淋浴和盆浴。

（5）观察病人一般情况，活动肢体，防止肌肉挛缩和关节僵硬等并发症发生。

【操作前准备】

1. 评估病人并解释

（1）评估：病人的年龄、病情、意识、心理状态、自理能力及配合程度；皮肤完整性及清洁度；伤口及引流管情况。

（2）解释：向病人及家属解释床上擦浴的目的、方法、注意事项及配合要点。询问病人是否需要排便。

2. 病人准备

（1）了解床上擦浴的目的、方法、注意事项及配合要点。

（2）病情稳定，全身状况较好。

（3）根据需要排便。

3. 环境准备

调节室温在 24 °C 以上，关闭门窗，拉上窗帘或使用屏风遮挡。

4. 护士准备

衣帽整洁，修剪指甲，洗手，戴口罩。

5. 用物准备

（1）治疗车上层：浴巾 2 条、毛巾 2 条、浴皂、小剪刀、梳子、浴毯、按摩油/膏/乳、护肤用品（润肤剂、爽身粉）、脸盆 2 个、清洁衣裤和被服、手消毒液。

（2）治疗车下层：水桶 2 个（一桶盛热水，按年龄、季节和个人习惯调节水温；另一桶用于盛污水）、便盆及便盆巾、生活垃圾桶、医用垃圾桶。

【操作步骤】

床上擦浴的操作步骤及要点说明见表 7-10。

表 7-10　床上擦浴法

操作步骤	要点与说明
（1）核对。备齐用物携至床旁，将用物置于易取、稳妥处。核对：病人床号、姓名、腕带，询问病人有无特殊用物需求	• 便于操作 • 确认病人
（2）按需要给予便器	• 温水擦洗时易引起病人排尿和排便反射
（3）关闭门窗，屏风遮挡	• 防止病人着凉、保护病人隐私

续表

操作步骤	要点与说明
（4）体位。协助病人移近护士，取舒适卧位，并保持身体平衡	• 确保病人舒适，同时避免操作中护士身体过度伸展，减少肌肉紧张和疲劳
（5）盖浴毯。根据病情放平床头及床尾支架，松开盖被，移至床尾。浴毯遮盖病人	• 移去盖被可防止洗浴时弄脏或浸湿盖被，浴毯用于保暖和维护病人隐私
（6）备水。将脸盆和浴皂放于床旁桌上，倒入适量温水	• 温水可促进病人身体舒适和肌肉放松，避免受凉
（7）擦洗面部和颈部	
① 将一条浴巾铺于病人枕上，另一条浴巾盖于病人胸部。将毛巾叠成手套状，包于护士手上。将包好的毛巾放入水中，彻底浸湿	• 避免擦浴时弄湿床单和盖被 • 毛巾折叠可保持擦浴时毛巾温度，避免毛巾边缘过凉刺激病人皮肤
② 温水擦洗病人眼部，由内眦至外眦，使用毛巾不同部位轻轻擦干眼部	• 避免使用浴皂，以免引起眼部刺激症状 • 避免交叉感染 • 防止眼部分泌物进入鼻泪管
③ 按顺序洗净并擦干前额、面颊、鼻翼、耳后、下颌直至颈部。根据病人情况和习惯使用浴皂	• 注意擦净耳郭、耳后及皮肤皱褶处 • 面部皮肤比身体其他部位皮肤更容易暴露于外界，浴皂易使面部皮肤干燥 • 除眼部外，其他部位一般采用清水和浴皂各擦洗一遍后，再用清水擦净及浴巾擦干的顺序擦洗
（8）擦洗上肢和手	
① 为病人脱去上衣，盖好浴毯。先脱近侧，后脱远侧。如有肢体外伤或活动障碍，应先脱健侧，后脱患侧	• 充分暴露擦洗部位，便于擦浴 • 先脱健侧便于操作，避免患侧关节过度活动
② 移去近侧上肢浴毯，将浴巾纵向铺于病人上肢下面	
③ 将毛巾涂好浴皂，擦洗病人上肢，直至腋窝，而后用清水擦净，浴巾擦干	• 从远心端向近心端擦洗 • 擦洗皮肤时，力量适度，以能够刺激肌肉组织并促进皮肤血液循环为宜 • 注意洗净腋窝等皮肤皱褶处 • 碱性残留液可破坏皮肤正常菌群生长 • 皮肤过湿可致皮肤变软，易引起皮肤破损
④ 将浴巾对折，放于病人床边处。置脸盆于浴巾上。协助病人将手浸于脸盆中，洗净并擦干。根据情况修剪指甲。操作后移至对侧，同法擦洗对侧上肢	• 浸泡可软化皮肤角质层，便于清除指甲下污垢
（9）擦洗胸、腹部	
① 根据需要换水，测试水温	
② 将浴巾盖于病人胸部，将浴毯向下折叠至病人脐部。护士一手掀起浴巾一边，用另一包有毛巾的手擦洗病人胸部。擦洗女性病人乳房时应环形用力，注意擦净乳房下皮肤皱褶处。必要时，可将乳房抬起以擦洗皱褶处皮肤。彻底擦干胸部皮肤	• 减少病人身体不必要的暴露，保护病人隐私并避免着凉 • 皮肤分泌物和污物易沉积于皱褶处 • 临近分娩孕妇需用毛巾轻柔擦洗乳头，增强乳头皮肤的韧性，为哺乳做好准备。但应注意避免过度摩擦诱发刺激宫缩

续表

操作步骤	要点与说明
③ 将浴巾纵向盖于病人胸、腹部（可使用两条浴巾）。将浴毯向下折叠至会阴部。护士一手掀起浴巾一边，用另一包有毛巾的手擦洗病人腹部一侧，同法擦洗腹部另一侧。彻底擦干腹部皮肤	• 保护病人隐私，防止身体受凉 • 注意洗净脐部和腹股沟处的皮肤皱褶
（10）擦洗背部	
① 协助病人取侧卧位，背向护士。将浴巾纵向铺于病人身下	• 暴露背部和臀部，便于擦洗
② 将浴毯盖于病人肩部和腿部	• 保暖，减少身体不必要暴露
③ 依次擦洗后颈部、背部至臀部	• 因臀部和肛门部位皮肤皱褶处常有粪便，易于细菌滋生，因此要注意擦净臀部和肛门部位皮肤皱褶
④ 进行背部按摩（见背部按摩护理）	
⑤ 协助病人穿好清洁上衣。先穿对侧，后穿近侧。如有肢体外伤或活动障碍，先穿患侧，后穿健侧	• 确保病人温暖、舒适 • 先穿患侧，可减少肢体关节活动，便于操作
⑥ 将浴毯盖于病人胸、腹部。换水	• 防止微生物从肛门传播到会阴部
（11）擦洗下肢、足部及会阴部	
① 协助病人平卧	
② 将浴毯撤至床中线处，盖于远侧腿部，确保遮盖会阴部位。将浴巾纵向铺于远侧腿部下面	• 减少身体不必要暴露，保护病人隐私
③ 依次擦洗踝部、膝关节、大腿，洗净后彻底擦干	• 由远心端向近心端擦洗，促进静脉回流
④ 移盆于足下，盆下垫浴巾	
⑤ 一手托起病人小腿部，将足部轻轻置于盆内，浸泡后擦洗足。根据情况修剪趾甲。彻底擦干足部。若足部过于干燥，可使用润肤剂	• 确保足部接触盆底，以保持稳定 • 浸泡可软化角质层 • 注意洗净并擦干趾间部位 • 润肤剂可保持皮肤湿润，软化皮肤
⑥ 护士移至床对侧。将浴毯盖于洗净腿，同法擦洗近侧下肢。擦洗后，浴毯盖好病人。换水	
⑦ 用浴巾盖好上肢和胸部，浴毯盖好下肢，只暴露会阴部。洗净并擦干会阴部 ⑧ 协助病人穿好清洁裤子	• 保护病人隐私
（12）梳头协助病人取舒适体位，为病人梳头	• 维护病人个人形象
（13）操作后处理	
① 整理床单位，按需更换床单	• 为病人提供清洁环境
② 整理用物，放回原处	
③ 洗手	• 减少致病菌传播
④ 记录	• 记录执行时间及护理效果

【注意事项】

（1）擦浴时应注意病人保暖，控制室温，调节水温，及时为病人盖好浴毯。

（2）操作时动作敏捷、轻柔，减少翻动次数。通常于 15 ~ 30 min 内完成擦浴。

（3）擦浴过程中应注意观察病人病情变化及皮肤情况，如出现寒战、面色苍白、脉速等征象，应立即停止擦浴，并给予适当处理。

（4）擦浴时注意保护病人隐私，减少身体不必要的暴露。

（5）擦浴过程中，注意遵循节时省力原则。

（6）擦浴过程中，注意保护伤口和引流管，避免伤口受压、引流管打折或扭曲。

【健康教育】

（1）向病人及家属讲解皮肤护理的意义、方法及进行床上擦浴时的注意事项。

（2）教育并指导病人经常观察皮肤，预防感染和压力性损伤等并发症发生。

（五）背部按摩

背部按摩通常于病人洗浴后进行。背部按摩可促进背部皮肤的血液循环，观察病人皮肤有无破损迹象，并提供护患沟通渠道。行背部按摩前应先了解病人病情，确定有无背部按摩的禁忌证，如背部手术或肋骨骨折病人禁止进行背部按摩。行背部按摩时，可通过减少噪声和确保病人舒适的方法，促进病人放松。

【目的】

（1）促进皮肤血液循环，预防压力性损伤等并发症发生。

（2）观察病人一般情况，观察皮肤有无破损。

（3）满足病人身心需要，增进护患关系。

【操作前准备】

1．评估病人并解释

（1）评估：病人的年龄、病情、意识、心理状态、合作程度及背部皮肤状况。

（2）解释：向病人及家属解释背部按摩的目的、方法、注意事项及配合要点。

2．病人准备

（1）了解背部按摩的目的、方法、注意事项及配合要点。

（2）病情稳定，全身状况较好。

3．环境准备

关闭门窗，调节室温在 24 °C 以上，拉上窗帘或使用屏风遮挡。

4．护士准备

衣帽整洁，修剪指甲，洗手，戴口罩。

5．用物准备

毛巾、浴巾、按摩油/膏/乳、脸盆（内盛温水）、手消毒液。治疗车下层备生活垃圾桶、医用垃圾桶。

【操作步骤】

背部按摩操作步骤及要点说明见表 7-11。

表 7-11　背部按摩

操作步骤	要点与说明
（1）核对。备齐用物携至床旁，核对病人床号、姓名等	• 便于操作，确认病人
（2）备水。将盛有温水的脸盆置于床旁桌或椅上	
（3）体位。协助病人取俯卧位或侧卧位，背向操作者	• 利于背部按摩。同时保护病人隐私，利于病人放松
（4）按摩	
▲ 俯卧位背部按摩	
① 铺浴巾：暴露病人背部、肩部、上肢及臀部，将身体其他部位用盖被盖好。将浴巾纵向铺于病人身下	• 减少不必要的身体暴露 • 防止液体浸湿床单
② 清洁背部：用毛巾依次擦洗病人的颈部、肩部、背部及臀部	
③ 全背按摩：两手掌蘸少许按摩油/膏/乳，用手掌大、小鱼际以环形方式按摩。从骶尾部开始，沿脊柱两侧向上按摩至肩部，按摩肩胛部位时应用力稍轻；再从上臂沿背部两侧向下按摩至髂嵴部位。如此有节律地按摩数次	• 促进肌肉组织放松 • 促进皮肤血液循环，按摩持续至少 3 min
④ 用拇指指腹蘸按摩油/膏/乳，由骶尾部开始沿脊柱旁按摩至肩部、颈部，再继续向下按摩至骶尾部	• 促进皮肤血液循环
⑤ 用手掌大、小鱼际蘸按摩油/膏/乳紧贴皮肤按摩其他受压处，按向心方向按摩，力度由轻至重，再由重至轻	• 按摩 3～5 min
⑥ 背部轻叩 3 min	
▲ 侧卧位背部按摩	
① 同俯卧位背部按摩	
② 协助病人转向另一侧卧位，按摩另一侧背部	
（5）更换衣服。撤去浴巾，协助病人穿衣	
（6）操作后处理	
① 协助病人取舒适卧位	• 促进病人放松，增加背部按摩效果
② 整理床单位	
③ 整理用物	
④ 洗手	• 减少致病菌传播
⑤ 记录	• 记录执行时间及护理效果

【注意事项】

操作过程中，注意监测病人生命体征，如有异常应立即停止操作。护士在操作时，应遵循人体力学原则，注意节时省力。按摩力量适中，避免用力过大造成病人皮肤损伤。

【健康教育】

（1）向病人及家属进行健康宣教，讲解背部按摩对预防压力性损伤发生的重要性。

（2）指导病人经常自行检查皮肤；于卧位或坐位时采用减压方法，对受压处皮肤进行合理按摩；并有计划、适度地活动全身。

（3）教育病人保持皮肤及床褥的清洁卫生，鼓励病人及家属积极参与自我护理。

四、压力性损伤的预防与护理

压力性损伤是长期卧床病人或躯体移动障碍病人皮肤易出现的最严重问题，具有发病率高、病程发展快、难以治愈及治愈后易复发的特点，一直是医疗和护理领域的难题，引起医疗机构的广泛关注。

压力性损伤是位于骨隆突处、医疗或其他器械下的皮肤和/或软组织的局部损伤。可表现为完整皮肤或开放性溃疡，可能会伴疼痛感。损伤是由于强烈和/或长期存在的压力或压力联合剪切力导致。软组织对压力和剪切力的耐受性可能会受到微环境、营养、灌注、并发症以及软组织情况的影响。

压力性损伤本身并不是原发疾病，大多是由于其他原发病未能很好地护理而造成的皮肤损伤。一旦发生压力性损伤，不仅给病人带来痛苦、加重病情及延长疾病康复的时间，严重时还会因继发感染引起败血症而危及生命。因此，必须加强病人皮肤护理，预防和减少压力性损伤的发生。虽然近年来医疗护理服务水平已有很大提高，但从全球范围看，压力性损伤的发病率并无下降趋势。目前将压力性损伤患病率和发生率作为监测压力性损伤预防干预效果的标准。

1. 压力性损伤发生的原因

压力性损伤形成是一个复杂的病理过程，是局部和全身因素综合作用所引起的皮肤组织的变性和坏死。

（1）力学因素。压力性损伤不仅由垂直压力引起，还可由摩擦力和剪切力引起，通常是 2～3 种力联合作用所导致。

① 垂直压力：对局部组织的持续性垂直压力是引起压力性损伤的最重要原因。当持续性垂直压力超过毛细血管压时，即可阻断毛细血管对组织的灌注，致使氧和营养物质供应不足，代谢废物排泄受阻，导致组织发生缺血、溃烂或坏死。压力性损伤形成与压力强度和持续时间有密切关系。压力越大，持续时间越长，发生压力性损伤的概率就越高。此外，压力性损伤发生与组织耐受性有关，肌肉和脂肪组织因代谢活跃，较皮肤对压力更为敏感，因此最先受累且较早出现变性和坏死。垂直压力常见于长时间采用某种体位，如卧位、坐位者。

② 摩擦力：由两层相互接触的表面发生相对移动而产生。摩擦力作用于皮肤可损

害皮肤的保护性角质层而使皮肤屏障作用受损，增加皮肤对压力性损伤的敏感性。摩擦力主要来源于皮肤与衣、裤或床单表面逆行的阻力摩擦，尤其当床面不平整（如床单或衣裤有皱褶或床单有渣屑）时，皮肤受到的摩擦力会增加。病人在床上活动或坐轮椅时，皮肤随时可受到床单和轮椅表面的逆行阻力摩擦。搬运病人时，拖拉动作也会产生摩擦力而使病人皮肤受到损伤。皮肤擦伤后受潮湿、污染而易发生压力性损伤。

③ 剪切力：由两层组织相邻表面间的滑行而产生的进行性相对移位所引起，由压力和摩擦力协同作用而成，与体位有密切关系。如半坐卧位时，骨骼及深层组织由于重力作用向下滑行，而皮肤及表层组织由于摩擦力的缘故仍停留在原位，从而导致两层组织间产生牵张而形成剪切力。剪切力发生时，因由筋膜下及肌肉内穿出供应皮肤的毛细血管被牵拉、扭曲、撕裂，阻断局部皮肤、皮下组织、肌层等全层组织的血液供应，引起血液循环障碍而发生深层组织坏死，形成剪切力性溃疡。由剪切力造成的严重伤害早期不易被发现，且多表现为口小底大的潜行伤口。当剪切力与压力共同作用时，阻断血流的作用更加明显。

（2）局部潮湿或排泄物刺激。因大小便失禁、汗液、尿液及各种渗出液、引流液等引起的潮湿刺激导致皮肤浸渍、松软，削弱其屏障作用，致使皮肤易受剪切力和摩擦力等损伤。尤其是尿液和粪便中化学物质的刺激使皮肤酸碱度发生改变，致使表皮角质层的保护能力下降，皮肤组织破溃，容易继发感染。此外，必要的擦洗可进一步清除保护皮肤的天然润滑剂，致使皮肤易损性增加。

（3）营养状况：营养状况是影响压力性损伤形成的重要因素。全身出现营养障碍时，营养摄入不足，蛋白质合成减少，出现负氮平衡，皮下脂肪减少，肌肉萎缩。一旦受压，骨隆突处皮肤要承受外界压力和骨隆突本身对皮肤的挤压力，受压处因缺乏肌肉和脂肪组织保护而容易引起血液循环障碍，出现压力性损伤。过度肥胖者卧床时体重对皮肤的压力较大，因而容易发生压力性损伤。

（4）年龄：老年人因老化过程导致皮肤在解剖结构、生理功能及免疫功能等方面均出现衰退现象，表现为皮肤松弛、干燥，缺乏弹性，皮下脂肪萎缩、变薄，皮肤抵抗力下降，对外部环境反应迟钝，皮肤血流速度下降且血管脆性增加，导致皮肤易损性增加。

（5）体温升高：体温升高时，机体新陈代谢率增高，组织细胞对氧的需求量增加。加之局部组织受压，使已有的组织缺氧更加严重。因此，伴有高热的严重感染病人存在组织受压情况时，压力性损伤发生概率升高。

（6）医疗器械使用不当：因医疗器械，如心电监护、吸氧面罩、呼吸机、气管切开导管、各种约束装置及矫正器使用不当，可在医疗器械使用的部位产生压力和（或）造成局部温湿度改变，进而发生不同程度的压力性损伤。常因医疗器械固定使接触部位皮肤破损隐秘而难以被及时发现。

（7）机体活动和（或）感觉障碍：活动障碍多由神经损伤、手术麻醉或制动造成，自主活动能力减退或丧失使局部组织长期受压，血液循环障碍而发生压力性损伤时，阻断血流的作用将更加显著。

（8）急性应激因素：急性应激使机体对压力的敏感性增加，导致压力性损伤发生率增高。此外，急性应激可引起体内代谢紊乱，应激激素大量释放，中枢神经系统和神经内分泌传导系统发生紊乱，机体内环境的稳定性被破坏，机体组织失去承压能力，从而引发压力性损伤。

2．压力性损伤的分期

压力性损伤的发生为渐进性过程，目前常用的分类系统是依据其损伤程度将压力性损伤分为四期。

（1）Ⅰ期：淤血红润期，此期为压力性损伤初期。皮肤完整，表现为红、肿、热、痛或麻木，出现压之不褪色红斑。此期皮肤完整性未被破坏，仅出现暂时性血液循环障碍，为可逆性改变。

（2）Ⅱ期：炎性浸润期，皮肤的表皮层、真皮层或二者发生损伤或坏死。受压部位呈紫红色，皮下产生硬结。皮肤因水肿而变薄，常有水疱形成，且极易破溃。水疱破溃后表皮脱落暴露潮湿、红润的创面，病人有疼痛感。

（3）Ⅲ期：浅度溃疡期，全层皮肤破坏，可深及皮下组织和深层组织。表皮水疱逐渐扩大、破溃，真皮层创面有黄色渗出液，感染后表面有脓液覆盖，致使浅层组织坏死，形成溃疡，疼痛感加重。

（4）Ⅳ期：坏死溃疡期，为压力性损伤严重期。坏死组织侵入真皮下层和肌肉层，感染向周边及深部扩展，可深达骨面。坏死组织发黑，脓性分泌物增多，有臭味。严重者细菌入血可引起脓毒败血症，造成全身感染，甚至危及生命。

然而当压力性损伤创面覆盖较多的坏死组织或局部皮肤出现紫色、焦痂等改变时，难以准确划分。因而，美国压力性损伤咨询委员会于 2007 年首次提出在Ⅰ～Ⅳ期压力性损伤分期的基础上，增加可疑深部组织损伤期和不可分期压力性损伤。新的压力性损伤分期进一步描述了局部组织损伤累及的深度和结构，澄清了临床上难以划分的压力性损伤分期，有助于提高判断分期的准确性。

3．压力性损伤的评估

及时（入院 8 小时内）、动态、客观、综合、有效地进行结构化风险评估，判断危险因素、识别压力性损伤发生的高危人群及确定易患部位，从而对压力性损伤高危人群制定并采取个体化预防措施是有效预防压力性损伤的关键。

（1）危险因素评估内容包括：① 皮肤状态评估；② 行为/行动能力评估；③ 灌注及氧合；④ 营养状态；⑤ 皮肤潮湿度；⑥ 其他：年龄、体温、感觉、血液学指标及健康状况。

评估时可使用风险评估工具，通过评分方式对病人发生压力性损伤的危险因素进行定性和定量的综合分析，由此判断其发生压力性损伤的危险程度，降低压力性损伤预防护理工作的盲目性和被动性，提高压力性损伤预防工作的有效性和护理质量。常用的风险评估工具包括 Braden 危险因素评估表、Norton 压力性损伤风险评估量表、Waterlow 压力性损伤风险评估量表及 Andersen 危险指标记分法等。应用压力性损伤风险评估工具时需根据病人的具体情况进行动态评估，并及时修正措施，实施重点预防。

Braden 危险因素评估表：目前国内外用来预测压力性损伤发生的较为常用的方法之一，对压力性损伤高危人群具有较好的预测效果，且评估简便、易行。Braden 危险因素评估表的评估内容包括感觉、潮湿、活动力、移动力、营养，以及摩擦力和剪切力 6 个部分。总分值范围为 6～23 分，分值越少，提示发生压力性损伤的危险性越高。评分≤18 分，提示病人有发生压力性损伤的危险，建议采取预防措施。

Norton 压力性损伤风险评估量表：也是目前公认用于预测压力性损伤发生的有效评分方法，特别适用于老年病人的评估。Norton 压力性损伤风险评估量表评估 5 个方面的压力性损伤危险因素：身体状况、精神状态、活动能力、灵活程度及失禁情况。总分值范围为 5～20 分，分值越少，表明发生压力性损伤的危险性越高。评分≤14 分，提示易发生压力性损伤。

高危人群包括：① 神经系统疾病病人；② 脊髓损伤病人；③ 老年病人；④ 身体衰弱、营养不良病人；⑤ 肥胖病人；⑥ 水肿病人；⑦ 疼痛病人；⑧ 发热病人；⑨ 使用医疗器械病人；⑩ 手术病人。对上述高危人群需加强压力性损伤预防与管理。

（2）易患部位。

① 长期受压及缺乏脂肪组织保护、无肌肉包裹或肌层较薄的骨隆突处。卧位不同，受压点不同，好发部位亦不同。

仰卧位：好发于枕骨粗隆、肩胛部、肘部、脊椎体隆突处、骶尾部及足跟部。

侧卧位：好发于耳郭、肩峰、肋骨、肘部、髋部、膝关节内外侧、内外踝处。

俯卧位：好发于面颊部、耳郭、肩部、女性乳房、男性生殖器、髂嵴、膝部及足尖处。

坐位：好发于坐骨结节处。

② 医疗器械与皮肤接触的相关部位：如无创面罩、连续加压装置、夹板、支架、尿管等医疗器械与皮肤接触的部位。

4．压力性损伤的预防

压力性损伤预防的关键在于加强管理，消除危险因素。压力性损伤一旦发生，会对病人及其家庭乃至社会产生不利影响，因而压力性损伤的预防尤为重要。精心、科学的护理可将压力性损伤的发生率降到最低程度。为此，要求护士在工作中做到“六勤”，即勤观察、勤翻身、勤按摩、勤擦洗、勤整理及勤更换。交接班时，护士应严格、细致地交接病人的局部皮肤情况和护理措施的执行情况。

但是，并非所有的压力性损伤均可预防。某些病人由于特殊的自身条件使压力性损伤在所难免，如严重负氮平衡的恶病质病人，因软组织过度消耗失去了保护作用，损伤后自身修复亦困难，难以预防压力性损伤的发生。另外，因某些疾病限制翻身，也难以预防压力性损伤的发生。如神经外科病人需要镇静剂以减少颅内压增高的危险，翻身不利于颅内压稳定；成人呼吸窘迫综合征病人改变体位时可引起缺氧。

（1）进行皮肤评估。系统、全面的皮肤评估对于压力性损伤的预防、分类、诊断及治疗至关重要。评估时需检查皮肤有无红斑，若有红斑需鉴别红斑范围和分析红斑产生原因。此外，皮肤评估时还应评估皮肤温度、有无水肿和疼痛，以及相对于周围组织硬度的改变。需要注意的是，医疗器械下方和医疗器械周围受压皮肤需检查有无压力相关损伤。

（2）采取预防性皮肤护理措施。保护皮肤、预防皮肤损伤的措施包括：① 摆放体位时避免红斑区域受压；② 保持皮肤清洁干燥，避免局部不良刺激；③ 禁止按摩或用力擦洗压力性损伤易患部位的皮肤，防止造成皮肤损伤；④ 失禁病人制定并执行个体化失禁管理计划；⑤ 使用皮肤保护用品或采取隔离防护措施，预防皮肤浸渍。

（3）进行营养筛查与营养评估。营养不良既是导致压力性损伤发生的原因之一，也是直接影响压力性损伤进展和愈合的因素。因此，对于压力性损伤高危人群需进行营养筛查以判断营养不良风险。经筛查有营养不良风险者，需进行全面营养评估并制定个体化营养治疗计划。合理膳食是改善病人营养状况、促进创面愈合的重要措施。因此，在病情允许情况下，给予压力性损伤高危人群高热量、高蛋白及高维生素饮食，增强机体抵抗力和组织修复能力，并促进创面愈合。维生素 C 和微量元素锌对伤口愈合具有重要作用，对于压力性损伤高危人群可适当给予补充。

（4）进行体位变换。体位变换可间歇性解除压力或使压力再分布，避免局部组织长期受压，从而减轻受压程度。

（5）选择和使用合适的支撑面。支撑面是指用于压力再分布的装置，可调整组织负荷和微环境情况，如泡沫床垫、气垫床、减压坐垫等。选择支撑面时需考虑病人制动的程度、对微环境控制和剪切力降低的需求、病人的体型和体重，以及压力性损伤发生的危险程度等因素。需要注意的是，尽管使用支撑面，仍需不断进行体位变换以预防压力性损伤发生。

（6）鼓励病人早期活动。早期活动可降低因长期卧床造成病人临床情况恶化的风险，活动频率和活动强度需根据病人耐受程度和发生压力性损伤危险程度决定。在病情允许情况下，协助病人进行肢体功能练习，鼓励病人尽早离床活动，预防压力性损伤发生。

（7）预防医疗器械相关压力性损伤。采取措施预防医疗器械相关压力性损伤：① 合理选择和正确使用医疗器械：选择医疗器械时避免压力和（或）剪切力所致的损伤，使用时佩戴合适，避免过度受压，在不造成额外压力的情况下防止脱落。② 定期评估皮肤，做好皮肤护理：每天至少检查医疗器械下方或周围皮肤两次，观察有无压力相关损伤的迹象，并注意保持医疗器械下方皮肤的清洁干燥。对于局限性或全身性水肿病人需增加皮肤评估次数。③ 采取压力再分布措施：通过调整体位、交替使用或重新放置医疗器械，使医疗器械所致压力得以再分布。④ 使用预防性敷料。

（8）实施健康教育。确保病人和家属的知情权，使其了解自身皮肤状态及压力性损伤的危害，指导其掌握预防压力性损伤的知识和技能，如营养知识、翻身技巧及预防皮肤损伤的技巧等，从而鼓励病人及家属有效参与或独立采取预防压力性损伤的措施。

5．压力性损伤的治疗与护理

压力性损伤的治疗采取局部治疗和全身治疗相结合的综合性治疗措施。

（1）全身治疗与护理。积极治疗原发病，补充营养和进行全身抗感染治疗等。良好的营养是创面愈合的重要条件，因此应给予病人平衡饮食，增加蛋白质、维生素及微量元素的摄入。对长期不愈的压力性损伤，可静脉滴注复方氨基酸溶液。低蛋白血症病人可静脉输入血浆或人血清蛋白，提高血浆胶体渗透压，改善皮肤血液循环。胃肠道摄入、消化和吸入营养障碍者可采用全胃肠外营养治疗，保证营养物质供给以满足机体代谢需要。此外，遵医嘱给予抗感染治疗，预防败血症发生。同时加强心理护理，消除不良心境，促进身体早日康复。

（2）局部治疗与护理。除可采取上述压力性损伤预防措施用于压力性损伤的局部治疗和护理外，还需根据压力性损伤各期创面的特点和伤口情况，采取针对性的治疗和护理措施。Ⅰ期压力性损伤的护理重点是去除致病原因，保护局部皮肤，促进局部血液循环，防止压力性损伤继续发展；Ⅱ期压力性损伤的护理重点是保护皮肤，加强创面水疱内渗液的保护和处理，预防感染；Ⅲ期和Ⅳ期压力性损伤的护理重点是清洁伤口，清除坏死组织，妥善处理伤口渗出液，促进肉芽组织生长，预防和控制感染。

① 压力性损伤评估及愈合监测：全面的压力性损伤评估是制定压力性损伤治疗和护理方案的前提。初始评估后，需每周评估至少一次，评估内容包括压力性损伤的部位、分期、大小（长、宽、深）、颜色、组织类型、创缘、窦道、潜行、瘘管、渗出、气味及伤口周围情况等。每次更换敷料时需根据创面情况、渗出液变化和有无感染迹象等判断压力性损伤是否改善或恶化。若伤口面积增大、组织类型改变、伤口渗液增多或出现临床感染等其他迹象，提示压力性损伤恶化，需及时调整治疗方案；若渗液减少、伤口面积缩小和创面组织好转提示压力性损伤愈合良好。

② 压力性损伤的愈合监测由医疗专业人员辅以压力性损伤评估工具和数字成像得以完成，对压力性损伤愈合过程进行精确测量和描述有助于评价伤口的愈合趋势，为进一步治疗提供依据。

③ 疼痛评估与处理：压力性损伤会产生痛感，无论在静息状态和进行治疗以及护理操作时均可出现。因而做好压力性损伤相关性疼痛的评估、预防和管理，尤其是预防和减轻治疗和护理操作所致的疼痛至关重要。如为病人变换体位时可使用吊带或转运床单以减少摩擦力和剪切力，同时保持床单平整无皱褶；摆放体位时避开压力性损伤部位和避免采用导致压力增加的体位；选择敷料时选择更换频率低、容易去除的敷料，避免对皮肤产生机械性损伤。在伤口治疗和护理操作开始前需采取充分的疼痛控制手段，具体措施详见本章“第四节病人疼痛的护理”。

④ 使用伤口敷料：湿性伤口愈合理论提出，适度湿润、密闭、微酸（接近于皮肤pH）、低氧或无氧且接近于体温的伤口环境为创面愈合的适宜环境。随着湿性伤口愈合理论的提出及创面愈合病理生理过程的深入研究，湿性敷料不断改进并发展，目前已广泛用于压力性损伤的临床治疗。常用的湿性敷料包括水胶体敷料、透明膜敷料、水凝胶敷料、藻酸盐类敷料、泡沫敷料、银离子敷料、硅胶敷料和胶原基质敷料等。每种类型敷料具有各自的优缺点和临床适应证，需根据保持创面湿性环境的特性、伤口渗出物的性质和量、创面基底组织状况、压力性损伤周围情况、压力性损伤大小、深度和部位，以及是否存在瘘管和（或）潜行等因素进行选择。

⑤ 伤口护理：包括清洗和清创。a. 清洗：每次更换敷料时需进行伤口清洗，以清除表面残留物和敷料残留物。伤口清洗液需根据伤口类型进行选择，创面无感染时多采用对健康组织无刺激的生理盐水进行冲洗，对确诊感染、疑似感染或疑似严重细

菌定植的压力性损伤，需根据创面细菌培养及药物敏感试验结果选择带有表面活性剂和（或）抗菌剂的清洗液。清洗时需避免交叉感染，并注意窦道、潜行或瘘管的处理。b. 清创：清除压力性损伤创面或创缘无活力的坏死组织。常用的清创方法包括外科清创、保守锐性清创、自溶性清创、生物性清创和机械性清创，清创方法需根据病人的病情和耐受性、局部伤口坏死组织情况和血液循环情况选择。对于免疫缺陷、供血障碍和全身败血症期间未采用抗生素治疗的病人，清创应慎重。

⑥ 药物治疗：为控制感染和增加局部营养供给，可于局部创面采用药物治疗，如碘伏、胰岛素等，或采用具有清热解毒、活血化瘀、去腐生肌的中草药治疗。

⑦ 手术治疗：对于经保守治疗无效的Ⅲ期和Ⅳ期压力性损伤，或已发展为蜂窝织炎或疑似有败血症，或伴有潜行、窦道/瘘管和（或）广泛坏死组织的压力性损伤，可采用手术方法予以修复。护士需加强围术期护理，如术后体位减压，密切观察皮瓣的血供情况和引流物的性状，加强皮肤护理，减少局部刺激等。

其他新兴治疗方法：如将生长因子、生物物理方法等用于压力性损伤治疗。

压力性损伤是全身、局部因素综合作用所引起的皮肤组织变性、坏死的病理过程。护士只有认识到压力性损伤的危害性，了解其病因和发生发展规律，综合考虑压力性损伤的危险因素，掌握其防治技术，才能自觉、有效地做好压力性损伤防治工作。护理中应强化“预防为主，立足整体，重视局部”的观念，使压力性损伤护理走向科学化、制度化、程序化和人性化。

五、晨晚间护理

晨晚间护理是优质护理服务的重要组成内容，是根据人们的日常生活习惯，为满足病人日常清洁和舒适需要而于晨起和就寝前执行的护理措施。危重、昏迷、瘫痪、高热、大手术后或年老体弱等自理能力受限的病人，护士需要根据病人病情协助其进行晨晚间护理，以满足病人身心需要，促进舒适。

思政资料 1：“最美孝心少年”——罗光志

罗光志同学今年 11 岁，是贵州省黔西南州贞丰县珉谷镇第六小学四年级的学生。“每天放学回来，只要能看见妈妈笑我就不觉得有多苦。”就是这样一个朴实的想法，让这个小小的布依族少年坚持照顾瘫痪的母亲三年。

2011 年 9 月，罗光志的母亲不幸摔成瘫痪。从此，在父亲外出务工时，罗光志就承担起给母亲做饭喂药、洗脸洗脚、端屎倒尿、翻身擦背的重担。当被问及照顾母亲辛苦不辛苦时，罗光志一脸诚恳地说道：“爸爸在外面打工，我就是家里唯一的男子汉，照顾妈妈是我的责任，再苦也要做。”穷人家的孩子早当家，农忙时，罗志光帮父亲担粪、运粮、搬煤、做各种农活和家务，胳膊、手、肩膀上都磨出了老茧。寨邻老幼都夸赞他：“每次看见别的孩子在外边玩耍，光志一放学就往家里赶，伺候他母亲，我们是又爱又心疼啊。”

罗光志照顾母亲和学习两不误。“他的成绩很优秀，一直处于年级前列，他是我遇到的最刻苦好学的孩子!”罗光志的班主任杨恩学说。罗光志还是个热心助人的好孩子。他担任班上的劳动委员，非常热爱集体，每天把班级卫生值日安排得有条不紊，坚持把班上的桌凳摆得整整齐齐，把讲桌、黑板擦得干干净净。如果当天值日的同学有事，他都会帮同学值日。周围的人都被罗志光的行为感染，对他竖起了大拇指。“我一直有个梦想，就是当一名医生，能让母亲重新站起来，然后，我们一家人去旅游!”当被问到有什么理想时，罗光志满怀信心地说。让我们祝福这个小男子汉能实现自己的梦想。2014 年，罗光志同学被评为“贵州省美德少年”。

看完这段资料后你有什么感想？当还是婴儿的我们，没有任何生活自理能力，父母把我们辛苦抚养长大。长大成人的你有没有为父母洗过一次脚？

思政资料 2:

17 年前，黄小华的丈夫不幸遭遇车祸，导致高位截瘫。从那时起，黄小华几乎 24 小时待命，每天给丈夫按摩、擦身、清洗。怕丈夫营养跟不上，她还研究食谱，变着花样做营养餐。如今，52 岁的她下个目标是和丈夫一起活到 100 岁。她说：“只要他在，家就完整。”

请问：

（1）黄小华在给丈夫按摩的过程中需要注意的是什么？

（2）我们能黄小华身上学习什么？

（一）晨间护理

晨间护理是基础护理的重要工作内容，一般于病人晨间醒来后、诊疗工作前完成，促进病人身心舒适，预防并发症。对于能离床活动、病情较轻的病人，应鼓励其自行完成以增强疾病康复的信心；对于病情较重、不能离床活动的病人，护士应予以协助完成。

1．晨间护理的目的

（1）促进病人清洁、舒适，预防压力性损伤、肺炎等并发症的发生。

（2）观察和评估病情，为诊断、治疗及调整护理计划提供依据。

（3）进行心理和卫生指导，满足病人心理需求，促进护患沟通。

（4）保持病室和床单位的整洁、美观。

2．晨间护理的内容

（1）采用湿式扫床法清洁并整理床单位，必要时更换被套。

（2）根据病人病情和自理能力，协助病人排便、洗漱及进食等。

（3）根据病人病情合理摆放体位，如腹部手术病人采取半卧位。检查全身皮肤有无受压变红，进行背部及受压骨隆突处皮肤的按摩。

（4）根据需要给予病人叩背、协助排痰，必要时给予吸痰，指导有效咳嗽。

（5）检查各种管道的引流、固定及治疗完成情况，维护管道安全和通畅。

（6）进行晨间交流，询问病人夜间睡眠、疼痛、呼吸情况、肠功能恢复情况，以及活动能力等。

（7）酌情开窗通风，保持病室内空气新鲜。

（二）晚间护理

晚间护理指病人晚间入睡前为其提供的护理，可创造良好的睡眠条件，促进病人舒适入睡。同时，还能了解病人的病情变化，鼓励其战胜疾病的信心。

1. 晚间护理的目的

（1）确保病室安静、清洁，为病人创造良好的夜间睡眠条件，促进病人入睡。

（2）观察和了解病人病情变化，满足病人身心需要，促进护患沟通。

（3）预防压力性损伤的发生。

2. 晚间护理的内容

（1）整理床单位，必要时予以更换。

（2）根据病人病情和自理能力，协助病人排便、洗漱等，女性病人给予会阴冲洗。

（3）协助病人取舒适卧位，并检查病人全身皮肤受压情况，观察有无早期压力性损伤迹象，按摩背部及骨隆突部位。

（4）进行管道护理，检查导管有无打折、扭曲或受压，妥善固定并保持导管通畅。

（5）疼痛病人遵医嘱给予镇痛措施。

（6）保持病室安静，病室内电视机应按时关闭，督促家属离院。夜间巡视时，护士要注意做到“四轻”（走路轻、说话轻、操作轻及关门轻）。

（7）保持病室光线适宜，危重病室保留廊灯，便于观察病人夜间病情变化。

（8）保持病室空气流通，调节室温，根据情况增减盖被。

（9）经常巡视病室，了解病人睡眠情况，对于睡眠不佳的病人应按失眠给予相应的护理；同时观察病情变化，并酌情处理。

第四节 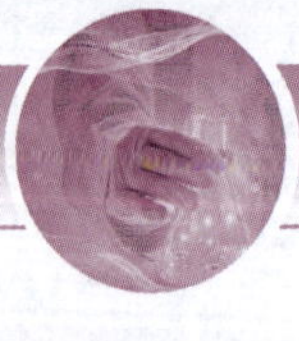 病人疼痛的护理

预习案例

肿瘤科病房有一位“宫颈癌晚期”病人，是55岁的女性老师，今日是她入院的第2天。该病人时常主诉疼痛难忍。今天主管护士小李做晨间护理时发现病人沉默寡言，眉头紧锁，咳嗽频繁并有气喘，难以交流。

请思考：

（1）小李该如何评估其疼痛程度？

（2）小李应采取哪些护理措施以缓解病人的疼痛？

（3）小李应向病人和家属进行哪些健康教育？

疼痛是最常见、最严重的一种不舒适感觉，也是最常见的临床症状之一。疼痛的发生提示个体的健康受到威胁，它与疾病的发生、发展与转归有着密切的联系，也是评价治疗与护理效果的重要标准之一。护士应掌握疼痛的相关知识，帮助病人减轻或缓解疼痛，促使其舒适。

一、疼痛的概念

疼痛（Pain）一词来自拉丁语“poena”，意思是“惩罚”。《辞海》中将“疼”解释为“痛”，而将“痛”解释为“因疾病或创伤而感觉痛楚”。1979 年国际疼痛研究协会（IASP）将疼痛定义为“是一种令人不快的感觉和情绪上的感受，伴随着现有的或潜在的组织损伤”。疼痛有双重含义，痛觉和痛反应。痛觉是一种意识现象，是个体的主观知觉体验，受个体的心理、性格、经验、情绪和文化背景的影响，个体表现为痛苦、焦虑。痛反应是机体对疼痛刺激所产生的一系列生理病理变化和心理变化，如呼吸急促、血压升高、出汗，心理痛苦、焦虑和抑郁等。疼痛是人体最强烈的应激因素之一，是机体对有害刺激的一种保护性防御反应，具有保护和防御的功能。

二、疼痛的原因及影响因素

（一）疼痛的原因

1．温度刺激

过高或过低的温度作用于体表，均会引起组织损伤。受伤的组织释放组胺等化学物质，刺激神经末梢导致疼痛。如高温可引起烧伤，低温会致冻伤。

2．化学刺激

化学物质如强酸、强碱，可直接刺激神经末梢，导致疼痛。化学灼伤还可使受损组织细胞释放化学物质，再次作用于痛觉感受器，使疼痛加剧。

3．物理损伤

如刀切割、针刺、碰撞、身体组织受牵拉、肌肉受压、挛缩等，均可使局部组织受损，刺激神经末梢而引起疼痛。大部分物理损伤引起的缺血、淤血、炎症等都促使组织释放化学物质，而使疼痛加剧、疼痛时间延长。

4．病理改变

疾病造成的体内某些管腔堵塞，组织缺血、缺氧，空腔脏器过度扩张，平滑肌痉挛或过度收缩，局部炎性浸润等均可引起疼痛。

5．心理因素

心理状态不佳，如情绪紧张或低落、愤怒、悲痛、恐惧等都能引起局部血管收缩或扩张而导致疼痛。如神经性疼痛常因心理因素引起。此外，疲劳、睡眠不足、用脑过度等可导致功能性头痛。

（二）疼痛的影响因素

个体对疼痛的感受和耐受力存在很大的差异，同样性质、强度的刺激可引起不同个体产生不同的疼痛反应。个体所能感觉到的最小疼痛称为疼痛阈，个体所能忍受的疼痛强度和持续时间称为疼痛耐受力。对疼痛的感受和耐受力受个体内在因素和外在因素的影响，内在因素主要包括：个体人口学特征、信仰与文化、行为作用、以往的疼痛经验、注意力、情绪因素、对疼痛的态度等，外在因素主要包括环境变化、社会支持、医源性方面等因素。

1．内在因素

（1）人口学特征。个体对疼痛的敏感程度因年龄不同而不同。婴幼儿对疼痛的敏感程度低于成人，随着年龄增长，对疼痛的敏感性也随之增加。老年人对疼痛的敏感性又逐步下降，有研究提示老年女性区别温暖、烫和疼痛的能力比较差，而老年男性则和年轻人无明显差别，认为老年女性更能耐受疼痛是因为敏感性下降，老年男性更能耐受疼痛并非不能感受疼痛，而是忍耐能力更强。故对于不同年龄组的疼痛病人应采取不同的护理措施，尤其是儿童和老年人，更应注意其特殊性和个体差异。除了年龄和性别外，身高、体重、体质指数和吸烟等与某些慢性腰背痛的发生发展有关。

（2）宗教信仰与文化。宗教信仰与文化可影响个体对疼痛的认知评价和对疼痛的反应。持有不同人生观、价值观的个体对疼痛的反应和表达方式也不同。若个体生活在鼓励忍耐和推崇勇敢的文化背景中，往往更能够耐受疼痛。个体的文化教养影响其对疼痛的反应和表达方式，在一些文化里忍受疼痛是一种美德，并且通常认为男性比女性更能忍受疼痛。医护人员应该尊重个人的文化信仰而不强加自己的观点。

（3）行为作用。不同的行为表现和应对策略会影响个体对疼痛的知觉和治疗的效果。病人可以通过一系列的行为来控制疼痛。如：看电视或者和朋友、同事以及家人进行交谈等都可以帮助病人分散对疼痛的注意力并且有效地控制疼痛。娱乐可以提高机体内啡肽的释放，从而缓解疼痛。充足的睡眠与休息后疼痛感觉减轻，反之则加剧。个体对疼痛的反应，如持续性的肌肉紧张，过激行为都可能会导致疼痛的加重。如：患儿由于害怕打针而大哭、肌肉紧张，这些都可能会加剧疼痛。

（4）应对策略。应对策略可以改变痛感受程度和痛耐受能力。主动应对可以产生适应性的功能改变，如坚持进行康复锻炼，或培养个人兴趣使自己不再注意疼痛等；相反，被动应对则会导致疼痛加剧甚至抑郁情绪的出现，如过分依赖别人的帮助或限制自己活动。有研究观察到，如病人采取适应性策略，则其疼痛强度会减轻，对疼痛的忍耐力也会增加。

（5）以往的疼痛经验。疼痛经验是个体自身对刺激体验所获得的感受，进而从行为中表现出来。个人对疼痛的态度则直接影响其行为表现。个体对任何一种单独刺激所产生的疼痛，都会受到以前类似疼痛经验的影响，如经历过手术疼痛的病人对即将再次进行的手术会产生不安的心情，会使他对痛觉格外敏感。

（6）注意力。个体对疼痛的注意程度会影响其对疼痛的感觉。当注意力高度集中于其他事物时，痛觉可以减轻甚至消失。如拳击运动员在竞技场上能够忍受严重伤害，而不感觉疼痛，是由于其注意力完全集中于比赛。某些精神疗法治疗疼痛，也是利用分散注意力以减轻疼痛的原理，如松弛疗法、手术后听音乐、看电视、愉快交谈等均可分散病人对疼痛的注意力，从而减轻疼痛。

（7）情绪。情绪可影响病人对疼痛的反应，焦虑、抑郁和愤怒等负性情绪会使疼痛加剧，并彼此相互影响。慢性疼痛病人的情绪状态以焦虑和抑郁为主，目前有学者提出，愤怒也是慢性疼痛病人常有的情绪反应。焦虑可使疼痛加剧，而疼痛又会增加焦虑情绪。有研究表明，40%～50%的慢性疼痛病人都伴随抑郁症状。学者们普遍认为，抑郁是由病人对困境的反应而产生的。愤怒的情绪与疼痛强度、挫折感和痛行为的发生频率相关。愉快的情绪则有减轻疼痛知觉的作用，在快乐或需要得到满足时，虽然承受了与忧虑时同样的伤害，但对疼痛的感觉却减轻了。因此情绪的调整在病人疼痛管理中有重要的作用。

（8）对疼痛的态度。个体对疼痛的态度会影响个体对疼痛的反应。如果把疼痛视为一个容易解决的小问题，就会疼得轻些；相反，如果觉得它是反映了严重的组织损伤甚至病情的进行性加重，那么自身的痛苦感和功能异常的程度就会大大增加。负面的想法会导致消极的应对方式、更严重的痛苦以及躯体功能的削弱。在疼痛面前认为自己无能为力的病人往往会消极地对待所发生的一切，不能利用现有的资源来处理疼痛，从而导致恶性循环。对疼痛治疗结果的期望也影响个体对疼痛的反应。

2．外在因素

（1）环境变化。环境因素可影响疼痛，如噪声、温度和光线等。持续的刺激性噪声，可增加肌肉的张力和应激性，加剧疼痛；舒适的环境可以改善个体的情绪，从而减轻疼痛。

（2）社会支持。当病人经历疼痛时，良好的社会支持，如家属或亲人陪伴，可以减少其孤独感和恐惧感，从而减轻疼痛。另外，鼓励和赞扬可促使病人有能力对付即将到来的疼痛并增加病人的控制感。

（3）医源性因素。许多治疗和护理操作都有可能使病人产生疼痛的感觉，如注射、输液等。护士在执行可能引起疼痛的操作时，应尽可能以轻柔、熟练的动作来完成，并尽量满足病人的生理和心理需求，用言语安慰病人。

（4）来自护理人员方面的因素也会影响疼痛，如：护士掌握的疼痛理论知识与实践经验，可影响其对疼痛的正确判断与处理；护士缺少必要的药理知识，过分担心药物的副作用或成瘾性，会使病人得不到必要的镇痛处理；护士评估疼痛的方法不当，仅依据病人的主诉判断是否存在疼痛会使部分病人得不到及时的处置。

三、病人疼痛的护理

疼痛是临床护理中最常见最重要的征象与症状，是病人最痛苦的感受，会影响个体的身体功能和生活质量。避免疼痛，获得舒适是人类最基本的需要，对于一些可能发生疼痛的病人，应积极采取措施减轻病人疼痛的感觉。疼痛护理是疼痛管理的重要内容之一，主要包括疼痛的护理流程，疼痛评估的内容与方法，疼痛的护理措施和疼痛控制的标准等。

(一)疼痛的护理流程

(1)全面并动态地评估。把评估病人的疼痛列入护理常规，全面并持续地评估病人的疼痛情况。

(2)实施镇痛。采用非药物和药物手段实施镇痛，消除和缓解疼痛是对疼痛病人护理的主要目标。

(3)观察并记录。观察并记录疼痛的具体情况、镇痛措施、镇痛效果及药物的不良反应等。

(4)健康教育和随访。解释疼痛的相关知识，指导镇痛的知识和技巧。按需做好随访工作，建立随访信息并期随访。

(二)疼痛的护理评估

疼痛评估是进行有效疼痛控制的首要环节，不仅要判断疼痛是否存在，还要评价镇痛治疗的效果。疼痛与其他 4 项生命体征不同，它不具备客观的评估依据，而且疼痛的原因和影响因素较多，个体也存在差异。疼痛评估的原则是常规、量化、全面和动态，护士要掌握疼痛评估内容、评估方法及评估的记录。

1．评估内容

(1)疼痛经历和病史。疼痛经历评估包括疼痛的部位、程度、性质、时间、伴随症状，加重和缓解因素，疼痛发生时的表达方式，目前处理和疗效等；病史评估包括既往诊断，既往所患的慢性疼痛情况，既往镇痛治疗及减轻疼痛的方法等。

(2)社会心理因素。病人痛苦情况、精神病史和精神状态，家属和他人的支持情况，镇痛药物滥用或转换的危险因素，疼痛治疗不充分的危险因素等。

(3)镇痛效果。镇痛效果的评估是有效缓解疼痛的重要步骤，包括对疼痛程度、性质和范围的再评估，对治疗效果和治疗引起的不良反应的评价，动态评估为下一步疼痛管理提供可靠的依据。对镇痛效果评估的主要依据是病人的主诉，但在临床实践中，病人的情况有时会给疼痛评估带来障碍，如不报告疼痛或表达有困难等，此时评估要注意病人的客观指征，如呼吸、躯体变化等。镇痛效果的评估还可采用百分比量表法及 4 级法等进行量化。

此外，在对疼痛程度的认识上，病人和医务人员会存在一定的差异，医务人员判断的疼痛程度往往比病人自我感觉的轻。疼痛控制在什么水平会比较理想，不同的病人也有很大的个体差异，不同类型的疼痛对疼痛的控制需求也不一样，同一类型疼痛因疾病不同时期其程度也各异。

2．评估方法

(1)交谈法。主要是询问疼痛经历和病史。护士应主动关心病人，认真听取病人的主诉。询问疼痛的部位、牵涉痛的位置以及疼痛有无放射；过去 24 小时和当前、静息时和活动时的疼痛程度；疼痛对睡眠和活动等方面的影响(从 0～10 代表从无影响到极度影响)；疼痛的发作时间、持续时间、过程、持续性还是间断性，加重和缓解因素及其他相关症状；已采用过的减轻疼痛的措施，目前的疗效，包括疼痛缓解程度，病人对药物治疗计划的依从性，药物不良反应情况等；了解病人过去有无疼痛经历，以往疼痛的特征，既往的镇痛治疗、用药原因、持续时间、疗效和停药原因等情况。在询问时，护士应避免根据自身对疼痛的理解和经验对病人的疼痛程度给予主观判断。在与病人交谈的过程中，要注意病人的语言和非语言表达，以便获得更可靠的资料。

（2）观察与临床检查。主要观察病人疼痛时的生理、行为和情绪反应。护理人员可以通过病人的面部表情、体位、躯体紧张度和其他体征帮助观察和评估疼痛的严重程度，疼痛与活动、体位的关系。观察病人身体活动可判断其疼痛的情况，如：①静止不动：即病人维持某一种最舒适的体位或姿势，常见于四肢或外伤疼痛者。②无目的乱动：在严重疼痛时，有些病人常通过无目的地乱动来分散其对疼痛的注意力。③保护动作：病人对疼痛的一种逃避性反射。④规律性动作或按摩动作：为了减轻疼痛的程度常使用的动作，如头痛时用手指按压头部，内脏性腹痛时按揉腹部等。此外，疼痛发生时，病人常发出各种声音，如呻吟、喘息、尖叫、呜咽、哭泣等。应注意观察其音调的大小、快慢、节律、持续时间等。音调的变化可反映出疼痛病人的痛觉行为，尤其是无语言交流能力的患儿，更应注意收集这方面的资料。临床检查主要包括：检查病人疼痛的部位、局部肌肉的紧张度，测量脉搏、呼吸、血压及动脉血气有无改变等。

3．评估工具的使用

可视病人的病情、年龄和认知水平选择相应的评估工具，评估疼痛的程度。

（1）数字评分法（NRS）：用数字 0 ~ 10 代替文字来表示疼痛的程度。将一条直线等分为 10 段，按 0 ~ 10 分次序评估疼痛程度。0 为无疼痛，10 表示疼痛到极点。书写方式为："在描述过去 24 小时内最严重的疼痛的数字上画圈。"此评分法宜用于疼痛治疗前后效果测定的对比。

（2）文字描述评定法（VDS）：把一条直线等分成 5 段，每个点均有相应的描述疼痛程度的文字，从"没有疼痛""轻度疼痛""中度疼痛""重度疼痛""非常严重的疼痛"到"无法忍受的疼痛"。

（3）视觉模拟评分法（VAS）：用一条直线，不作任何划分，仅在直线的两端分别注明"不痛"和"剧痛"，请病人根据自己对疼痛的实际感觉在直线上标记疼痛的程度。这种评分法使用灵活方便，病人有很大的选择自由，不需要仅选择特定的数字或文字。适合于任何年龄的疼痛病人，且没有特定的文化背景或性别要求，易于掌握，不需要任何附加设备。对于急性疼痛的病人、儿童、老年人及表达能力丧失者尤为适用。该法也有利于护士较为准确地掌握病人疼痛的程度以及评估控制疼痛的效果。

（4）面部表情疼痛评定法（FPS）：采用面部表情来表达疼痛程度，从左到右分别为六张面部表情，最左边的脸表示无疼痛，依次向右表示疼痛越来越重，直至最右边的脸表示极度疼痛。请病人立即指出能反映他/她疼痛的那张面部表情图。此评估方法适用于 3 岁以上的儿童。

（5）按 WHO 的疼痛分级标准进行评估，将疼痛分为 4 级：

0 级：无痛。

1 级：轻度疼痛。平卧时无疼痛，翻身咳嗽时有轻度疼痛，但可以忍受，睡眠不受影响。

2 级：中度疼痛。静卧时痛，翻身咳嗽时加剧，不能忍受，睡眠受干扰，要求用镇痛药。

3 级：重度疼痛。静卧时疼痛剧烈，不能忍受，睡眠严重受干扰，需要用镇痛药。

（6）Prince-Henry 评分法：主要适用于胸腹部大手术后或气管切开插管不能说话的病人，需要在术前训练病人用手势来表达疼痛程度。此法简单、可靠，临床使用方便。可分为 5 个等级，分别赋予 0～4 分的分值以评估疼痛程度，其评分方法为：

0 分：咳嗽时无疼痛。

1 分：咳嗽时有疼痛发生。

2 分：安静时无疼痛，但深呼吸时有疼痛发生。

3 分：静息状态时即有疼痛，但较轻微，可忍受。

4 分：静息状态时即有剧烈疼痛，并难以忍受。

另外，对无语言表达能力的病人的疼痛评估，除了用特定评估工具和方法外，建议通过多种途径进行疼痛评估，包括：直接观察、家属或护理人员的描述以及对镇痛药物和非药物治疗效果的评估等。

4．评估的记录

评估疼痛并记录评估结果是护理实践的重要组成部分。记录疼痛的方法有许多种，大致可分为两类：由护士完成的住院病人的护理记录和由门诊病人完成的自我护理记录。护士在护理病历中的入院评估单、病人护理记录单及特护记录单关于疼痛的项目中记录病人的疼痛情况。记录内容应突出疼痛的时间，疼痛程度、部位、性质，镇痛方法和时间，疼痛缓解程度及疼痛对睡眠和活动的影响等方面。有些疾病的疼痛记录需要有一定的连续性，如癌痛、风湿性疼痛等；有些疾病的疼痛记录需要短期的评估和记录，如术后、创伤后、产后疼痛等。

5．疼痛的护理措施

疼痛管理的目标是控制疼痛，以最小的不良反应缓解最大程度的疼痛。而有效的护理措施是实现疼痛管理目标的重要保证。

1）减少或消除引起疼痛的原因

首先应设法减少或消除引起疼痛的原因，避免引起疼痛的诱因。如外伤所致的疼痛，应酌情给予止血、包扎、固定、处理伤口等措施；胸腹部手术后，病人会因咳嗽或呼吸引起伤口疼痛，术前应对其进行健康教育，指导术后深呼吸和有效咳嗽的方法，术后可协助病人在按压伤口后，进行深呼吸和咳痰。

2）合理运用缓解或解除疼痛的方法

（1）药物止痛。药物治疗是治疗疼痛最基本、最常用的方法，护士应正确给予镇痛药物。在用药过程中，应注意观察病情，把握好用药时机，正确用药。用药后应评估并记录使用镇痛药的效果及其不良反应。对药物的不良反应，要积极处理，以免病人因不适而拒绝用药。

① 镇痛药物的分类。镇痛药物主要分 3 类：a. 阿片类镇痛药，如吗啡、哌替啶、芬太尼、阿芬太尼、美沙酮（美散痛）、喷他佐辛（镇痛新）、羟氢可待酮等。b. 非阿片类镇痛药，如水杨酸类药物、苯胺类药物，非甾体抗炎药等。c. 其他辅助类药物，如激素、解痉药、维生素类药物、局部麻醉药和抗抑郁类药物等。临床上在选择药物时，首先要明确诊断，以免因镇痛而掩盖病情，造成误诊，如急腹症；其次要明确疼痛的病因、性质、部位以及对镇痛药的反应，选择有效的镇痛药或者联合用药，以达到满意的治疗效果。

② 镇痛药物的常见给药途径。给药途径以无创为主。常见给药途径：a. 口服给药法：口服是阿片类药物给药的首选途径，具有给药方便、疗效肯定、价格便宜、安全性好等优点。b. 直肠给药法：适用于禁食、不能吞咽、恶心呕吐严重等病人。c. 经皮肤给药法：芬太尼透皮贴剂（多瑞吉）是目前唯一通过透皮吸收的强阿片类药物，适用于慢性中度疼痛和重度疼痛病人。药物透过皮肤吸收入血，可以避免注射用药所出现的血药峰值浓度，因此在不减低镇痛治疗效果的情况下可明显增加其用药的安全系数。当使用第 1 剂时，由于皮肤吸收较慢，6 ~ 12 小时后血清中方可测到其有效浓度，12 ~ 24 小时达到相对稳定状态。一旦达到峰值可以维持 72 小时。该药不适用于急性疼痛病人和暴发性疼痛病人。在使用该药的病人中，有个别病人会出现局部瘙痒、麻木感或皮疹，这些情况在去除贴剂后会很快消失。应注意的是，如果不良反应严重，应及时去除贴剂。d. 舌下含服给药法：一般多用于暴发性疼痛的临时处理。e. 肌内注射法：水溶性药物在进行深部肌内注射后，吸收十分迅速。但长期进行肌内注射治疗疼痛，存在血药浓度波动大，加快阿片类药物的耐药性，镇痛效果和维持时间不稳定等情况。目前多用于急性疼痛时的临时给药以及癌症病人暴发痛时给药。不推荐用于长期的癌痛治疗。f. 静脉给药法：静脉注射是最迅速、有效和精确的给药方式，血浆浓度可迅速达到峰值，用药后即刻产生镇痛作用，但过高的血浆药物浓度可能会引起不良反应。目前国内外多采用中心静脉插管或预埋硅胶注药泵，以便于连续小剂量给药以减少不良反应的发生。g. 皮下注射给药法：主要用于胃肠道功能障碍、顽固性恶心、呕吐病人和严重衰竭需要迅速控制疼痛的临终病人。

③ 三阶梯镇痛疗法的基本原则和内容：对于癌性疼痛的药物治疗，目前临床上普遍采用 WHO 所推荐的三阶梯镇痛疗法。其目的是逐渐升级，合理应用镇痛剂来缓解疼痛。

三阶梯镇痛疗法的基本原则：包括口服给药、按时给药、按阶梯给药、个体化给药、密切观察药物不良反应及宣教。a. 口服给药：其特点是方便，能应付各种多发性疼痛，镇痛效果满意，不良反应小，可以减少医源性感染，并将耐受性和依赖性减到最低限度。b. 按时给药：按医嘱所规定的时间给药，下一次剂量应在前次给药效果消失之前给予，以维持有效血药浓度，保证疼痛连续缓解。c. 按阶梯给药：选用药物应由弱到强，逐渐升级，最大限度减少药物依赖的发生。d. 个体化给药：对麻醉药物的敏感度个体间差异很大，所谓合适剂量就是能满意镇痛的剂量。标准的推荐剂量要根据每个人的疼痛程度，既往用药史、药物药理学特点等来确定和调整。e. 密切观察及宣教：对用镇痛药病人要注意密切观察其反应，要将药物的正确使用方法、可能出现的不良反应告诉病人，其目的是使病人获得最佳疗效并减轻不良反应。

三阶梯镇痛疗法的内容：a. 第一阶梯：使用非阿片类镇痛药物，酌情加用辅助药，主要适用于轻度疼痛的病人。b. 第二阶梯：选用弱阿片类镇痛药物，酌情加用辅助药，主要适用于中度疼痛的病人。c. 第三阶梯：选用强阿片类镇痛药物，酌情加用辅助药，主要用于重度和剧烈癌痛的病人。

在癌痛治疗中，常采取联合用药的方法，即加用一些辅助药物，其目的是减少主药的用量和不良反应。在病人使用药物镇痛时，护士应密切观察有无用药后不良反应，并及时协助处理和帮助缓解不良反应。

④ 病人自控镇痛泵的应用。病人自控镇痛泵（patient control analgesia，PCA）的运用是指病人疼痛时，通过由计算机控制的微量泵主动向体内注射设定剂量的药物，符合按需镇痛的原则，既减少了医务人员的操作，又减轻了病人的痛苦和心理负担。PCA 泵的工作过程是按照负反馈的控制技术原理设计的。医生视病人病情设定合理处方，利用反馈调节，病人自己支配给药镇痛，最大限度地减少错误指令，确保疼痛控制系统在无医务人员参与时关闭反馈环，以保证病人安全。

（2）物理止痛。指应用各种人工的物理因子作用于患病机体，引起机体的一系列生物学效应，使疾病得以康复。物理因子大致可以分成两大类，即大自然的物理因子和人工产生的物理因子。大自然的物理因子，如日光、海水、空气、矿泉等；人工产生的物理因子，如电、光、声、磁、热、冷和水等。物理止痛常常可以应用冷、热疗法，如冰袋、冷湿敷或热湿敷、温水浴、热水袋等。此外，理疗、按摩及推拿也是临床上常用的物理止痛方法。一般情况下，高热病人、有出血倾向疾病的病人和结核病人应禁用物理镇痛，恶性肿瘤病人常规的物理治疗也应慎用，妊娠和月经期下腹部要避免使用物理镇痛；空腹、过度劳累和餐后 30 min 内，也不适宜用强力的物理镇痛。

（3）针灸止痛。根据疼痛的部位，针刺相应的穴位，使人体经脉疏通、气血调和，以达到止痛的目的。一般认为，针刺镇痛的机制是来自穴位的针刺信号和来自疼痛部位的痛觉信号，在中枢神经系统不同水平上相互作用、进行整合。在整合过程中，既有和镇痛有关的中枢神经的参与，又有包括内源性阿片肽和 5-羟色胺在内的各种中枢神经递质的参与。

（4）经皮神经电刺激疗法（TENS）。经皮肤将特定的低频脉冲电流输入人体，利用其所产生的无损伤性镇痛作用，来治疗疼痛为主的疾病的电刺激疗法称为经皮神经电刺激疗法。主要用于治疗各种头痛、颈椎病、肩周炎、神经痛、腰腿痛等症。其原理是采用脉冲刺激仪，在疼痛部位或附近放置 2 ~ 4 个电极，用微量电流对皮肤进行温和的刺激，使病人感觉有颤动、刺痛和蜂鸣，以达到提高痛阈、缓解疼痛的目的。

3）提供社会心理支持

对疼痛病人，尤其是对癌痛病人，提供社会心理支持十分重要。护士应：① 告知病人及家属，对疼痛的情绪反应是正常的，而且将这作为疼痛评估和治疗的一部分。② 对病人及家属提供情感支持，让他们认识到疼痛是一个需要讲出来的问题。③ 告知病人及家属总会有可行的办法来充分地控制疼痛和其他令人烦恼的症状。④ 必要时帮助病人获得治疗并提供相关信息，教会病人应对技能以缓解疼痛，增强个人控制能力。

4）恰当地运用心理护理方法及疼痛心理疗法

（1）恰当地运用心理护理方法。

紧张、忧郁、焦虑、恐惧或对康复失去信心等，均可加重疼痛的程度，而疼痛的加剧反过来又会影响情绪，形成不良循环。病人情绪稳定、心境良好、精神放松，可以增强对疼痛的耐受性。护士应以同情、安慰和鼓励的态度支持病人，与病人建立相互信赖的友好关系。只有当病人相信护士是真诚关心他，能在情绪、知识、身体等各方面协助其克服疼痛时，才会无保留地把自己的感受告诉护士。护士应鼓励病人表达疼痛时的感受及其对适应疼痛所作的努力，尊重病人对疼痛的行为反应，并帮助病人及家属接受其行为反应。

（2）控制注意力和放松练习：转移病人对疼痛的注意力和精神放松可减少其对疼痛的感受强度。常采用的方法有：① 参加活动：组织病人参加其感兴趣的活动，能有效地转移其对疼痛的注意力。如唱歌、玩游戏、看电视、愉快地交谈、下棋、绘画等。对患儿来说，护士的爱抚和微笑、有趣的故事、玩具、糖果、游戏等都能有效地转移他们的注意力。② 音乐疗法：运用音乐分散病人对疼痛的注意力是有效的方法之一。优美的旋律对降低心率、减轻焦虑和抑郁、缓解疼痛、降低血压等都有很好的效果。注意应根据病人的不同个性和喜好，选择不同类型的音乐。③ 有节律按摩：嘱病人双眼凝视一个定点，引导病人想象物体的大小、形状、颜色等，同时在病人疼痛部位或身体某一部位做环形按摩。④ 深呼吸：指导病人进行有节律的深呼吸，用鼻深吸气，然后慢慢从口中呼气，反复进行。⑤ 指导想象：通过对某特定事物的想象以达到特定的正向效果。让病人集中注意力想象自己置身于一个意境或一处风景中，能起到松弛和减轻疼痛的作用。在做诱导性想象之前，先作规律性的深呼吸运动和渐进性的松弛运动效果更好。

（3）疼痛的心理疗法。疼痛的心理疗法是应用心理学的原则与方法，通过语言、表情、举止行为，并结合其他特殊的手段来改变病人不正确的认知活动、情绪障碍和异常行为的一种治疗方法。其目的是解决病人所面对的心理困惑，减少其焦虑、抑郁、恐慌等负性情绪，改善病人的非适应行为，包括对人对事的看法和人际关系，并促进人格成熟，能以较为有效且适当的方式来处理心理问题和适应生活。疼痛作为一种主要感觉，受心理社会因素影响较大。多数研究证实，心理性成分对疼痛性质、程度和反应以及镇痛效果均会产生影响，因此疼痛的心理治疗具有其特有的重要地位。疼痛常用的心理治疗方法，包括安慰剂治疗、暗示疗法、催眠疗法、松弛疗法与生物反馈疗法、认知疗法、行为疗法、认知-行为疗法、群组心理治疗等。

5）积极采取促进病人舒适的措施

通过护理活动促进舒适是减轻或解除疼痛的重要护理措施。鼓励病人阐述自我感受，鼓励并帮助病人寻找保持最佳舒适状态的方式，提供舒适整洁的病床单位、良好的采光和通风设备、适宜的室内温湿度等都是促进舒适的必要条件。此外，在进行各项护理活动前，给予清楚、准确的解释，并将护理活动安排在镇痛药物显效时限内，确保病人所需物品伸手可及等均可减轻焦虑，促使病人身心舒适，从而有利于减轻疼痛。

6）健康教育和随访

（1）根据病人实际情况，选择相应的健康教育内容。一般应包括：说明疼痛的定义、疼痛能被缓解、疼痛对身心的损害作用；解释疼痛的原因和诱因；教导使用评估疼痛工具交流疼痛情况、与医生和护士谈疼痛的情况、用预防方法控制疼痛、减轻或解除疼痛的各种技巧等。

（2）指导病人准确描述和客观叙述。指导病人准确描述疼痛的性质、部位、持续时间、规律，并指导其选择适合自身的疼痛评估工具；当病人表达受限时，采用表情、手势、眼神或身体其他部位示意，以利于医护人员准确判断。告诉病人应客观地向医护人员讲述疼痛的感受，既不能夸大疼痛的程度，也不要忍痛。

（3）指导病人正确用药。指导病人正确使用止痛药物，如用药方法、用药最佳时间、用药剂量、不良反应及应对方法，如何使药物达到理想的镇痛效果等。

（4）指导病人正确评价。指导病人正确评价接受治疗与护理措施后的效果。以下内容均可表明疼痛减轻：① 一些疼痛的征象减轻或消失，如面色苍白、出冷汗等；② 对疼痛的适应能力有所增强；③ 身体状态和功能改善，自我感觉舒适，食欲增加；④ 休息和睡眠的质量较好；⑤ 能重新建立一种行为方式，轻松地参与日常活动，与他人正常交往。

（5）指导病人出院后注意事项和随访。交代疼痛病人居家护理注意事项，指导疼痛暴发的自我护理知识和技巧，鼓励并指导病人填写疼痛日记，交代按时复诊。对需要随访服务的疼痛病人，建立随访信息并定期随访。

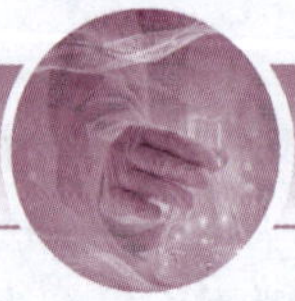

第五节 护理安全与防护

安全是人类的基本需要，保障病人安全是世界各国医疗行业共同关注的话题，也是评价医院的核心标准之一。病人的安全与护士的职业安全，共同构成护理安全。护理安全管理是提高护理质量的首要保证。因此，护士在确保病人安全的同时，应做好职业防护，保障自身职业安全。

一、病人的安全与防护

安全环境（Safety Environment）是指平安而无危险、无伤害的环境。病人的安全是以病人为中心，从思想认识、管理制度、工作流程、医疗护理行为以及医院环境、设施、医疗仪器设备等方面是否存在安全隐患进行考虑，采取必要措施，防范病人在医疗护理的全过程中发生意外的伤害。因此护士应懂得安全护理的重要性，具有评估影响个体及环境安全的知识和能力，在护理工作的各个环节把好安全关，努力为病人提供一个安全的治疗和休养环境，以满足病人的安全需要。

（一）影响病人安全的因素

1．病人因素

（1）感觉功能。人们依赖感觉功能来了解周围环境，良好的感觉功能是帮助人们了解周围环境，识别和判断自身行动安全性的必要条件。任何一种感觉障碍，均会妨碍个体辨别周围环境中存在或潜在的危险因素而使其易受到伤害。如白内障病人因视物不清，易发生撞伤、跌倒等意外。

（2）年龄。年龄会影响个体对周围环境的感知和理解能力，因而也影响个体采取相应的自我保护行为。如新生儿与婴幼儿均需依赖他人的保护；儿童正处于生长期，好奇心强，喜欢探索新事物，容易发生意外事件；老年人各种器官功能逐渐衰退，也容易受到伤害。

（3）目前的健康状况。健康状况不佳，容易使人发生意外和受到伤害。如疾病可致个体身体虚弱、行动受限而发生跌伤，严重时影响人的意识，使之失去自我保护能力而更易受伤；免疫功能低下者易发生感染；焦虑或其他情绪障碍时，个体因注意力不集中而无法预见环境中的危险，也易发生伤害。

2．医务人员因素

通常是指医务人员素质或数量方面的因素。医务人员的素质包括思想政治素质、职业素质和业务素质等。例如，护士是护理措施的主要执行者，因而护士整体素质的高低、人员配备是否符合标准要求直接影响病人安全，充足的人员配备有利于及时满足病人的基本需求和病情监测，但当护士专业素质未达到护理职业的要求时，就有可能因行为不当或过失，造成病人身心伤害。

3．医院环境因素

医院的基础设施、设备性能及物品配置是否完善规范，也是影响病人安全的因素。医院的病人安全文化是病人安全的重要组织行为保障。此外，熟悉的环境能使人较好地与他人进行交流和沟通，从而获得各种信息与帮助，增加安全感；反之，陌生的环境易使人产生焦虑、害怕、恐惧等心理反应，因而缺乏安全感。

4．诊疗方面的因素

针对病人病情而采取的一系列检查与治疗，是帮助病人康复的医疗手段。但一些特殊的诊疗手段，在发挥协助诊断、治疗疾病及促进康复作用的同时，也可能会给病人带来一些不安全的因素，如各种侵入性的诊断检查与治疗、外科手术等均可能造成皮肤的损伤及潜在的感染等。

（二）病人安全需要的评估

医院中可能存在物理性、生物性、化学性等各种影响安全的因素，如各种医用气体、电器设备、放射线、致病微生物及化学药品等，因此，医务人员应及时评估医院中是否有现存的或潜在的影响病人安全的因素，同时还要评估病人的自我保护能力及其影响因素，及时采取防护措施，确保病人处于安全状态。对病人安全需要的评估可分为以下两个方面：

1．病人方面

（1）意识是否清楚，精神状态是否良好，是否有安全意识，警觉性如何。

（2）是否因年龄、身体状况或意识状况而需要安全协助或保护。

（3）感觉功能是否正常，是否舒适，是否能满足自己的需要。

（4）是否有影响安全的不良嗜好，如吸烟等。

（5）是否熟悉医院环境等。

2．治疗方面

（1）病人是否正在使用影响精神、感觉功能的药物。

（2）病人是否正在接受氧气治疗或冷、热疗法治疗。

（3）病人是否需要给予行动限制或身体约束。

（4）病房内是否使用电器设备，病人床旁是否有电器用品。

在评估病人的安全需要后，护士应针对具体情况采取预防保护措施，为病人建立和维护一个安全、舒适的环境。

（三）医院常见的不安全因素及防范

1．物理性损伤及防范

物理性损伤包括机械性、温度性、压力性及放射性损伤等。

（1）机械性损伤。常见有跌伤、撞伤等损伤。跌倒和坠床是医院最常见的机械性损伤原因。其防范措施如下：

① 昏迷、意识不清、躁动不安病人及婴幼儿易发生坠床等意外，应根据病人情况使用床档或其他保护具加以保护。

② 年老体弱、行动不便的病人行动时应给予搀扶或其他协助。常用物品应放于容易获取处，以防取放物品时失去平衡而跌倒。

③ 病区地面要采用防滑地板，并注意保持整洁、干燥；室内物品应放置稳固，移开暂时不需要的器械，减少障碍物；通道和楼梯等进出口处应避免堆放杂物，防止磕碰、撞伤及跌伤。

④ 病区走廊、浴室及卫生间应设置扶手，供病人步态不稳时扶持。浴室和卫生间应设置呼叫系统，以便病人在需要时寻求援助，必要时使用防滑垫或安放塑料靠背椅。

⑤ 应用各种导管、器械进行操作时，应遵守操作规程，动作轻柔，防止损伤病人皮肤黏膜；妥善固定导管，注意保持引流通畅。

⑥ 对精神障碍者，应注意将剪刀等器械妥善放置，避免病人接触而发生危险。

（2）温度性损伤。常见有热水袋、热水瓶所致的烫伤；冰袋、制冷袋等所致的冻伤；各种电器如烤灯、高频电刀等所致的灼伤；易燃易爆品如氧气、乙醚及其他液化气体所致的各种烧伤等。其防范措施如下：

① 护士在应用冷、热疗法时，应严格遵守操作规程，注意听取病人的主诉及观察局部皮肤的变化，做好交接班，如有不适应及时处理。

② 对于易燃易爆品应强化管理，并加强防火教育，制定防火措施，护士应熟练掌握各类灭火器的使用方法。

③ 医院内的电路及各种电器设备应定期进行检查维修。对病人自带的电器设备，如收音机、电剃须刀等，使用前应进行安全检查，并对病人进行安全用电的知识教育。

（3）压力性损伤。常见有因长期受压所致的压力性损伤；因高压氧舱治疗不当所致的气压伤；因石膏和夹板固定过紧形成的局部压力性损伤等。其防范措施见第六章第三节。

（4）放射性损伤。主要由放射性诊断或治疗过程中处理不当所致，常见有放射性皮炎、皮肤溃疡坏死，严重者可致死亡。其防范措施如下：

① 在使用 X 线或其他放射性物质进行诊断或治疗时，正确使用防护设备。

② 尽量减少病人不必要的身体暴露，保证照射区域标记的准确。正确掌握放射性治疗的剂量和时间。

③ 保持接受放射部位皮肤的清洁干燥，且防止皮肤破损，应避免一切物理性刺激（用力擦拭、搔抓、摩擦、曝晒及紫外线照射等）和化学性刺激（外用刺激性药物、肥皂擦洗）等。

2．化学性损伤及防范

化学性损伤通常是由于药物使用不当（如剂量过大、次数过多），药物配伍不当，甚至用错药物引起。其防范措施如下：

（1）护士应熟悉各种药物应用知识，严格执行药物管理制度和给药原则。

给药时，严格执行“三查七对”，注意药物之间的配伍禁忌，及时观察病人用药后的反应。

（2）做好健康教育，向病人及家属讲解安全用药的有关知识。

3．生物性损伤及防范

生物性损伤包括微生物和昆虫对人体的伤害。病原微生物侵入人体后会诱发各种疾病，直接威胁病人的安全。其防范措施如下：

（1）护士应严格执行消毒隔离制度，严格遵守无菌技术操作原则。

（2）加强和完善各项护理措施。

（3）昆虫叮咬不仅严重影响病人的休息，还可致过敏性损伤，甚至传播疾病。因此，护士应采取措施予以消灭，并加强防范。

4．心理性损伤及防范

心理性损伤是由各种原因所致的情绪不稳、精神受到打击而引起。如病人对疾病的认识和态度、病人与周围人群的情感交流、医务人员对病人的行为和态度等均可影响病人的心理，甚至会导致病人心理损伤的发生。其防范措施如下：

（1）护士应重视病人的心理护理，注意自身的行为举止，避免传递不良信息，造成病人对疾病治疗和康复等方面的误解而引起情绪波动。

（2）应以高质量的护理行为取得病人的信任，提高其治疗信心。

（3）与病人建立良好的护患关系，并帮助病人与周围人群建立和睦的人际关系。

（4）对病人进行有关疾病知识的健康教育，并引导病人采取积极乐观的态度对待疾病。

（四）保护病人安全的措施

临床护理工作中，在评估病人的安全需要后，对意识模糊、躁动、行动不便等具有潜在安全隐患的病人，护士应综合考虑病人及其家属的生理、心理及社会等方面的需要，采取必要的安全措施，如保护具、辅助器等，为病人提供全面的健康维护，确保病人的安全，提高病人的生活质量。

1．保护具的应用

保护具（Protect Device）是用来限制病人身体某部位的活动，以达到维护病人安全与治疗效果的各种器具。

1）适用范围

（1）小儿病人因认知及自我保护能力尚未发育完善，尤其是未满 6 岁的儿童，易发生坠床、撞伤、抓伤等意外或不配合治疗等行为。

（2）坠床发生概率高者如麻醉后未清醒者、意识不清、躁动不安、失明、痉挛或年老体弱者。

（3）实施某些眼科特殊手术者如白内障摘除术后病人。

（4）精神病病人如躁狂症、自我伤害者。

（5）易发生压力性损伤者如长期卧床、极度消瘦、虚弱者。

（6）皮肤瘙痒者包括全身或局部瘙痒难忍者。

2）使用原则

（1）知情同意原则。使用前应向病人和（或）家属解释所需保护具的原因、目的、种类及方法，取得病人和家属的同意与配合。如非必须使用，则尽可能不用。

（2）短期使用原则。使用保护具要确保病人的安全，且只宜短期使用。

（3）随时评价原则。应随时评价保护具的使用情况，评价依据如下：

① 能满足保护具使用病人身体的基本需要，病人安全、舒适，无血液循环障碍、皮肤破损、坠床、撞伤等并发症或意外发生。

② 病人及家属了解保护具使用的目的，能够接受并积极配合。

③ 各项检查、治疗及护理措施能够顺利进行。

3）常用保护具的使用方法

（1）床档：主要用于预防病人坠床。常见有多功能床档、半自动床档及围栏式床档。

（2）约束带：主要用于保护躁动的病人，限制身体或约束失控肢体活动，防止病人自伤或坠床。根据部位的不同，约束带可分为宽绷带约束带、肩部约束带、膝部约束带和尼龙褡扣约束带等。

① 宽绷带：常用于固定手腕及踝部。使用时，先用棉垫包裹手腕部或踝部，再用宽绷带打成双套结，套在棉垫外，稍拉紧，确保肢体不脱出，松紧以不影响血液循环

为宜，然后将绷带系于床沿。

② 肩部约束带：用于固定肩部，限制病人坐起。肩部约束带用宽布制成，宽 8 cm，长 120 cm，一端制成袖筒。使用时，将袖筒套于病人两侧肩部，腋窝衬棉垫。两袖筒上的细带在胸前打结固定，将两条较宽的长带系于床头。必要时亦可将枕横立于床头，将大单斜折成长条，作肩部约束。

③ 膝部约束带：用于固定膝部，限制病人下肢活动。膝部约束带用宽布制成，宽 10 cm，长 250 cm，宽带中部相距 15 cm 分别钉两条双头带。使用时，两膝之间衬棉垫，将约束带横放于两膝上，宽带下的两头带各固定住一侧膝关节，然后将宽带两端系于床沿，亦可用大单进行膝部固定。

④ 尼龙褡扣约束带：用于固定手腕、上臂、踝部及膝部。操作简便、安全，便于洗涤和消毒。约束带由宽布和尼龙褡扣制成。使用时，将约束带置于关节处，被约束部位衬棉垫，松紧适宜，对合约束带上的尼龙褡扣后将带子系于床沿。

（3）支被架：主要用于肢体瘫痪或极度衰弱的病人，防止盖被压迫肢体而造成不舒适或足下垂等并发症。也可用于烧伤病人采用暴露疗法需保暖时。使用时，将支被架罩于防止受压的部位，盖好盖被。

4）注意事项

（1）使用保护具时，应保持肢体及各关节处于功能位，并协助病人经常更换体位，保证病人的安全、舒适。

（2）使用约束带时，首先应取得病人及家属的知情同意。使用时，约束带下须垫衬垫，固定松紧适宜，并定时松解，每 2 h 放松约束带一次。注意观察受约束部位的末梢循环情况，每 15 min 观察一次，发现异常及时处理。必要时进行局部按摩，促进血液循环。

（3）确保病人能随时与医务人员取得联系，如呼叫器的位置适宜或有陪护人员监测等，保障病人的安全。

（4）记录使用保护具的原因、时间、观察结果、相应的护理措施及解除约束的时间。

2．辅助器的应用

辅助器是为病人提供保持身体平衡与身体支持物的器材，是维护病人安全的护理措施之一。

1）使用目的

辅助身体残障或因疾病、高龄而行动不便者进行活动，以保障病人的安全。

2）常用辅助器

（1）腋杖。腋杖是提供给短期或长期残障者离床时使用的一种支持性辅助用具。

病人使用腋杖走路的方法：① 两点式：走路顺序为同时出右拐和左脚，然后出左拐和右脚。② 三点式：两腋杖和患肢同时伸出，再伸出健肢。③ 四点式：为最安全的步法。先出右腋杖，而后左脚跟上，接着出左腋杖，右脚再跟上，始终为三点着地。④ 跳跃法：常为永久性残疾者使用。其方法为：先将两侧腋杖向前，再将身体跳跃至两腋杖中间处。

（2）手杖。手杖是一种手握式的辅助用具，常用于不能完全负重的残障者或老年人。手杖应由健侧手臂用力握住。

手杖长度的选择需符合以下原则：① 肘部在负重时能稍微弯曲；② 手柄适于抓握，弯曲部与髋部同高，手握手柄时感觉舒适。

手杖可为木制或金属制。木制手杖长短是固定的，不能调整；金属制手杖可依身高来调整。手杖的底端可为单脚或四脚型，四脚形的手杖比单脚型的支持力和支撑面积要大得多，因而也较稳定，常用于步态极为不稳的病人或地面较不平时。手杖底端的橡胶底垫应有吸力、弹性好、宽面及有凹槽，这样才能加强手杖的摩擦力和稳定性，以防跌倒。

（3）助行器。一般用铝合金材料制成，是一种四边形或三角形的金属框架，自身轻，可将病人保护其中，支撑体重，便于站立行走的工具。有些助行器还带脚轮。其支撑面积大，稳定性好，适用于上肢健康，下肢功能较差的病人。

① 步行式助行器：适用于下肢功能轻度损害的病人。无脚轮，自身轻，可调高度，稳定性好。使用时双手提起两侧扶手，同时向前将其放于地面，然后双腿迈步跟上。

② 轮式助行器：适用于上下肢功能均较差的病人。有脚轮，易于推行移动。使用时不用将助行器提起、放下，行走步态自然，且用力下压可自动刹车。

选用时应先对病人进行评估，以确定助行器的种类。

3）注意事项

（1）使用者意识清楚，身体状态良好、稳定。

（2）选择适合自身的辅助器。不合适的辅助器与错误的使用姿势可导致腋下受压造成神经损伤、腋下和手掌挫伤及跌倒，还会引起背部肌肉劳损和酸痛。

（3）使用者的手臂、肩部或背部应无伤痛，活动不受限制，以免影响手臂的支撑力。

（4）使用辅助器时，病人的鞋要合脚、防滑，衣服要宽松、合身。

（5）调整腋杖和手杖后，将全部螺钉拧紧，橡皮底垫紧贴腋杖与手杖底端，并应经常检查确定橡皮底垫的凹槽能否产生足够的吸力和摩擦力。

（6）选择较大的练习场地，避免拥挤和注意力分散。同时应保持地面干燥，无可移动的障碍物。必要时备一把椅子，供病人疲劳时休息。

思政资料

独居老人获救后要给消防写欠条

2020 年 12 月 5 日，浙江湖州安吉县一名 80 岁独居老人摔倒被困且被反锁家中，消防人员到达现场后翻窗救出老人。获救后，老人对救援人员说："你出勤要多少钱，我写个欠条给你。"消防人员道："不用的，我们都是为人民服务"。

请问：

（1）独居老人在家摔倒对我们有什么需要反思的地方？

（2）老人如果想要购买手杖，购买时需要注意哪些事项？

（3）消防人员的话反映了什么思想？

二、护士的职业安全与防护

护理工作环境是治疗与护理病人的场所，在为病人提供各项检查、治疗和护理的过程中，护士可能会受到各种各样的职业性有害因素的伤害。因此，护士应具备对各种职业性有害因素的认识、处理及防范的基本知识和能力，以减少职业伤害，保护自身安全，维护自身健康。

音频 我是党员，让我来

（一）职业防护的相关概念及意义

1．职业防护的相关概念

（1）职业暴露。职业暴露是指从业人员由于职业关系而暴露在有害因素中，从而有可能损害健康或危及生命的一种状态。护理职业暴露是指护士在从事诊疗、护理活动过程中，接触有毒、有害物质或病原微生物，以及受到心理社会等因素的影响而损害健康或危及生命的职业暴露。

（2）护理职业风险。护理职业风险是指在护理服务过程中可能发生的一切不安全事件。

（3）职业防护。职业防护是针对可能造成机体损伤的各种职业性有害因素，采取有效措施，以避免职业性危害的发生，或将危害降低到最低程度。护理职业防护是指在护理工作中针对各种职业性有害因素采取有效措施，以保护护士免受职业性有害因素的危害，或将危害降至最低程度。

2．护理职业防护的意义

（1）提高护士职业生命质量。护理职业防护不仅可以避免职业性有害因素对护士的伤害，而且还可以控制由环境和行为不当引发的不安全因素。通过职业防护可以维护护士的身体健康，减轻心理压力，增强社会适应能力，从而提高护士的职业生命质量。

（2）规避护理职业风险。通过职业防护知识的学习及职业防护技能的规范化培训，可以提高护士对职业性损伤的防范意识，自觉履行职业规范要求，有效控制职业性有害因素，科学有效地规避护理职业风险。

（3）营造和谐的工作氛围。良好安全的护理职业环境，不仅可使护士产生愉悦的心情，而且可以增加其职业满意度、安全感及成就感，使之形成对职业选择的认同感。同时，和谐的工作氛围可以缓解护士的心理压力，改善其精神卫生状况，提高其职业适应能力。

（二）职业暴露的有害因素

1．生物性因素

（1）生物性因素主要是指医务人员在从事规范的诊断、治疗、护理及检验等工作过程中，意外接触、吸入或食入的病原微生物或含有病原微生物的污染物。生物性因素是影响护理职业安全最常见的职业性有害因素。护理工作环境中主要的生物性因素为细菌和病毒。

（2）护理工作环境中常见的致病菌有葡萄球菌、链球菌、肺炎球菌及大肠埃希菌等，其广泛存在于病人的各种分泌物、排泄物及用过的衣物和器具中，通过呼吸道、消化道、血液及皮肤等途径感染护士。细菌的致病作用取决于其侵袭力、毒素类型、侵入机体的数量及侵入途径。

（3）护理工作环境中常见的病毒有乙型肝炎病毒（HBV）、丙型肝炎病毒（HCV）、人类免疫缺陷病毒（HIV）及冠状病毒等，其传播途径以血液和呼吸道传播较为常见。护士因职业性危害感染的疾病中，最常见、最危险的乙型肝炎、丙型肝炎及获得性免疫缺陷综合征（艾滋病）等，均分别由 HBV、HCV、HIV 等血源性病原体引起。

2．物理性因素

在日常护理工作中，常见的物理性有害因素有锐器伤、放射性危害及温度性危害等。

（1）锐器伤。锐器伤是最常见的职业性有害因素之一，而感染的针刺伤是导致血源性传播疾病的最主要因素，其中最常见、危害性最大的是感染乙型肝炎病毒、丙型肝炎病毒和艾滋病病毒。同时，针刺伤也可对护士造成极大的心理伤害，产生焦虑和恐惧，甚至影响护理职业生涯。

（2）放射性危害。在日常工作中，护士常接触到紫外线、激光等放射性物质，如果防护不当，可导致不同程度的皮肤、眼睛损伤等不良反应。在为病人进行放射性诊断和治疗过程中，如果护士自我防护不当，可造成机体免疫功能障碍，严重者可导致造血系统功能障碍或致癌。

（3）温度性危害。常见的温度性危害有热水瓶、热水袋等所致的烫伤；易燃易爆物品如氧气、乙醇等所致的烧伤；各种电器的使用，如红外线烤灯、频谱仪及高频电刀等所致的灼伤等。

3．化学性因素

化学性因素是指医务人员在从事规范的诊断、治疗、护理及检验等工作过程中，通过多种途径接触到的化学物质。在日常工作中，护士长期接触化疗药物、汞、多种消毒剂及麻醉废气等，可造成身体不同程度的伤害。

（1）化疗药物。常用细胞毒类药物如环磷酰胺、多柔比星（阿霉素）、氟尿嘧啶、紫杉醇类等。长期接触此类化疗药物，在防护不当的情况下药物可通过皮肤接触、吸入或食入等途径给护士带来一些潜在危害。长期小剂量接触可因蓄积作用而产生远期影响，不但可引起白细胞下降和自然流产率增高，而且还可有致癌、致畸、致突变及脏器损伤等危险。

（2）汞。常用护理操作用品如汞式血压计、汞式体温计及水温计等，其中的汞是医院常见而又极易被忽视的有毒因素。如果对漏出的汞处理不当，可对人体产生神经毒性和肾毒性作用。

（3）消毒剂。常用醛类如甲醛、戊二醛，过氧化物类如过氧乙酸及含氯消毒剂等，可刺激皮肤、眼及呼吸道，引起皮肤过敏、流泪、恶心、呕吐及气喘等症状。经常接触还会引起结膜灼伤、上呼吸道炎症、喉头水肿和痉挛、化学性气管炎或肺炎等。长期接触该类消毒剂可以造成肝脏损害和肺纤维化，甚至还可造成中枢神经系统损害，表现为头痛及记忆力减退等。

（4）麻醉废气。短时吸入麻醉废气可引起头痛、注意力不集中、应变能力差及烦躁等症状；长时间吸入麻醉废气，在体内蓄积后，可以产生慢性氟化物中毒、遗传性影响（包括致突变、致畸、致癌）及对生育功能的影响等。

4．其他因素

目前，我国各级医院中护士数量与病人数量相比明显不足。随着医学模式和健康观念的转变，护理工作不只是单纯地执行医嘱，同时还承担着护理者、管理者、教育者、科研者及协调者等工作，护士常处于超负荷的工作状态。同时，由于人们观念的差异，使某些病人及其家属对护理工作存在偏见，致使护患关系紧张。护士在处理护患矛盾时，会产生紧张情绪。长期超负荷工作以及紧张的工作气氛，使护士容易发生机体疲劳性疾病，并容易产生心理疲惫，引发一系列心理健康问题。

（三）护理职业防护的管理

为了维护护士的职业安全，规范护士的职业安全防护工作，预防护理工作中发生职业暴露，且在发生暴露之后能够得到及时处理，必须要依据和参照国家有关法规，充分做好防护管理工作。

1．完善职业安全的组织管理

职业安全组织管理分为三级管理，即医院职业安全管理委员会、职业安全管理办公室、科室职业安全管理小组三级管理，分别承担相应的职业安全管理工作。

2．建立健全规章制度，提高整体防护能力

（1）建立健全制度。制定与完善各项规章制度，如职业防护管理制度，职业暴露上报制度，处理程序、风险评估标准，消毒制度、隔离制度、转诊制度、各种有害因素监测制度及医疗废物处理制度等。并认真遵守执行，这是保障护士职业安全的基本措施。

（2）规范操作行为。制定各种预防职业暴露的工作指南并完善操作规程，使护理职业防护工作有章可循、有法可依，从而减少各种职业暴露的机会。如血源性病原体职业暴露操作规程、预防锐器伤操作规程及预防化疗药物暴露操作规程等。

3．加强职业安全教育，强化职业防护意识

对护士实施职业安全教育和规范化培训是减少职业暴露的主要措施。加强职业安全防护教育，使护士从思想上和行动上重视职业防护，以进一步强化护士的职业防护意识。

（1）职业安全知识的培训与考核。各级卫生行政管理部门要充分认识到护理职业暴露的危险性和严重性，以及做好护士职业防护的重要性和迫切性。提供一定的人力、物力、政策及技术支持，做好岗前培训和定期在职培训与考核。并把护理职业安全作为在校教育和毕业后教育的考核内容之一。

（2）增强护士职业防护意识。护理工作不仅仅是为病人提供安全、无差错的护理，还要在工作中保护自身免受损伤。护士应该充分认识到职业暴露的危害性和职业防护的重要性，从思想上重视，并加强学习，丰富自己的专业知识和技能，以增强自我职业防护意识。

4. 改进护理防护设备

医院管理者要充分认识到职业暴露的危害性，并创造安全健康的工作环境，完善的检测系统、医疗设备和职业防护措施，为护士提供全方位的安全保障。

（1）防护设备及用品。① 常用的防护设施及设备，如层流净化设施、感应式洗手设施、生物安全柜等。② 个人防护用品，如 N95、N99 口罩，面罩、护目镜、围裙、一次性隔离衣、鞋套及人工呼吸专用防护面罩等。③ 安全用品，如安全注射装置和符合国际标准的一次性锐器回收盒等。

（2）建立静脉药物配制中心。建立符合国际标准的操作环境，并配备经过严格培训的药剂师和护士。根据药物特性，严格按照操作程序配制全静脉营养液、化疗药物及抗生素等药物，以保证临床用药的安全性和合理性，减少药物对护士的危害。

5. 强化和推进标准预防

可采用美国疾病控制中心提出的标准预防进行护理职业防护，以预防和控制血源性病原体职业暴露的危害。护士必须正确掌握各级防护标准、防护措施及各种防护用品的使用方法，以防止防护不足或防护过度。

6. 重视护士的个人保健

定期进行健康体检和免疫接种等。

（四）常见护理职业暴露及预防措施

护士在护理工作中可能接触各种各样的有害因素，本节只介绍常见的护理职业暴露及预防措施。

1. 血源性病原体职业暴露

血源性病原体是指存在于血液和某些体液中的能引起人体疾病的病原微生物，例如 HBV、HCV 和 HIV 等。血液中含血源性病原体浓度最高，带有 HBV 的血液足以使受伤者感染 HBV，其他依次为伤口分泌物、精液、阴道分泌物、羊水等。必须通过采取综合性防护措施，减少护士感染 HBV、HCV 或 HIV 等的机会。

1）血源性病原体职业暴露的原因

（1）接触血液与体液的操作。① 在进行接触血液、体液的操作时未戴手套。② 手部皮肤发生破损，在可能接触病人的血液或体液时，未戴双层手套；或发生意外，如病人的血液、分泌物溅入护士的眼睛、鼻腔或口腔中。③ 在为病人实施心肺复苏时，徒手清理口腔内的分泌物及血液、口对口人工呼吸。

（2）与针刺伤有关的操作。导致护士职业暴露的主要原因是污染的针头刺伤或其他锐器伤，针刺伤最容易发生在针头使用后的丢弃环节。

2）预防措施

（1）洗手。护士在接触病人前后，特别是接触血液、排泄物、分泌物及污染物品前后，无论是否戴手套都要洗手。

（2）做好个人防护。可能发生血源性病原体职业暴露的主要科室，如手术室、妇产科病房、产房、普通病房的外科操作、口腔科、骨科、供应室等，护士应常规实施职业防护，防止皮肤、黏膜与病人的血液、体液接触。常用的防护措施包括戴手套、口罩、护目镜及穿隔离衣等。

① 戴手套：当护士接触病人血液或体液、有创伤的皮肤黏膜、进行体腔及血管的侵入性操作、或在接触和处理被病人体液污染的物品和锐器时，均应戴手套操作，护士手上有伤口时应戴双层手套。

② 戴口罩或护目镜：在处理病人的血液、分泌物及体液等有可能溅出的操作时，特别是在行气管内插管、支气管镜及内镜等检查时，应戴口罩和护目镜，以保护眼睛和面部。

③ 穿隔离衣：在身体有可能被血液、体液、分泌物和排泄物污染，或进行特殊操作时，应穿隔离衣以免受暴露风险。

（3）安全注射。安全注射是指注射时不伤及病人和护士，并且保障注射所产生的废物不对社会造成危害。因此要确保提供安全注射所需要的条件，并遵守安全操作规程。

（4）医疗废物的处理。对使用过的一次性医疗用品和其他固体废弃物，均应放入双层防水污物袋内，密封并贴上特殊标记，送到指定地点，并由专人焚烧处理。

2．锐器伤

锐器伤是一种由医疗锐器，如注射器针头、缝针、各种穿刺针、手术刀、剪刀、碎玻璃及安瓿等造成的意外伤害，是常见的一种职业危害。污染锐器的伤害是导致护士发生血源性传播疾病最主要的职业性因素。

1）锐器伤的原因

（1）医院管理因素。教育培训不够，医院未开展安全防护教育，对新护士未进行相关培训。防护用品不足（如考虑医疗用品成本而限制手套的使用等），因为被血液污染的针头刺破一层乳胶手套或聚乙烯（PVC）手套，医务人员接触的血液量比未戴手套时可减少50%以上。未引进具有安全防护功能的一次性医疗用品，如安全型留置针和无针静脉注射系统等。

（2）护士因素。自我防护意识淡薄，对锐器伤的危害性认识不足，缺乏防护知识的系统教育，是发生锐器伤不可忽视的重要原因。技术不熟练和操作不规范：如徒手掰安瓿；随便丢弃一次性注射器针头、留置针针芯；直接用手接触锐器；器械传递不规范等，都与锐器伤的发生有密切关系。身心疲劳：工作量及压力过大，易使护士出现身心疲乏，在护理操作时精力不集中而导致误伤。

（3）病人因素。在工作中遇到一些极度不配合的病人（如酗酒、精神病病人），护士在操作中易产生紧张情绪，导致操作失误而发生锐器伤。另外，在操作过程中病人突然躁动也极易使针头或刀片伤及护士。

2）锐器伤的预防措施

（1）加强培训，提高安全意识：医院和科室应定期对护士进行锐器伤防护的培训，特别是新上岗护士和实习护士，提高自我防护意识，预防锐器伤的发生。

（2）配备足量的具有安全装置的护理用品：如手套、安全注射用具（真空采血系统、无菌正压接头及无针输液系统、可自动毁形的安全注射器、回缩或自钝注射器及安全型静脉留置针）等。

（3）建立锐器伤防护制度，规范个人行为：严格执行护理操作常规和消毒隔离制度，执行标准预防措施，规范操作行为，培养良好的职业素质。

（4）规范锐器使用时的防护：抽吸药液时严格遵循无菌操作原则。静脉用药时最好采用三通给药。使用安瓿制剂时，应先用砂轮划痕后再掰安瓿，掰安瓿时应垫以棉球或纱布。制定完善的手术器械（刀、剪、针等）摆放及传递的规定，规范器械护士的基本操作。手术前充分了解高危病人情况，并重点做好其围手术期和手术期的安全防护工作。

（5）纠正易引起锐器伤的危险行为：① 禁止用双手分离污染的针头和注射器。② 禁止用手直接接触使用后的针头、刀片等锐器。③ 禁止用手折弯或弄直被污染针头。④ 禁止将使用后的针头双手回套针帽。⑤ 禁止用手直接传递锐器。⑥ 禁止直接接触医疗废物。

（6）正确处理使用后的锐器：锐器使用后应直接将其放入符合国际标准的锐器盒，封存好的锐器盒要有清晰的标志，以便于监督执行。严格执行医疗废物分类标准，锐器不应与其他医疗废物混放。

（7）与病人沟通：在护理过程中，应体谅和宽容不合作的病人，尽最大可能与其沟通，以取得病人及家属的信任，从而达到治疗与护理的目的。必要时请他人协助，尽量减少锐器伤。

（8）加强护士的健康管理：建立护士健康档案，定期为护士进行体检，并接种相应的疫苗。建立损伤后登记上报制度。建立锐器伤处理流程。建立受伤护士的监控体系，追踪护士的健康情况。适当调整护士工作强度和心理压力，实行弹性排班制，加强治疗高峰期的人力配备，以减轻护士的工作压力，提高工作效率和质量，减少锐器伤的发生。积极关心受伤护士，做好心理疏导，及时有效地采取预防补救措施。

3）锐器伤的应急处理流程

（1）保持镇静：受伤后护士要保持镇静，戴手套者按规范迅速脱去手套。

（2）处理伤口：立即用手在伤口旁轻轻挤压，尽可能挤出伤口的血液，但禁止在伤口局部挤压，以免产生虹吸现象，把污染血液吸入血管，增加感染机会。用肥皂水清洗伤口，并在流动水下反复冲洗。暴露的黏膜处，应采用生理盐水反复冲洗干净。用 75% 乙醇或 0.5% 聚维酮碘（碘伏）消毒伤口，并进行包扎。

（3）评估源病人和受伤护士：根据病人血液中含有病原微生物（如病毒、细菌）的多少和伤者伤口的深度、范围及暴露时间进行评估，并做相应处理。

（4）进行血清学检测：锐器伤后进行血清学检测并采取相应措施。

（5）及时上报：及时填写锐器伤登记表，并尽早报告部门负责人、预防保健科及医院感染管理科。

3．化疗药物职业暴露

从广义上讲，化学药物治疗（化疗）是指对病原微生物和寄生虫所引起的感染性疾病以及肿瘤采用的治疗方法。从狭义上讲，化疗多指对恶性肿瘤的化学治疗。研究证明，化疗药物在杀伤肿瘤细胞、延长肿瘤病人生存时间的同时，也可通过直接接触、呼吸道吸入及消化道摄入等途径，给经常接触它的护士带来一定的潜在危害。这些潜在的危害与其接触剂量有关，大量接触化疗药物可对人体造成毒性反应以及某些远期的潜在危险。

1）化疗药物职业暴露的原因

（1）准备化疗药物过程中可能发生的药物接触：常发生在药物稀释时的振荡过程中，由于瓶内压力过大，排气时可能出现药物的喷洒或针剂药瓶出现破碎而漏出药物。

（2）在注射操作过程中可能发生的药物接触：静脉注射药物前排气或注射时针头连接不紧密，导致药液外溢。

（3）在处理化疗药物使用后的过程中可能发生的药物接触：使用过的化疗药物空瓶或剩余药物处理不当，可污染工作环境或仪器设备。

（4）直接接触化疗病人的排泄物、分泌物或其他污染物：如病人的粪便、尿液、呕吐物、唾液及汗液中均含有低浓度的化疗药物，当其污染被服后，如果处理不当，也可使护士接触到化疗药物。

2）化疗药物职业暴露的预防措施

化疗防护应遵循两个基本原则：减少与化疗药物的接触和减少化疗药物污染环境。具体防护措施包括：

（1）配制化疗药物的环境要求：应设专门的化疗药物配药间，并配备有空气净化装置，有条件的医院应设置静脉药物配制中心。根据我国静脉治疗护理技术操作规范规定，化疗药物配制室应配置符合要求的Ⅱ级或Ⅲ级垂直层流生物安全柜，以防止含有药物微粒的气溶胶或气雾对护士产生伤害，使之达到安全处理化疗药物的防护要求。并配备溢出包，内含防水隔离衣、一次性口罩、护目镜、面罩、乳胶手套、鞋套、吸水垫及垃圾袋等。其操作台面应覆以一次性防渗透性防护垫，以吸附溅出的药液，减少药液污染台面，污染或操作结束后及时更换。

（2）专业人员的配备：化疗药物配制室内应配备经过药学基础、化疗药物操作规程及废弃物处理等专门培训，并通过专业理论和技术操作考核的护士。化疗护士应定期检查肝肾功能、血常规等，妊娠期及哺乳期护士避免直接接触化疗药物。

（3）化疗药物配制时的防护：化疗药物配制时的防护措施与要求见表 7-12。

表 7-12　化疗药物配制时的防护措施与要求

措　施	要　求
操作前准备	配药时穿防水、无絮状物材料制成、前部完全封闭的隔离衣，戴帽子、口罩、护目镜、双层手套（内层为 PVC 手套，外层为乳胶手套）
正确打开安瓿	打开安瓿前应轻弹其颈部，使附着的药粉降至瓶底。掰开安瓿时应垫纱布，避免药粉、药液外溢，或玻璃碎片四处飞溅，并防止划破手套
防止药物溢出	溶解药物时，溶媒应沿瓶壁缓慢注入瓶底，待药粉浸透后再晃动，以防药粉溢出
规范地稀释和抽取药物	① 稀释瓶装药物及抽取药液时，应插入双针头，以排除瓶内压力，防止针栓脱出造成污染
	② 抽取药液后，在药瓶内进行排气和排液后再拔针，不要将药物排于空气中
	③ 抽取药液时用一次性注射器和针腔较大的针头，所抽药液以不超过注射器容量 3/4 为宜
	④ 抽出药液后放入垫有 PVC 薄膜的无菌盘内备用
操作后的处理	操作结束后，用水冲洗和擦洗操作台。脱去手套后彻底冲洗双手并行沐浴，以减轻药物的毒副作用

（4）化疗药物给药时的防护：给药时应戴一次性口罩、双层手套，静脉给药时宜采用全密闭式输注系统。

（5）化疗药物外溢的处理：如果化疗药物外溅，应穿戴防护用品如一次性口罩、面罩、防水隔离衣、双层手套、鞋套等，立即标明污染范围，避免他人接触。如果水剂药物溢出，应使用吸水纱布垫吸附。若为粉剂药物外溢则用湿纱布垫擦拭，污染表面用清水清洗。记录外溢药物的名称、时间、溢出量、处理过程及受污染人员。

（6）化疗药物污染物品的集中处理：在存储、配制和应用化疗药物的所有区域都应配备专用的废弃物收集容器，所有在接收、存储和应用过程中有可能接触化疗药物的一次性物品包括防护用品，都应视为化疗药物废弃物。如一次性注射器、输液器、针头、废弃安瓿及药瓶等，使用后必须放置在有毒性药物标识的专用容器中。

（7）化疗药物暴露后的处理流程：在配制、使用和处理污染物的过程中，如果防护用品不慎被污染，或眼睛、皮肤直接接触到化学药物时，可采取下列处理流程：① 迅速脱去手套或隔离衣。② 立即用肥皂和清水清洗污染部位的皮肤。③ 眼睛被污染时，应迅速用清水或等渗洁眼液冲洗眼睛。④ 记录接触情况，必要时就医治疗。

4．汞泄漏职业暴露

汞是对人体健康危害极大而且环境污染持久的有毒物质，如临床常用的血压计、体温计、水温计等都含有汞。一支体温计约含汞 1 g，一台血压计约含汞 50 g。一支体温计被打碎后，外漏的汞全部蒸发，可使 15 m^2 房间的空气汞浓度达 22.2 mg/m^3，而国家标准规定室内空气汞的最大允许浓度为 0.01 mg/m^3，如果空气中汞含量大于 10～16 mg/m^3，可能危及人体健康。

1）汞泄漏的原因

（1）血压计使用不规范：给血压计加压时，打气过快过猛，压力过大，导致汞从玻璃管中喷出。使用完毕忘记关闭汞槽的开关，在合上血压计时，玻璃管中的汞就会泄漏。血压计使用完毕关闭汞槽开关时，未倾斜血压计，使部分汞没有回到零位刻线以下，合上血压计盖时，这部分汞容易发生泄漏。再次测量血压时，玻璃管上端的残余汞还没有回到零位刻线以下，就开始加压，导致玻璃管上端的汞从顶端喷出。血压计故障，常见开关轴心和汞槽吻合不好，加压时导致汞泄漏。

（2）体温计使用不规范。护士原因：使用体温计容器不规范；未给病人详细讲解体温计的使用方法；未按时收回体温计或收回时未按规范放入容器内；甩体温计方法不正确等都可使体温计破碎导致汞泄漏。病人原因：病人不慎摔破或折断体温计导致汞泄漏。

2）汞泄漏的预防措施

（1）加强管理，完善应对体系：建立汞泄漏化学污染的应急预案，规范汞泄漏的处理流程，配备汞泄漏处置包（内有硫磺粉、三氯化铁、小毛笔及收集汞专用的密闭容器等）。有条件者可使用电子体温计和电子血压计。

（2）提高护士对汞泄漏危害的认识：临床护士工作中常有打碎体温计和血压计导致汞泄漏的经历，并且知晓汞的致毒途径和危害，但仅有部分护士能正确处理体温计、血压计泄漏的汞。因此，应加强对护士的专题培训，提高对汞泄漏的处理能力。

（3）规范血压计和体温计的使用。

① 规范血压计的使用：使用汞柱血压计前，需要检查汞槽开关有无松动，是否关闭，玻璃管有无裂缝、破损。有汞泄漏可能时，轻轻拍击盒盖顶端使汞液归至零位线以下。在使用过程中，应平稳放置，切勿倒置，充气不可过猛过高，测量完毕，应将血压计右倾 45°，使汞全部进入汞槽后再关闭开关。血压计要定期检查，每半年检测一次，有故障及时送修。

② 规范体温计的使用：盛放体温计的容器应放在固定的位置，容器应表面光滑无缝，垫多层塑料膜，不应该垫纱布，以便于观察和清理泄漏的汞。使用体温计前应检查有无裂缝、破损，禁止将体温计放在热水中清洗或放沸水中煮，以免引起爆炸。使用体温计过程中要防止损坏，甩体温计时勿碰触硬物，测量体温时应详细告知病人使用体温计的注意事项和汞泄漏的危害，用毕及时收回。测口温和肛温时不要用汞式体温计。婴幼儿和神志不清病人禁止测量口温，测量时护士应守在床旁并及时收回体温计。

3）汞泄漏的应急处理

① 暴露人员管理：一旦发生汞泄漏，室内人员应转移到室外，如果有皮肤接触，立即用水清洗，打开门窗通风，关闭室内所有热源。

② 收集汞滴：穿戴防护用品如戴防护口罩、乳胶手套、防护围裙或防护服、鞋套。用一次性注射器抽吸泄漏的汞滴，也可用纸卷成筒回收汞滴，放入盛有少量水的容器内，密封好并注明“废弃汞”字样，送交医院专职管理部门处理。

③ 处理散落的汞滴：对散落在地缝内的汞滴，取适量硫磺粉覆盖，保留 3 h，硫

和汞能生成不易溶于水的硫化汞。或者用 20% 三氯化铁 5～6 g 加水 10 mL，使其呈饱和状态，然后用毛笔蘸其溶液在汞残留处涂刷，生成汞和铁的合金，消除汞的危害。

④ 处理汞污染的房间：关闭门窗，用碘 1 g/m^3 加乙醇点燃熏蒸或用碘 0.1 g/m^3 撒在地面 8～12 h，使其挥发的碘与空气中的汞生成不易挥发的碘化汞，可以降低空气中汞蒸气的浓度。结束后开窗通风。

知识链接

医务人员艾滋病病毒职业暴露的防护

艾滋病（AIDS）又称获得性免疫缺陷综合征，是指由人免疫缺陷病毒（HIV）感染而引起的以人体 CD4＋T 淋巴细胞减少为特征的进行性免疫功能缺陷，继发各种机会性感染、恶性肿瘤和中枢神经系统病变的综合性疾患。艾滋病病毒职业暴露是指医务人员从事诊疗、护理等工作过程中意外被艾滋病病毒感染者或者艾滋病病人的血液、体液污染了皮肤或者黏膜，或者被含有艾滋病病毒的血液、体液污染了的针头及其他锐器刺破皮肤，有可能被艾滋病病毒感染的情况。

1. 医务人员预防艾滋病病毒感染的防护

遵照标准预防原则，采取以下措施：

（1）医务人员进行有可能接触病人血液、体液的诊疗和护理操作时必须戴手套，操作完毕，脱去手套后立即洗手，必要时进行手消毒。

（2）在诊疗、护理操作过程中，有可能发生血液、体液飞溅到医务人员的面部时，医务人员应当戴手套、具有防渗透性能的口罩、防护眼镜；有可能发生血液、体液大面积飞溅或者有可能污染医务人员的身体时，还应当穿戴具有防渗透性能的隔离衣或者围裙。

（3）若医务人员手部皮肤发生破损，在进行有可能接触病人血液、体液的诊疗和护理操作时必须戴双层手套。

（4）在进行侵入性诊疗、护理操作过程中，要保证充足的光线，并特别注意防止被针头、缝合针、刀片等锐器刺伤或者划伤；用后的锐器应当直接放入耐刺、防渗漏的利器盒，或者利用针头处理设备进行安全处置，也可以使用具有安全性能的注射器、输液器等医用锐器，以防刺伤；禁止将使用后的一次性针头重新套上针头套；禁止用手直接接触使用后的针头、刀片等锐器。

2. 发生职业暴露后的处理

（1）局部处理：用肥皂液和流动水清洗污染的皮肤，用生理盐水冲洗黏膜；如有伤口，应在伤口旁端轻轻挤压，尽可能挤出损伤处的血液，再用肥皂液和流动水进行冲洗；禁止进行伤口的局部挤压；受伤部位的伤口冲洗后，应当用消毒液，如 75% 乙醇或者 0.5% 碘伏进行消毒，并包扎伤口；被暴露的黏膜，应当反复用生理盐水冲洗干净。

（2）实施预防性用药：应当尽早开始，最好在 4 h 内实施，最迟不得超过 24 h；即使超过 24 h，也应当实施预防性用药。包括基本用药程序和强化用药程序：基本用药程序为两种逆转录酶制剂，使用常规治疗剂量，连续使用 28 d；强化用药程序是在基本用药程序的基础上，同时增加一种蛋白酶抑制剂，使用常规治疗剂量，连续使用 28 d。

（3）随访、咨询和汇总：在暴露后的第 4 周、第 8 周、第 12 周及 6 个月时对艾滋病病毒抗体进行检测，对服用药物的毒性进行监控和处理，观察和记录艾滋病病毒感染的早期症状等。对艾滋病病毒职业暴露情况进行登记、汇总并逐级上报。

第七章课后练习及答案

第八章

休息与活动

学习目标

（1）掌握促进睡眠的护理措施；指导病人活动的方法。

（2）熟悉协助病人休息的护理措施；病人活动及睡眠的评估；活动受限的原因及其对机体的影响。

（3）了解休息的意义与条件；睡眠生理；活动的重要性。

预习案例

病人男性，46岁，近期由于工作繁忙压力大，经常加班加点，昼夜颠倒，导致睡眠型态紊乱，表现为难以入睡，易梦多醒，身体疲乏，常打哈欠。

思考：

如果你是责任护士，如何帮助病人促进睡眠？

人一生中有 1/3 的时间是在睡眠中度过，五天不睡眠人就可能死去，可见睡眠是人的生理需要。睡眠作为生命所必须的过程，是机体复原、整合和巩固记忆的重要环节，是健康不可缺少的组成部分。据世界卫生组织调查，全世界约 27% 的人有睡眠问题。国际精神卫生组织主办的全球睡眠和健康计划于 2001 年发起了一项全球性的活动——将每年的 3 月 21 日这一天定为“世界睡眠日”。

休息与活动是人类生存和发展的基本需要之一，适当的休息与活动对健康人来说，可以消除疲劳、促进身心健康；对病人来说，是减轻病痛，促进康复的基本条件。护士应掌握协助病人休息与活动的意义、条件及方法，并在实际工作中根据病人的具体情况，发现并解决病人休息与活动方面存在的问题，满足病人的需要，促进疾病康复。

第一节　休　息

休息（Rest）是指通过改变当前的活动方式，使身心放松，处于一种没有紧张和焦虑的松弛状态。

休息对维持人体健康非常重要，有效的休息不仅可以使身体放松，恢复精力和体力，还可以减轻心理压力，使人感到轻松愉快。休息不足会导致人体出现一系列躯体和精神反应，如疲乏、困倦、注意力分散，甚至出现紧张、焦虑、急躁、易怒等情绪体验，严重时造成机体免疫力下降，导致身心疾病的出现。尤其在患病期间，休息显得更为重要。一方面，由于疾病本身造成病人生理和心理状态的失衡和能量的消耗，充分的休息有利于组织的修复和器官功能的恢复，帮助缩短病程，促进疾病康复。另一方面，由于住院带来的环境变化和角色变化进一步加重了病人的精神压力和负担，直接或间接地影响了病人的休息和疾病的康复。因此，护士应充分认识休息与睡眠的作用和意义，并努力为病人创造良好的休息环境，协助其得到充足的、适当的和有效的休息，以达到减轻病痛、促进康复的目的。

休息的方式很多：包括运动后的静止，或工作中的短暂片刻休息等。睡眠是最常见也是最重要的一种休息。广义的休息，既有体力上的恢复，也有精神上的放松。不同年龄，不同体质，不同工作方式与不同生活方式的人所采取的休息方式也是不完全相同的。休息是对人体活动的一种平衡，是保持人体健康的重要手段，而睡眠是休息方式中最根本也是最重要的。通过休息可解除人体的疲劳，降低精神上的压力。休息后人体会重新感到精力充沛、身心舒适。

一、休息的意义

根据马斯洛的需求层次理论，休息是人类的基本需要之一，充足的休息是维持机体身心健康的必要条件；对病人来说，充足的休息是促进疾病康复的重要措施。休息对维护健康具有重要的意义，具体表现为：

（1）休息可以减轻或消除疲劳，缓解精神紧张和压力。

（2）休息可以维持机体生理调节的规律性。

（3）休息可以促进机体正常的生长发育。

（4）休息可以减少能量的消耗。

（5）休息可减少主要脏器的负荷，增进重要脏器的营养，贮存机体蛋白质，预防并发症。

（6）休息可以促进蛋白质的合成及组织修复。

（7）休息可提高治疗效果，促进机体康复。

休息的方式因人而异，取决于个体的年龄、健康状况、工作性质和生活方式等因素。无论采取何种方式，只要达到缓解疲劳、减轻压力、促进身心舒适和精力恢复的目的，就是有效的休息。

二、休息的条件

良好的休息，必须具备以下四个条件：

1．身体方面

身体舒适是保证有效休息的重要条件。各组织器官功能良好，功能正常；皮肤完整，无破损；关节肌肉活动正常；身体各部位清洁、无异味、无疼痛、无感觉异常，卧位舒适才能得到真正的休息。任何一方面出现异常或不适，都会直接影响休息的方式和质量。

2．心理方面

个体的心理和情绪状态同样会影响休息的质量。个体患病时通常会伴有情绪、行为及日常生活形态方面的变化，难以适应疾病给自身及家庭带来的各种问题，病人会出现害怕、焦虑、烦躁不安、抑郁、沮丧、依赖等情绪变化和精神压力，这些都会直接影响病人的休息和睡眠型态。

3．环境方面

医院的物理环境是影响病人休息的重要因素，环境性质可以决定病人的心理状态。环境中的空间、温度、湿度、光线、色彩、空气、声音等对病人的休息、疾病康复均有不同程度的影响。医疗卫生服务机构在设计病区时应全面考虑这些因素，积极为病人创造一个和谐、舒适的环境。

4．睡眠方面

睡眠的数量和质量是影响休息的重要因素，无论病人属于原发性睡眠障碍或住院后的继发性睡眠障碍，都可以引起睡眠数量的不足或质量的下降，影响病人的休息和疾病的康复。

三、睡眠的生理

音频　睡眠的重要性

知识拓展

睡眠研究历史

1939 年，美国的纳撒尼尔·克莱特曼教授出版了《睡眠与觉醒》一书，他建立了当时世界上最早、最大的睡眠研究实验室。美国教授伯尼韦布戏称睡眠为“温柔的暴君”“人与神一样，在睡眠面前都俯首称臣”。1952 年日本池松武之亮进行了鼾症的调查。1953 年阿塞林斯基和克莱特曼在《科学》杂志上发表了有关快速眼球运动睡眠（REM）的论文，该文成为现代睡眠研究的奠基石。1961 年成立的国际商贸组织——睡眠精神生理研究协会（APSS）是最早的世界性睡眠研究组织，1988 年又发展为世界联合睡眠学会（UFSRS）。1965 年出现关于睡眠呼吸暂停综合征的正式报道。1969 年德国人用气管切开术治疗重症鼾症和睡眠呼吸暂停综合征。1981 年澳大利亚的沙利文医师用一种小型呼吸机治疗鼾症和睡眠呼吸暂停综合征，取得了很好的疗效。1982 年之后，耳鼻咽喉科及口腔科应用各种手术治疗鼾症和睡眠呼吸暂停综合征。从 20 世纪 60 年代开始,美国已经出现睡眠相关的研究机构并开展睡眠的临床和科研工作。为了缩短与美国和欧洲在睡眠研究方面的差距及促进亚洲睡眠研究水平的提高，1994 年中国睡眠研究会在上海成立，同年 6 月中国睡眠研究会与日本和印度的睡眠研究会共同于日本东京筹建成立了亚洲睡眠研究会（ASRS），每隔三年举行一次学术会议。

（一）睡眠的概念

睡眠（Sleep）是人最自然的休息方式，约占人生的 1/3 时间。通过睡眠，可以使人的精力和体力得到恢复，在睡眠后可以保持良好的觉醒状态。

现代的观点认为，睡眠是一种特殊的知觉状态，虽然人对周围环境的反应能力降低，但并未完全消失，只是人对周围环境的知觉和反应明显减少而已。某种类型的刺激可以唤醒某些人，但不一定能唤醒其他人。人们在睡眠中，对特殊刺激会产生选择性的知觉，甚至被惊醒。而是否被惊醒与刺激来源的音量、强度及刺激源对个人是否有特殊意义有关。睡眠是一种周期现象，睡眠的周期是循环式发生的，一般一天一次。睡眠和觉醒是人类和高等动物维护生命活动所必需的普遍生理现象，二者随着昼夜变化而交替出现，形成规律性的生理节奏。睡眠时机体意识暂时丧失，失去对环境精确适应能力，表现为感觉功能减退，骨骼肌反射和肌紧张减弱，并伴有一系列自主神经功能抑制现象。我们可以将睡眠定义为周期发生的知觉的特殊状态，由不同的时相组成，对周围环境可相对地不作出反应。

（二）睡眠的原理

睡眠是由睡眠中枢控制。目前认为脑干尾端有睡眠中枢，这一中枢发出的冲动向上传导可作用于大脑皮层，与控制觉醒的脑干网状结构上行激动系统的作用相对，从而调节睡眠与觉醒的相互转化。

（三）睡眠的分期

睡眠是由交替出现的两种不同的时相组成，一个时相称为正相睡眠（Orthodox Sleep），也称慢波睡眠（Slow Wave Sleep，SWS）或不速动眼（Nonrapid Eye Movement，NREM）睡眠，另一个时相称为异相睡眠（Paradoxical Sleep），也称快波睡眠（Fast Wave Sleep）或速动眼（Rapid Eye Movement，REM）睡眠。

1．不速动眼阶段睡眠

此期脑电图（EEG）的特征与觉醒时相比，脑电波呈现同步化慢波时相，呼吸和其他自主神经系统的功能活动均下降，表现为闭目、瞳孔缩小、肌肉放松，但还有一定的张力。可分为四期：

第一期：清醒与睡眠之间的过渡期，是所有睡眠时相中睡得最浅的一期，只维持几分钟，很容易唤醒。在这一期，生理活动开始减缓，生命征象与新陈代谢开始变慢，但脑电图显示的一些特点与清醒时相同。

第二期：睡眠逐渐加深，但仍易被唤醒，大约持续 10 ~ 20 min。此期生理活动继续变慢，肌肉逐渐放松。

第三期：为熟睡期，大约持续 15 ~ 30 min，此期肌肉完全放松，心跳缓慢，体温、血压下降，身体很少动，难以唤醒，只有巨响才能被唤醒。

第四期：为深睡期，大约持续 10 min，此期身体完全松弛，无任何活动，极难唤醒，遗尿和梦游可能发生。在此期，脑垂体前叶分泌大量的生长激素，人体受损组织愈合加快。

2．速动眼阶段睡眠

此期的特点是眼球快速转动，脑电图活跃，与清醒时极为相似，而肌电图反映肌张力极低，并像瘫痪时肌肉所具有的那种不活动的状态。出现这种状态是由于脑干中的特有神经元过度极化所致。在 REM 睡眠中，躯体基本上呈松弛状态，但体温、血流及脑的耗氧量均有增加，心率、血压和心输出量也有增加，经常接近清醒时的水平。

睡眠中一些时相对人体具有特殊的意义。如在 NREM 第 4 时相（有时也包括第 3 时相）的睡眠中，体内可分泌大量的生长激素，其功能是促进合成作用，减少蛋白质的分解，加速受损组织的愈合，特别是对于软骨组织和肌肉组织的生长是非常重要的。REM 睡眠与幼儿神经系统的成熟有关，且利于精力的恢复，同时对保持精神和情绪上的平衡十分重要，因为这一时期的梦境都是生动的充满感情色彩的，此梦境可减轻、缓解精神压力，使人将忧虑的事情从记忆中消除。如果速动眼阶段的睡眠减少或被剥夺，人体就会受到干扰，可出现烦躁、冷漠、判断力差，对疼痛的敏感性增加。如连续几夜速动眼阶段的睡眠被剥夺，人会变得糊涂或迷惑，并可能出现幻觉。

（四）睡眠时相周期

人的睡眠是周期发生的，其本身也是由几个周期组成（图 8-1）。正常睡眠时，NREM 和 REM 两个阶段交替出现，每一周期都含有从 60 ~ 120 min 不等的（平均为 90 min）有顺序的睡眠时相，成人平均每晚出现 4-6 个睡眠时相。新生儿睡眠两个阶段各占一半；一岁半以上的小儿速动眼阶段占 35%；6 岁左右为 30%；青壮年又回到 25%；老年人只占 15%。

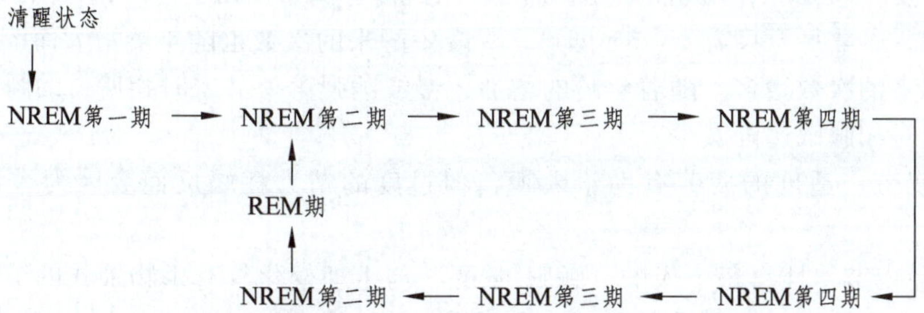

图 8-1　睡眠时相周期

在睡眠时相周期的任一阶段醒而复睡时，都需从头开始依次经过各期。在睡眠周期中，每一时相所占的时间比例，随睡眠的进行而有所改变。刚入睡时 NREM 第 3、4 时相约占 90 min，REM 期持续不超过 30 min。进入深夜，REM 会延长到 60 min，而 NREM 第 3、4 时相则会相应地缩短。因此，大部分 NREM 睡眠发生在上半夜，REM 睡眠则多在下半夜。

（五）睡眠时相特点

睡眠时相特点见表 8-1。

表 8-1　睡眠时相特点

睡眠分期		特点	生理表现	脑电图特点
NREM 期	第Ⅰ期	可被外界的声响或说话声惊醒	全身肌肉松弛，呼吸均匀，脉搏减慢	低电压 α 节律，频率为 8 ~ 12 次/秒
	第Ⅱ期	进入睡眠状态，但仍易被惊醒	全身肌肉松弛，呼吸均匀，脉搏减慢，血压、体温下降	出现快速、宽大的梭状波，频率为 14 ~ 16 次/秒
NREM 期	第Ⅲ期	睡眠逐渐加深，需要巨大的声响才能使之觉醒	眼肌活跃，眼球迅速转动，梦境往往在此时期出现	全身松弛，无任何活动，脉搏、体温继续下降，呼吸缓慢均匀，体内分泌大量生长激素
NREM 期	第Ⅳ期	为沉睡期，很难唤醒，可出现梦游和遗尿	肌肉十分松弛，呼吸均匀，心跳缓慢，血压、体温继续下降	心率、血压、呼吸大幅度波动，肾上腺素大量分泌。除眼肌外，全身肌肉松弛，很难唤醒

四、促进病人休息与睡眠的护理

（一）护理评估

1. 睡眠影响因素的评估

（1）生理因素。

① 年龄：通常人类睡眠的需要时间与其年龄成反比。婴儿期大约需要 16 ~ 20 h，幼儿期需要 10 ~ 14 h，学龄前期儿童需 11 ~ 12 h，青少年期需 9 ~ 10 h，成年期 7 ~ 8 h，到老年期，通常每天只需 6 ~ 7 h 即可。一夜中醒来的次数也随年龄增大而改变，睡眠过程中醒来的次数增多。随着年龄的增加，慢波睡眠第一、二时相所占的睡眠时间增加，第四时相睡眠逐渐减少。

② 疲劳：适度的疲劳有助于入睡，但过度的精力耗竭反而会因为太累而无法入睡。

③ 昼夜节律性：每个人的"睡眠-觉醒"与生理变化具有生物钟式的节律性，节律的破坏会影响睡眠，通常需要 3 ~ 5 d 才能恢复正常。

④ 寝前习惯：不少人睡前有例行活动的习惯，如洗热水澡，喝牛奶，阅读报纸书籍，听音乐等，如果这些习惯被改变则可能使睡眠发生障碍。

⑤ 内分泌变化：如妇女月经前期或月经期常常会出现嗜睡的现象。

（2）病理因素。

① 疾病：许多疾病及其症状都可影响睡眠。

② 身体不适：身体的舒适是获得休息与安睡的先决条件。因此，入睡前必须减轻或去除身体的不适，如疼痛、饥饿、腹胀、呼吸不畅等。

（3）心理因素。

任何强烈的情绪，如害怕、焦虑、喜悦、悲哀等都可能造成失眠。

（4）环境因素。

睡眠环境的变化可以改变睡眠状况，研究发现在新环境中，NREM 和 REM 睡眠的比例会有所变化，主要为 ERM 减少，入睡时间延长，觉醒次数增加等。

（5）药物。

药物也会影响睡眠型态。如长期服用安眠药，停药后往往会导致对药物的依赖或使睡眠障碍更严重。

（6）其他。

一些食物的摄入也会改变睡眠状况。如 L-色氨酸广泛存在于各种食物中，肉类、乳制品和豆类中含有较多 L-色氨酸，这种物质能促进入睡，被认为是一种天然的催眠剂。对于睡眠不佳的病人，鼓励其睡前喝一杯热牛奶，可以帮助入睡。饱饭后发困也是 L-色氨酸的作用所致。再有，少量饮酒也能促进放松和睡眠，但大量饮酒却会抑制 REM 睡眠。咖啡中含有咖啡因，会干扰睡眠，使人兴奋，浓茶亦有与咖啡相同的作用，故睡前应限制其摄入这类饮料，在睡前 4 ~ 5 h 应避免应用。

要想得到最佳的睡眠，不仅需要足够的睡眠时间，同时睡眠的时间应与机体的昼夜性节律相吻合。

2．睡眠型态的评估

（1）每晚所需的睡眠时间、通常就寝时间和起床时间。

（2）有无午睡习惯及时间，睡多长时间。

（3）睡前是否需要服安眠药，有无特殊习惯，如洗热水澡、喝热饮料、阅读书报、背部按摩等。

（4）是否很快入睡，睡后是否易惊醒，是否打鼾。

（5）夜间醒来的次数及原因。

（6）睡眠过程中有无异常情况，如失眠、梦游。

（7）晨起是否感觉精力充沛。

（二）常见护理问题

1．失眠（Insomnia）

失眠是睡眠型态紊乱中最常见的一种，主要表现为难以入睡，难以维持睡眠状态（易醒、多梦、睡不深），早醒。病人常主诉没有睡好，清醒时或白天感到疲乏；眼有黑圈，经常打呵欠；有轻度一过性眼球震颤，轻微手颤。依据诱发因素的有无，可将失眠分为原发性失眠（Primary Insomnia）和继发性失眠（Secondary Insomnia）。用 EEG 记录发现，上半夜占优势的 NREM 第 3、4 时相，在失眠中减少了。因此，失眠不仅是睡眠时间的减少，而且有质的变化。

2．睡眠过多（Hypersomnias）

睡眠过多指睡眠时间过长或长期处于想睡的状态。引起睡眠过多的原因还不十分清楚，多发生在 40 ~ 50 岁的男性，表现为饮食亢进，贪食，肥胖。病人白天无力，嗜睡并伴有头痛，但夜间睡眠不稳。EEG 研究表明，睡眠过多尽管延长了总的睡眠时间，但睡眠时相的周期进展和每一时相所占的百分比均在正常范围内。

3．发作性睡眠（Narcolepsy）

发作性睡眠是一种特殊的睡眠失调，表现为白天发作性入睡，而夜间睡眠障碍。特点是控制不住的短时间的嗜睡。病人晨起即感疲乏无力，发作时，局部肌张力突然丧失，脸下垂，不说话，垂头。正常用餐不能下咽，手中碗筷掉在地上，病人就地躺下入睡。在发作性睡眠中约有 70% 会出现猝倒的现象，表现为肌张力部分或全部的丧失，导致严重的跌伤；约有 25% 的人在发作性睡眠时有生动的、充满色彩的幻觉和幻听。发作后，病人感到精力恢复。目前认为发作性睡眠是 REM 睡眠失调。

4．睡眠型呼吸暂停（Sleep Apneas）

睡眠型呼吸暂停是一种在睡眠间发生自我抑制、没有呼吸的现象，可分为中枢性呼吸暂停和阻塞性呼吸暂停两种类型。中枢性呼吸暂停是由于中枢神经系统功能不良造成，见于颅脑损伤、药物中毒等。阻塞性呼吸暂停是由上呼吸道病变引起，或因肥胖者脂肪堆积在咽部，舌根部阻塞气道引起。往往出现在严重的、频繁的、用力的打鼾或喘息之后。两种类型的睡眠型呼吸暂停都可能导致动脉血氧饱和度降低、低氧血症、全身及肺部的高血压。阻塞性呼吸暂停的人总是不断的时睡时醒。

5．其　他

（1）梦游。梦游是一种睡眠失调，主要见于儿童。常发生于 NREM 的第 3、4 相，此时精神上对梦的行为回忆是最弱的。梦游发生时，病人可下床活动，甚至完成一些复杂的动作，然后继续上床睡觉，醒后对梦游过程不能回忆。

（2）遗尿。遗尿是在睡梦中不自觉地排尿。多见于儿童，与大脑未完全发育有关，睡前饮水过多或过度兴奋也可诱发。常在睡眠最深的第四期发生。

（三）护理目标

（1）病人处于休息与活动的最佳平衡状态。

（2）病人能识别影响睡眠的因素，学会诱导睡眠的技巧。

（四）促进睡眠的护理措施

1．健康教育

与病人一起分析讨论有关休息和睡眠的问题，使病人了解休息与睡眠对健康与康复的作用，心、身康复的重要意义，睡眠或休息紊乱的原因和避免其发生的可能方法；帮助病人建立有规律的生活方式，养成良好的睡眠习惯。

2．创造舒适的休息环境

病人休息的环境应以清洁、安静、安全为原则。常规的护理工作应安排在白天，遇有特殊情况，必须在睡眠时间采取某些护理措施时，则应将活动间隔 90 min（一个正常睡眠周期所需时间为 90 min），以减少病人醒来的次数。

3．解除病人身体的不适

采取一切有效措施，减少病人痛苦与不适，促进病人自然入睡。为使病人舒适入睡，就寝前做好晚间护理，检查身体各部位引流管、牵引、敷料的情况，必要时更换敷料；帮助病人处于正确的睡眠姿势。如有疼痛时可酌情给予镇痛剂，解除腹胀、尿潴留等，尽量减轻病人不适。

4．尊重病人的睡眠习惯，满足其身心需要

对病人平时养成的睡眠习惯应予重视，并尽可能使其维持原有规律。

第二节　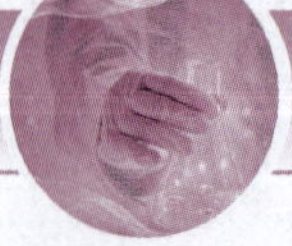　活　动

凡是具有生命的生物体均需活动并都具有与生俱来的活动能力。人们通过饮水、进食、排泄等活动来满足基本的生理需要；通过学习和工作来满足自我实现的需要；通过身体活动来维持呼吸、循环、消化、排泄及骨骼肌肉的正常功能，减少肥胖的发生；通过思维活动维持个人意识和智力发展，防止大脑功能退化。通过适当的活动，人体会自觉身体强壮并能较好地适应体内外环境因素的变化，维持身体的健康。一个

人的活动能力丧失时，会导致自我形象的紊乱、自卑、敏感、与社会交流的隔离，生理功能丧失等。由此可见，护理人员除了要帮助病人很好地休息之外，还要从病人的身心需要出发，协助病人进行适当的活动，以预防并发症的发生，促进康复。

一、活动的意义

（1）适当的活动可以加速血液循环，提高机体氧合能力，增强心肺功能，同时还可以促进消化、预防便秘。

（2）适当的活动还有助于缓解心理压力，促进身心放松，有助于睡眠，并能减慢老化过程和慢性疾病的发生。

（3）适当的活动可以保持良好的肌张力，增强运动系统的强度和耐力，保持关节的弹性和灵活性，增强全身活动的协调性，控制体重，避免肥胖。

二、活动受限的原因

对病人而言，由于疾病带来的疼痛与不适，以及运动系统及支配其血管、神经的结构或功能的完整性受损，均会影响正常的活动功能。活动受限的常见原因有以下几方面：

1．疼　痛

许多疾病引起的疼痛都会限制病人的活动，最常见的是手术后，病人因切口疼痛而主动或被动地限制活动以减轻疼痛。还有类风湿性关节炎病人，为避免关节活动时疼痛，会被动地减少活动，特别是某种姿势的改变。

2．运动、神经系统功能受损

运动、神经系统功能受损可造成暂时的或永久的运动功能障碍，如脑血管意外、脊髓损伤造成的中枢性神经功能损伤，导致受损神经支配部分的身体出现运动障碍。另外，重症肌无力、肌肉萎缩的病人也会出现明显的活动受限，甚至不能活动。

3．运动系统结构改变

肢体的先天畸形或残障等，直接或间接地限制了正常活动。另外，由于疾病造成的关节肿胀、增生、变形等会影响机体的活动。

4．营养状态改变

由于疾病造成严重营养不良、乏氧、虚弱无力等症状的病人，因不能提供身体活动所需的能量而限制了活动。反之，过度肥胖的病人也会出现身体活动受限。

5．损　伤

肌肉、骨骼、关节的器质性损伤，如扭伤、挫伤、骨折等，都伴有身体活动能力的下降。

6．精神心理因素

极度忧郁或某些精神病病人，在思维异常的同时伴有活动能力下降，如抑郁性精神分裂症病人、木僵病人等，正常活动明显减少。

7．医疗护理措施的实施

为治疗某些疾病而采取的医护措施有时也会限制病人的活动。如：为预防病人因躁动而出现意外，按照相关程序采用必要的约束；骨科病人在牵引和使用石膏绷带过程中，会限制其活动范围，甚至需要制动；心肌梗死早期的病人需要绝对卧床休息。

三、活动受限对机体的影响

（一）对皮肤的影响

活动受限或长期卧床病人，对皮肤最主要的影响是形成压力性损伤。详细内容见“第七章第三节清洁与舒适”。

（二）对运动系统的影响

对某些病人来说，限制活动的范围和强度是必要的，但如果骨骼、关节和肌肉组织长期处于活动受限的状态，会导致下列情况的出现：

（1）腰背痛。

（2）肌张力减弱、肌肉萎缩。

（3）骨质疏松、骨骼变形，严重时会发生病理性骨折。

（4）关节僵硬、挛缩、变形，出现垂足、垂腕、髋关节外旋及关节活动范围缩小。

（三）对心血管系统的影响

长期卧床对心血管系统的影响主要有以下两方面：

1．体位性低血压（Postural Hypotension）

体位性低血压病人从卧位到坐位或直立位时，或长时间站立后出现血压突然下降超过 20 mmHg，并伴有头昏、头晕、视力模糊、乏力、恶心等表现。长期卧床的病人，第一次起床时常常会感到眩晕、心悸、虚弱无力。发生这种现象的原因，一是由于长期卧床造成的肌肉无力；二是病人长期卧床，血液循环量下降，头部供血不足，由卧位突然直立时，小动脉尚未收缩，造成血压的突然下降，导致病人出现眩晕等低血压的症状。

2．深静脉血栓形成（Venous Thrombosis）

深静脉血栓形成是指血液在深静脉内不正常地凝结，阻塞管腔，导致静脉血液回流障碍，并伴有继发性血管腔内血栓形成的疾病。全身主干静脉均可发病，以左下肢多见。病人卧床的时间越长，发生深静脉血栓的危险性越高，特别是肥胖、脱水、贫血及休克的卧床病人发生的概率则更高。深部静脉血栓形成的主要原因是静脉壁损伤、血流缓慢和血液呈高凝状态。长期卧床的病人，由于机体活动量减少，血容量相对不足，其中血浆的减少比血细胞减少得多，因此出现血液黏稠度增高，血液流速减慢，形成血栓的危险性增加。同时因为缺少肢体活动，引起下肢深静脉血流缓慢，影响了深静脉的血液循环，如果血液循环不良的时间超过机体组织受损的代偿时间，就会发生血管内膜受损，进一步促进血栓的形成。血栓的整体或部分可以脱落，形成栓子，随血流运行，引起栓塞。最主要的危险是血栓脱落栓塞于肺部血管，导致肺动脉栓塞。

（四）对呼吸系统的影响

长期卧床对呼吸系统的影响，主要表现为限制有效通气和影响呼吸道分泌物的排出，最终导致坠积性肺炎的发生。原因是病人长期卧床，肺底部长期处于充血、淤血状态，肺部扩张受限，有效通气减少，影响氧气的正常交换，导致二氧化碳潴留，严重时会出现呼吸性酸中毒。此外，长期卧床病人大多处于衰竭状态，全身肌肉无力，呼吸肌运动能力减弱，胸廓与横膈运动受限，无力进行有效的深呼吸，加之病人无力咳嗽，不能将痰液咳出，致使呼吸道内分泌物排出困难，痰液大量堆积，并因重力作用流向肺底，如果不及时处理，将会造成肺部感染，导致坠积性肺炎。

（五）对消化系统的影响

由于活动量的减少和疾病的消耗，病人常出现食欲下降、厌食，摄入的营养物质减少，不能满足机体需要量，导致负氮平衡，甚至会出现严重的营养不良。长期卧床还会减慢胃肠道的蠕动，加之病人摄入的水分和纤维素减少，病人经常出现便秘，并且因腹肌和提肛肌无力而进一步加重，出现头痛、头晕、腹胀、腹痛等症状，严重时出现粪便嵌塞，使排便更加困难。

（六）对泌尿系统的影响

正常情况下，当处于站姿或坐姿时，能使会阴部肌肉放松，同时肌肉下压刺激排尿。长期卧床的病人，由于其排尿姿势的改变，会影响正常的排尿活动。平躺时，上述情况改变，出现排尿困难，若长期存在，膀胱膨胀造成逼尿肌过度伸展，机体对膀胱胀满的感觉性变差，可形成尿液潴留。由于机体活动量减少，尿液中的钙磷浓度增加，因同时伴有尿液潴留，进而可形成泌尿道结石。另外，由于尿液潴留，正常排尿对泌尿道的冲洗作用减少，大量细菌繁殖，致病菌可由尿道口进入，上行到膀胱、输尿管和肾，造成泌尿系统感染。

（七）对心理状态的影响

长期卧床，往往会给病人带来一些社会心理方面的问题。病人常出现焦虑、恐惧、失眠、自尊的改变、愤怒、挫折感等。此外，有些制动病人容易出现情绪波动，甚至会在行为上处于敌对好斗的状态，还有一些病人会变得胆怯畏缩，或出现定向力障碍，不能辨别时间和地点。由于疾病的影响，部分病人会造成身体残疾无法就业，面临经济困难。这些都会对其心理产生重要影响。

四、满足病人活动与运动的需要

（一）护理评估

评估最主要的目的是判断个体是否有能力活动，是否存在活动受限的因素，活动的程度是否合适，以及识别是否有任何废用的结果存在。

1．活动影响因素的评估

（1）年龄。年龄是决定机体对活动的需要及耐受程度的重要因素之一。不同年龄的人运动方式不同。如婴儿活动以学习爬、坐、走及双手握力为主；儿童、青少年可进行奔跑、跳跃等剧烈运动；老年人则喜欢选择户外散步、打太极拳等节奏缓慢的运动。此外，性别、体重、职业等因素也使运动方式及运动程度产生区别。通常女性所做运动不如男性激烈，体重过于肥胖的人不愿多活动，运动员、体力劳动者比从事办公室职业的人活动量多，活动强度大。

（2）性别：由于生长发育及体力的差异，运动方式大多男女有别，通常女性所做运动不如男性激烈。

（3）生理因素。身体状况良好的人，参加活动的兴趣高。

（4）心理因素。个性外向的人善于社交和喜欢户外活动；情绪良好时，乐于进行运动；如心情压抑、焦虑，则对活动缺乏热情甚至产生恐惧心理，因而影响活动。

（5）环境、社会因素：如温度过高或过低，经常受干扰时，易使人产生疲劳，不愿活动；狭小有限的空间则影响个体活动的范围。

2．关节功能、骨骼肌肉、机体活动能力的评估

（1）关节功能状况：通过病人的主动或被动运动，观察关节的活动范围有无受限，是否有关节僵硬、变形，活动关节有无声响或疼痛不适。关节主动运动是让病人自己移动每个关节，作关节的屈伸收展等活动。被动运动是由护理人员协助移动病人的每个关节。

（2）肌肉的坚实度与力量：在正常肌张力的情况下，触摸肌肉有坚实感。当肌张力减弱时，触诊肌肉松软。通过机体收缩特定肌肉群的能力来评估肌力。肌力程度一般分为6级：

0级：完全瘫痪，肌力完全丧失。

1级：可见肌肉轻微收缩但无肢体运动。

2级：可移动位置但不能抬起。

3级：肢体能抬离床面但不能对抗阻力。

4级：能做对抗阻力的运动，但肌力减弱。

5级：肌力正常。

（3）躯体活动能力：通过对病人日常活动情况的观察来判断其活动能力。如观察其行走、梳头、穿衣、洗漱等，对其完成情况进行综合评价。一般机体活动功能可分为5度：

0度：完全能独立，可自由活动。

1度：需要使用设备或器械（如拐杖、轮椅）。

2度：需要他人的帮助、监护和教育。

3度：既需要有人帮助，也需要设备和器械。

4度：完全不能独立，不能参加活动。

3．活动型态的评估

了解病人活动的类型、活动量及活动后机体的反应。以判断活动程度与整个机体

的状况是否相适应。

（二）常见护理问题

1. 躯体移动障碍 与神经系统疾病、骨骼肌肉病变、关节强直、疼痛、石膏或夹板固定等有关。

2. 活动无耐力 与引起供氧不足的疾病、慢性消耗性疾病、严重营养不良、过度肥胖、长期卧床等有关。

3. 有活动无耐力的危险 与健康状况不佳，有引起氧气供需失衡的疾病或消耗性疾病的可能、逐渐衰老、既往有耐力不足的经历等危险因素的存在有关。

4. 有废用综合征的危险 与瘫痪、意识障碍等活动受限的因素存在有关。

（三）护理目标

（1）病人能保持或促进身体各系统的最佳功能。

（2）病人活动时心率、血压正常，无不适感。

（四）护理措施

对于身体活动受限的病人，在活动中可采用被动运动的方法，并鼓励病人尽力配合，使关节和肌肉得到最大范围的锻炼。对于可离床活动的病人，可选用主动活动的方式，并鼓励其下床活动。

1．健康教育

与病人讨论与活动有关的问题，使其清楚活动的重要性，了解制动对机体的影响，掌握合适的活动方法，合理安排活动强度。

2．协助病人选择合适的卧位

病人卧床时，体位应舒适、稳定，全身尽可能放松，以减少肌肉和关节的紧张。

3．保持脊柱的正常生理弯曲和各关节的功能位置

卧床病人应注意在颈部和腰部以软枕支托，如病情许可，还应经常变换体位，并保持各关节处于最佳功能位置，防止关节变形、挛缩，保持肌肉和关节的功能。

4．进行全范围关节运动，维持关节的活动性

全范围关节运动（range-of-motion，ROM）是指根据每一特定关节可活动的范围来对此关节进行屈曲和伸展的运动，是维持关节可动性、防止关节挛缩和粘连形成，恢复和练习关节功能的有效锻炼方法。ROM 可分为主动性 ROM 和被动性 ROM，主动性 ROM 指个体可以独立开始并完成全范围关节运动。被动性 ROM 指个体依靠护理人员才能开始并完成全范围的关节运动。

（五）操作目的

（1）维持关节活动度。

（2）预防关节僵硬、粘连和挛缩。

（3）促进血液循环，有利于关节营养的供给。

（4）恢复关节功能。

（5）维持肌张力。

（六）操作方法

（1）护士运用人体力学原理，帮助病人采取自然放松姿势，面向操作者，并尽量靠近操作者。

（2）根据各关节的活动形式和范围，依次对病人的颈部、肩、肘、腕、手指、髋、踝、趾关节作屈曲、伸展、内收、外展、内旋、外旋等关节活动练习。肩关节活动范围、膝关节活动范围分别见图 8-2、图 8-3。

（3）活动关节时，手应作环状或支架以支撑关节远端的肢体（图 8-4）。每个关节每次作 5 ~ 10 次完整的 ROM 练习，当出现疼痛、疲劳、痉挛或抵抗反应时，应停止操作。

（4）操作者在完成每个关节的活动时，应观察病人的反应，注意节力，当抬起病人的手脚时，移动自己的重心，尽量使用腿部的力量，以减少疲劳。

（5）运动结束后，测量病人生命体征，协助病人采取舒适的卧位，整理床单位。

（6）记录病人每日运动的项目、次数、时间以及关节活动度的变化。

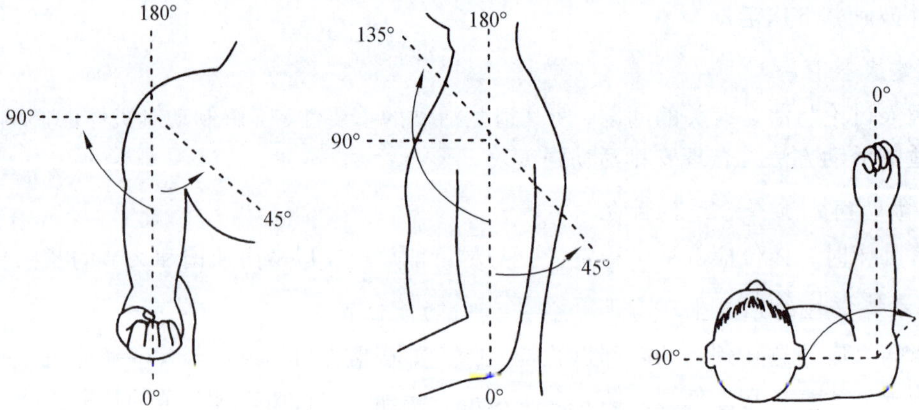

图 8-2　肩关节的活动范围

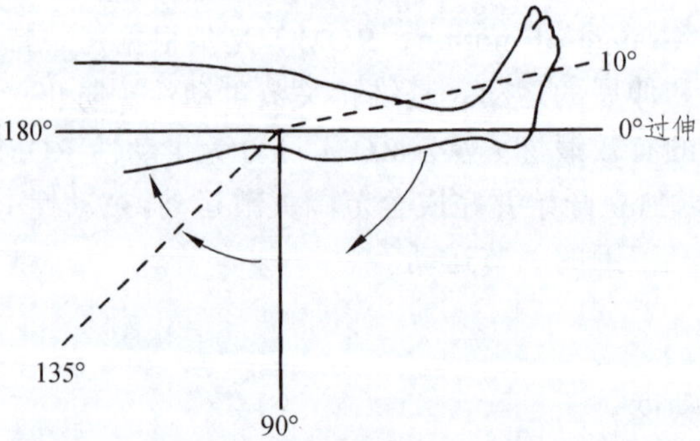

图 8-3　膝关节的活动范围

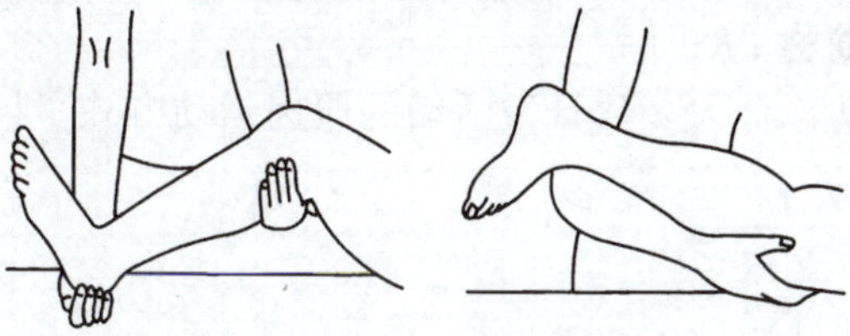

图 8-4　以手做成环状或支架来支托腿部

（七）注意事项

（1）运动前要全面评估病人的疾病情况、机体活动能力、心肺功能状态、关节的现存功能。

（2）运动前保持病室安静、空气清新、温湿度适宜，帮助病人更换宽松、舒适的衣服，注意保护病人的隐私。

（3）运动过程中，要注意观察病人对活动的反应及耐受性，注意观察有无关节僵硬、疼痛、痉挛及其他不良反应。

（4）对急性关节炎、骨折、肌腱断裂、关节脱位的病人进行 ROM 练习时，应在临床医生和康复医生的指导下完成。

（5）对有心脏病的病人，在 ROM 练习时应特别注意观察病人胸痛、心律、心率、血压等方面的变化。

（6）护士应结合病人病情，向病人及家属介绍关节活动的重要性，鼓励病人积极配合锻炼。

（7）运动后，应及时、准确地记录运动的时间、内容、次数、关节的活动变化及病人的反应，为制定下一步护理计划提供依据。

（八）进行肌肉的等长运动和等张运动

1．等长运动（Isometric Exercises）

等长运动是指肌肉收缩而肌纤维不缩短的运动，可增加肌肉的张力而不改变肌肉的长度。因不伴有明显的关节运动，等长运动又称静力运动。例如膝关节完全伸直定位后，做股四头肌的收缩松弛运动。等长练习中，肌肉收缩的维持时间应在 6 s 以上，所增加的静力负荷可视参加锻炼者的具体情况而定。

其优点是不引起明显的关节运动，故可在肢体被固定的早期应用，以预防肌肉萎缩；也可在关节内损伤、积液、炎症时应用；并可利用较大负荷增强练习效果等。

其缺点是以增加静态肌力为主，并有关节角度的特异性，即因在某一关节角度下练习，只对增强关节处于该角度时的肌力有效。

2．等张运动（Isotonic Exercises）

等张运动的肌肉收缩时肌纤维缩短，即肌肉长度改变因而肢体活动。因伴有大幅度关节运动，等张运动又称动力运动。此运动可增加肌肉力量，并促进关节功能。常用于增强肌肉强度和肌肉耐力的练习。如肢体的屈曲和伸展运动。等张练习可遵循大负荷、少重复次数、快速引起疲劳的原则进行，也可采用“渐进抗阻练习法”（Progressive

Resistance Exercise，简称 PRE）。

其优点是肌肉运动符合大多数日常活动的肌肉运动方式，同时有利于改善肌肉的神经控制。

3．肌肉锻炼注意事项

进行肌肉锻炼时应注意以下几点：

（1）以病人的病情及运动需要为依据，制定适合病人的运动计划。

（2）肌肉锻炼前后应作充分的准备及放松运动，避免出现肌肉损伤。

（3）严格掌握运动的量与频度，以达到肌肉适度疲劳而不出现明显疼痛为原则。

（4）如锻炼中出现严重疼痛、不适，或伴有血压、脉搏、心律、呼吸、意识、情绪等方面的变化，应及时停止锻炼，并报告医生给予必要的处理。

（5）注意肌肉等长收缩引起的升压反应及增加心血管负荷的作用，高血压、冠心病及其他心血管疾病病人慎用肌力练习，严重者禁作肌力练习。

（6）协助病人进行室外活动。室外活动有助于开阔病人心胸，改善病人情绪。护理人员应协助活动不便的病人借助拐杖、轮椅等进行适当的室外活动。

第八章课后练习及答案

第九章

饮食与营养

学习目标

（1）掌握病人营养状态的评估，一般饮食护理措施，特殊饮食护理中的鼻饲法及其适应证、禁忌证及注意事项。能规范地进行鼻饲法操作，操作过程中关爱病人。

（2）熟悉营养素、治疗饮食、试验饮食、鼻饲法、要素饮食、胃肠外营养的概念，饮食、营养与健康的关系，要素饮食、胃肠外营养的并发症及注意事项。

（3）了解六大营养素的种类和主要功能，医院基本饮食、治疗饮食和试验饮食的种类、原则与适用范围。能加深自身对中华民族勤俭节约、艰苦奋斗的传统美德的认识。

预习案例

案例 1：疯狂进食诱发重疾！沈阳 30 岁男“吃播”开播前脑干出血抢救一周病逝

2020 年 6 月 23 日，沈阳一名 30 岁“吃播”主播王先生，在直播前突然头晕目眩，进一步出现昏迷、神志不清，经头部 CT 检测，发现其出现脑干出血，经连日抢救一周无效身亡。原来，在此前半年间，他在直播镜头前大量品尝肘子、红烧肉、烧鸡、烤鹅等食物，体重在短期内从 200 斤飙升至 280 斤。虽然夸张的进食给他带来一众网友的关注和打赏，但也摧毁了他的健康。

2020 年 8 月 12 日，央视怒斥“舌尖上的浪费”，大胃王吃播误导群众消费，靠催吐存活。

案例 2：全国总工会发通知：坚决制止餐饮浪费行为，弘扬勤俭节约美德

央视新闻 8 月 21 日消息，全国总工会日前下发《关于深入贯彻落实习近平总书记重要指示精神坚决制止餐饮浪费行为 弘扬勤俭节约美德的通知》，要求组织广大工会干部和职工群众，进一步弘扬中华民族勤俭节约、艰苦奋斗的传统美德，营造浪费可耻、节约为荣的氛围。充分认识作为 14 亿人口的大国，特别是在全球新冠肺炎疫情等不利影响下，将饭碗牢牢端在自己手上、绷紧粮食节约这根弦、确保国家粮食安全的极度重要性。该通知要求教育青少年深刻领悟“一粥一饭，当思来之不易；半丝半缕，恒念物力维艰”内涵，珍惜来之不易的粮食，从小养成热爱劳动、艰苦朴素的好习惯，让中华传统美德在家庭里生根、在亲情中升华。

思考：

（1）对于“吃播”们“大胃王”的营销方式你怎么看？

（2）你认为频繁过度进食的“吃播”主播们的这种饮食方式会给其身体造成哪些危害？

（3）作为中华民族的接班人，请问你将如何用实际行动践行勤俭节约、艰苦奋斗的传统美德？

音频　人就像种子，要做一粒好种子

唐代药王孙思邈曾说：“安生之本，必资于食……不知食宜者，不足以存生也。”明代医学家李时珍更是强调：“饮食者，人之命脉也。”饮食为生民之天、活人之本，它提供的足够的营养物质是维持人体生命活动的必备条件，能促进生长发育、促进组织修复、增强机体抵抗力和免疫力，对人的身体健康至关重要。合理膳食是健康的基础，要保证身体健康必须注重合理饮食和营养。

第一节　营养与健康

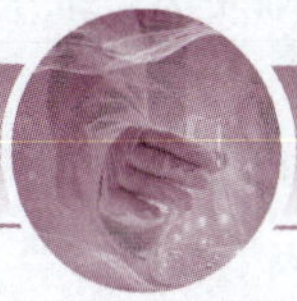

一、人体对营养的需要

（一）热　能

热能是一切生物维持生命和生长发育及从事各种活动所必需的能量，由食物内的化学能转化而来。热能主要来自碳水化合物、脂肪、蛋白质这三类产能营养素。根据我国人民的饮食习惯，世界卫生组织推荐的适宜膳食能量构成中，碳水化合物、脂肪、蛋白质所供热能约占总热能的百分比分别为：55% ~ 65%、20% ~ 30%、10% ~ 15%，产热分别是 16.7 kJ/g（4 kcal/g）、37.6 kJ/g（9 kcal/g）、16.7 kJ/g（4 kcal/g）。

人体的热能需要量由年龄、性别、生理特点及劳动强度差异决定。根据中国营养学会的推荐标准，我国成人的热能供给量：9.41 ~ 12.55 MJ/d（男性）；7.53 ~ 10.04 MJ/d（女性）。

（二）营养素

营养素是能够在生物体内被利用，具有供给能量、构成机体及调节和维持生理功能的物质。人体所需的营养素包括碳水化合物、蛋白质、脂肪、矿物质和微量元素、维生素和水六大类。

碳水化合物又称糖类，由碳、氢、氧三种元素组成。根据分子结构的不同，可将碳水化合物分为单糖（如葡萄糖、果糖）、双糖（如麦芽糖、蔗糖、乳糖）及多糖（如淀粉、糖原、不能被人体吸收的纤维素与果胶等）。

蛋白质是一切生命的物质基础，由多种氨基酸组成，并含有碳、氢、氧、氮及少量的硫和磷。正常成人体内蛋白质始终处于不断地分解与合成的动态平衡中，从而达到机体组织蛋白不断地更新及组织不断修复的目的。

脂肪也称为脂类或脂质，在体内分解可产生大量热量，分为中性脂肪和类脂质。中性脂肪是由甘油和脂肪酸所组成的脂，也称为甘油三酯。类脂质是溶于脂肪或脂肪容积的物质。根据化学结构的不同，脂肪中的脂肪酸又可分为饱和脂肪酸和不饱和脂肪酸。不饱和脂肪酸一般在体内不能合成，必须通过食物供给，称为必需脂肪酸。

矿物质也叫无机盐，包括除碳、氢、氧、氮以外的体内各种元素。无机盐分常量元素和微量元素，其中含量较多的有钙、镁、钾、钠、磷、氯、硫 7 种元素，称为常量元素；含量小于我们体重的 0.01% 的称为微量元素，常见的微量元素有铁、锌、硒、铬、氟等，这些微量元素对参与机体代谢有着重要作用。

维生素是维护人体健康、促进生长发育和调节生理功能所必需的有机化合物。每一种维生素的生理功能因其化学结构而异。维生素既不参与组织构成也不供能，但如果缺乏都将对整个机体代谢产生影响，甚至导致机体发生维生素缺乏性疾病。维生素在体内不能合成或合成较少，因此食物中必须供给足量的维生素。维生素的种类很多，通常按溶解性将维生素分为水溶性和脂溶性两大类。

水是人类生存所必需的物质，是人体组织中不可缺少的成分，有帮助血液流动、促进营养物质消化吸收等多种功能。

各种营养素的生理功能、主要来源及每日供给量见表 9-1。

表 9-1　各种营养素的生理功能、来源及供给量

营养素	生理功能	主要来源	每日供给量
蛋白质	构成、更新及修复人体组织；构成人体内的酶、激素、抗体、血红蛋白、尿纤维蛋白等，维持血浆渗透压；供应热能，调节生理功能，增强机体免疫力	肉类、鱼类、蛋类、乳类及豆类	男性：65 g 女性：55 g
脂肪	提供及储存热能；构成身体组织；供给必需脂肪酸；维持体温，保护脏器；促进脂溶性维生素的吸收；增加饱腹感	食用油、肉类、黄油、奶油、坚果类等	50 g，约占膳食总热量的 20%～30%
碳水化合物	供给热能；参与机体组织构成；保肝解毒作用；抗生酮作用	谷类、薯类、根茎类、豆类、糖、水果等，各种食糖（蔗糖、麦芽糖等）	约占膳食总热量的 50%～65%
维生素 脂溶性维生素			
维生素 A	维持正常夜视功能；保持皮肤与黏膜的健康；增强机体免疫力；促进生长发育	动物肝脏、鱼肝油、奶制品、禽蛋类、有色蔬菜及水果等	男性：800 μgRE 女性：700 μgRE （视黄醇当量[①]）
维生素 D	调节钙磷代谢，促进钙磷吸收	海鱼及动物肝脏、蛋黄、奶油；体内转化	10 μg
维生素 E	抗氧化作用，保持红细胞完整性，改善微循环；参与 DNA、辅酶 Q 的合成	植物油、谷类、坚果类、绿叶蔬菜等	14 mgα-TE（α 生育酚当量[②]）
维生素 K	参与凝血因子合成，促进血液凝固	肠道细菌合成；绿色蔬菜、肝脏等	80 μg

续表

营养素	生理功能	主要来源	每日供给量
水溶性维生素			
维生素 B_1	构成辅酶 TPP；参与糖代谢过程；影响某些氨基酸与脂肪的代谢；调节神经系统功能	动物内脏、肉类、豆类、花生、未过分精细加工的谷类	男性：1.4 mg 女性：1.2 mg
维生素 B_2	构成体内多种辅酶，参加人体内多种生物氧化过程；促进生长、维持健康；保持皮肤和黏膜完整性	动物内脏、禽蛋类、奶类、豆类、花生、新鲜绿叶蔬菜等	男性：1.4 mg 女性：1.2 mg
维生素 B_6	构成多种辅酶，参加物质代谢	畜禽肉及其内脏、鱼类等	1.4 mg
维生素 B_{12} 及叶酸	为细胞的核酸和核蛋白合成代谢过程中所必需的物质；促进红细胞发育与成熟	动物内脏、发酵豆制品、新鲜绿叶蔬菜	维生素 B_{12}：2.4 μg 叶酸：400 μgDFE（叶酸当量[③]）
维生素 C	保护细胞膜，防治坏血病；促进铁吸收和利用；促进胶原、神经递质、抗体合成；参与胆固醇代谢	新鲜蔬菜和水果	100 mg
矿物质			
钙	构成骨骼与牙齿的主要成分；调节心脏和神经的正常活动；维持肌肉紧张度；参与凝血过程；激活多种酶；降低毛细血管和细胞膜的通透性	奶及奶制品、海带、小虾、米皮、芝麻酱、豆类、绿色蔬菜、骨粉、蛋壳粉	800 mg
铁	组成血红蛋白与肌红蛋白，参与氧的运输；构成某些呼吸酶的重要成分，促进生物氧化还原反应	动物肝脏、动物全血、肉蛋类、豆类、绿色蔬菜	男性：12 mg 女性：20 mg
磷	构成骨骼、牙齿、软组织的重要成分；促进物质活化；参与多种酶、辅酶的合成；调节能量释放；调节酸碱平衡	广泛存在于动、植物食品中	720 mg
碘	参与甲状腺素的合成	海产品、海盐	120 μg
镁	多种酶的激活剂；维持骨骼生长和神经肌肉的兴奋性；影响胃肠道功能；影响甲状旁腺分泌等	大黄米、大麦、黑米、麦皮、黄豆等	330 mg

续表

营养素	生理功能	主要来源	每日供给量
锌	促进机体发育和组织再生；参与构成多种酶；促进食欲；促进维生素A的正常代谢和生理功能；促进性器官与性功能的正常发育；参与免疫过程	动物食品、海产品、奶、蛋、坚果类等	男性：12.5 mg 女性：7.5 mg
水	构成人体组织；调节体温；溶解并运送营养素和代谢产物；维持消化、吸收功能；润滑作用；直接参加体内氧化还原反应	饮用水、食物中水、体内代谢水	2～3 L

注：表中营养素供给量采用中国营养学会 2013 版《中国居民膳食营养素参考摄入量》18～49岁成年居民参考摄入量

① 1 μg 视黄醇当量（RAE）=膳食或补充剂来源全反式视黄醇（μg）+1/2 补充剂纯品全反式β-胡萝卜素（μg）+1/2 膳食全反式 β-胡萝卜素（μg）

② 膳食总 α 生育酚当量（α-TE，mg）= 1×α 生育酚（mg）+0.5×β 生育酚（mg）+0.1×γ生育酚（mg）+ 0.02×δ 生育酚（mg）+ 0.3×α 三烯生育酚（mg）

③ 膳食叶酸当量（DFE，μg）= 天然食物来源叶酸 90（μg）+ 1.7×合成叶酸（μg）

二、饮食与营养的影响因素

饮食与营养的主要影响因素有生理因素、心理因素、病理因素以及社会文化因素，护士应了解这些影响因素，并根据病人的具体情况，制定切实可行的饮食护理计划，保证病人的营养需求。

（一）生理因素

1．年龄与活动量

不同的年龄阶段，具有不同的生理特点，其活动量与活动强度也不同，因此对食物量和营养素的需求就不同。另外，每个人也有不同的食物喜好。婴幼儿应确保摄入足够的维生素、微量元素及脂肪酸，以满足大脑及神经系统的发育；青少年生长发育速度快，活动量大，需摄入足够的蛋白质、维生素和微量元素；老年人由于胃肠功能、咀嚼功能减弱，味觉改变等因素均会影响营养素的摄取。

2．身高和体重

每个人的身高和体重的差异决定了其体表面积存在着相应的差异，而基础能量消耗可以按照体表面积与该年龄的基础代谢率来计算。一般来讲，基础代谢与体表面积成正比关系，体表面积越大基础代谢率越高。瘦高的人较矮胖的人相对体表面积大，基础代谢较高，对饮食和营养的需求更高。

3．特殊生理状况

处于妊娠期、哺乳期的女性对营养的需求显著增加，同时会有饮食习惯的改变。妊娠期女性摄入营养素的比例应均衡，同时需要增加蛋白质、铁、碘、叶酸的摄入量，在孕期的后三个月尤其要增加钙的摄入量。哺乳期女性在每日的饮食基础上需再加 500 kcal 热量，对蛋白质等物质的需要量增加到 65 g/d，同时应注意维生素 B 及维生素 C 的摄入。

（二）病理因素

1．疾　病

许多疾病可影响病人的食欲、食物的摄取以及食物在体内的消化吸收。疾病本身可给人带来焦虑、恐惧、痛苦等不良的情绪反应，还可引起疼痛等不适的感觉而导致食欲减退。一些高代谢性疾病如甲状腺功能亢进、烧伤、发热等以及慢性消耗性疾病如结核等，机体所需营养素需要量会增加。如果疾病造成病人自尿液、血液或引流液中流失大量的蛋白质、体液、电解质等，也应及时增加营养的供给。伤口愈合与感染期间，机体需要大量蛋白质用于组织修复，病人对蛋白质需求量较大。

2．药　物

疾病在药物治疗过程中，也会影响病人的饮食和营养。有些药物可促进或抑制食欲，影响消化吸收功能，如类固醇类、胰岛素等药物可增进食欲；而非肠溶性红霉素、氯贝丁酯（安妥明）等可降低食欲；考来烯胺可阻止胆固醇的吸收；利尿剂及抗酸剂易造成矿物质缺乏。有的药物可影响营养素的排泄，如异烟肼使维生素 B_6 排泄增加；小儿长期服用苯妥英钠可加速维生素 D 的代谢，造成软骨病或骨质异常；有的药物可杀灭肠内正常菌群，使一些维生素的来源减少，如磺胺类药物可使维生素 B 和维生素 K 在肠内的合成发生障碍。

3．食物过敏

有些人对某些食物会发生过敏反应，如进食牛奶、海产品、芒果、鸡蛋等食物后，可出现荨麻疹、腹泻、甚至哮喘等过敏现象，从而影响营养素的摄入和吸收。

（三）心理因素

一般情况下，人类在处于焦虑、烦躁、紧张、恐惧、悲哀等不良情绪时，均可抑制胃肠蠕动，降低食欲，甚至厌食；而轻松愉快的心情则可增进食欲。此外，进食的环境、餐具、食物的色、香、味等都可影响人的心理状态，改变食欲。

（四）社会、文化因素

1．经济状况

经济状况可直接影响人们对食物的选择，影响购买力，从而影响人的营养状况。经济状况良好，可满足对饮食的需求，但也可能导致营养过剩的发生；经济状况不良，则可能会影响饮食的质量，易出现营养不良等问题。

2．营养知识

正确掌握和理解基本的营养知识，可帮助人们培养良好的饮食习惯，合理地选择食物，摄入均衡的营养。反之，如果缺乏基本的营养知识，会在食物的选择和营养素的摄入中产生误区，从而发生营养失调等问题。

3．饮食习惯

个人的饮食习惯往往受生活方式、文化背景、宗教信仰、地理位置等因素的影响。不同的地域、不同的饮食文化及特点与人的健康有着密切的关系，表现在食物的选择、烹饪方法、饮食嗜好、进食方式及时间等各方面，影响着饮食和营养素的摄入与吸收，甚至还可导致疾病的发生。俗话说“一方水土养一方人”，我国有“东酸西辣，南甜北咸”的饮食特色，如山东、东北多喜咸，江苏、浙江多喜甜，山西、陕西多喜酸，四川、湖南多喜辣。有的居民喜食腌制的酸菜、腌肉，因其亚硝胺类物质含量较高，易致消化系统肿瘤。有的居民有偏食、不吃早餐、晚上宵夜、吃零食、长期大量饮酒等不良饮食习惯，可导致某些营养素摄取过量或过少，导致肥胖和心血管疾病的增加。

4．饮食环境

进食时周围的环境，食具的洁净，食物的色、香、味等都可影响人们对于食物的选择和摄入。

5．生活方式

随着社会的进步，交通的便利，工作追求高效，生活长期快节奏，压力剧增，导致人们不仅运动量减少，且饮食更倾向于快餐、速食的方式，饮食不规律及暴饮暴食等情况时有发生。人们不良的生活方式导致其饮食与营养的不均衡，最终诱发更多的慢性病。

三、饮食、营养与健康的关系

食物是人类赖以生存的物质基础，合理的饮食及平衡的营养是维持健康的基本条件之一，不合理的饮食对身体的健康不利。

（一）合理饮食与健康

合理的饮食对于维持及促进机体健康有非常重要的作用。

1．促进生长发育

营养是人类维持生命、生长发育和健康的重要物质基础，对人体的发育起着决定性作用。某些营养素的缺乏可影响病人的身心生长发育。

2．构成机体组织

蛋白质是构成机体的重要成分；糖类参与构成神经组织；脂类参与构成细胞膜；维生素参与合成酶和辅酶；钙、磷是构成骨骼的主要成分。

3．提供能量

碳水化合物、蛋白质、脂肪在体内氧化可提供能量，供给机体进行各种生命活动。

4．调节机体功能

神经系统、内分泌系统及各种酶类共同调节人体的活动，这些调节系统也是由各种营养素构成的。另外，适量的蛋白质及矿物质中的各种离子对维持机体内环境的稳定也具有重要的调节作用。

（二）不合理饮食与健康

近年来，我国人民生活水平不断提高，营养供给能力显著增强，国民营养健康状况明显改善。但仍面临居民营养不足与过剩并存、营养相关疾病多发、营养健康生活方式尚未普及等问题，成为影响国民健康的重要因素。某些营养素的过多、过少或饮食不当都可能损害健康，并影响某些疾病的发生与发展。

1. 营养不足

食物单调或短缺可造成营养缺乏性疾病，如缺铁性贫血、佝偻病等。

2. 营养过剩

营养过剩可造成某些营养失调性疾病，如肥胖、心脑血管疾病、恶性肿瘤等。

3. 饮食不当

多种因素均可引起一些食源性疾病，如食品处理不当、食品搁置过久、生熟食品交叉污染、暴饮暴食等都能导致病人发生胃肠炎。不卫生的饮食或食入有毒食物时可引起食物中毒。某些人对特定食物还可出现过敏反应。

国民营养事关国民素质提高和经济社会发展，为贯彻落实《“健康中国 2030”规划纲要》，提高国民营养健康水平，《国民营养计划（2017—2030 年）》由国务院办公厅于 2017 年 6 月 30 日印发并实施。特别指出要开展“三减三健”专项行动，即减盐、减油、减糖，健康口腔、健康体重、健康骨骼。同时还推广健康“小三件”（限量盐勺、限量油壶、健康腰围尺），希望通过合理膳食行动改变了千家万户的生活习惯。

（三）合理日常膳食

合理膳食是健康的基础。人们可通过平衡膳食、合理摄入营养物质来减少与膳食有关的疾病。为了帮助人们合理搭配日常膳食，美国最早于 1992 年设计了一个“食物指导金字塔”，我国也根据中国居民膳食的特点制定了《中国居民膳食指南》，该膳食指南给出了人们在日常生活中应做到的六个核心推荐：食物多样，谷类为主；吃动平衡，健康体重；多吃蔬菜、奶类、大豆；适量吃鱼、禽、蛋、瘦肉；少盐少油，控糖限酒；杜绝浪费，兴新食尚。该指南中还用中国居民的“平衡膳食宝塔”（图 9-1）形象地体现平衡膳食的要求。

合理膳食与健康密切相关，国家也逐步制定相关政策措施倡导国民遵循。《国民营养计划（2017—2030 年）》提出后，2019 年 7 月，由国务院发布的国家卫生健康委制定的《健康中国行动（2019—2030 年）》，也将“合理膳食行动”明确作为要实施的 15 个专项健康中国行动之一。“合理膳食行动”旨在对一般人群、超重和肥胖人群、贫血与消瘦等营养不良人群、孕妇和婴幼儿等特定人群，分别给出膳食指导建议，并提出政府和社会应采取的主要举措。

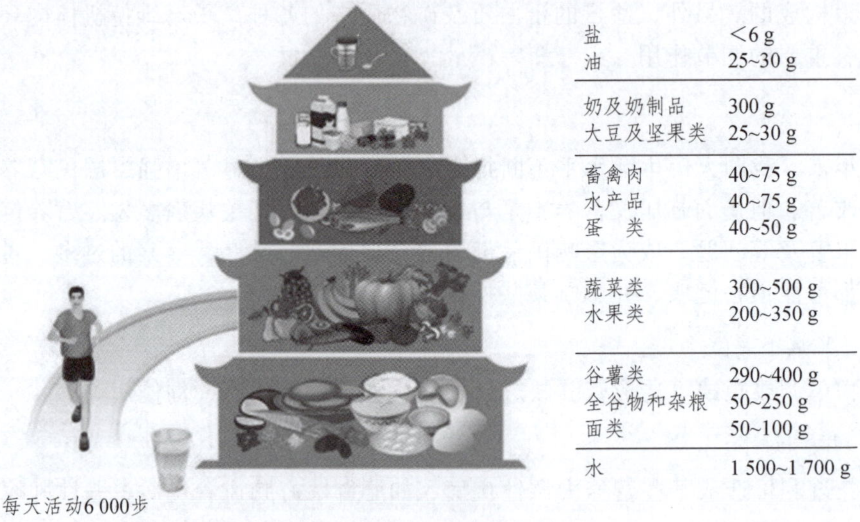

图 9-1 中国居民平衡膳食宝塔（2016）

第二节 营养状况的评估

一、病人的营养状况

营养状况是指营养素满足生理需要的程度。机体常因代谢异常、食欲不振、进食困难、消化功能不良或需要禁食等原因发生营养不良。通过与病人及其家属的密切接触，护士可以及时正确地检查病人营养状况、评估膳食组成、了解和掌握病人现存的或潜在的营养问题，这对于护士选择恰当的饮食治疗与护理方案、改善病人的营养状况及促进病人的康复具有重要的指导意义。病人营养状况受饮食与营养的影响因素影响，应进行相应评估。

1．生理因素

年龄、活动量、身高、体重、特殊生理状况。

2．心理社会文化因素

紧张、焦虑、烦躁；不同的宗教、区域、家庭、经济情况；营养知识是否缺乏。

3．病理因素

疾病、食物过敏、不耐受情况。

4．药物因素、饮酒等

如健胃药可促进食欲，苯妥英钠可干扰维生素 D 的吸收和代谢；长期饮酒可致营养不良。

二、病人的饮食状况

（一）饮食状况评估

对病人饮食状况的评估可明确病人是否存在影响营养状况的饮食问题，可了解病人的营养状况、确定营养支持治疗的方案、监测营养状况的变化以及评价营养干预治疗在急性与慢性疾病中的作用和效果，在临床护理中起到重要作用。

1．饮食型态

注意评估病人用餐的时间、频次、方式、进食方式、特殊喜好、规律性等。

2．摄食种类及摄入量

食物种类繁多，不同食物中营养素的含量不同。注意评估病人经济状况、摄入食物的种类、数量及相互比例是否适宜，食物是否易被人体消化吸收，有无偏食及饮酒嗜好。可通过饮食史、食品采购使用记录、24 h 饮食记录评估饮食摄取情况。

3．食　欲

注意评估病人食欲有无改变，若有改变，注意分析原因。

4．进食状况及进食方式的改变

注意评估病人有无咀嚼不便、口腔病患、鼻饲、胃肠造瘘等进食状况及进食方式的改变。

5．其　他

应注意评估病人是否服用药物、补品并注意其种类、剂量、服用时间，有无食物过敏史、特殊喜好，还应评估病人有无因糖尿病、高血压、痛风等慢性疾病对饮食选择有特殊要求。

（二）体格检查

通过对病人的外貌、皮肤、毛发、指甲、骨骼和肌肉等方面的评估可初步确定病人的营养状况（表 9-2）。

表 9-2　不同营养状况的身体征象

项　目	营养良好	营养不良
外貌	发育良好、精神状态佳、有活力	消瘦、发育不良、缺乏兴趣、倦怠、疲劳
皮肤	皮肤有光泽、弹性良好	无光泽、干燥、弹性差、肤色过淡或过深
毛发	浓密、有光泽	缺乏自然光泽，干燥稀疏
指甲	粉色、坚实	粗糙、无光泽、易断裂
口唇	柔润、无裂口	肿胀、口角裂、口角炎症
肌肉和骨骼	肌肉结实、皮下脂肪丰满、有弹性、骨骼无畸形	肌肉松弛无力、皮下脂肪菲薄、肋间隙及锁骨上窝凹陷、肩胛骨和髂骨突出

（三）人体测量

人体测量是指通过对人体有关部位的长度、宽度、厚度及围度的测量，以达到根据个体的生长发育情况了解其营养状况的目的。临床最常用的测量指标是身高、体重、皮褶厚度和上臂围。

1．身高、体重

身高和体重是综合反映生长发育及营养状况的最重要的指标。由于身高、体重除受营养因素影响外，还受遗传、种族等多方面因素影响，因此在评价营养状况时需要测量身高、体重并用测得的数值与人体正常值进行比较。测量出病人的身高、体重，然后按公式计算出标准体重，并计算实测体重占标准体重的百分数。百分数在±10%之内为正常范围，增加10%～20%为超重，超过20%为肥胖，减少10%～20%为消瘦，低于20%为明显消瘦。

标准体重的计算公式：

我国常用的标准体重的计算公式为Broca公式的改良公式：

男性：标准体重（kg）=身高（cm）－105

女性：标准体重（kg）=身高（cm）－105－2.5

实测体重占标准体重的百分数计算公式：

（实测体重－标准体重）/标准体重×100%

近年来还采用体重和身高的比例来衡量体重是否正常，称为体重指数（BMI），即体重（kg）/[身高（m）]^{2}的比值。体重指数增高，冠心病和脑卒中发病率也会随之上升，超重和肥胖是冠心病和脑卒中发病的独立危险因素。按照中国营养学会的标准，适合18岁以上成人的BMI在18.5～23.9为体重正常；24≤BMI＜28为超重，BMI≥28为肥胖，BMI＜18.5为消瘦。

2．皮褶厚度

皮褶厚度又称皮下脂肪厚度，反映身体脂肪含量，对判断消瘦或肥胖有重要意义。常用测量部位有：肱三头肌部，即左或右上臂肩峰与尺骨鹰嘴连线中点处；肩胛下部，即左或右肩胛下角下方约1 cm处；腹部，即距脐左侧2 cm处。测量时选用准确的皮褶计，测定3次取平均值。三头肌皮褶厚度最常用，其正常参考值：男性11.3～13.7 mm，女性14.9～18.1 mm。所测数据可与同年龄的正常值相比较，较正常值少35%～40%为重度消耗，25%～34%为中度消耗，24%以下为轻度消耗。

3．上臂肌围

上臂肌围是测量上臂中点位置的周长。上臂肌围可间接反映体内肌蛋白贮存和消耗程度，与血清白蛋白的含量有相关性，是快速而简便的评价指标，也可反映热能代谢的情况。上臂肌围正常参考值：男性25.3 cm，女性23.2 cm。测量值与标准值的比值为100%～90%为营养正常，90%～80%为轻度营养不良，80%～60%为中度营养不良，小于60%为重度营养不良。

（四）生化指标及免疫功能的评估

生化检验可以测定人体内各种营养素水平，是评价人体营养状况的较客观指标，可以早期发现亚临床营养不足。免疫功能测定可了解人体的免疫功能状况，间接反映机体营养状况。生化指标检测常用方法有测量血、尿中某些营养素或排泄物中代谢产物的含量，如血、尿、粪常规检验，血清蛋白、血清转铁蛋白、血脂、血清钙的测定，电解质、pH 等的测定，亦可进行营养素耐量试验或负荷试验，或根据体内其他生化物质的检查间接推测营养素水平等。目前常用的检查包括血清蛋白质水平、氮平衡试验及免疫功能测定。

1. 血清蛋白质水平测量

血清蛋白质水平是指对身体脏器内蛋白质存贮量的估计。血清蛋白质种类很多，包括血红蛋白、清蛋白、转铁蛋白等。血红蛋白低大多是营养性缺铁性贫血的表现。清蛋白是临床上评价蛋白质营养状况的常用指标之一，变化较慢，正常值为 35 ~ 55 g/L。血清转铁蛋白是反映内脏蛋白情况的一种检查方法，是评价蛋白质营养状况较敏感的一项指标，可用于放射免疫法直接测定，也可通过测量总铁结合力推算，转铁蛋白=总铁结合力 × 0.8 − 43。

2. 氮平衡试验

常用于观察病人在营养治疗过程中的营养摄入是否足够，了解分解代谢的情况。试验方法：测定病人 24 h 摄入氮量与总氮量丧失量的差值，负数表示负氮平衡。

3. 免疫功能测定

免疫功能不全是脏器蛋白质不足的另一指标。免疫功能测定主要包括淋巴细胞总数及细胞免疫状态测定。免疫细胞总数即周围血液中淋巴细胞总数（白细胞总数 × 淋巴细胞百分率）。细胞免疫状态测定时可用抗原如结核菌素、白色念珠菌抗原、腮腺炎病毒、链激酶-链球菌脱氧核糖核苷酸、植物血凝素等各 0.1 mL 分别进行皮内注射，24 ~ 48 h 后观察反应，风团 > 5 mm 者为阳性。营养不良的病人往往反应低下，皮肤风团 < 5 mm。皮肤试验中有两项阳性反应者，表示细胞免疫有反应性。

（五）营养评估工具

营养评估还可以通过营养风险筛查工具和主观全面评定进行评估。

1. 营养风险筛查工具（Nutritional risk screening 2002，NRS 2002）

NRS 2002 是欧洲肠内肠外营养学会提出的，其目的是反映病人目前的营养状态导致其不良治疗结局的风险，它包含四个方面的评估内容，即体重指数、近期体重变化、膳食摄入情况、原发疾病对营养状态影响严重程度以及年龄的影响。

（1）NRS 2002 评分构成。

NRS 2002 评分由营养状况评分、疾病严重程度评分和年龄调整评分（若病人 ≥ 70 岁，加 1 分）三个部分构成。三个部分评分之和为总评分，得分范围为 0 ~ 7 分。若 NRS 2002 的评分 ≥ 3 分，需制定营养支持计划；评分 < 3 分暂不需营养支持，但要定时进行营养风险筛查。

（2）调查方法和评价。

第一步初筛包括 4 个方面内容：① BMI<20.5 kg/m^2？② 病人在过去 3 个月有体重下降吗？③ 病人在过去 1 周内有摄食减少吗？④ 病人有严重疾病吗（如 ICU 治疗）？其中前 3 个问题可适用于所有人群，如社区人群、老人和儿童等，第 4 个问题用于住院病人的营养风险筛查。如果以上任一问题回答“是”，则直接进入第二步筛查。

如果所有的问题回答“否”，应每周重查 1 次。

第二步筛查是根据病人的营养状况和疾病损伤状况的风险而定。NRS 2002 采用评分的方法对营养风险加以量度。营养风险筛查 NRS 2002 评估详见表 9-3。

表 9-3 营养风险筛查 NRS 2002 评估表

1. 疾病严重程度	
疾病状态	分数
髋关节骨折、慢性疾病有并发症、慢性阻塞性肺病、血液透析、肝硬化、糖尿病、一般恶性肿瘤	1 分
腹部重大手术、卒中、重症肺炎、血液恶性肿瘤	2 分
颅脑损伤、骨髓抑制、急性生理学与慢性健康状况评分（APACHE）大于 10 分的 ICU 病人	3 分
合计	
2. 营养状态	
营养状况指标（单选）	分数
正常营养状态	0 分
3 个月内体重减轻大于 5% 或最近 1 周进食量（与需要量相比）减少 20%～50%	1 分
2 个月内体重减轻大于 5% 或 BMI 18.5～20.5 kg/m^2 或最近 1 周进食量（与需要量相比）减少 50%～75%	2 分
1 个月内体重减轻大于 5%（或 3 个月内减轻大于 15%）或 BMI 小于 18.5 kg/m^2（或血清白蛋白小于 35 g/L）或最近 1 周进食量（与需要量相比）减少 70%～100%	3 分
合计	
3. 年龄	
年龄≥70 岁	1 分
4. 营养风险筛查评估结果	
营养风险筛查总分	

2．主观全面评定（subjective global assessment，SGA）

SGA 是 Detsky 等学者于 1987 年提出的临床营养评价方法。SGA 的特点是以详细的病史与临床检查为基础，省略人体测量和实验室及生化检查。此方法简便易行，适于在基层医院推广。SGA 的主要指标包括体重改变、饮食状况、胃肠道症状、活动能力、应激反应、肌肉消耗情况、三头肌皮褶厚度和有无水肿等。SGA 评价标准详见表 9-4。

表 9-4 SGA 评价标准

指 标	A 级 营养良好	B 级 轻度营养不良	C 级 重度营养不良
1. 近期（2 周）体重改变	无/升高	减少不到 5%	减少超过 5%
2. 饮食改变	无	减少	不进食/低热量流食
3. 胃肠道症状（持续 2 周）	无/食欲不振	轻微恶心、呕吐	严重恶心、呕吐
4. 活动能力改变	无/减退	能下床走动	卧床
5. 应激反应	无/低度	中度	重度
6. 肌肉消耗	无	轻度	重度
7. 三头肌皮褶厚度	正常	轻度减少	重度减少
8. 踝部水肿	无	轻度	重度

上述8项中，若至少5项属于C级或B级者，可分别认定为重度或中度营养不良。

第三节 医院饮食

医院饮食通常可分为基本饮食、治疗饮食和试验饮食三大类，以满足不同病人的病情需要。

一、基本饮食

基本饮食可分为普通饮食、软质饮食、半流质饮食和流质饮食四种（表9-5）。

表9-5 医院基本饮食

种类	适用范围	饮食原则
普通饮食	用于病情较轻、疾病恢复期，无发热、无消化道疾患的病人	易消化、无刺激的一般食物，与健康人群饮食相似，限制煎炸类及易胀气类食物
软质饮食	用于老、幼病人，术后恢复期阶段，低热，以及咀嚼不便、消化不良的病人	要求以软、烂为主，易于咀嚼消化，如软饭、面条，切碎煮烂的菜、肉等
半流质饮食	用于体弱、手术后病人，以及中等发热、口腔疾患、咀嚼不便、消化不良等病人	少食多餐，食物无刺激性，易于咀嚼吞咽，含纤维素少，营养丰富，呈半流质状，如粥、面条、蒸蛋、馄饨等
流质饮食	用于病情危重、高热和各种大手术后的病人，以及吞咽困难、口腔疾患和急性消化道疾患等病人	食物呈液体状，易吞咽、易消化，如乳类、豆浆、米汤、果汁等。因此类饮食所含热量和营养素不足，只能短期使用

二、治疗饮食

治疗饮食是指在基本饮食的基础上，适当调整热能和营养素，以达到治疗或辅助治疗的目的，促进病人的康复（表9-6）。

表9-6 医院治疗饮食

种类	适用范围	饮食原则
高热量饮食	用于热能消耗较高的病人，如甲亢、结核、肝炎、高热、大面积烧伤、产妇及体重不达标者	在基本饮食的基础上加餐2次，每日总热量约12.3 MJ（3 000 kcal），可摄入牛奶、豆浆、藕粉、鸡蛋、甜食等
高蛋白饮食	用于高代谢性疾病，如烧伤、结核、营养不良、贫血、甲亢、大手术后、低蛋白血症及癌症晚期病人；孕妇、乳母等	在基本饮食的基础上增加优质蛋白食物，蛋白质供应按体重1.5～2 g/（kg·d）计，总量小于120 g/d。总热量为2 500～3 000 kcal/d

续表

种　类	适用范围	饮食原则
低蛋白饮食	用于限制蛋白质摄入的病人，如急性肾炎、尿毒症、肝性脑病等	成人蛋白质摄入量应不超过 40 g/d，病情需要时也可减至 20 ~ 30 g/d。应多补充蔬菜和含糖高的食物以保证热量摄入。肾功能不全病人应摄入优质动物蛋白，忌用豆制品；严重肾衰竭病人，静脉补充氨基酸，不摄入含蛋白饮食；肝性脑病者以摄入植物蛋白为主
低脂肪饮食	用于肝、胆、胰疾病及高脂血症、动脉粥样硬化、冠心病、肥胖症和腹泻的病人	限制脂肪油脂的摄入，禁用肥肉、蛋黄、动物脑，成人脂肪摄入量应<50 g/d；肝胆胰病人应<40 g/d，尤其是动物脂肪的摄入。高脂血症、动脉粥样硬化病人不需限制植物油（椰子油除外）
低盐饮食	用于急、慢性肾炎，心脏病，肝硬化腹水，重度高血压但水肿较轻的病人	成人食盐摄入量应<2 g/d（含钠 0.8 g），但不包括食物内自然存在的氯化钠。禁食腌制食物，如腊肉、香肠、咸菜、火腿、酱菜、皮蛋等
无盐低钠饮食	同低盐饮食，但适用于水肿较重的病人	无盐饮食中含钠<0.7 g/d，低钠饮食含钠<0.5 g/d
少渣饮食	用于伤寒、痢疾、腹泻、肠炎、食管-胃底静脉曲张的病人	选择膳食纤维含量少的食物，如蛋类、嫩豆腐等。少用油，不用刺激性强的调味品
高膳食纤维饮食	用于便秘、肥胖、高脂血症及糖尿病等病人	选择膳食纤维含量高的食物，如芹菜、韭菜、粗粮、豆类等
低胆固醇饮食	用于高胆固醇血症、动脉粥样硬化、冠心病等病人	成人胆固醇摄入量低于 300 mg/d，禁用或少用含胆固醇高的食物，如动物内脏和脑、蛋黄、鱼子、饱和脂肪等
要素饮食	用于低蛋白血症、严重烧伤、胃肠道瘘、大手术后胃肠功能紊乱、营养不良、急性胰腺炎、短肠综合征等病人	可口服、鼻饲或造瘘置管滴注，口服温度 37 °C，鼻饲及经造瘘口注入时温度保持在 41 ~ 42 °C 左右，滴速 40 ~ 60 滴/分，最快不宜超过 150 mL/h。已配置好的溶液放在 4 °C 冰箱保存，24 小时内用完

三、试验饮食

试验饮食又称为诊断饮食，是指在特定时间内，通过对饮食内容的调整来协助诊断疾病和确保实验室检查结果的正确性的一种饮食（表 9-7）。

表 9-7　医院试验饮食

种类	适用范围	饮食原则
肌酐试验饮食	用于协助检查、测定肾小球滤过功能	① 试验期为 3 天，应禁食含蛋白质丰富的食物（肉、禽、鱼类），忌饮茶和咖啡。全天主食<300 g，蛋白质<40 g/d（排除外源性肌酐的影响）。② 蔬菜、水果、植物油不限，热量不足可添加藕粉或含糖点心。③ 第 3 天测内生肌酐清除率及血肌酐含量
尿浓缩功能试验饮食（干饮食）	用于检查肾小管的浓缩功能	① 试验期为 1 天，控制全天饮食中的水分，总量在 500～600 mL。② 可进食含水分少的食物，如米饭、馒头、面包、炒鸡蛋、土豆、豆腐干等，烹调时尽量不加水或少加水。③ 避免食用过甜、过咸或含水量高的食物。蛋白质供给 1 g/（kg·d）
甲状腺 ^{131}I 试验饮食	用于测定甲状腺功能	试验期为 2 周。试验期间禁用含碘食物，如海带、海蜇、紫菜、海参、虾、鱼、加碘食盐等；禁用碘做局部消毒；排除外源性摄入碘对检查结果的干扰。2 周后做 ^{131}I 试验
胆囊 B 超检查饮食	用于需要行 B 超造影检查有无胆囊、胆管、肝胆管疾患等病人	① 检查前 3 日禁食牛奶、豆制品、糖类等易发酵产气食物。② 检查前 1 日晚应进食高糖类、无脂、低蛋白的清淡饮食。③ 检查当日晨禁食，若胆囊显影良好，还需要了解收缩功能，则在第一次 B 超检查后，进食高脂肪餐（如 2 只油煎荷包蛋，脂肪含量约 25～50 g），30～45 min 后第二次 B 超观察；若效果不明显，可再等待 30～45 min 后再次检查
葡萄糖耐量试验饮食	用于糖尿病的诊断	试验前 3 日食用碳水化合物量超过 300 g 的饮食。同时停用升降糖药物。试验前 1 日晚餐禁食至翌日晨，试验当日，将葡萄糖 75 g 溶于 300 mL 水中顿服。糖餐后 0.5 h、1 h、2 h 和 3 h 分别采血测定血糖
潜血试验（OBT）饮食	协助诊断有无消化道出血	试验前 3 日起禁食绿色蔬菜、肉类、动物血、肝类等含铁丰富的食物和药物，可食牛奶、豆制品、白菜、米饭、馒头、白萝卜、山药、土豆、冬瓜、粉丝等食物。第 4 日开始留取粪便标本做潜血试验检查

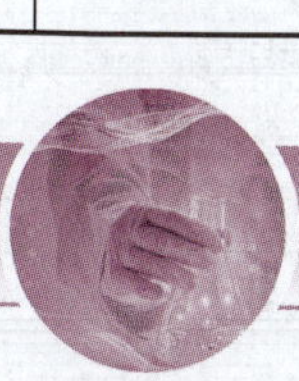

第四节　一般饮食的护理

根据对病人营养状况的评估，结合疾病的特点，护士可以为病人制定有针对性的营养计划，并根据计划对病人进行相应的饮食护理，可帮助病人摄入足量、合理的营养素，促进病人康复。

一、病区的饮食管理

病人入院后，病人的饮食种类由病区负责医生根据病人病情开出饮食医嘱来确定。护士根据医嘱填写入院饮食通知单，递交营养室，并填写在病区的饮食单上，同时在病人的床头或床尾标记注明，作为分发食物的依据。因病情需要须更改饮食时，如流质饮食改为半流质饮食、术前需要禁食或病愈出院需要停止饮食等，需由医生开出医嘱。护士按医嘱填写饮食更改通知单或饮食停止通知单，递交订餐人员或营养室做出相应调整。

二、饮食摄取的评估

1．用餐习惯

注意评估病人有无食物过敏史、特殊喜好，用餐的时间、次数、方式、规律等。

2．摄食种类及摄入量

食物种类繁多，不同食物中营养素的含量不同。注意评估不同年龄、不同民族、不同经济情况的病人摄入食物的种类、数量及相互比例是否适宜，是否易被人体消化吸收，有无偏食及饮酒嗜好。对饮食种类有特殊需求的病人，护士应帮助其制定一份可行的饮食计划。

3．疾病情况

应注意评估病人是否服用药物、补品，并注意其种类、剂量、服入时间，有无咀嚼不便、口腔疾患等可影响其饮食状况的因素。应注意病人有无饮水限制，有必要时，护士应根据病情制定饮水计划，特别是某些需要严格控制液体出入量的疾病。

4．食　欲

评估病人食欲有无改变，若有改变，了解食欲减退原因。

三、一般饮食的护理

（一）病人进食前的护理

1．做好饮食调整的宣传教育

由于饮食习惯不同、缺乏营养知识，病人可能对于医院的某些饮食不理解，难以接受。护士应根据病人所需的饮食种类对病人进行解释和指导，说明意义，明确可选用和不宜选用的食物及进餐次数等，取得病人的配合，饮食指导时应尽量符合病人的饮食习惯，根据具体情况指导和帮助病人摄取合理的饮食，尽量用一些病人容易接受的食物代替限制的食物，使用替代的调味品或佐料，以使病人适应饮食习惯的改变。良好的饮食教育能使病人理解并愿意遵循饮食计划。

2．改善进食环境

舒适的进食环境可使病人心情愉快、促进食欲，病人进食的环境应以清洁、整齐、空气新鲜、气氛轻松愉快为原则。

（1）进食前 30 min 应停止一切非紧急的治疗、检查及护理工作，停止清扫工作，保持安静整洁的环境。

（2）病室内如有危重或呻吟的病人，应以屏风遮挡。

（3）整理床单位，收拾床旁桌椅及床上不需要的物品，去除不良气味，避免不良视觉印象，如饭前半小时开窗通风、移去便器等。对于病室内不能如厕的病人，饭前半小时给予便器排尿或排便，使用后应及时撤除，开窗通风，防止病室内残留不良气味影响食欲。

（4）多人共同进餐可促进病人食欲。如条件允许，应鼓励病人在病区餐厅集体进餐，或鼓励同病室病人共同进餐。

3．病人准备

舒适的环境会促使病人身心愉快，有利于病人进食。因此，在进食前，护士应协助病人做好相应的准备工作。

（1）减轻或去除各种不舒适因素：疼痛病人给予适当的镇痛措施；高热者给予降温；敷料包扎固定过紧、过松者给予适当调节；因固定的特定姿势引起疲劳时，应帮助病人更换卧位或给予相应部位按摩。

（2）减少病人的不良心理状态：对于焦虑、抑郁者给予心理指导；条件许可时，可允许家人陪伴病人进餐。

（3）协助病人洗手及清洁口腔：对卧床病人应协助洗手，对病情较重的病人给予口腔护理，以促进食欲。

（4）协助病人采取舒适的进餐姿势：如病情允许的情况下，可协助病人下床进食；对于老弱等不便下床的病人，可协助其取坐位或半坐卧位，利用床上桌进餐；无法坐起，需卧床的病人，应取侧卧位或仰卧位（头偏一侧），予以适当支托的姿势。

（5）征得病人同意后将治疗巾或餐巾围于病人胸前，以保持衣服和被单的清洁，并使病人做好进食准备。

（二）病人进食中的护理

1．及时分发食物

护士洗净双手，衣帽整洁。根据饮食单上的饮食要求协助配餐员及时将热饭、热菜准确无误地分发给每位病人。

2．鼓励并协助病人进食

病人进食期间应巡视并观察病人的进食情况，同时鼓励或协助病人进食。随时征求病人对饮食制作的意见，并及时向营养室反映。

（1）进食期间，护士可及时地、有针对性地解答病人在饮食方面的问题，逐渐纠正其不良饮食习惯。

（2）鼓励卧床病人自行进食，并将食物、餐具等放在病人易于取到的位置，必要时护士应给予帮助。

（3）对卧床不能自行进食者，应根据病人的进食习惯如进食的次序与方法等耐心喂食，每次喂食时应将病人头偏向一侧，颌下垫巾，小口喂饭，速度适中，按病人进食习惯喂食。进食温度要适中，避免烫伤。进流质饮食者，可用吸管吸吮。餐后协助病人尽快收拾餐具，整理周围环境，鼓励或协助病人漱口。

（4）视物障碍的病人（如失眠或眼部手术等），除遵守上述喂食要求外，应告知病人喂食内容以增加其进食的兴趣。若病人要求自己进食，可按时钟平面图放置食物，并告知方向、食品名称，利于病人按顺序摄取，如 6 点钟放饭，12 点钟放汤，3 点钟及 9 点钟放菜等（图 9-2）。

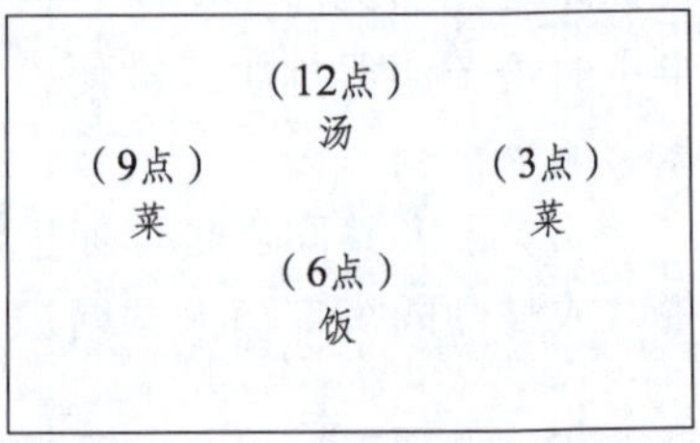

图 9-2　食物放置平面图

（5）对禁食或限量饮食者，应在饮食牌或床头牌上设有醒目标志，告知病人禁食原因和时限，以取得配合。护士应掌握当日需要禁食或延迟进食的要求，做好交接班，防止差错。

（6）对于需要增加饮水量者，应向病人解释大量饮水的目的及重要性。督促病人在白天饮入一天总饮水量的 3/4，以免夜间饮水过多，增加排尿次数而影响睡眠。病人无法一次大量饮水时，可少量多次饮水，并注意改变液体种类，以保证液体的摄入。

（7）对限制饮水量者，护士应向病人及家属说明限水的目的及饮水量，以取得合作。病人床边应有限水标记。若病人口干，可用湿棉球湿润口唇或滴水湿润口腔黏膜。口渴严重时，若病情允许可采用梨片湿敷润唇或含冰块、酸梅等方法刺激唾液分泌而止渴。

（8）对进食治疗饮食、试验饮食的病人说明饮食的目的，对禁食或限制的饮食应多向病人解释，争取配合，同时在实施过程中适时给予督促。对访客带来的食物，需经护士检查，符合治疗护理原则的可协助并指导病人食用，必要时协助加热。

（9）对于特殊病情需要的饮食，如鼻饲流质、无渣饮食以及对温度、时间、喂食量有严格要求的饮食，护士应严格查对并执行医嘱，必要时给予家属喂食指导。

（10）饮食护理中应注意病人的饮食文化差异，尊重病人的风俗习惯，尽量满足需求。

3．特殊问题的处理

在巡视病人时应及时处理其进食过程中的特殊问题。

（1）恶心：若病人在进食过程中出现恶心，可鼓励其做深呼吸并暂时停止进食。

（2）呕吐：若病人发生呕吐，应及时使病人头偏向一侧，防止呕吐物进入气管内；给病人提供盛装呕吐物的容器；尽快清除呕吐物并及时更换已污染的被服；开窗通风，去除室内不良气味；协助病人漱口或给予口腔护理，以去除口腔异味；询问病人是否愿意继续进食，对无食欲不愿继续进食者，可助其保存好剩下的食物待其有进食意愿时给予；观察呕吐物的颜色、性质、量和气味等并做好记录。

（3）呛咳：告诉病人在进食过程中应细嚼慢咽，专心进食，不能边进食边说话，以免发生呛咳。若病人发生呛咳，应嘱病人张口低头并弯腰，护士帮助病人拍背；若异物进入喉部，护士协助拍背无效后，应及时实施海姆立克急救法，即在腹部剑突下与肚脐之间，双手抱拳用手向后向上冲击数次，使异物排出，防止发生窒息。

（三）病人进食后的护理

（1）为保持餐后的清洁和舒适，应及时撤去餐具，清理食物残渣，整理床单位，督促和协助病人饭后洗手，应嘱病人漱口或为病人做口腔护理，必要时做好记录。

（2）餐后根据需要记录病人摄入食物量、种类、病人进食时和进食后的反应等，以便了解其获得营养状况及饮食变化情况。

（3）对暂需禁食或延迟进食的病人应做好交接班。

第五节 特殊饮食的护理

对于病情危重、存在消化道功能障碍、不能经口或不愿经口进食的病人，为保证营养素的摄取、消化、吸收，维持细胞的代谢，保持组织器官的结构与功能，调控免疫、内分泌等功能并修复组织，促进康复，临床上常根据病人的不同情况采用不同的特殊饮食护理，包括胃肠内营养和胃肠外营养。

胃肠内营养（enteral nutrition，EN）是采用口服或管饲等方式经胃肠道提供能量及营养素的支持方式。胃肠外营养（parenteral nutrition，PN）是按照病人的需要，通过周围静脉或中心静脉输入病人所需的全部能量及营养素，包括氨基酸、脂肪、各种维生素、电解质和微量元素的一种营养支持。护士为病人选择的营养支持方式应根据病人的病情和营养评估状况来确定，具体情况可参考营养支持应用流程图 9-3。

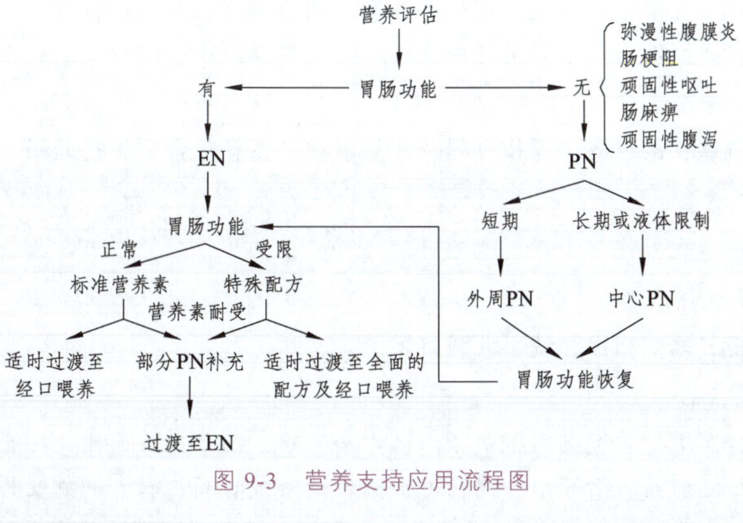

图 9-3 营养支持应用流程图

一、管饲饮食

管饲（tubefeeding）是将导管插入胃肠道，给病人提供必需的食物、营养液、水及药物的方法，是临床中提供或补充营养的极为重要的方法之一。根据导管插入的途径，可分为：① 口胃管，导管由口插入胃内；② 鼻胃管，导管经鼻腔插入胃内，用于胃肠功能好的，需短期鼻饲的病人；③ 鼻肠管，导管由鼻腔插入小肠，用于胃功能不良，需短期鼻饲的病人；④ 胃造瘘管，导管经胃造瘘口插入胃内，用于胃功能不良，长期需胃造瘘术营养支持的病人；⑤ 空肠造瘘管，导管经空肠造瘘口插至空肠内。当给病人通过导管注入营养液时，可以应用注射器将管饲物注入导管，也可应用肠内营养泵注入。管饲饮食的配方及营养价值差异较大，选择时主要考虑其中营养素和热量，并加工成流质饮食，容易通过管道。本节主要以鼻胃管为例讲解管饲法的操作方法。

（一）鼻饲法

鼻饲法是指将导管经鼻腔插入胃内，从管内灌注流质食物、营养液、水和药物至胃内的方法。

【目的】

对下列不能自行经口进食病人以鼻胃管供给食物和药物，以维持病人营养和治疗的需要。

（1）不能经口进食者，如昏迷病人、口腔疾患或口腔手术后病人。

（2）上消化道肿瘤引起吞咽困难病人。

（3）不能张口的病人，如破伤风病人。

（4）其他病人，如早产儿、病情危重者、拒绝进食者等。

【操作前准备】

1．评估病人并解释

（1）评估：病人的年龄、病情、意识、鼻腔的通畅性，有无鼻中隔弯曲、鼻腔息肉，鼻腔黏膜有无肿胀、炎症、损伤等，病人的心理状态及合作程度。

（2）解释：向病人及家属解释操作目的、过程及操作中配合方法。

2．病人准备

了解管饲饮食的目的、操作过程及注意事项，愿意配合，鼻孔通畅。

3．环境准备

环境清洁、无异味、干燥、宽敞。

4．护士自身准备

着装规范，修短指甲，洗手，戴口罩。

5．用物准备

（1）治疗车上层：无菌鼻饲包（内备：治疗碗、镊子、止血钳、压舌板、纱布、胃管、50 mL 注射器、治疗巾。胃管可根据鼻饲持续时间、病人的耐受程度等选择橡胶胃管、硅胶胃管或新型胃管）、液体石蜡、棉签、胶布、别针、夹子或橡皮圈、手电筒、听诊器、弯盘、鼻饲流食（38 ~ 40 °C），温开水适量，按需准备漱口或口腔护理用物及松节油、速干洗手液。

（2）治疗车下层：生活垃圾桶、医用垃圾桶。

【操作步骤】

鼻饲法的操作步骤及操作要点、操作说明见表 9-8。

表 9-8　鼻饲法

操作步骤	操作要点	操作说明
▲ 插管法		
（1）核对并检查	备齐用物，携至床旁，查对病人姓名、床号、腕带等	
（2）评估	评估病人身体情况，解释，取得病人配合	评估内容：有无禁忌证；既往有无插管史；鼻腔情况等
（3）摆体位、保护床单位、鼻腔准备	协助病人取合适卧位，取下义齿，颌下铺治疗巾，别针固定。弯盘置于易取处，用棉签清洁鼻孔	卧位：半坐位或者坐位，无法坐起者取右侧卧位，昏迷病人取去枕平卧位，头向后仰
（4）检查并标记胃管	检查胃管是否通畅，测量插管长度并标记。一般成人插入 45～55 cm，婴儿 14～18 cm	测量方法：方法 1：从鼻尖经耳垂至胸骨剑突处的距离。方法 2：前额发际至胸骨剑突的长度
（5）插管	① 润滑胃管前段，一手以纱布托住胃管，一手持镊子夹住胃管前端，沿选定一侧鼻孔缓缓插入，到咽喉部 10～15 cm 时，嘱病人做吞咽动作，同时将胃管送下至所需长度，暂用胶布固定于鼻翼； ② 昏迷病人插入咽喉部 10～15 cm 时应检查口腔胃管是否盘曲于口中，再左手托起病人头部向前屈，使下颌靠近胸骨柄，加大咽部通道的弧度，胃管可顺利通过食管口（图 9-4）	① 插管时动作轻柔，镊子尖端勿碰及病人鼻黏膜，以免造成损伤 ② 吞咽动作可帮助胃管迅速进入食管，减轻病人不适，护士应随病人的吞咽动作插管。必要时，可让病人饮少量温开水 ③ 如病人出现恶心、呕吐可暂停插管，并嘱病人做深呼吸，放松全身 ④ 如胃管误入气管出现呛咳、呼吸困难应立即拔出 ⑤ 插入不畅时应检查口腔，了解胃管是否盘在口咽部，或将胃管抽出少许再小心插入
（6）确认、固定	验证胃管是否在胃中，并妥善固定于鼻翼及颊部	验证胃管是否在胃中方法有三种： 方法 1：用注射器从胃管末端能抽出胃液 方法 2：置听诊器于胃部，用注射器从胃管注入约 10 mL 空气，听到气过水声 方法 3：当病人呼气时，将胃管末端置入温水碗中，无气泡逸出

续表

操作步骤	操作要点	操作说明
（7）灌注食物	用少量温水冲洗胃管，再次核对，缓慢注入鼻饲液或药液。输注完毕后再注入少量温水，冲净胃管，防止鼻饲液积存于管腔中变质造成胃肠炎或堵塞管腔	① 每次灌注食物前应抽吸胃液以确定胃管在胃内及胃管是否通畅 ② 温开水可润滑管腔，防止鼻饲液黏附于管壁 ③ 每次鼻饲量不超过 200 mL，间隔时间大于 2 h ④ 每次注入前应先用水温计测试温度，以 38～40 °C 为宜 ⑤ 每次抽吸鼻饲液后应反折胃管末端，避免灌入空气，引起腹胀 ⑥ 冲净胃管，防止鼻饲液积存于管腔中变质造成胃肠炎或堵塞管腔
（8）处理胃管末端	将胃管末端抬高后反折，用纱布包好再固定在病人衣肩上	① 防止食物反流 ② 防止胃管脱落
（9）病情观察	观察并记录注入量以及注入过程中的反应	观察要点： ① 观察营养液输注中、输注后的反应 ② 观察鼻黏膜有无受压糜烂
（10）操作后处理	① 再次核对，协助病人取半卧位 30 min（若病情允许），避免搬动病人或可能引起误吸的操作 ② 给予健康指导，携用物离开病房	整理床单位，清理用物。洗手，记录插管时间和病人的反应
▲ 拔管法		
（1）拔管前准备	置弯盘于病人颌下，夹紧胃管末端，轻轻揭去固定的胶布	夹紧胃管，以免拔管时管内液体反流
（2）拔出胃管	用纱布包裹近鼻孔处的胃管，嘱病人深呼吸，在病人呼气时拔管，边拔边用纱布擦胃管，到咽喉处快速拔出	到咽喉处快速拔出，以免管内残留液体滴入气管
（3）操作后处理	① 将胃管放入弯盘，移出病人视线 ② 清洁病人口鼻、面部，擦去胶布痕迹，协助病人漱口，采取舒适卧位 ③ 整理床单位，清理用物 ④ 洗手 ⑤ 记录	① 避免污染床单位，减少病人的视觉刺激 ② 可用松节油等消除胶布痕迹 ③ 记录拔管时间和病人反应

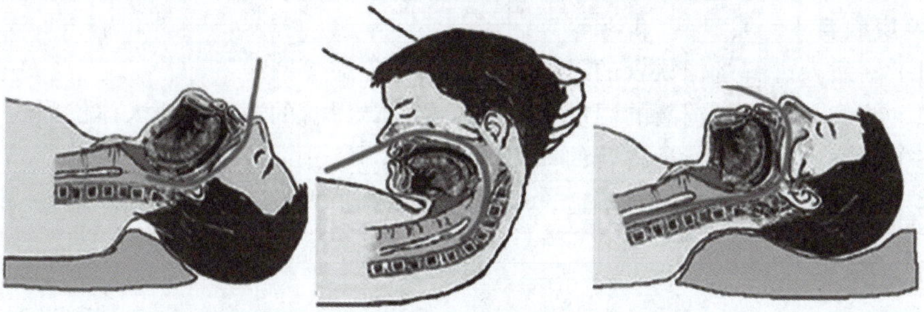

图 9-4　昏迷病人插胃管示意图

【注意事项】

（1）插管时动作应轻柔，避免损伤食管黏膜，尤其是通过食管 3 个狭窄部位（环状软骨水平处、平气管分叉处、食管通过膈肌处）时。

（2）插入胃管至咽喉部 10～15 cm 时，若为清醒病人，嘱其做吞咽动作；若为昏迷病人，则用左手将其头部托起，使下颌靠近胸骨柄，以利插管。

（3）插入胃管过程中如果病人出现呛咳、呼吸困难、发绀等，表明胃管误入气管，应立即拔出胃管。

（4）每次鼻饲前应证实胃管在胃内且通畅，并用少量温水冲管后再进行喂食；鼻饲完毕后再次注入少量温开水，防止鼻饲液凝结。鼻饲前还应检查病人有无胃潴留，胃内容物超过 150 mL 时，应当通知医师减量或者暂停鼻饲。

（5）鼻饲液温度应保持在 38～40 °C，避免过冷或过热，每次灌食量不超过 200 mL；鼻饲液现配现用，粉剂应搅拌均匀，配制后的营养液在冰箱冷藏，24 小时内用完。新鲜果汁与奶液应分别注入，防止产生凝块；药片应研碎溶解后注入。

（6）上消化道出血，食管梗阻，食管癌，食管、胃底静脉曲张，鼻腔食道手术后的病人禁忌使用鼻饲法。

（7）长期鼻饲者应每天进行 2 次口腔护理，并定期更换胃管（晚上拔出胃管，次日晨再由另一侧鼻孔插入），普通胃管每周更换一次，硅胶胃管每月更换一次，DRW 胃管可 15 天更换一次。

（8）指导病人在带管过程中的注意事项，避免胃管脱出。

（9）置管前应该做好评估，了解病人的疾病诊断，根据留置胃管目的、留置时间的不同，选择不同材质、型号的胃管，以提高自己护理技能，保证病人的舒适安全。

（10）若给予营养液鼻饲时，应选择细软材质、灵活小口径的胃管，一般管径为 12～14 号（4.0～4.7 mm）的胃管，可以减少鼻饲液的反流误吸、病人鼻腔压力性损伤的发生，提高病人的舒适感。

（11）若给予胃肠减压和洗胃时，应选择管径粗大的 16 号（5.3 mm）胃管，方便食物或药物残渣引流出来，不易发生胃管阻塞，保证引流的有效性。

【健康教育】

（1）给病人讲解管饲饮食的目的，减轻病人焦虑。

（2）给病人讲解鼻饲液的温度、时间、量、鼻胃管的冲洗及病人体位等。

（3）给病人介绍更换鼻胃管的知识。

（4）告诉病人若鼻饲后有不适，应及时告知医护人员。

二、要素饮食

根据所提供营养食品的不同，常用肠内营养制剂可以分为非要素饮食、组件饮食、要素饮食等。

非要素饮食分为匀浆饮食和整蛋白为氮源的非要素饮食。

组件膳食又称不完全膳食，补充或强化完全膳食，以弥补完全膳食在适应个体差异方面的欠缺。主要有蛋白质组件、脂肪组件、糖类组件、维生素组件和矿物质组件。

要素饮食（elemental diet）是一种人工配制的化学组成明确的精制食物，含有符合机体生理需要，易于消化吸收的营养成分，与水混合后可以形成溶液或较为稳定的悬浮液。它主要由无渣小分子物质组成水溶性营养合成剂，其主要特点是不含纤维素、无需经过消化过程即可直接被肠道吸收和利用，营养价值高且全面能为人体提供热能及营养。

要素饮食适用于严重烧伤、低蛋白血症、创伤等超高代谢、消化道瘘、手术前后需营养支持、非感染性严重腹泻、急性胰腺炎、消化吸收不良、晚期癌症短肠综合征及营养不良等病人。

部分常用肠内营养制剂的分类、名称及特点详见表9-9。

表9-9　常用肠内营养制剂的分类、名称及特点

分类	名称	特点
要素饮食	（1）氨基酸为氮源：爱伦多、维沃 （2）短肽为氮源：百普素、百普力	无需消化、易吸收、无渣；用于胃肠道功能低下（胰腺炎、短肠综合征、炎性肠道疾病）
非要素饮食	（1）以整蛋白为主要氮源的匀浆膳：含牛奶配方、不含乳糖配方、含膳食纤维配方等（如安素、能全力、康全力、瑞先等） （2）匀浆膳	用于胃肠道功能较好，优选膳食纤维制剂
组件饮食	蛋白质组件、脂肪组件、糖类组件、维生素组件、矿物质组件	弥补完全膳食对个体差异的不足
特殊饮食	（1）创伤用膳食肠内营养制剂 （2）肝功能衰竭用肠内营养制剂（肝性脑病的氨基酸选择为支链氨基酸） （3）糖尿病用肠内营养制剂：瑞代、益力佳 （4）免疫增强型肠内营养制剂：瑞能（肿瘤病人）；高能量整蛋白：瑞高 （5）呼吸系统疾病制剂 （6）肾病制剂	

1. 目　的

要素饮食在临床营养治疗中可保证危重病人、胃肠道疾病、严重感染、重度烧伤及肿瘤等病人的能量及氨基酸等营养素的摄入，促进伤口愈合，改善营养状态，纠正负氮平衡，达到治疗及辅助治疗的目的。

2. 分　类

要素饮食根据治疗用途可分为营养治疗用和特殊治疗用两大类。营养治疗用要素饮食主要包含游离氨基酸、单糖、重要脂肪酸、维生素、无机盐类和微量元素等。特殊治疗用要素饮食是主要针对不同疾病病人，增减相应营养素以达到治疗目的的一些特殊种类要素饮食，主要有适用于肝功能损害的高支链氨基酸、低芳香族氨基酸要素饮食，适用于肾功能衰竭的以必需氨基酸为主的要素饮食，适用于苯丙酮尿症的低苯丙氨酸要素饮食等。这里主要介绍营养治疗用要素饮食。

3. 用　法

根据病人的病情需要，将粉状要素饮食按比例添加水，配制成适宜浓度和剂量的要素饮食后，可通过口服、鼻饲、经胃或空肠造瘘口滴注的方法供给病人。因一般要素饮食口味欠佳，口服时病人不易耐受，故临床较少应用，多应用管饲的方法供给病人，需注意不能直接输到静脉中。也有一些要素饮食添加适量调味料以改善口感，用于口服。管饲滴注要素饮食时一般有以下三种方式。

（1）分次注入：将配制好的要素饮食或现成制品用注射器通过鼻胃管注入胃内，每日 4 ~ 6 次，每次 250 ~ 400 mL，主要用于非危重、经鼻胃管或造瘘管行胃内喂养病人。优点是操作方便，费用低廉。缺点是病人初期不易耐受，较易引起恶心、呕吐、腹胀、腹泻等胃肠道症状，长期使用后，可逐渐适应。

（2）间歇滴注：将配制好的要素饮食或现成制品放入有盖吊瓶内，经输注管缓慢注入，每日 4 ~ 6 次，每次 400 ~ 500 mL，每次输注持续时间约 30 ~ 60 min，如感到不适，可以降低速率，多数病人可耐受。

（3）连续滴注：装置与间歇滴注同，在 12 ~ 24 h 内持续滴入要素饮食，或用肠内营养泵匀速滴速，多用于经空肠喂养的危重病人。与前两种方法相比，连续滴注营养素吸收较好，起效快，病人胃肠道反应较少。

4. 并发症

在病人应用要素饮食过程中，可因营养制剂选择不当、配制不合理、营养液污染或护理不当等因素引起各种并发症。

（1）机械性并发症：与营养管的硬度、插入位置等有关，主要有鼻咽部和食管黏膜损伤、管道阻塞。

（2）感染性并发症：若营养液误吸可导致吸入性肺炎，若肠道造瘘病人的营养管滑入腹腔可导致急性腹膜炎。

（3）代谢性并发症：有的病人可出现高血糖或水电解质代谢紊乱。

（4）其他并发症：病人还可发生恶心、呕吐、腹胀、腹痛、便秘、腹泻等其他并发症。

5．注意事项

（1）每一种要素饮食的具体营养成分、浓度、用量、滴入速度，应根据病人的具体病情，由临床医师、责任护士和营养师共同商议而定。

（2）应用原则一般是由低浓度、少量、慢速开始给予，逐渐增加，待病人耐受后，再稳定配餐标准、用量和速度。

（3）配制要素饮食时应现配现用，严格执行无菌操作原则，所有配制用具均需消毒灭菌后使用。

（4）已配制好的溶液应放在 4 °C 以下的冰箱内保存，防止被细菌污染。配制好的要素饮食应保证于 24 h 内用完，防止放置时间过长而变质。

（5）要素饮食不能用高温蒸煮，但可适当加温，其口服温度一般为 37 °C 左右，鼻饲及经造瘘口注入时的温度宜为 41 ~ 42 °C。可置一热水袋于输液管远端，保持温度，防止发生腹泻、腹痛、腹胀。

（6）要素饮食滴注前后都需用温开水或生理盐水冲净管腔，以防食物积滞管腔而腐败变质。

（7）滴注过程中经常巡视病人，如出现恶心、呕吐、腹胀、腹泻等症状，应及时查明原因，按需要调整速度、温度；反应严重者可暂停滴入。

（8）应用要素饮食期间需定期记录体重，并观察尿量、大便次数及性状，检查血糖、尿糖、血尿素氮、电解质、肝功能等指标，做好营养评估，防止管饲综合征。

（9）停用要素饮食时需逐渐减量，不可骤停，以防低血糖反应的发生。

（10）临床护士要加强与医师和营养师的联系，及时调整饮食，处理不良反应或并发症。

（11）要素饮食不能用于幼小婴儿和消化道出血者；消化道瘘和短肠综合征病人宜先采用几天全胃肠外营养后逐渐过渡到要素饮食；糖尿病和胰腺疾病病人应慎用。

（12）要素饮食使用时应及时观察病情变化，做好详细记录。

第九章课后练习与答案

第十章

排泄护理

学习目标

（1）掌握导尿术、留置导尿术、膀胱冲洗术、灌肠法、简易通便法和肛管排气法的目的和操作技术，并能在操作过程中进行健康教育，关爱病人。

（2）熟悉多尿、少尿、无尿、膀胱刺激征、尿潴留、尿失禁、导尿术、便秘、腹泻、排便失禁、灌肠法以及肛管排气的概念，尿液、粪便的观察的主要内容。

（3）了解与排尿、排便有关的解剖和生理知识，影响排尿、排便的因素。

预习案例

紧急 37 分钟！飞机上，医生用嘴为病人吸尿

2019 年 11 月 19 日，在广州飞往纽约的南航 CZ399 航班上，发生了一起让无数网友为之点赞的事情，当时飞机上一位老年旅客突然出现无法排尿的现象，随时都有可能发生危险。就在这生死存亡的关键时刻，海南省人民医院医生肖占祥和暨南大学附属第一医院（广州华侨医院）医生张红两人伸出了援手。经两位医生初步诊断判定老人为急性尿潴留，若不及时处理，会出现严重的并发症，甚至可能危及生命。肖占祥医生用便携式氧气瓶面罩上的导管、注射器针头、瓶装牛奶吸管、胶布等做自制穿刺吸尿的装置,可是老人的尿液却依然无法正常排出;张红医生当即毫不犹豫地用嘴从导管中将老人的尿液吸出吐到杯子里。经过约 37 分钟，张医生用嘴帮老人排出了七八百毫升尿液，老人病情得到缓解，情绪也逐渐平稳。飞机抵达纽约后，老人也被家人送往医院接受进一步治疗。事情曝光之后，包括央视网在内的众多权威媒体纷纷对他们进行了点名表扬。

思考：

（1）对于飞机上这位老人，他的排尿困难属于哪一类梗阻?

（2）遇到病人膀胱高度膨胀且极度虚弱的情况，最有效的排尿措施是什么？第一次放尿不得超过多少毫升？原因是什么?

（3）请你谈谈看完二位医者万米高空无私救治病人的优秀事迹后的感受，你从他们身上学到了哪些可贵精神?

音频　万米高空紧急救人

新陈代谢是人体维持正常的生理功能的必要条件之一。排泄就是将新陈代谢的废物排出体外的过程，是人体的基本生理活动之一，也是维持生命和健康的必要条件。人体排泄的途径有皮肤、呼吸道、消化道及泌尿道，其中消化道和泌尿道是主要的排泄途径，与之相关的重要活动就是排尿和排便。

第一节　排尿护理

排尿是指机体通过尿液将人体代谢的最终产物、过剩盐类、有毒物质和药物排出体外，同时调节水、电解质及酸碱平衡，维持人体内环境的相对稳定。当排尿功能受到损害时，人体的身心健康将会受到影响。因此，护理人员在工作中要密切观察病人的排尿状况，了解病人的身心需要，提供适宜的护理措施，解决病人存在的排尿问题，促进其身心健康。

泌尿系统是由肾脏、输尿管、膀胱及尿道组成，其功能对维持人体的健康尤为重要。肾脏的主要生理功能是产生尿液、排泄人体新陈代谢的终末产物（如尿素、肌酐、尿酸等含氮物质）、过剩盐类、有毒物质和药物，同时调节水、电解质及酸碱平衡，从而维持人体内环境的相对稳定。此外，肾脏还是一个内分泌器官，可合成和分泌促红细胞生成素、前列腺素和激肽类物质等；输尿管的生理功能是通过输尿管平滑肌每分钟 1 ~ 5 次的蠕动刺激和尿液的重力作用，将尿液由肾脏输送至膀胱，此时尿液是无菌的；膀胱是储存尿液的肌性囊器官，位于小骨盆内。一般膀胱内储存的尿量达到 300 ~ 500 mL 时，机体才会产生尿意。膀胱的主要生理功能是贮存和排泄尿液，尿道的主要生理功能是将尿液从膀胱排出体外。

一、排尿的评估

（一）正常排尿的评估

1．排尿次数

正常成人白天排尿 3 ~ 5 次，夜间 0 ~ 1 次。

2．尿　量

正常情况下每次尿量约 200 ~ 400 mL，24 h 的尿量约 1 000 ~ 2 000 mL，平均约 1 500 mL。尿量和排尿次数受多方面因素的影响。

3．尿液的性状

（1）颜色：正常新鲜尿液呈淡黄色或深黄色，因为其含有尿胆原和尿色素。当尿液浓缩时，可见量少色深。尿的颜色可受某些食物、药物的影响，如进食大量胡萝卜或服用核黄素，尿的颜色呈深黄色。尿是我们身体大循环里的“清道夫”，在健康状态下的尿液也可呈不同颜色。① 浅柠檬色：通常为健康色，且越清越好。② 蒲公英黄：刚起床时，在肾脏里积存了整个晚上的尿液通常呈此色。③ 橙黄色：服用过量的维生素B时，尿液呈此色。④ 宝石红：吃了某些含有天然色素的蔬菜水果（如甜菜根、山莓）时，尿液呈此色。在病理情况下，尿的颜色有以下变化。① 血尿：一般认为新鲜尿离心后，尿沉渣每高倍镜视野红细胞≥3 个，表示尿液中红细胞异常增多，称为血尿。血尿颜色的深浅与尿液中所含红细胞量的多少有关，血尿轻者尿色正常，仅显微镜下红细胞增多，称为镜下血尿；出血量多者尿色常呈洗肉水色，称为肉眼血尿。血尿常见于急性肾小球肾炎、输尿管结石、泌尿系统肿瘤等。② 血红蛋白尿：尿液中含有血红蛋白。一般尿液呈浓茶色、酱油样色。常见于血型不合所引起的溶血、恶性疟疾和阵发性睡眠性血红蛋白尿。③ 胆红素尿：尿液中含有胆红素。一般尿液呈深黄色或黄褐色，振荡尿液后泡沫仍为黄色。见于阻塞性黄疸和肝细胞性黄疸。④ 乳糜尿：尿液中含有淋巴液，排出的尿液呈乳白色。乳糜尿见于丝虫病。除此之外排出的尿液呈灰白色云雾状有沉淀见于脓尿、云雾状但无沉淀见于菌尿。

（2）透明度：正常新鲜尿液初排出时是清晰透明的，放置一段时间后由于 pH 或温度等原因，尿液产生沉淀而变浑浊，或可见少量微絮状沉淀，女性尿液更为明显。当泌尿系统感染时，排出的新鲜尿液呈白色絮状浑浊，加热、加酸或加碱后，其浑浊度不变。蛋白尿不影响尿液的透明度，但振荡时可产生较多且不易消失的泡沫。

（3）酸碱反应：正常人尿液呈弱酸性，一般尿液 pH 为 4.5 ~ 7.5，平均为 6。饮食的种类可影响尿液的酸碱性。例如，进食大量蔬菜后，尿液通常呈碱性；进食大量肉类后，尿液通常呈酸性。酸中毒病人的尿液呈强酸性，严重呕吐病人的尿液呈强碱性。

（4）密度：尿密度的高低主要取决于肾脏的浓缩功能。正常成人的尿密度波动于 1.015 ~ 1.025，一般尿密度与尿量成反比。若尿密度经常固定在 1.010 左右，提示肾功能严重障碍。

（5）气味：正常尿液气味来自尿内的挥发性酸。尿液久置后，尿素分解产生氨，故有氨臭味。当泌尿道有感染时新鲜尿液也有氨臭味。糖尿病酮症酸中毒时，因尿中含有丙酮，故有烂苹果气味。

（二）异常排尿的评估

1．多　尿

指 24 h 尿量超过 2 500 mL。正常情况下多因饮用大量液体或妊娠；病理情况下多由内分泌代谢障碍或肾小管浓缩功能不全引起，常见于糖尿病、尿崩症、肾功能衰竭等病人。

2．少　尿

指 24 h 尿量少于 400 mL 或每小时尿量少于 17 mL。多因发热、液体摄入过少、休克等导致病人体内血液循环不足，常见于发热、休克及心脏、肾脏、肝脏功能衰竭等病人。

3．无尿或尿闭

指 24 h 尿量少于 400 mL 或 12 h 内无尿液产生。如肾功能衰竭病人，由于肾缺血和肾小管细胞变性、坏死，不能分泌尿液的现象。常见于严重休克、急性肾功能衰竭、药物中毒等病人。

4．膀胱刺激征

膀胱刺激征是指膀胱受到炎症或理化因素刺激而发生痉挛，临床表现为尿频、尿急、尿痛伴血尿。常见原因为膀胱及尿道感染和机械性刺激。膀胱刺激征常见于泌尿系统感染、结石等。

（1）尿频：单位时间内排尿次数增多，是由膀胱炎症或机械性刺激引起，严重时几分钟排尿一次，每次仅为几毫升。

（2）尿急：病人一有尿意即迫不及待需要排尿，难以控制，有时尿意控制不住，容易出现尿失禁。每次尿量很少，常与尿频同时存在。

（3）尿痛：排尿时或排尿后耻骨上区、尿道内出现烧灼感、针刺样疼痛。多见于膀胱、尿道炎症或结石。男性多发生于尿道远端，女性发生于整个尿道。

（4）血尿：有膀胱刺激征时常伴有血尿。

5．尿潴留

尿潴留是指尿液大量存留在膀胱内而不能自主排出。当尿潴留时，膀胱容积可增至 3 000 ~ 4 000 mL，膀胱高度膨胀，可至脐部。病人主诉下腹胀痛，排尿困难；检查时可见耻骨上膨隆，扪及囊性包块，叩诊呈实音，有压痛。常见产生尿潴留的原因有机械性梗阻、动力性梗阻及其他各种原因。

（1）机械性梗阻：参与排尿的神经及肌肉功能正常，但膀胱颈部或尿道的某一部位有梗阻性病变。① 膀胱颈梗阻：如前列腺增生、子宫肌瘤、肿瘤、膀胱内结石等膀胱颈邻近器官病变。② 尿道梗阻：如炎症或损伤后的尿道狭窄、尿道结石、肿瘤等。

（2）动力性梗阻：病人尿路不存在机械性梗阻，排尿困难是由于各种原因造成控制排尿的中枢或周围神经受损害，导致膀胱逼尿肌无力或尿道括约肌痉挛，但膀胱、尿道并无器质性梗阻病变，如外伤、疾病或使用麻醉药导致脊髓初级排尿中枢活动障碍或受抑制，进而不能形成排尿反射。

6．尿失禁

尿失禁是指排尿失去意识控制或不受意识控制，尿液不自主地流出。尿失禁常分为以下几种类型：真性尿失禁（持续性尿失禁）、假性尿失禁（充溢性尿失禁）、急迫性尿失禁、压力性尿失禁和混合性尿失禁。不同类型的尿失禁形成的原因各不相同。

（1）真性尿失禁：又称完全性尿失禁或持续性尿失禁，是由于膀胱颈和尿道括约肌发生了损伤而出现的排尿“开关”失灵的尿失禁，常见原因包括：① 脊髓初级排尿中枢与大脑皮质之间的联系受损，如昏迷、截瘫；② 因排尿反射活动失去大脑皮质的控制，膀胱逼尿肌出现无抑制性收缩；③ 手术、分娩导致膀胱括约肌损伤或支配括约肌的神经损伤，病变导致膀胱括约肌功能不良；④ 产伤导致膀胱阴道瘘等。

（2）假性尿失禁：又称充溢性尿失禁，是指各种原因致膀胱排尿出口梗阻或逼尿肌失去正常张力，引起尿液潴留，膀胱过度充盈，膀胱内压超过尿道最大压力时出现的尿失禁，常见原因包括：① 神经系统病变：如脊髓损伤早期的脊髓休克阶段、脊髓肿瘤等导致的膀胱瘫痪等。② 下尿路梗阻：如前列腺增生、膀胱颈梗阻及尿道狭窄等。当膀胱充盈时，神经系统有脊髓病变或周围神经炎的体征，排尿后膀胱残余尿量常增加。

（3）急迫性尿失禁：由于膀胱局部炎症、出口梗阻的刺激，使病人反复的低容量不自主排尿，常伴有尿频和尿急；或由于大脑皮质对脊髓排尿中枢的抑制减弱，引起膀胱逼尿肌不自主收缩或反射亢进，使膀胱收缩不受限制。常见病因为：① 膀胱局部炎症或激惹致逼尿肌过度活动：由非神经性因素如下尿路感染、前列腺增生及子宫脱垂等引起的储尿期逼尿肌异常收缩。② 膀胱感觉功能过敏：由于膀胱感觉功能异常导致在较小的膀胱容量下即出现排尿欲。③ 尿道及盆底肌功能异常。④ 其他原因：如神经中枢和神经传递异常、精神行为异常等。

（4）压力性尿失禁：膀胱逼尿肌功能正常，但尿道括约肌张力减低或者骨盆底部尿道周围肌肉和韧带松弛，尿道阻力下降，当病人在喷嚏、咳嗽、大笑、运动或搬运重物等腹压突然增高时，膀胱内压超过尿道阻力，会出现少量尿液不自主地自尿道口漏出。多见于多次分娩或中老年绝经女性，病人因为生产因素以及年龄增长导致的盆底肌肉松弛，对尿道的承压作用减少，从而导致腹压增加出现尿失禁的症状。也常见于根治性前列腺切除术后病人，因该手术可能会损伤尿道括约肌。这类尿失禁多在直立体位时发生。

（5）混合性尿失禁：由 2 种及 2 种以上类型导致的尿失禁，原因也为多种因素的混合。

（三）影响排尿因素的评估

正常情况下，个体排尿活动受意识控制，无痛苦，无障碍。但以下因素可影响排尿的进行。

1．心理因素

心理因素对正常排尿有很大的影响，压力会影响会阴部肌肉和膀胱括约肌的放松或收缩，当人体过度紧张、焦虑、恐惧时，会出现尿频、尿急，有时还会出现尿潴留。排尿还受暗示的影响，任何听觉、视觉或其他身体感觉的刺激均可诱发排尿，如听见流水声便可能产生尿意。

2．个人习惯

不同个体长期生活中形成了各自的排尿习惯，如有的人早晨起床第一件事就是排尿，中午午睡前或后也会进行排尿，晚上就寝前也要排空膀胱。儿童时期排尿的型态对成年后的排尿型态也有影响，因而排尿的姿势更换、时间不够充足或环境不适都将会影响排尿活动的完成。

3．环境问题

排尿应该在隐蔽的场所进行。若个体在暴露的环境进行排尿时，就会产生许多压力，从而影响正常的排尿。

4．液体和饮食的摄入

在影响体液平衡的其他因素不变的情况下，液体的摄入量将直接影响尿量和排尿的频率。排尿量和排尿次数与液体的摄入量成正比，液体摄入多，排尿量和排尿次数均增加，反之亦然。摄入液体的种类也影响排尿，如咖啡、茶、酒类饮料，有利尿作用；食物的摄入也会影响排尿，如含水量多的水果、蔬菜等可增加液体摄入量，使尿量增多。此外，饮用含盐量较高的饮料或食用含盐量较高的食物，会造成水、钠潴留，使尿量减少。血浆晶体渗透压升高，可引起抗利尿激素分泌增多，促进肾脏的重吸收。

5．气候变化

夏季炎热，身体大量出汗，体内水分减少，可导致尿液浓缩和尿量减少；冬季寒冷，外周血管收缩，循环血量增加，体内水分相对增加，反射性地抑制抗利尿激素的分泌，而使尿量增加。

6．治疗及检查

外科手术、外伤可导致失血失液，若补液不足，机体处于脱水状态，则会使尿量减少。某些诊断性检查要求病人禁食禁水，可使体液减少而影响尿量。有些检查（如膀胱镜检查）易造成尿道损伤、水肿与不适，导致排尿型态改变。某些药物直接影响排尿，如利尿剂可使尿量增加，止痛剂、麻醉剂、镇静剂影响神经传导而干扰排尿。

7．疾　病

神经系统的损伤和病变会使排尿反射的神经传导和排尿的意识控制出现障碍，进而使机体出现尿失禁；肾脏的病变可使尿液的生成出现障碍，进而使机体出现少尿或无尿；泌尿系统肿瘤、结石或狭窄也可导致排尿障碍，出现尿潴留。老年男性因前列腺肥大压迫尿道，可出现排尿困难。

8．其他因素

婴儿因大脑发育不完善，排尿不受意识控制，2～3岁后才能自我控制。妇女在妊娠时，因子宫增大压迫膀胱致使排尿次数增多。在月经周期中排尿型态也有改变，经前，大多数妇女有液体潴留、尿量减少的现象，月经开始后尿量增加。老年人因膀胱肌张力减弱，会出现尿频。

二、异常排尿的护理

（一）尿潴留病人的护理

1．心理护理

与病人加强沟通，维持良好的护患关系，及时发现病人的心理变化，安慰病人，消除其焦虑和紧张情绪，稳定病人情绪，保持良好的心态。

2．提供隐蔽的排尿环境

门窗关闭，屏风遮挡，请无关人员回避，为病人提供隐蔽的排尿环境，使病人安心排尿。

3．调整体位和姿势

酌情协助卧床病人取适当体位，在病情允许的情况下，使病人根据自身习惯的体位和姿势排尿。对于需绝对卧床休息或某些手术病人，应事先有计划地训练床上排尿，以免因改变排尿姿势而导致尿潴留。

4．利用条件反射诱导排尿

利用某些条件放射诱导排尿，如听流水声或用温水冲洗会阴部诱导病人排尿；也可采用针灸中极、曲骨、三阴交穴或艾灸关元、中极穴等方法刺激病人排尿，必要时遵医嘱给药。

5．热敷、按摩

热敷、按摩可放松肌肉，促进病人排尿。如果病人病情允许，可用手按压膀胱协助排尿。切记不可强力按压，以防膀胱破裂。

6．健康教育

讲解尿潴留有关知识，指导病人养成定时、及时排尿的习惯，教会病人自我放松的正确方法，告知前列腺肥大病人勿过度劳累和饮酒，并注意预防感冒等。

7．前物注射排尿

必要时根据医嘱肌内注射氨甲酰胆碱（卡巴可）等以帮助排尿。

8．导尿术

经上述处理仍不能解除尿潴留时，可采用导尿术。

（二）尿失禁病人的护理

1．皮肤护理

注意保持病人皮肤清洁干燥。床上铺橡胶单和中单或铺一次性治疗巾，也可使用尿垫或一次性尿裤。经常用温水清洗会阴部皮肤，勤换衣裤、床单、尿垫。根据皮肤情况，定时按摩受压部位，防止压力性损伤的发生。

2．外部引流

必要时应用接尿装置引流尿液。男性病人可用尿壶接尿，也可用阴茎套连接集尿袋接取尿液，但此方法不宜长时间使用，每天要定时取下阴茎套，清洗会阴部和阴茎，并将局部暴露于空气中；女性病人可用女式尿壶紧贴外阴部接取尿液。

3．重建正常的排尿功能

（1）若病情允许，指导病人每日白天摄入液体 2 000～3 000 mL，因多饮水可以促进排尿反射，还可预防泌尿系统的感染。

（2）进行膀胱功能训练，让病人建立规则的排尿习惯，刚开始时每 1～2 h 使用便器一次，夜间每 4 h 使用便器一次，以后间隔时间可以逐渐延长，以促进排尿功能的恢复。使用便器时，用手按压膀胱，协助排尿，注意用力要适度，切勿用力按压。

（3）指导病人进行骨盆底部肌肉的锻炼，以增强控制排尿的能力。具体方法是病人取立、坐或卧位，试做排尿（排便）动作，先慢慢收紧盆底肌肉，再缓缓放松，每次 10 s 左右，连续 10 次，每日进行数次。以不觉疲乏为宜。

4．导尿管留置术

对于长期尿失禁的病人，可行导尿管留置术，避免尿液浸渍皮肤，发生皮肤破溃；也可根据病人的情况定时关闭或引流尿液，锻炼膀胱壁肌肉张力，重建膀胱储存尿液的功能。

5．心理护理

无论什么原因引起的尿失禁，都会给病人造成很大的心理压力，他们期望得到他人的帮助和理解，医护人员应尊重、理解病人，给予安慰和鼓励，使其树立恢复健康的信心，积极配合治疗和护理。

三、与排尿有关的护理技术

（一）导尿术

导尿术是指在严格无菌操作下，用导尿管自尿道插入膀胱引出尿液的方法。导尿易引起医源性感染，因此，在操作中应严格遵守无菌技术操作原则及操作规程，熟悉男、女性尿道解剖特点，避免增加病人的痛苦。

【目的】

（1）为尿潴留病人引流出尿液，以减轻痛苦。

（2）协助临床诊断：如留取未受污染的尿标本作细菌培养；测量膀胱容量、压力及检查残余尿液；进行尿道或膀胱造影等。

（3）为膀胱肿瘤病人进行膀胱化疗。

【操作前准备】

1．评估病人

病人的年龄、病情、临床诊断、导尿的目的、意识状态、生命体征、合作程度、膀胱充盈度、会阴部皮肤黏膜情况及清洁度。

2．病人准备

使病人及家属了解导尿的目的、过程和注意事项，以及在操作时需予以配合的事项。

3．环境准备

酌情关闭门窗，屏风遮挡病人。保持室内清洁，调节室温，光线充足。

4．护士准备

着装规范，修剪指甲，洗手，戴口罩；熟悉导尿的操作程序。

5．用物准备

（1）治疗车上层：一次性导尿包（包括初步消毒、再次消毒和导尿用物。初步消毒用物有：小方盘，内盛数个消毒液棉球袋，镊子，纱布，手套。再次消毒及导尿用物有：手套，孔巾，弯盘，气囊导尿管，内盛 4 个消毒液棉球袋，镊子 2 把，自带无菌液体的 10 mL 注射器，润滑油棉球袋，标本瓶，纱布，集尿袋，治疗盘，外包治疗巾）、手消毒液、弯盘，一次性垫巾或小橡胶单和治疗巾 1 套，浴巾。

（2）治疗车下层：生活垃圾桶、医疗垃圾桶。

【操作步骤】

女性病人导尿术的操作步骤及操作要点、操作说明见表 10-1、图 10-1。男性病人导尿术的操作步骤及操作要点、操作说明见表 10-2。

表 10-1　女性病人导尿术

操作步骤	操作要点	操作说明
▲ 准备及初步消毒外阴		
（1）核对	核对病人，向病人解释并取得合作，遮挡病人	① 确定病人 ② 注意保护病人隐私，维护病人自尊
（2）清洗外阴	能自理者自行清洗，不能自理者协助清洗	
（3）准备体位	病人取仰卧位，护士立于病人右侧，脱对侧裤腿，盖近侧腿（并用大毛巾遮盖），被子遮盖对侧腿。嘱病人两腿屈膝自然分开，暴露外阴	暴露腿部用盖被遮盖，防止病人受凉
（4）铺治疗巾	将治疗巾垫于臀下，弯盘置于外阴旁	
（5）消毒棉球	消毒液倒入治疗碗内浸湿棉球	
（6）初次消毒	一手戴手套，一手持血管钳夹取棉球进行初次消毒	① 初次消毒顺序：擦洗对侧大腿内 1/3 处、阴阜、大阴唇，左手拇、示指分开大阴唇；消毒小阴唇、尿道口、肛门（消毒顺序为自上而下、由外向内） ② 保证操作无菌性，预防感染发生
（7）脱手套	脱下手套置于弯盘内，置弯盘于床尾	
▲ 再次消毒前准备		
（8）打开导尿包	用手消毒液消毒双手后，将导尿包放在病人两腿之间，打开治疗巾	① 每个棉球限用一次 ② 消毒顺序是由外向内、由上向下 ③ 打开治疗巾，戴无菌手套均需要按无菌操作原则进行
（9）戴无菌手套，铺孔巾	戴无菌手套，取出孔巾，铺在病人的外阴处并充分暴露会阴部	
（10）整理好用物，润滑尿管	按操作顺序整理好用物，取出导尿管并润滑尿管前端	
（11）置弯盘	弯盘置于洞巾口，放有消毒液棉球的小药杯置于近弯盘处	
▲ 再次消毒及导尿		
（12）再次消毒	一手分开并固定小阴唇，一手持镊子夹取消毒液棉球，分别消毒尿道口、两侧小阴唇、尿道口	① 再次消毒顺序是内→外→内，由上而下 ② 消毒尿道口时稍作停留，充分发挥消毒液的消毒作用
（13）用物处理	污棉球、弯盘、镊子放床尾弯盘内	
（14）插管	盛放导尿管的弯盘置于洞巾口旁，另换一镊子持导尿管轻轻插入尿道 4～6 cm，见尿液流出后再插入 1 cm 左右（此时可留取中段尿）	若插导尿管时，遇有阻力，可稍待片刻，嘱病人张口作深呼吸，再徐徐插入，切忌暴力操作

续表

操作步骤	操作要点	操作说明
（15）导尿	松开固定小阴唇的手，固定导尿管，将尿液引入弯盘内（对膀胱高度膨胀且极度虚弱的病人，即尿潴留病人，第一次放尿不得超过 1 000 mL）	张口呼吸可使病人肌肉和尿道括约肌松弛，有助于插管。插管时，动作要轻柔，避免损伤尿道黏膜
（16）取标本	若需做尿培养，用无菌标本瓶接取中段尿液 5 mL，盖好瓶盖，放置合适处	避免碰洒或污染
（17）夹闭导尿管末端	弯盘内尿液盛满后，用止血钳夹闭导尿管末端，交于左手中指间，将尿液倒入便盆内	
（18）用物整理、处理，洗手记录	导尿毕，用纱布包裹导尿管拔出，放入治疗碗内。擦净外阴，脱去手套，撤去洞巾，清理用物，协助病人穿裤，整理床单位，测量尿量，尿标本贴标签后送检，消毒双手并记录	① 标本及时送检，避免污染 ② 记录导尿的时间，导出尿量、病人的情况及反应

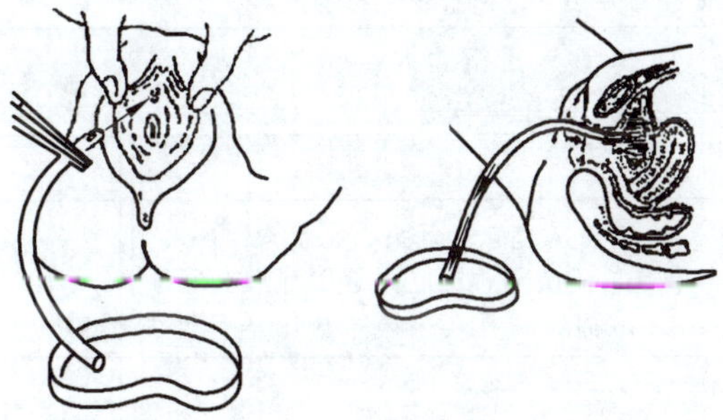

（a）　　　　（b）

图 10-1　女性病人导尿术

表 10-2　男性病人导尿术

操作步骤	操作要点	操作说明
▲ 准备及初步消毒外阴		
（1）核对	核对病人，向病人解释并取得合作，遮挡病人	① 确定病人 ② 注意保护病人隐私，维护病人自尊
（2）清洗外阴	能自理者自行清洗，不能自理者协助清洗	
（3）准备体位	病人取仰卧位，护士立于病人右侧，脱对侧裤腿，盖近侧腿（并用大毛巾遮盖），被子遮盖对侧腿。嘱病人两腿屈膝自然分开，暴露外阴	暴露腿部用盖被遮盖，防止病人受凉
（4）铺治疗巾	将治疗巾垫于臀下，弯盘置于外阴旁，治疗碗置于弯盘后	

续表

操作步骤	操作要点	操作说明
（5）消毒棉球	消毒液倒入治疗碗内浸湿棉球	
（6）初步消毒	一手戴手套，一手持血管钳夹取棉球进行初次消毒，依次为阴阜、阴茎、阴囊。另一戴手套的手取无菌纱布裹住阴茎将包皮向后推暴露尿道口，自尿道口向外向后旋转擦拭尿道口、龟头及冠状沟	① 每个棉球限用一次 ② 自阴茎根部向尿道口消毒 ③ 包皮和冠状沟易藏污垢，应注意仔细擦拭，预防感染
（7）脱手套	脱下手套置于弯盘内，置弯盘于床尾	
▲ 打开导尿包		
（8）打开导尿包	① 用手消毒液消毒双手后，将导尿包放在病人两腿之间，打开治疗巾	嘱病人勿动肢体，保持安置的体位，避免无菌区域污染
	② 戴无菌手套，取出孔巾，铺在病人的外阴处并充分暴露会阴部	孔巾和治疗巾内层形成一连续无菌区，扩大无菌区域，利于无菌操作，避免污染
	③ 按操作顺序整理好用物，取出导尿管并润滑尿管前端	方便操作
	④ 弯盘置于洞巾口，放有消毒液棉球的小药杯置于近弯盘处	避免尿液污染环境
▲ 再次消毒及导尿		
（9）再次消毒	① 消毒尿道口、龟头、冠状沟，再次消毒尿道口（消毒棉球在尿道口稍作停留） ② 污棉球、弯盘、镊子放床尾弯盘内	由内向外，每个棉球限用一次，避免已消毒的部位再污染
（10）导尿	① 盛放导尿管的弯盘置于洞巾口旁，提起阴茎使之与腹壁成 60° ② 另换止血钳持导尿管轻轻插入尿道 20～22 cm，见尿液流出后再插入 1～2 cm	① 固定阴茎并提起，使之与腹壁成 60°，使耻骨前弯消失，利于插管 ② 插管时，动作要轻柔，男性尿道有三个狭窄，切忌用力过快过猛而损伤尿道黏膜
（11）取标本	若需做尿培养，用无菌标本瓶接取中段尿液约 5 mL，盖好瓶盖，放置合适处	避免碰洒或污染
（12）导尿	固定导尿管，将尿液引入弯盘内	对膀胱高度膨胀且极度虚弱的病人，即尿潴留病人，第一次放尿不得超过 1 000 mL
（13）夹管，倒尿	弯盘内尿液盛满后，用止血钳夹闭导尿管末端，交于左手中指间，将尿液倒入便盆内	注意观察病人的反应并询问其感觉
（14）操作后处理	导尿毕（如不需要留置尿管时），用纱布包裹导尿管拔出，放入治疗碗内。擦净外阴，脱去手套，撤去洞巾，清理用物，协助病人穿裤，整理床单位，测量尿量，尿标本贴标签后送检，消毒双手并记录	① 标本及时送检，避免污染 ② 记录导尿的时间、导出尿量、病人的情况及反应

【注意事项】

（1）严格执行无菌技术及消毒制度，防止医源性感染。导尿管一经污染或拔出均不得再使用。

（2）插入、拔出导尿管时，动作要轻、慢、稳，切勿用力过重，以免损伤尿道黏膜。

（3）操作过程中注意保护病人隐私并采取适当的保暖措施。

（4）对膀胱高度膨胀且又极度虚弱的病人，第一次导尿量不可超过 1 000 mL，以防大量放尿导致腹腔内压突然降低，大量血液滞留于腹腔血管内，造成血压下降，产生虚脱，亦可因膀胱突然减压，导致膀胱黏膜急剧充血，引起血尿。

（5）为女性病人插尿管时，如果尿管误入阴道，应更换无菌导尿管，然后重新插管。

（6）女性消毒顺序：（初次消毒）阴阜→大阴唇→小阴唇→尿道口→尿管；（再次消毒）消毒大阴唇后左手分开大阴唇，消毒尿道口，消毒左右小阴唇后再次消毒尿道口。

男性消毒顺序：阴阜→阴茎→阴囊→尿道口→尿管。消毒阴茎后用纱布包裹阴茎上提，消毒阴茎下方和阴囊，再消毒尿道口。

（7）女性消毒时从上至下，每个棉球限用一次；男性环形消毒尿道口至冠状沟 2 次，每个棉限用一次。消毒时注意避开无菌区。

【健康教育】

（1）向病人讲解导尿的目的和意义。

（2）教会病人如何配合操作，减少污染。

（3）向病人介绍相关疾病的知识。

（二）留置导尿术

留置导尿术是指在导尿后，将导尿管保留在膀胱内，持续引流出尿液的方法。

【目的】

（1）抢救危重、休克病人时正确记录每小时尿量、测量尿密度，以密切观察病人的病情变化。

（2）为盆腔手术排空膀胱，使膀胱持续保持空虚状态，避免术中误伤。

（3）某些泌尿系统疾病手术后留置导尿管，便于引流和冲洗，并减轻手术切口的张力，促进切口的愈合。

（4）为尿失禁或会阴部有伤口的病人引流尿液，保持会阴部的清洁干燥。

（5）为尿失禁病人行膀胱功能训练。

【操作前准备】

1．评估病人

病人的年龄、病情、临床诊断、留置导尿的目的、意识状态、生命体征、合作程度、膀胱充盈度、会阴部皮肤黏膜情况及清洁度。

2．病人准备

使病人及家属了解留置导尿的目的、过程和注意事项，以及在操作时需予以配合的事项。

3．环境准备

酌情关闭门窗，屏风遮挡病人。保持室内清洁，调节室温，光线充足。

4．护士准备

着装规范，修剪指甲，洗手，戴口罩；熟悉留置导尿的操作程序。

5．用物准备

（同导尿术）

（1）治疗车上层：一次性导尿包（包括初步消毒、再次消毒和导尿用物。初步消毒用物有：小方盘，内盛数个消毒液棉球袋，镊子，纱布，手套。再次消毒及导尿用物有：手套，孔巾，弯盘，气囊导尿管，内盛 4 个消毒液棉球袋，镊子 2 把，自带无菌液体的 10 mL 注射器，润滑油棉球袋，标本瓶，纱布，集尿袋，治疗盘，外包治疗巾）、手消毒液、弯盘，一次性垫巾或小橡胶单和治疗巾 1 套，浴巾。

（2）治疗车下层：生活垃圾桶、医疗垃圾桶。

【操作步骤】

留置导尿术的操作步骤、操作要点和操作说明见表 10-3。

表 10-3　留置导尿术

操作步骤	操作要点	操作说明
（1）核对	携用物至病人床旁，核对病人床号、姓名、腕带等	确认病人
（2）消毒、导尿	同导尿术初步消毒、再次消毒会阴部及尿道口，插入导尿管	严格按无菌操作进行，防止泌尿系统感染
（3）固定	见尿液流出后再插入 7～10 cm。夹住导尿管尾端或连接集尿袋，连接注射器。根据导尿管上注明的气囊容积向气囊注入等量的无菌溶液，轻拉导尿管有阻力感，即证实导尿管已固定于膀胱内（图 10-2）	气囊导尿管：因导尿管前端有一气囊，当向气囊注入一定量的液体后，气囊膨大可将导尿管头端固定于膀胱内，防止尿管滑脱
（4）固定集尿袋	导尿成功后，夹闭引流管，撤下孔巾，擦净外阴，用安全别针将集尿袋的引流管固定在床单上，集尿袋固定于床沿下，开放导尿管（图 10-3）	① 集尿袋妥善地固定在低于膀胱的高度 ② 别针固定要稳妥，既避免伤害病人，又不能使引流管滑脱 ③ 引流管要留出足够的长度，防止因翻身牵拉，使尿管脱出 ④ 防止尿液逆流造成泌尿系感染
（5）操作后处理	① 整理导尿用物，弃于医用垃圾桶内，撤出病人臀下的小橡胶单和治疗巾并放于治疗车下层，脱去手套 ② 协助病人穿好裤子，取舒适卧位，整理床单位 ③ 洗手，记录	① 使病人舒适 ② 保护病人隐私 ③ 记录留置导尿管的时间、病人的反应等

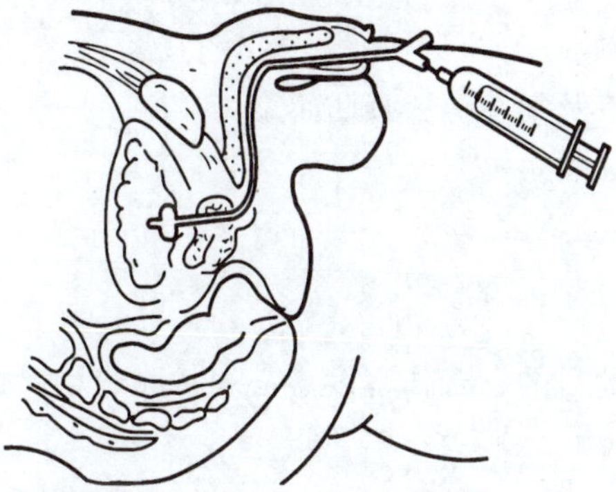

图 10-2　气囊导尿管固定法

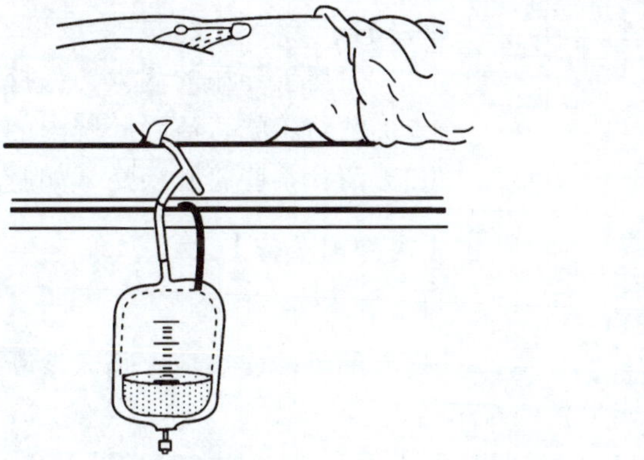

图 10-3　集尿袋固定

【注意事项】

（1）同导尿术（1）~（7）。

（2）气囊导尿管固定时要注意不能过度牵拉尿管，以防膨胀的气囊卡在尿道内口，压迫膀胱壁或尿道，导致黏膜组织的损伤。

知识拓展

不同的导尿管有不同的用法，可以根据不同的用途分为以下几种类型。① 单腔气囊导尿管：用于一次性导尿。② 双腔气囊导尿管：用于留置导尿。③ 三腔标准型气囊导尿管：用于短期留置导尿、膀胱内滴注药液、引流和冲洗。④ 四腔清洗型气囊导尿管：用于短期留置导尿，膀胱内滴注药液，引流和冲洗，尿道内注药消炎、清洗等。也可根据导管的材质为分如下几种。① 普通导尿管：用于一次性非留置性导尿。② 菌状导尿管：应用于耻骨上膀胱造瘘、盲肠造瘘病人导尿。③ 尖头导尿管：应用于前列腺肥大病人导尿。④ 金属导尿管：应用于尿道口狭窄，普通导尿失败的病人。⑤ 气囊导尿管：临床上常用。

【健康教育】

（1）向病人及家属解释留置导尿的目的和护理方法，并鼓励其主动参与护理。

（2）向病人及家属说明摄取足够的水分和进行适当的活动对预防泌尿道感染的重要性，每天尿量应维持在 2 000 mL 以上，达到自然冲洗尿道的作用，以减少尿道感染的机会，同时也可预防尿结石的形成。

（3）注意保持引流通畅，避免因导尿管受压、扭曲、堵塞等导致泌尿系统的感染。

（4）在离床活动时，应将导尿管远端固定在大腿上，以防导尿管脱出。集尿袋不得超过膀胱高度并避免挤压，防止尿液反流，导致感染的发生。

（三）膀胱冲洗术

膀胱冲洗术是利用三通的导尿管，将无菌溶液灌入到膀胱内，利用虹吸原理将灌入的液体引流出来的方法。

【目的】

（1）对留置导尿的病人，保持尿液引流通畅。

（2）清洁膀胱，清除膀胱内的血凝块、黏液及细菌等，预防感染。

（3）治疗某些膀胱疾病，如膀胱炎、膀胱肿瘤。

【操作前准备】

1. 评估病人

病人的年龄、病情、临床诊断、膀胱冲洗的目的、合作程度、心理状况、意识状态等。

2. 病人准备

使病人及家属了解膀胱冲洗的目的、过程和注意事项，以及在操作时需予以配合的事项。

3. 环境准备

酌情关闭门窗，屏风遮挡病人。保持室内清洁，调节室温，光线充足。

4. 护士准备

着装规范，修剪指甲，洗手，戴口罩；熟悉膀胱冲洗的操作程序。

5. 用物准备

（1）治疗车上层：无菌治疗盘、无菌治疗碗 1 个、无菌膀胱冲洗装置 1 套、止血钳 1 把、无菌棉签、消毒液、遵医嘱准备的膀胱冲洗液、手消毒液、医嘱执行本。

（2）治疗车下层：生活垃圾桶、医用垃圾桶、便盆。

（3）其他：根据环境情况酌情准备屏风。

（4）常用的膀胱冲洗溶液有：生理盐水、0.02% 呋喃西林溶液、3% 硼酸溶液、氯己定溶液、0.1% 新霉素溶液。膀胱冲洗溶液的温度为 38 ~ 40 °C。若为前列腺增生摘除术后病人，用冰生理盐水冲洗（4 °C 左右）。

【操作步骤】

膀胱冲洗术的操作步骤、操作要点及操作说明见表 10-4、图 10-4。

表 10-4 膀胱冲洗术

操作步骤	操作要点	操作说明
（1）床旁核对	携用物至病人床旁，核对病人床号、姓名、腕带等	确认病人
（2）导尿、固定	按留置导尿术安置并固定导尿管	
（3）排空膀胱		便于冲洗液顺利滴入膀胱。有利于药液与膀胱壁充分接触，并保持有效浓度，达到冲洗的目的

续表

操作步骤	操作要点	操作说明
（4）准备冲洗膀胱	① 连接冲洗液体袋与膀胱冲洗器，将冲洗液袋倒挂于输液架上，排气后关闭导管 ② 分开导尿管与集尿袋引流管接头连接处，消毒导尿管尾端开口和引流管接头，将导尿管和引流管分别与Y形管的两个分管相连接，Y形管的主管连接冲洗导管	① Y形管一头连接冲洗管，另外两头分别连接导尿管和尿袋 ② 应用三腔管导尿时，可免用Y形管
（5）冲洗膀胱	① 关闭引流管，开放冲洗管，使溶液滴入膀胱，调节滴速，待病人有尿意或滴入溶液 200～300 mL后，关闭冲洗管，放开引流管，将冲洗液全部引流出来后，再关闭引流管	① 瓶内液面距床面约60 cm，以便产生一定的压力，使液体能够顺利滴入膀胱 ② 滴速一般为60～80滴/分，滴速不宜过快，以免引起病人强烈尿意，迫使冲洗液从导尿管侧溢出尿道外
	② 按需要如此反复冲洗	① 若病人出现不适或有出血情况，立即停止冲洗，并与医生联系 ② 在冲洗过程中，询问病人感受，观察病人的反应及引流液性状
（6）冲洗后处理	① 冲洗完毕，取下冲洗管，消毒导尿管口和引流接头并连接	
	② 清洁外阴部，固定好导尿管	减少外阴部细菌的数量
	③ 协助病人取舒适卧位，整理床单位，清理物品	整理床单位，询问病人需要，协助病人穿好裤子，取舒适卧位，拉上床栏
	④ 用物分类处理，洗手，记录	记录冲洗液名称、冲洗量、引流量、引流液性质、冲洗过程中病人反应等

【注意事项】

（1）严格执行查对制度和无菌技术操作原则，防止膀胱内的感染。

（2）在操作过程中注意保护病人的隐私。寒冷天气应适当保暖，防止寒冷刺激膀胱，引起膀胱痉挛。

（3）冲洗过程中嘱病人放松，以减轻疼痛，如病人出现腹胀、腹痛等不适或出血情况应立即停止冲洗并报告医生。

（4）冲洗过程中，应严密观察病人反应，注意引流液性状并记录冲洗量。

（5）冲洗期间应避免药物逆流，避免管道堵塞，观察膀胱冲洗的管道是否出现漏液，以免达不到疗效。

（6）冲洗后若病人出血较多或血压下降，应立即报告医生给予处理。

（7）避免导尿管用力回抽造成黏膜损伤，冲洗速度不可过快，压力不宜太大，若引流的液体少于灌入的液体量，应考虑是否有血块阻塞，可增加冲洗次数或更换导尿管。

【健康教育】

（1）向病人及家属解释膀胱冲洗的目的和护理方法，并鼓励其主动配合。

（2）向病人说明摄取足够水分的重要性，每天饮水量应维持在 2 000 mL 左右，以产生足够的尿量冲洗尿路，达到预防感染的目的。

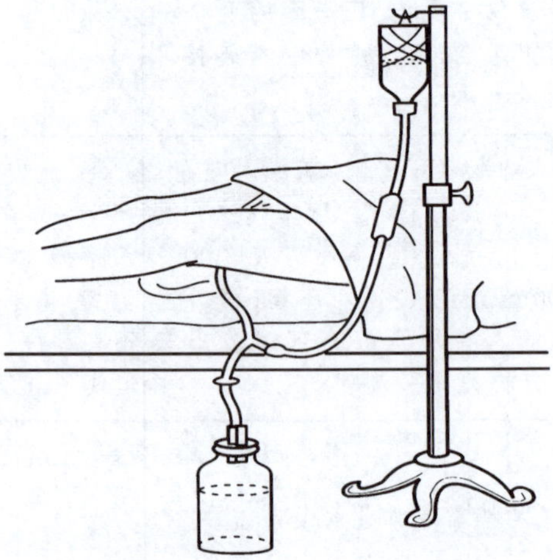

图 10-4　膀胱冲洗

思政资料

去甲肾上腺素膀胱冲洗误为静滴，病人抢救一小时！

（重在身份识别，败在医嘱执行！前车之鉴，给大家分享一例某医院因用药方式错误而引发的临床抢救案例。）

病人，男，56 岁，经尿道膀胱肿瘤电切术（TURBT）后当晚。

21:20，病人诉膀胱区胀痛，引流液呈鲜红色，报告医生，医嘱予生理盐水反复冲洗管道，冲出大量小血块。

21:50，病人膀胱区胀痛呈阵发性，较前无明显缓解，NRS 评分 5 分，膀胱引流再次堵塞，尿管引流液伴少许细小血块，医嘱予吲哚美辛栓 50 mg 肛塞解痉治疗。

22:06，病人膀胱冲洗液冲出液体呈血性，尿管堵塞，报告医生，医嘱予血凝酶静脉推注，去甲肾上腺素 6 mg 注入膀胱冲洗液中滴注，护士认真核对身份后，操作中再认真核对一遍，却误将去甲肾上腺素 6mg 进行静脉推注，注射毕立即发现注射错误，立即回抽，抽出约 2 mL 淡血性液体，同时报告床旁值班医生，病人诉心悸，无头痛头晕等不适，皮肤大量出汗，呼吸偏快。心电监护示：心率 121 次/分，血压 153/86 mmHg，呼吸 24 次/分，血氧饱和度 92%。立即请 ICU、麻醉科、心内科会诊。

22:10，病人神志清，心悸缓解，皮肤湿冷，予以保暖，无头痛眼花等不适，心电监护示：心率 71 次/分，血压 101/68 mmHg，呼吸 23 次/分，血氧饱和度 92%。

22:27，心电监护显示：心率 79 次/分，血压 76/54 mmHg，呼吸 23 次/分，血氧饱和度 92%，病人神志清楚，皮肤仍湿冷，无头痛头晕眼花等不适，予双静脉通路加快补液，密切观察生命体征及神志变化。

22:42，血氧饱和度 88%，医嘱改面罩吸氧，心电监护示：心率 76 次/分，血压 83/58 mmHg，呼吸 20 次/分，病人皮肤湿冷较前缓解。

22:50，心电监护示：心率 74 次/分，血压 86/56 mmHg，呼吸 21 次/分，血氧饱和度 88%，病人皮肤转温。

23:00，予生理盐水反复冲洗引流管。

23:05，心电监护示：心率 72 次/分，血压 92/65 mmHg，呼吸 21 次/分，血氧饱和度 89%。

后来，经医院全力救治，该病人情况稳定，无后遗症。

临床点评：

这是一起典型的临床用药错误不良事件。医嘱为去甲肾上腺素 6 mg 加入生理盐水 1 000 mL 膀胱冲洗滴注，却被护士误用为静脉推注。正确的病人，错误的用药方法，造成病人严重的去甲肾上腺素中毒事件，幸亏发现和抢救及时，才未酿成严重后果。该病人抢救持续约 1 小时，病人可谓是生死历劫 1 小时!

为什么会发生去甲肾上腺素用错药事件?

该案例中，值班护士关注的重点在病人身份识别上，却败在医嘱执行上。在执行医嘱过程中，护士失去了本身需具有的临床评判能力：去甲肾上腺素的常规用法用量是多少，医嘱用药 6 mg，护士看到后，应该有自己的主观判断，应再次核对医嘱的用法用量，对有疑问的医嘱，护士应与开医嘱的医生再次确认，方可执行。

但该案例中的护士，却把本该用于膀胱冲洗的用药，错当成了静脉用药，由此造成病人去甲肾上腺素过量中毒的严重事件，差点危及病人生命安全。

所幸的是，当事护士发现及时，立即补救（回抽药液）并报告医生，医院立即组织全力抢救，病人平安度险，未遗留后遗症。

前事不忘，后事之师。

针对去甲肾上腺素用药，延伸几个临床问答

（1）去甲肾上腺素注射液的适应证是什么?

【适应证】用于治疗急性心肌梗死、体外循环等引起的低血压；对血容量不足所致的休克、低血压或嗜铬细胞瘤切除术后的低血压，本品作为急救时补充血容量的辅助治疗，以使血压回升，暂时维持脑与冠状动脉灌注，直到补充血容量治疗发生作用；也可用于椎管内阻滞时的低血压及心搏骤停复苏后血压维持。

【规格】1 mL：2 mg

（2）去甲肾上腺素注射液的用法用量是什么?

【用法用量】用 5% 葡萄糖注射液或葡萄糖氯化钠注射液稀释后静滴。1. 成人常用量：开始以每分钟 8 ~ 12 μg 速度滴注，调整滴速以达到血压升到理想水平；维持量为每分钟 2～4 μg。在必要时可按医嘱超越上述剂量，但需注意保持或补足血容量。
2. 小儿常用量：开始按体重以每分钟 0.02～0.1 μg/kg 速度滴注，按需要调节滴速。

本案中，医嘱用药的本意是收缩血管，使脏器器官（膀胱）的血流减少，减轻或缓解膀胱出血。

（3）去甲肾上腺素的不良反应是什么？

【不良反应】药液外漏可引起局部组织坏死。本品强烈的血管收缩可以使重要脏器器官血流减少，肾血流锐减后尿量减少，组织供血不足导致缺氧和酸中毒；持久或大量使用时，可使回心血流量减少，外周血管阻力升高，心排血量减少，后果严重。应重视的反应包括静脉输注时沿静脉径路皮肤发白，注射局部皮肤破溃，皮肤紫绀，发红，严重眩晕，上述反应虽属少见，但后果严重。个别病人因过敏而有皮疹、面部水肿。在缺氧、电解质平衡失调、器质性心脏病病人中或逾量时，可出现心律失常；血压升高后可出现反射性心率减慢。

该案例中的病人，在用药开始出现血压升高，后来出现心悸、血压下降、组织供血不足等不良反应。

（4）去甲肾上腺素用药过量/中毒如何救治？

① 严密观察病情变化，监测生命体征。以下反应如持续出现应重点注意：焦虑不安、眩晕、头痛、皮肤苍白、心悸、失眠等。逾量时可出现严重头痛及高血压、心率缓慢、呕吐、抽搐。

② 根据具体情况，对症处理。病人出现血压下降、循环衰竭，立即建立双路静脉输液通路补液。

③ 吸氧。补充组织氧供。

④ 保暖。病人皮肤湿冷，给予保暖等升温措施，缓解药物不良反应。

⑤ 心理护理。病人用错药后神志清醒，但有心悸、缺氧等其他不良反应，医护人员要跟进心理疏导，缓解病人的紧张和恐惧。

（5）针对这起护理不良事件，医院管理层面应有哪些举措？

① 积极应对：上述案例中，可以看出，去甲肾上腺素用错药事件，发现及时、积极抢救，就能取得良好的效果，以尽力挽回对病人的伤害。

② 及时上报：该案例属于护理不良事件，应按照《护理不良事件标本制度》进行报告和处理。

③ 敲响警钟：护理管理层面应把该案例作为护理安全案例，在护士会上为其他医护人员敲响警钟，引以为戒，杜绝同类事件再犯。

第二节　排便护理

当食物由口进入胃和小肠消化吸收后，最终形成的残渣贮存于大肠内，其中除一部分水分被大肠吸收外，其余均经细菌发酵和腐败作用后形成粪便。通常情况下，粪便的形成经过了整个消化道的作用，它的性质与形状可以反映整个消化系统的功能状况。护士通过对病人排便活动及粪便的观察，可以及早发现和鉴别消化道疾患，有助于诊断和选择适宜的治疗、护理措施。

人体参与排便运动的主要器官是大肠。大肠全长 1.5 m，起自回肠末端，止于肛门，分盲肠、结肠、直肠和肛管四个部分。

1．盲　肠

盲肠为大肠与小肠的衔接部分，其中回盲瓣起括约肌的作用，既可控制回肠内容物进入盲肠的速度，又可防止大肠内容物逆流。

2．结　肠

结肠分升结肠、横结肠、降结肠和乙状结肠，围绕在小肠周围。

3．直　肠

直肠全长约 16 cm，从矢状面上看，有两个弯曲，分别是骶曲和会阴曲。会阴曲是直肠绕过尾骨尖形成的凸向前方的弯曲，骶曲是直肠在骶尾骨前面下降形成的凸向后方的弯曲。

4．肛　管

肛管上续直肠下止于肛门，长约 4 cm，为肛门内外括约肌包绕。肛门内括约肌为平滑肌，有协助排便的作用；肛门外括约肌为骨骼肌，是控制排便的重要肌束。

大肠的生理功能主要有：吸收水分、电解质和维生素；形成粪便并排出体外；利用肠内细菌制造维生素。

大肠的运动少而慢，对刺激的反应也较迟缓。这些特点符合大肠的生理功能。大肠的运动形式有如下几种：

1．袋状往返运动

主要是由环行肌无规律地收缩引起，是空腹时最常见的一种运动形式。作用是使结肠袋中内容物向前后两个方向作短距离移动，有利于研磨及混合肠内容物，但并不向前推进。

2．分节或多袋推进运动

由一个结肠袋或一段结肠收缩推移肠内容物至下一结肠段，是进食后较多见的一种运动形式。

3．蠕　动

这是一种推进运动，由一些稳定的收缩波组成，收缩波远端的平滑肌舒张，近段的平滑肌则保持收缩状态，从而使该肠段排空并闭合。

4．集团蠕动

集团蠕动是一种行进很快，向前推进距离很长的强烈蠕动。起源于横结肠，强烈的蠕动波可将肠内容物从横结肠推至乙状结肠和直肠。此蠕动每天发生 3～4 次，最常发生在早餐后的 1 h 内。

从大肠排出废物的过程称为排便。

正常人的直肠腔内除排便前和排便时通常无粪便。当肠蠕动将粪便推入直肠时，刺激直肠壁内的感受器，其兴奋冲动经盆神经和腹下神经传至脊髓腰骶段的初级排便中枢，同时上传到大脑皮层，引起便意和排便反射。如果环境许可，皮层发出下行冲动到脊髓初级排便中枢，通过盆神经传出冲动，使降结肠、乙状结肠和直肠收缩，肛门内括约肌不自主地舒张，同时，阴部神经冲动减少，肛提肌收缩，肛门外括约肌舒张。此外，由于支配腹肌和膈肌的神经兴奋，腹肌、膈肌收缩，腹内压增加，共同促进粪便排出体外。

排便活动受大脑皮层的控制，意识可以促进或抑制排便。个体经过一段时间的排便训练后，便可以自主地控制排便。正常人的直肠对粪便的压力刺激有一定的阈值，达到此阈值时即可产生便意。如果个体经常有意识遏制便意，会使直肠渐渐失去对粪便压力刺激的敏感性，加之粪便在大肠内停留过久，水分被吸收过多而干结，造成排便困难，这是产生便秘最常见的原因之一。

一、排便的评估

（一）排便的评估内容

1．排便次数

排便是人体的基本生理需要，排便次数因人而异。一般成人每天排便 1 ~ 3 次，婴幼儿每天排便 3 ~ 5 次。每天排便超过 3 次（成人）或每周少于 3 次，应视为排便异常。

2．排便量

正常成人每日排便量与膳食的种类、数量、摄入的液体量、大便次数及消化器官的功能有关。正常成人每天排便量约 100 ~ 300 g。进食低纤维、高蛋白等精细食物者，粪便量少而细腻。进食大量蔬菜、水果等粗粮者粪便量较多。当消化器官功能发生紊乱时，也会出现排便量的改变，如肠道梗阻、腹泻等。

3．粪便的性状

（1）形状与软硬度：正常人的粪便为成形软便不粘连。便秘时粪便坚硬，呈栗子样；消化不良或急性肠炎时可为稀便或水样便；肠道部分梗阻或直肠狭窄，粪便常呈扁条形或带状。

（2）颜色：正常成人的粪便颜色呈黄褐色或棕黄色。婴儿的粪便呈黄色或金黄色。粪便颜色可因摄入食物或药物种类的不同而发生变化，如食用大量绿叶蔬菜后，粪便可呈暗绿色；摄入动物血或铁制剂后，粪便可呈无光样黑色。如果粪便颜色改变与上述情况无关，表示消化系统可能有病理变化存在。如柏油样便见于上消化道出血；白陶土色便见于胆道梗阻；暗红色血便见于下消化道出血；果酱样便见于肠套叠和阿米巴痢疾；粪便表面黏有鲜红色血液见于痔疮或肛裂；白色“米泔水”样便见于霍乱、副霍乱。

（3）内容物：粪便内容物主要为食物残渣、脱落的大量肠上皮细胞、细菌以及机体代谢后的废物，如胆色素衍生物和钙、镁、汞等盐类。粪便中混入少量黏液，肉眼不易查见。当消化道有感染或出血时粪便中可混有血液、脓液或肉眼可见的黏液。

（4）气味：正常情况下粪便气味因膳食种类而异，其强度由腐败菌的活动性及动物蛋白质的量而定。肉食者味重，素食者味轻。严重腹泻病人因未消化的蛋白质与腐败菌作用，粪便呈碱性反应，气味极恶臭；下消化道溃疡、恶性肿瘤病人的粪便呈腐败臭；上消化道出血的柏油样粪便呈腥臭味；消化不良、乳儿因糖类未充分消化或吸收脂肪酸产生气体，粪便呈酸性反应，气味为酸败臭。

（二）影响排便因素的评估

正常情况下，个体排便活动受意识控制，无痛苦，无障碍。但以下因素可影响排便的进行，护士必须完整地收集资料，作出正确的评估，并提供合理有效的护理措施，满足病人排便的需要。

1．生理因素

年龄可影响机体对排便的控制。2～3 岁以下的婴幼儿，神经肌肉系统发育不全，不能控制排便。老年人随年龄增加，腹壁肌肉张力逐渐下降，胃肠蠕动减慢，肛门括约肌松弛等易导致肠道控制能力下降而出现排便功能的异常。当排便时间与便具由于环境的改变无法维持时，也可能影响正常排便。

2．心理因素

心理因素是影响排便的重要因素。精神抑郁时，机体活动减少，肠蠕动减少可导致便秘。而情绪紧张、焦虑可导致迷走神经兴奋，肠蠕动增加而引起吸收不良、腹泻。

3．社会文化因素

社会文化教育影响个人的排便观念和习惯。当个体因排便问题需要医务人员帮助而丧失隐私时，个体就可能压抑排便的需要而造成排便功能异常。

4．饮食与活动

（1）食物与液体摄入：均衡饮食与足量的液体摄入是维持正常排便的重要条件。富含纤维的食物可使大便柔软而易于排出。每日摄入足量液体，可以液化肠内容物使食物能顺利通过肠道。当饮食不均衡、摄食量过少、食物中缺少纤维或水分不足时，无法产生足够的粪便容积和液化食糜，食糜通过回肠速度减慢、时间延长，水分的再吸收增加，导致粪便变硬、排便减少而发生便秘。

（2）活动：活动可维持肌肉的张力，刺激肠道蠕动，有助于维持正常的排便功能。各种原因所致的长期卧床、缺乏活动的病人，可因肌肉张力减退而排便困难。

5．与疾病有关的因素

（1）疾病：肠道本身的疾病或身体其他系统的病变均可影响正常排便。如大肠癌、结肠炎可使排便次数增加；脊髓损伤、脑卒中等可致排便失禁。

（2）药物：有些药物能治疗或预防便秘或腹泻。例如，缓泻药可刺激肠蠕动，减少肠道水分吸收，促使排便；但是如果药物剂量掌握不正确，可能会导致相反的结果。有些药物则可能干扰排便的正常形态，如长时间服用抗生素，可抑制肠道正常菌群生长而导致腹泻；麻醉剂或止痛药，可使肠运动能力减弱而导致便秘。

（3）治疗和检查：某些治疗和检查会影响个体排便活动。例如，长时间服用抗生素，可抑制肠道正常菌群而导致腹泻；腹部、肛门部位手术，会因为肠壁肌肉的暂时麻痹或伤口疼痛而造成排便困难；胃肠 X 线检查时灌肠或服用钡剂，也可影响排便。

（三）异常排便的评估

1. 便　秘

便秘是指正常的排便型态改变，排便次数减少，排出过干、过硬的粪便，且排便不畅、困难或常有排便不尽感。

（1）原因：① 某些器质性病变；② 排便习惯不良；③ 中枢神经系统功能障碍；④ 排便时间或活动受限制；⑤ 强烈的情绪反应；⑥ 各类直肠肛门手术；⑦ 某些药物的不合理使用；⑧ 饮食结构不合理，饮水量不足；⑨ 滥用缓泻剂、栓剂、灌肠；⑩ 长期卧床或活动减少等。

以上原因均可抑制肠道功能而导致便秘的发生。

（2）症状和体征：便秘者会有腹胀、腹痛、食欲不佳、消化不良、乏力、舌苔变厚、头痛等症状。另外，便秘者粪便干硬，触诊腹部较硬实且紧张，有时可触及包块，肛诊可触及粪块。

2. 粪便嵌塞

粪便嵌塞是指粪便持久滞留堆积在直肠内，坚硬不能排出。常发生于慢性便秘者。

（1）原因：便秘未能及时解除，粪便滞留在直肠内，水分被持续吸收而乙状结肠排下的粪便又不断加入，最终使粪块变得又大又硬不能排出，从而发生粪便嵌塞。

（2）症状和体征：病人有排便冲动，腹部胀痛，直肠肛门疼痛，肛门处有少量液化的粪便渗出，但不能排出粪便。

3. 腹　泻

腹泻是指正常排便型态改变，频繁排出松散稀薄的粪便甚至水样便。腹泻时肠蠕动增加，肠黏膜吸收水分功能发生障碍，胃肠内容物迅速通过胃肠道，水分不能在肠道内被及时地吸收；又因肠黏膜受刺激，肠液分泌增加，进一步增加了粪便的水分。因此，当粪便到达直肠时仍然呈液体状态，并排出体外，形成腹泻。短时的腹泻可以帮助机体排出刺激物质和有害物质，是一种保护性反应。但是，持续严重的腹泻，可使机体内的大量水分和胃肠液丧失，导致水、电解质和酸碱平衡紊乱。长期腹泻者还会因机体无法吸收营养物质而导致营养不良。

（1）原因：① 饮食不当或使用泻剂不当；② 情绪紧张焦虑；③ 消化系统发育不成熟；④ 胃肠道疾患；⑤ 某些内分泌疾病如甲亢等均可导致肠蠕动增加，发生腹泻。

（2）症状和体征：腹泻的病人会有腹痛、肠痉挛、疲乏、恶心、呕吐、肠鸣等症状，会有急于排便的需要和难以控制的感觉，且粪便松散或呈液体样。

4. 排便失禁

排便失禁是指肛门括约肌不受意识的控制而不自主地排便。

（1）原因：主要是神经肌肉系统的病变或损伤，如瘫痪、胃肠道疾患、精神障碍、情绪失调等。

（2）症状和体征：病人不自主地排出粪便。

5．肠胀气

肠胀气是指胃肠道内有过量气体积聚，不能排出。一般情况下，胃肠道内的气体只有 150 mL 左右。胃内的气体可通过口腔嗝出，肠道内的气体部分在小肠被吸收，其余的可通过肛门排出，不会产生不适。

（1）原因：① 食入过多产气性食物；② 吞入大量空气；③ 肠蠕动减少；④ 肠道梗阻及肠道手术后。

（2）症状和体征：肠胀气病人表现为腹部膨隆，叩诊呈鼓音，腹胀、痉挛性疼痛、呃逆、肛门排气过多。当肠胀气压迫膈肌和胸腔时，可出现气急和呼吸困难。

二、排便异常的护理

（一）便秘病人的护理

1．提供适当的排便环境

① 为病人提供单独、隐蔽的环境，如拉上围帘或用屏风遮挡。② 为病人安排充裕的排便时间，如使排便时间避开查房、治疗护理和进餐时间等，以消除紧张情绪，保持心情舒畅，利于排便。

2．选取适宜的排便姿势

① 床上使用便盆时，除非有特别禁忌，最好采取坐姿或抬高床头，利于重力作用增加腹内压，促进排便。② 病情允许时，可让病人下床上厕所排便。③ 对手术病人，在手术前应有计划地训练其在床上使用便盆。

3．腹部环形按摩

在病人排便时，用手沿结肠解剖位置自右向左环行按摩，可促使降结肠的内容物向下移动，并可增加腹内压，促进排便。指端轻压肛门后端也可促进排便。

4．遵医嘱给予口服缓泻药物

缓泻剂可使粪便中的水分含量增加，加快肠蠕动，加速肠内容物的运行，从而起到导泻的作用。但缓泻剂应根据病人的特点及病情选用。对于老年人、儿童应选择作用缓和的泻剂，慢性便秘的病人可选用蓖麻油、番泻叶、酚酞（果导）、大黄等接触性泻剂。

虽然使用缓泻剂可暂时解除便秘，但长期使用或滥用又常成为慢性便秘的主要原因。其机制是服用缓泻剂后结肠内容物被彻底排空，随后几天无足量粪便刺激而不能正常排便，没有排便又再次使用缓泻剂，如此反复，其结果使结肠的正常排便反射失去作用，反射减少可造成结肠扩张弛缓，这样结肠就只对缓泻剂、栓剂、灌肠等强烈刺激做出反应，产生对缓泻剂的生理依赖，失去正常排便的功能，导致慢性便秘。

5．使用简易通便剂

指导病人或家属学会正确使用简易通便剂，常用的有开塞露、肥皂栓、甘油栓等。其作用机制是软化粪便，润滑肠壁，刺激肠蠕动，而促进排便。

6．灌　肠

以上方法均无效时，遵医嘱给予灌肠。对于粪便嵌塞的病人，可进行人工取便。

7．健康教育

帮助病人及家属正确认识维持正常排便习惯的意义，使其获得有关排便的知识。健康教育的内容包括以下几点。

（1）帮助病人重建正常的排便习惯：指导病人选择一个适合自身排便的时间，理想的排便时间是晨起或餐后 2 h 内，每天固定时间排便，即使无便意，亦可稍等，以形成条件反射；排便时应全心全意，不宜分散注意力，如看手机、看书等；不随意使用缓泻剂及灌肠等方法。

（2）合理安排膳食：多摄取可促进排便的食物和饮料。多食蔬菜、水果、豆类、粗粮等高纤维食物如芹菜、香蕉等；少食辛辣刺激食物；多饮水，病情允许时每日液体摄入量应不少于 2 000 mL，尤其是每日晨起或餐前饮一杯温开水，可促进肠蠕动，刺激排便反射；此外，可食用一些具有润肠通便作用的食物，如黑芝麻、蜂蜜、香蕉、梅子汁等。

（3）鼓励病人适当运动：鼓励病人参加力所能及的运动，按个人需要拟订适合的活动计划并协助病人进行，如散步、做操、打太极拳等；或每日双手按摩腹部，以肚脐为中心顺时针方向转圈按摩腹部，力度适中，每次不少于 30 圈，以增强胃肠蠕动能力。对长期卧床病人应勤翻身，并进行环形按摩腹部或热敷，以防压力性损伤。此外还应指导病人进行增强腹肌和盆底部肌肉的运动，以增加肠蠕动和肌张力，促进排便。

（二）粪便嵌塞病人的护理

1．润肠通便

早期可使用栓剂、口服缓泻剂来润肠通便。

2．灌　肠

必要时先行油类保留灌肠，2～3 小时后再做清洁灌肠。

3．人工取便

通常在清洁灌肠无效后按医嘱执行。具体方法为：术者戴上手套，将涂润滑剂的示指慢慢插入病人直肠内，触到硬物时注意大小、硬度，然后机械地破碎粪块，一块一块地取出。操作时应注意动作轻柔，避免损伤直肠黏膜。用人工取便易刺激迷走神经，故心脏病、脊椎受损者须慎重使用。操作中如病人出现心悸、头昏时须立刻停止。

4．健康教育

向病人及家属讲解有关排便的知识，建立合理的膳食结构。协助病人建立并维持正常的排便习惯，防止便秘的发生。

思政资料：山坳中飞出的白衣天使

南丁格尔奖章获得者、贵州省护理学会理事长苏雅香曾为一位烧伤面积达 68% 并怀孕 8 个月的特殊病人进行过护理。当时该孕妇生命垂危，苏雅香不顾病人伤口感染、大小便失禁引起的恶臭，艰难地进行静脉穿刺；每天用 3 个小时的时间用滴管一滴滴往孕妇烧焦变形的口中滴营养液；用手一点点抠出病人便秘的粪便……经过医院的全力救治和苏雅香的精心护理，100 多天后，一个 8 斤多重的女婴呱呱坠地……后来，那位康复后的母亲抱着新生儿在苏雅香面前长跪不起，深深感谢这位相伴她脱离死亡的善良护士。

（三）腹泻病人的护理

1．病因治疗

去除病因，如肠道感染者，应遵医嘱给予抗生素治疗。

2．卧床休息

让病人卧床休息，减少肠蠕动，注意腹部保暖。对于不能自理的病人应及时给予便盆。

3．膳食调理

鼓励病人饮水（每日饮水量不少于 2 000 mL），少量多次，可酌情给予淡盐水，饮食以清淡的流质或半流质食物为宜，避免油腻、辛辣、高纤维食物。严重腹泻时可暂禁食。

4．遵医嘱用药

按医嘱给予止泻剂、口服补盐液或静脉输液，以维持体液和电解质平衡。

5．维持皮肤完整性

特别是婴幼儿、老年人、身体衰弱者，每次便后用软纸轻擦肛门，再用温水清洗，并在肛门周围涂油膏以保护局部皮肤。

6．密切观察病情

观察并记录排便的性质、次数、量等，注意有无脱水指征，必要时需留取标本送检。病情危重者，注意生命体征变化。如疑为传染病则按肠道隔离原则护理。

7．心理支持

因粪便异味及沾污的衣裤、床单、被套、便盆均会给病人带来不适，因此要协助病人更换衣裤、床单、被套和清洗沐浴，使病人感到舒适。便盆清洗干净后，置于易取处，以便病人取用。

8．健康教育

① 指导病人注意饮食卫生、家居卫生，养成良好的卫生习惯。② 向病人讲解腹泻的有关知识，解释引起腹泻的原因和防治措施。

（四）排便失禁病人的护理

1．心理护理

排便失禁的病人心情紧张而窘迫，常感到自卑和忧郁，期望得到理解和帮助。护士应尊重和理解病人，给予心理安慰与支持。帮助其树立信心，使其配合治疗和护理。

2．保护皮肤

① 床上铺橡胶（或塑料）单和中单或一次性治疗巾，每次便后用温水洗净肛门周围及臀部皮肤，保持皮肤清洁干燥。② 必要时，肛门周围涂搽软膏以保护皮肤，避免破损感染。③ 注意观察骶尾部皮肤变化，定时按摩受压部位，预防压力性损伤的发生。

3．帮助病人重建控制排便的能力

了解病人平时的排便时间，掌握规律，定时给予便盆，促使病人按时自己排便；与医生协调定时用导泻栓剂或灌肠，以刺激定时排便；教会病人进行肛门括约肌及盆底部肌肉收缩锻炼的方法。指导病人取立、坐或卧位，试做排便动作，先慢慢收缩肌肉，然后再慢慢放松，每次 10 s 左右，连续 10 次，每次锻炼 20 ~ 30 min，每日数次。以病人感觉不疲乏为宜。

4．营养补充

如无禁忌，保证病人每天摄入足量的液体。

5．保持空气清新

保持床褥、衣服清洁，室内空气清新，及时更换污湿的衣裤被单，定时开窗通风，除去不良气味。

（五）肠胀气病人的护理

（1）指导病人养成良好的饮食习惯，细嚼慢咽。

（2）病因护理。去除引起肠胀气的原因，如勿食产气食物和饮料，积极治疗肠道疾患等。

（3）鼓励病人适当活动。协助病人下床活动如散步，卧床病人可做床上活动或变换体位，以促进肠蠕动，减轻肠胀气。

对症处理轻微胀气时，可行腹部热敷或腹部按摩、针刺疗法。严重胀气时，遵医嘱给予药物治疗或行肛管排气。

三、与排便有关的护理技术

（一）口服溶液清洁肠道法

1．电解质等渗溶液清洁肠道法

电解质等渗清肠口服液口服后几乎不吸收，不分解，增加肠道体液成分，从而软化粪便，刺激肠蠕动，加速排便，达到清洗肠道的目的。适用于直肠、结肠检查和手术前肠道准备。常用溶液有复方聚乙二醇电解质散等。复方聚乙二醇电解质散主要成分为聚乙二醇 4000、氯化钠、氯化钾、无水硫酸钠、碳酸氢钠。

（1）配制方法（每 1 000 mL）：取药品 1 盒（内含 A、B、C 各 1 小包），将盒内各包药粉一并倒入带有刻度的杯（瓶）中，加温开水至 1 000 mL，搅拌使完全溶解。

（2）服用方法。① 大肠手术前：病人手术前日午餐后禁食（可以饮水），午餐 3 h 后开始给药。② 大肠内镜检查前：检查当日给药，当日早餐禁食（可以饮水），预定检查时间 4 h 前给药；检查前日给药，前日晚餐后禁食（可以饮水），晚餐后 1 h 给药，病人前日的早餐、午餐应食残渣少的食物，晚餐进流质饮食。

（3）用量：3 000 ~ 4 000 mL，首次服用 600 ~ 1 000 mL，每隔 10 ~ 15 min 服用 1 次，每次 250 mL，直至服完或直至排出水样清便，总给药量不能超过 4 L。

（4）观察：口服清洁肠道溶液后护士应观察病人的一般情况。① 排便次数、粪便性质：先为软便，后为水样便，待排出液为清水样时即说明已达到清洁肠道的目的。② 服药后症状：服药后约 1 h，肠道蠕动加快，部分病人会出现恶心、腹胀，若症状严重，可加大间隔时间或暂停给药，直至症状消失后再恢复用药，如出现腹痛、休克、过敏样症状等副作用，应停止服药，立即接受治疗。③ 排便后感觉：无腹痛，无直肠下坠感。如口服溶液清洁肠道效果差，应在术前晚、术日晨清洁灌肠。及时记录。

2．高渗溶液清洁肠道法

高渗溶液进入肠道后在肠道内形成高渗环境，使肠道内水分大量增加，从而软化粪便，刺激肠蠕动，加速排便，达到清洁肠道的目的。适用于直肠、结肠检查和手术前肠道准备。常用溶液有甘露醇、硫酸镁。

（1）甘露醇法：病人术前 3 天进半流质饮食，术前 1 天进流质饮食，术前 1 天下午 2:00 ~ 4:00 口服甘露醇溶液 1 500 mL（20% 甘露醇 500 mL+5% 葡萄糖溶液 1 000 mL 混匀）。一般服用后 15 ~ 20 min 即反复自行排便。

（2）硫酸镁法：病人术前 3 天进半流质饮食，每晚口服 50% 硫酸镁 10 ~ 30 mL，术前 1 天进流质饮食，术前 1 天下午 2:00 ~ 4:00 口服 25% 硫酸镁 200 mL（50% 硫酸镁 100 mL+5% 葡萄糖氯化钠溶液 100 mL）后再口服温开水 1 000 mL。一般服后 15 ~ 30 min 即可反复自行排便，2 ~ 3 h 内可排便 2 ~ 5 次。

（二）简易通便法

简易通便法是指通过一类简易的措施帮助病人排便的方法。简易通便法利用灌入药物的高渗、刺激及润滑作用达到通便目的。这类简便经济而有效的措施，适用于体弱、老年人和久病卧床便秘者。常用方法有以下几种：

（1）开塞露法。开塞露是用甘油或山梨醇制成，装在塑料容器内。成人用量一次 20 mL，小儿酌减。使用时将封口端剪去，先挤出少许液体润滑开口处。病人取左侧卧位，放松肛门外括约肌。护士将开塞露的前端轻轻插入肛门后将药液全部挤入直肠内，嘱病人保留 5 ~ 10 min 后排便（图 10-5）。

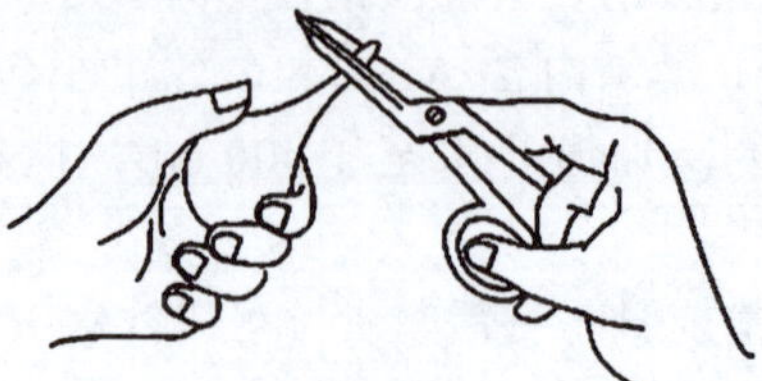

（a）

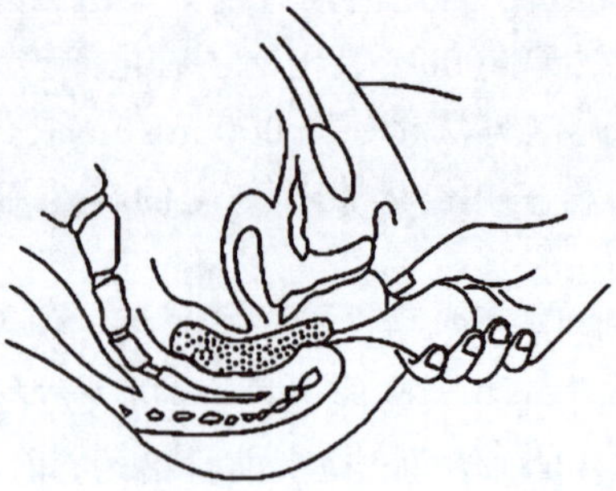

（b）

图 10-5　开塞露简易通便法

（2）甘油栓法。甘油栓是用甘油和明胶制成的栓剂，呈圆锥状。使用时，护士应将甘油栓取出，戴上手套。一手用纸协助暴露肛门，另一手捏住甘油栓较粗的一端，将尖端插入肛门内 6～7 cm，用纸抵住肛门口轻轻按摩片刻，嘱病人保留 5～10 min 后排便，以使甘油栓充分液化后，利用机械刺激和润滑作用而达到排便目的（图 10-6）。

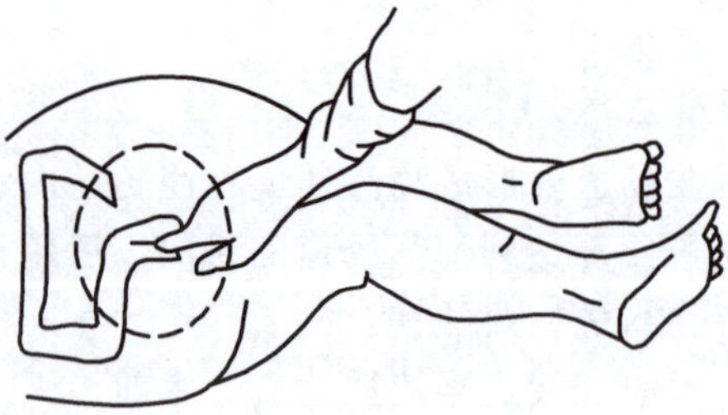

图 10-6　甘油栓简易通便法

（3）番泻叶泡茶。病人术前 2～3 天每晚用番泻叶 9 g 加 100～200 mL 开水冲泡后代茶饮服，服药后 4～10 h 开始排便。

若病人须做结肠手术，可选取上述方法中的一种进行清肠，然后在手术前几小时进行大量不保留灌肠，直至排出物无粪便为止。

（三）灌肠法

灌肠法是指将一定量的液体由肛门经直肠灌入结肠，以帮助病人清洁肠道、排便、排气或由肠道供给药物或营养，达到确定诊断和治疗目的的方法。

根据灌肠的目的可分为保留灌肠和不保留灌肠两种。根据灌入的液体量又可将不保留灌肠分为大量不保留灌肠和小量不保留灌肠。如为了达到清洁肠道的目的，而反复使用大量不保留灌肠，则为清洁灌肠。保留灌肠是指将药液灌入到直肠或结肠内，通过肠黏膜吸收达到治疗疾病的目的。

大量不保留灌肠

【目的】

（1）解除便秘、肠胀气。

（2）清洁肠道，为肠道手术、检查或分娩做准备。

（3）减轻中毒：稀释并清除肠道内的有害物质，减轻中毒。

（4）降低温度：灌入低温液体，为高热病人降温。

【操作前准备】

1．评估病人

病人的年龄、病情、临床诊断、意识状态、排便情况等。

2．病人准备

使病人及家属了解灌肠的目的、过程和注意事项，以及在操作时需予以配合的事项。

3．环境准备

关闭门窗，屏风遮挡病人，保持合适的室温，光线充足或有足够的照明。

4．护士准备

衣帽整洁，修剪指甲，洗手，戴口罩。熟悉灌肠的操作事项。

5．用物准备

（1）治疗车上层：一次性灌肠器包（包内有灌肠筒、引流管、肛管一套、孔巾、垫巾、肥皂冻 1 包、纸巾数张、手套）、医嘱执行本、弯盘、水温计、手消毒液，根据医嘱准备的灌肠液。

（2）治疗车下层：便盆、便盆巾、生活垃圾桶、医用垃圾桶。

（3）常用灌肠溶液：0.1%～0.2% 的肥皂液、生理盐水。成人每次用量为 500～1 000 mL、小儿 200～500 mL，溶液温度一般为 39～41 °C，降温时用 28～32 °C，中暑病人用 4 °C 的生理盐水。

（4）其他：输液架等。

【操作步骤】

大量不保留灌肠的操作步骤、操作要点及操作说明见表 10-5。

表 10-5　大量不保留灌肠法

操作步骤	操作要点	操作说明
（1）核对	携用物至病人床旁，核对病人床号、姓名、腕带及灌肠溶液等	（1）确认病人 （2）正确选用灌肠溶液，掌握溶液的温度、浓度和量。肝性脑病病人禁用肥皂液灌肠；充血性心力衰竭和水钠潴留病人禁用生理盐水灌肠；急腹症、消化道出血、妊娠、严重心血管疾病等病人禁忌灌肠

续表

操作步骤	操作要点	操作说明
（2）准备体位	协助病人取左侧卧位，双膝屈曲，褪裤至膝部，臀部移至床沿	① 该姿势使降结肠、乙状结肠处于下方，可利用重力作用使灌肠液顺利流入降结肠和乙状结肠 ② 不能自我控制排便的病人可取仰卧位，臀下垫便盆
（3）及时盖被，暴露臀部，消毒双手		保暖，维护病人隐私，使其放松
（4）垫巾	检查灌肠器包并打开。取出垫巾并铺于病人臀下，孔巾铺在病人臀部，暴露肛门，弯盘置于病人臀部旁边，纱布（纸巾）放治疗巾上	
（5）准备灌肠筒	取出灌肠筒，关闭引流管上的开关，将灌肠液倒入灌肠筒内，测量温度，灌肠筒挂于输液架上，筒内液面高于肛门 40 ~ 60 cm	保持一定灌注压力和速度，灌肠筒过高，压力过大，液体流入速度过快，不易保留，而且易造成肠道损伤。伤寒病人灌肠时灌肠筒内液面不得高于肛门 30 cm，液体量不得超过 500 mL
（6）戴手套		
（7）润管、排气	润滑肛管前端，排尽管内气体，关闭开关	防止气体进入直肠
（8）插管	一手垫卫生纸分开臀部，暴露肛门，嘱病人深呼吸，一手将肛管轻轻插入直肠 7 ~ 10 cm，固定肛管	① 使病人放松，便于插入肛管 ② 顺应肠道解剖部位，勿用暴力，以防损伤肠黏膜。如插入受阻，可退出少许，旋转后缓缓插入。小儿插入深度 4 ~ 7 cm
（9）灌液	打开开关，使液体缓缓流入	
（10）观察	灌入液体过程中，密切观察筒内液面下降速度和病人的情况	① 如液面下降过慢或停止，多由于肛管前端孔道被阻塞，可移动肛管或挤捏肛管，使堵塞管孔的粪便脱落 ② 如病人感觉腹胀或有便意，可嘱病人张口深呼吸，放松腹部肌肉，并降低灌肠筒的高度以减慢流速或暂停片刻，以便转移病人的注意力，减轻腹压，同时减少灌入溶液的压力 ③ 如病人出现脉速、面色苍白、大汗、剧烈腹痛、心慌气促，此时可能发生肠道剧烈痉挛或出血，应立即停止灌肠，与医生联系，给予及时处理
（11）拔管	待灌肠液即将流尽时夹管，用卫生纸包裹肛管轻轻拔出，弃于医用垃圾桶内。擦净肛门，脱下手套，消毒双手	避免拔管时空气进入肠道及灌肠液和粪便随管流出

续表

操作步骤	操作要点	操作说明
（12）保留灌肠液	协助病人取舒适的卧位，嘱其尽量保留 5～10 min 后再排便	① 使灌肠液在肠中有足够的作用时间，以利粪便充分软化后容易排出 ② 降温灌肠时液体要保留 30 min，排便后 30 min 测量体温并记录
（13）协助排便	对不能下床的病人，给予便盆，将卫生纸、呼叫器放于易取处。辅助能下床的病人上厕所排便	
（14）操作后处理	① 整理用物：排便后及时取出便盆，擦净肛门，协助病人穿裤，整理床单位，开窗通风 ② 采集标本：观察大便性状，必要时留取标本送检 ③ 按相关要求处理用物 ④ 洗手，记录	① 保持病房的整齐，去除异味 ② 防止病原微生物传播 ③ 在体温单大便栏目处记录灌肠结果。记录方法：如灌肠后解便一次，记为 1/E，灌肠后未排便则记为 0/E ④ 记录灌肠时间，灌肠液的种类、量，病人的反应

【注意事项】

（1）妊娠、急腹症、消化道出血、严重心血管病等禁忌灌肠。

（2）伤寒病人灌肠液量不得超过＜500 mL，压力要低（即液面不得高于肛门 30 cm）。

（3）肝性脑病病人禁用肥皂水灌肠，充血性心力衰竭或水钠潴留病人禁用 0.9% 氯化钠溶液灌肠。

（4）准确掌握灌肠液的温度、浓度、流速、压力和量。

（5）灌肠时病人如有腹胀或便意时，应嘱其做深呼吸以减轻不适。

（6）灌肠时应随时注意观察病人病情变化，如发现病人脉速、面色苍白、大汗、剧烈腹痛、心慌气促时，可能发生肠道剧烈痉挛或出血，应立即停止灌肠，并与医生联系，及时采取急救措施。

【健康教育】

（1）向病人及家属讲解维持正常排便习惯的重要性。

（2）指导病人及家属保持健康的生活习惯以维持正常排便。

（3）指导病人掌握灌肠时的配合方法。

小量不保留灌肠

小量不保留灌肠适用于腹部或盆腔手术后的病人、危重病人、年老体弱病人、小儿及孕妇等。

【目的】

（1）软化粪便，解除便秘。

（2）排除肠道内的气体，减轻腹胀。

【操作前准备】

1．评估病人

病人的年龄、病情、临床诊断、意识状态、排便情况等。

2．病人准备

同大量不保留灌肠。

3．环境准备

同大量不保留灌肠。

4．护士准备

衣帽整洁，修剪指甲，洗手，戴口罩。熟悉灌肠的操作事项。

5．用物准备

（1）治疗车上层：一次性灌肠包或注洗器，灌肠包内有：量杯，肛管，温开水 5～10 mL，止血钳，一次性垫巾或橡胶单和治疗巾，手套，润滑剂，卫生纸，遵医嘱准备的灌肠液、水温计、棉签、弯盘、手消毒液。

（2）治疗车下层：便盆和便盆巾，生活垃圾桶、医用垃圾桶。

（3）常用灌肠液："1、2、3"溶液（50% 硫酸镁 30 mL、甘油 60 mL、温开水 90 mL）；甘油 50 mL 加等量温开水；各种植物油 120～180 mL，溶液温度为 38 °C。

【操作步骤】

小量不保留灌肠法的操作步骤、操作要点及操作说明见表 10-6。

表 10-6　小量不保留灌肠法

操作步骤	操作要点	操作说明
（1）核对	携用物至病人床旁，核对病人床号、姓名、腕带及灌肠溶液等	确认病人
（2）准备体位	协助病人取左侧卧位，双腿屈膝，褪裤至膝部，臀部移至床沿。臀下垫橡胶单与治疗巾	利用重力作用使灌肠溶液顺利流入乙状结肠
（3）连接、润滑肛管	测量灌肠液温度，将弯盘置于臀边，戴手套，用注洗器抽吸灌肠液，连接肛管，润滑肛管前段，排气，夹管	减少插管时的阻力和对黏膜的刺激
（4）插管	左手垫卫生纸分开臀部，暴露肛门，嘱病人深呼吸，右手将肛管从肛门轻轻插入直肠 7～10 cm	使病人放松，便于插入肛管

续表

操作步骤	操作要点	操作说明
（5）注入灌肠液	固定肛管，松开血管钳，缓缓注入溶液，注毕夹管，取下注洗器再吸取溶液，松夹后再行灌注。如此反复直至灌肠溶液全部注入完毕（图 10-7）	① 注入速度不得过快过猛，以免刺激肠黏膜，引起排便反射 ② 如用小容量灌肠筒，液面距肛门不能超过 30 cm ③ 注意观察病人反应
（6）拔管	血管钳夹闭肛管尾端或反折肛管尾端，用卫生纸包住肛管轻轻拔出，放入弯盘内	
（7）保留灌肠液	擦净肛门，脱手套，协助病人取舒适卧位。嘱其尽量保留溶液 10 ~ 20 min 再排便	充分软化粪便，利于排便
（8）协助排便	对不能下床的病人，给予便盆，将卫生纸、呼叫器放于易取处。扶助能下床的病人上厕所排便	
（9）操作后处理	① 整理床单位，清理用物 ② 洗手，记录	① 在体温单大便栏目处记录灌肠结果。记录方法：如灌肠后解便一次，记录为 1/E，灌肠后未排便，则记为 0/E ② 记录灌肠时间，灌肠液的种类、量，病人的反应

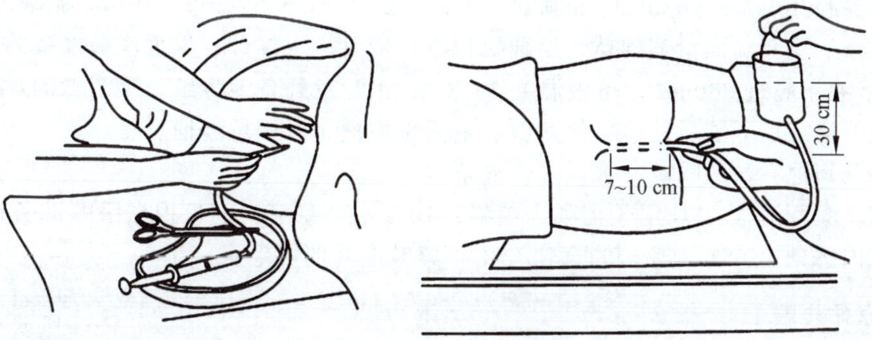

图 10-7　小量不保留灌肠

【注意事项】

（1）灌肠时插管深度为 7 ~ 10 cm，压力宜低，灌肠液注入的速度不得过快。

（2）每次抽吸灌肠液时应反折肛管尾段，防止空气进入肠道，引起腹胀。

【健康教育】

（1）向病人及家属讲解维持正常排便习惯的重要性。

（2）向病人及家属解释灌肠的意义。

（3）指导病人及家属保持健康的生活习惯以维持正常排便。

保留灌肠

保留灌肠是指将药液灌入到直肠或结肠内，通过肠黏膜吸收以达到治疗疾病的目的。

【目的】

（1）用于镇静、催眠。

（2）治疗肠道感染。

【操作前准备】

1．评估病人

病人的年龄、病情、临床诊断、活动与自理能力、耐受性意识状态、排便情况等。

2．病人准备

使病人及家属了解灌肠的目的、过程和注意事项，以及在操作时需予以配合的事项。

3．环境准备

关闭门窗，屏风遮挡病人，保持合适的室温，光线充足或有足够的照明。

4．护士准备

衣帽整洁，修剪指甲，洗手，戴口罩。熟悉灌肠的操作事项。

5．用物准备

（1）治疗车上层：治疗盘内备一次性灌肠器包，包内有小容量灌肠筒或注洗器、引流管、温开水（5~10 mL）、止血钳、肛管（20 号以下）、孔巾、垫巾、肥皂冻 1 包、纸巾数张、手套、润滑剂棉球，医嘱执行本、弯盘、水温计、根据医嘱准备的灌肠液（灌肠溶液不超过 200 mL，溶液温度 38 °C）；治疗盘外备卫生纸、手消毒剂。

（2）治疗车下层：便盆、便盆巾、生活垃圾桶、医用垃圾桶。

（3）其他：如医嘱单、屏风、输液架。

（4）灌肠溶液：① 用于催眠、镇静：10% 水合氯醛，剂量根据医嘱准备；② 治疗肠道内感染：0.5% ~ 1% 新霉素、2% 小檗碱或其他抗生素。

【操作步骤】

保留灌肠法的操作步骤、操作要点及操作说明见表 10-7。

表 10-7　保留灌肠法

操作步骤	操作要点	操作说明
（1）核对解释	① 携用物至病人床旁，核对病人 ② 向病人解释灌肠的目的、方法，取得配合 ③ 请无关人员回避，关闭门窗，屏风遮挡 ④ 嘱病人排尿、排便	① 确认病人 ② 排空肠道有利于药液吸收及保留 ③ 保留灌肠以晚上睡眠前灌肠为宜，因为此时活动减少，药液易于保留吸收

续表

操作步骤	操作要点	操作说明
(2) 准备体位	根据病情选择不同的卧位	① 适宜的体位有助于药液直达患处，以提高疗效 ② 慢性细菌性痢疾，病变部位多在直肠或乙状结肠，取左侧卧位。阿米巴痢疾病变多在回盲部，取右侧卧位，以提高疗效
(3) 抬高臀部	将病人裤子褪至膝部，双腿弯曲，腿部移向床沿，小垫枕、橡胶单和治疗巾垫于臀下，使臀部抬高约 10 cm	抬高臀部易于保留药液，防止药液溢出
(4) 保暖	及时盖被，暴露臀部，消毒双手	注意保暖，保护病人隐私
(5) 垫巾	① 检查灌肠器包并打开。取出垫巾并铺于病人臀下，孔巾铺在病人臀部，暴露肛门 ② 弯盘置于病人臀部旁边，纱布（纸巾）放治疗巾上	
(6) 插管	① 戴手套、润管、排气。润滑肛管前端，排尽管内气体，夹管 ② 分臀插管。一手垫卫生纸分开病人臀部，暴露肛门，嘱病人深呼吸、放松，一手缓慢将肛管轻轻插入直肠 15～20 cm，固定肛管	① 排尽管内气体，夹管，防止气体进入直肠 ② 插管时，嘱病人深呼吸、放松，便于插入肛管，动作轻柔，避免损伤
(7) 灌液、拔管	① 灌注液体，松夹，缓慢注入灌肠液，药液注入完毕后，再注入温开水 5～10 mL，抬高肛管尾端，使管内溶液全部注完。用纸巾包裹肛管轻轻拔出，擦净肛门，脱手套，消毒双手，嘱病人尽量保留药液在 1 h 以上 ② 注意询问并观察病人反应，及时处理灌肠中的异常情况	① 为保留药液，减少刺激，应选用细的肛管且插入直肠要深，少量、缓慢注入药液 ② 灌入的液体应保留较长的时间，利于肠黏膜充分吸收药液，达到治疗目的
(8) 操作后处理	① 撤治疗巾、弯盘，协助病人穿裤。脱手套，消毒双手	保持病房的整齐，去除异味
	② 协助病人取舒适的卧位，嘱其尽量保留灌肠液 1 h 以上再排便	① 护士操作步骤正确，动作轻柔，关心、体贴病人，护患沟通有效 ② 药液在肠道内保留时间长，无漏出，吸收良好
	③ 协助排便：不能下床的病人，给予便盆，将卫生纸、呼叫铃放于易取处；协助能下床的病人上厕所排便	
	④ 整理用物：排便后及时取出便盆，擦净肛门并轻轻按揉，协助病人穿裤，整理床单位，开窗通风	按院感相关规定处理用物，防止病原微生物传播。
	⑤ 采集标本	观察大便性状，必要时留取标本送检
	⑥ 观察用药后效果，洗手，记录	记录灌肠时间，灌肠液的名称及用量，病人反应，排便次数

【注意事项】

（1）对灌肠目的和病变部位应了解清楚，以确定病人的卧位和插入肛管的深度。

（2）保留灌肠前嘱病人排便，排空肠道有利于药液保留及吸收。

（3）保留灌肠应以晚上临睡前灌肠为宜，此时病人活动较少，利于药液保留。

（4）保留灌肠时肛管选择要细且插入要深，液量不宜过多，压力要低，灌入速度宜慢，以减少刺激，使灌入的药液能保留较长时间，有利于肠黏膜的吸收。

（5）肛门、结肠、直肠手术的病人及大便失禁的病人，不宜做保留灌肠。

【健康教育】

（1）向病人及家属讲解有关疾病的知识和保留灌肠的方法。

（2）告知病人灌肠时的配合方法。

肛管排气法

肛管排气法是指将肛管从肛门插入直肠，以排出肠腔内积气的方法。

【目的】

帮助病人解除肠腔积气，减轻腹胀。

【操作前准备】

1．评估病人

病人的年龄、病情、临床诊断、意识状态、排便情况等。

2．病人准备

使病人及家属了解肛管排气的目的、过程和注意事项，以及在操作时需予以配合的事项。

3．环境准备

同大量不保留灌肠。

4．护士准备

衣帽整洁，修剪指甲，洗手，戴口罩。熟悉肛管排气的操作事项。

5．用物准备

（1）治疗车上层：肛管、玻璃接头、橡胶管、玻璃瓶（内盛水 3/4 满，瓶口系带）、润滑油、棉签、胶布（1 cm × 15 cm）、清洁手套、卫生纸适量、手消毒液。

（2）治疗车下层：生活垃圾桶、医用垃圾桶。

【操作步骤】

肛管排气法的操作步骤、操作要点及操作说明见表 10-8。

表 10-8　肛管排气法

操作步骤	操作要点	操作说明
（1）核对	携用物至病人床旁，核对病人床号、姓名、腕带等	确认病人
（2）准备体位	协助病人取左侧卧位，暴露肛门，注意及时遮盖病人	① 此体位有利于肠腔内气体排出 ② 保暖，维护病人自尊
（3）连接排气装置	将玻璃瓶系于床边，橡胶管一端插入玻璃瓶液面下，另一端与肛管相连	防止空气进入直肠内，加重腹胀。观察气体排出量的情况
（4）插管	戴手套，润滑肛管，嘱病人张口呼吸，将肛管轻轻插入直肠 15～18 cm，用胶布将肛管固定于臀部，橡胶管留出足够长度用别针固定在床单上（图 10-8）	① 减少肛管对直肠的刺激 ② 便于病人翻身
（5）观察	观察排气情况，如排气不畅，帮助病人更换体位或按摩腹部	① 若有气体排出，可见瓶内液面下有气泡逸出 ② 变换体位或按摩腹部可以促进排气
（6）拔管	保留肛管不超过 20 min，拔出肛管，擦净肛门，脱下手套	长时间留置肛管，会降低肛门括约肌的反应，甚至导致肛门括约肌永久性松弛；需要时，2～3 h 后再行肛管排气
（7）操作后处理	① 协助病人取舒适的体位，并询问病人腹胀有无减轻 ② 整理床单位，清理用物 ③ 洗手，记录	记录排气时间及效果，病人的反应

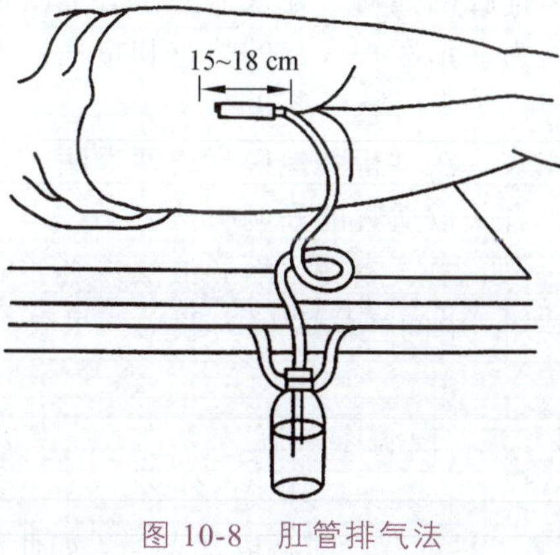

图 10-8　肛管排气法

【健康教育】

（1）向病人及家属讲解避免腹胀的方法，如增加活动、正确选择饮食种类等。

（2）向病人及家属解释肛管排气的意义。

（3）指导病人保持健康的生活习惯。

临床案例（主要通过实际案例让同学们阅读后通过辨证建立一定的评判性思维，培养学生透过疾病的症状表象分析疾病的本质真实情况，为今后临床实习奠定基础。）

这样灌肠很危险！

病人，女，69 岁，临床诊断为肠梗阻。医嘱：清洁灌肠，Bid。值班护士准备好相关用物去为病人灌肠，折腾了 10 多分钟后，灌肠却失败：灌肠液边灌边流出，没起到一点作用。于是护士报告护士长，护士长戴手套用示指探查，却发现直肠内有两处通道，询问病人是否曾有肛瘘？病人表示没有，家属也不知情。继续尝试肛管慢慢探索插入，试插几次却都受阻，根本灌不进去灌肠液，却见灌肠液中有血液流出。于是通知医生，医生进行检查，怀疑病人患有直肠癌。为进一步确诊，病人转上级医院。

讨论：

（1）本案例中护士为何会灌肠操作失败？

（2）本次灌肠给你在今后的临床护理工作带来哪些启示？

（3）给这样的病人灌肠应注意哪些问题？

注意事项参考解答：

（1）做好护理评估。首先要评估老人的身体状况，评估病人的心肺功能，询问病人疾病既往史，有无高血压和心脏病。如果有这类疾病，就要特别注意，慎重行事。做好医患沟通，把灌肠可能给病人带来的安全隐患详细告知病人及家属。

（2）选择合适的解除便秘方式。为老年人解除便秘，要考虑到老年病人的耐受能力。

① 可先让病人试行简易通便法：如使用开塞露或甘油栓。

② 教会病人和家属使用戴手套取便法。

（3）灌肠前先要做适当的体格检查。操作前，护士要给病人做好护理评估，询问病人病史，在测量病人生命体征的同时，建议病人做心电图检查。

（4）签署知情同意书。为显示医护人员的慎重和重视，在决定灌肠操作前，要做告知，签署知情同意书。

（5）选择适合的灌肠方式。在试行其他简易通便方法无效后，若医生下达灌肠医嘱，护士要注意小心行事，宜采取适宜的灌肠方法：

① 小量不保留灌肠法，如“1、2、3”灌肠液法。必要时，可在耐心细致的观察下，小心地重复操作 1 ~ 2 次，中间让病人稍为歇息，尽量多保留一会儿，使病人解除便秘。

② 滴肛：使用输液的方式，慢滴速润肠。

（6）把握灌肠要点：

① 选择合适的替代肛管，尽量减少对病人的刺激。如使用一次性硅胶吸痰管、小儿硅胶胃管等，尽量不给老年病人使用那种一次性灌肠袋上自带的又硬又粗的肛管。

② 掌握好灌肠液的量、温度、浓度、流速和压力。灌肠液的量不超过 300 mL，以 100 ~ 200 mL 为宜。压力要低（液面不得超过肛门 30 cm），流量速度宜慢。

（7）对年老体弱者应做好监护。准备对老年、体弱者灌肠时，应在评估病人心肺功能后实施操作，操作过程中密切观察病情，做好监护，全程追踪。灌肠中若发现病人脉速、面色苍白、出冷汗、剧烈腹痛、心慌气急等，应立即停止灌肠，并通知医生。

（8）做好人文关怀、耐心呵护、关爱病人，多做巡视。必要时给予协助。

（9）操作结束仍不能放松警惕，灌肠后病人排便时一定要叮嘱到位：嘱病人排便不能过度用力，以免加重心肺负担，护士随时注意病人的病情变化，以免发生危险。

（10）老年病人常规加护。备好抢救物品，做好心理准备，及时做好对症救治，以防不测。

（11）做好健康教育。如饮食、运动、按摩腹部等方面的注意事项。还可建议病人平时提前服用一些温和的润肠通便类中成药，如麻仁润肠丸、槐角丸等，做到便秘的早干预、早预防。

第十章课后练习及答案

第十一章

药物疗法

学习目标

（1）掌握给药的原则和途径、发药操作、各种药物抽吸的操作、各种注射法的目的、常用部位、注意事项及操作技术、静脉注射失败的原因、超声雾化吸入法、氧气雾化吸入法的操作；做到态度认真负责、严格查对、方法正确、解释合理、过程完整、无差错发生；操作过程中关爱病人。

（2）熟悉常用给药医嘱的外文缩写词、不同性能药物口服时的注意事项、给药途径、给药原则和注射原则。

（3）了解常用药物的种类、领取和保管要求、影响药物作用的因素、常用的滴入给药、栓剂给药、皮肤给药、舌下给药的目的和方法。

预习案例

2016 感动中国十大人物事迹材料：屠呦呦　春草鹿呦呦

【颁奖词】 青蒿一握，水二升，浸渍了千年多，直到你出现。为了一个使命，执着于千百次实验。萃取出古老文化的精华，深深植入当代世界，帮人类渡过一劫。呦呦鹿鸣，食野之蒿。今有嘉宾，德音孔昭。

【人物事迹】

2015 年 12 月 10 日，屠呦呦因开创性地从中草药中分离出青蒿素应用于疟疾治疗而获得当年的诺贝尔医学奖，这是在中国本土进行的科学研究首次获得诺贝尔奖。1968 年，中国中药研究所开始抗疟中药研究，39 岁的屠呦呦担任该项目的组长，经过两年的研究对象筛选，并受到中国古代医书《肘后备急方》的启发，项目组将重点放在了对青蒿的研究上，1971 年，在失败了约 190 次之后，项目组终于通过低温提取、乙醚冷浸等方法，成功提取出青蒿素，并在接下来的反复试验中得到了青蒿素对疟疾抑制率达到 100%的结果。在没有先进实验设备、科研条件艰苦的情况下，屠呦呦带领着团队攻坚克难，面对失败不退缩，终于胜利完成科研任务，青蒿素问世 44 年来，共使超过 600 万人逃离疟疾的魔掌。未来，屠呦呦希望通过研究，让青蒿素应用于更多地方，为更多人带来福音。

屠呦呦身上凸显的“中国精神”也体现在她的“以改革创新为核心的时代精神”上。从表面上看，青蒿素的发现是中药学的成就，但从本质上说，这更体现在传统的中医药学与现代实验医学巧妙而有机的结合。这种大胆的改革创新，接受了现代科学的考验，事后证明这种结合十分成功，符合现代医学发展的规律，也是当代医学界的精髓之一。因此，屠呦呦的这种改革创新的时代精神，不仅令中国精神生辉，更让这种精神闪耀全世界。

思考：

（1）屠呦呦及其团队能在 20 世纪 70 年代艰苦的条件下发现青蒿素的抗疟功效，原因有哪些？请结合以上资料和视频内容作简要分析。

（2）请查找相关资料列举青蒿素药物目前都有哪些剂型和给药途径？

（3）请你谈谈从屠呦呦前辈身上能学到了哪些优秀品质和精神？

音频　2016 感动中国十大人物事迹材料：屠呦呦

药物疗法即药物治疗，是目前临床最常用的一种治疗方法，其目的包括治疗疾病、减轻症状、预防疾病、协助诊断以及维持正常的生理功能。护士是药物治疗的直接执行者，也是用药全程的监护者。为了确保每位病人安全、合理、准确、有效地用药，护士必须熟悉药物相关的药理知识，掌握正确的给药方法和技术，正确评估病人用药后的疗效和不良反应，指导病人安全用药，保证药物治疗的最佳效果。

第一节 给药的基本知识

要保证给药护理全面、安全，达到最佳治疗效果，护士必须熟练掌握药物的领取与保管方法、给药的时间和途径，严格遵循给药原则，根据病人具体情况，实施个体化给药护理。

一、药物的种类、领取和保管

（一）药物的种类

药物的种类常依据给药途径的不同进行划分，主要有以下几类。

1．内服药

内服药可分为固体剂型和液体剂型，固体剂型包括片剂、丸剂、散剂、胶囊等；液体剂型包括口服液、酊剂和合剂等。

2．外用药

包括软膏、搽剂、酊剂、洗剂、滴剂、粉剂、栓剂、膜剂等。

3．注射药

包括水剂、混悬液、油剂、结晶、粉剂等。

4．新型制剂

包括黏贴敷片、胰岛素泵、植入慢溶药片等。

（二）药物的领取方法

药物的领取必须凭医生的处方进行。一般情况下，门诊病人按医生处方在门诊药房自行取药；住院病人药物的领取方法各医院规定不一，大致分为：

（1）病区常用药物：病区内设有药柜，存放一定数量的常用药物，由专人定期根据领取量进行补充。

（2）中心药房药物：病人日常治疗用药由中心药房的护士依据医嘱核对、配药，再由病区护士领取，经再次核对后发药。

（3）贵重药和特殊药物：病人使用的贵重药物和特殊药物须凭医生的处方领取。

（4）剧毒药和麻醉药（如吗啡、哌替啶等）：此类药物在病区内应备有固定数目，应凭医生专用处方和空安瓿领取补充。

（三）药物的保管

1．药柜放置

药柜应放在通风、干燥、光线明亮处，避免阳光直射，保持整洁，并由专人负责定期检查药品质量，若发现有变质或过期的药物，应及时退回药房处理。

2．药品分类放置

药品应按内服、外用、注射、剧毒等分类放置。贵重药、麻醉药、剧毒药应有明显标记，加锁保管，专人负责，使用专用登记本，并实行严格的交班制度。病人个人专用的药物，应注明床号、姓名，并单独存放。

3．药品标签明显

标签应按内服药为蓝色边、外用药为红色边、剧毒药为黑色边进行放置，标签上应标明药名（中、英文对照），浓度、剂量及有关注意事项等。此外，标签脱落或辨认不清应及时处理。

4．定期检查

药品质量须定期检查，若发现药物有沉淀、浑浊、异味、潮解、霉变等现象，应立即停止使用。

5．药物保存

应根据药物的不同性质，采用相应的保存方法。药物性质及药物保存方法详见表11-1所示。

表 11-1 药物性质及药物保存方法

药物性质	药物及保存方法	药物举例
易挥发、潮解或风化的药物	应装密封瓶保存，用后盖紧瓶盖	乙醇、过氧乙酸、碘酊、糖衣片、酵母片等
易氧化和遇光易变质的药物	避光保存：应装在深色密闭瓶中，或放入遮光容器内，置于阴暗处	维生素C、氨茶碱、盐酸肾上腺素等
易被热破坏的某些生物制品和抗生素等	应按要求冷藏在2～10 ℃的冰箱内，或置于阴凉干燥处（约20 ℃）	各种疫苗、抗毒血清、胎盘球蛋白、白蛋白、青霉素皮试液、干扰素、益生菌等
易燃易爆的药物	应单独存放于阴凉低温处，远离明火	乙醇、乙醚、环氧乙烷等
易过期的药物	应按有效期先后，有计划地使用	各种抗生素、胰岛素

二、给药原则

给药原则是一切用药的总则，在执行药物治疗时必须严格遵守。具体要求是根据医嘱准确给药、严格执行查对制度、安全正确给药、密切观察用药反应。

（一）根据医嘱准确给药

护士了解病人病情、根据医嘱给药是实施药物疗法、安全给药的前提。护士应熟知药物的用法、作用和不良反应，对医嘱有疑问时，应及时向医生提出，切不可盲目执行或擅自更改医嘱。

思政资料 1:

不是抢救病人，不该执行口头医嘱

某癌症病人夜间突发腰部疼痛，护士去报告医生，值班室里的医生隔着门说让护士先为病人肌内注射一支强痛定，他马上去病人病房。护士动作很是麻利，为病人立即注射了一针强痛定。然而不到 10 分钟，病人突发心肌梗死，医生赶到后立即抢救，但最后病人抢救无效死亡。因为没有医嘱，医生也不能证明打的就是强痛定针，该护士卷入一场医疗纠纷。

分析及思考:《给药制度》中明确指出：护士必须严格根据医嘱给药。《查对制度》中也明确指出：一般情况下不执行口头医嘱，抢救时医生可下达口头医嘱，护士执行时必须复诵一遍，确定无误后执行，并暂保存用过的安瓿等。此外，抢救结束后 6 小时内应及时补开医嘱。

思政资料 2:

医生医嘱有错误，却依旧执行

某病人因为缺钾须补钾，医生开出医嘱为：10% 氯化钾 5 mL，静脉注射。护士甲虽然明知如此高浓度的钾是应加入 500 mL 的液体内滴注的，但她又觉得这次静脉注射的氯化钾仅仅为 5 mL，应该不会有危险。该护士没有意识到高钾静脉注射的危害，没有向医生提出疑问并得到确认，即为病人静脉推注 10% 氯化钾 5 mL。不久，病人出现焦虑、心慌，进而意识模糊，护士立即报告医生。经过抢救，病人脱离了生命危险。此后医生及护士受到了严肃的处理。

分析及思考：补钾的用法是：一般用法为将 10% 氯化钾注射液 10 ~ 15 mL 加入 5% 葡萄糖注射液 500 mL 中滴注。该药物注意事项中明确指出：本品不得直接静脉注射，未经稀释不得进行静脉滴注。应用过量、滴注速度较快或原有肾功能损害时易发生不良反应。表现为软弱、乏力、手足口唇麻木、不明原因的焦虑、意识模糊、呼吸困难、心率减慢、心律失常、传导阻滞、甚至心脏骤停。此案例中该护士明明知道此药物的用法及要求，但却没有及时提出异议，依旧遵照医嘱执行，造成了不良的后果。《给药制度》中明确指出：对有疑问的医嘱，应了解清楚后方可执行，应避免盲目执行。

（二）严格执行查对制度

查对制度是给药护理中的一项基本制度，必须严格遵守。这一制度的实行，能在很大程度上减少护理差错的发生，也是安全给药的重要保障。护士在药物治疗前，应先检查药物质量，对疑有变质或已过有效期的药物应停止使用。护士在执行药疗的过程中应做到“三查八对”。

三查：操作前、操作中、操作后查（查“八对”的内容）。

八对：核对床号、姓名、药名、浓度、剂量、药物有效期、用法和时间。

思政资料 3:

匆忙中，更要细致

护士乙值夜班，因为病区病人较多，所以需要做的工作很多。在为病区某病人更换液体时，匆忙中没有查看输液瓶上的名字，直接喊了病人的名字后，将 A 病人的药物输给了 B 病人，B 病人发现后，立即喊来护士，并要求保存标有 A 病人名字的药瓶。虽经立即检查，B 病人没有出现不良反应，事后经各项检查，B 病人也无大碍。但护士乙由于所犯错误，受到严厉处分。

分析及思考：三查八对是护理上最基本的要求，尤其是《医疗机构护理核心制度》中一再要求，做好护理上的查对制度。作为护理人员，不可以流于形式，要真实严格按照要求去做，杜绝张冠李戴现象的发生。

思政资料 4:

白求恩大夫认真工作，仔细查对药物的故事

白求恩大夫来到中国后，有一次，他在病房里看到一个小护士正在给伤员换药。他突然发现药瓶里装的药与药瓶标签上的名称不一致，也就是说，药瓶里的药不是应该用的药。白求恩心里很生气，他严肃地批评了那个小护士，告诉她，做事这样马虎，是会出人命的。说完他就用小刀把瓶子上的标签刮掉，并说：“我们要对同志负责，以后不允许再出现这种情况。”小护士挨了批评，脸涨得通红，眼泪都要流出来了。白求恩这才压制着自已的脾气跟她道歉：“请你原谅我脾气不好，可是，做卫生工作不认真，不严格要求不行啊！”事后，白求恩向政委提出，要加强教育，提高工作人员的责任心，这样才能把工作做好。

（三）安全正确给药

为确保给药安全，除了做好查对工作，务必还要做到给药的“五个准确”，即准确的药物、准确的剂量、准确的途径、准确的时间和准确的病人。给药前应充分评估病人的病情、治疗方案、过敏史、家族史、用药史，以及目前所用药物的作用和不良反应，取得病人配合后，给予用药指导。特别是对于易发生过敏反应的药物，使用前应在充分评估后按照要求做过敏试验，结果为阴性方可使用。备好后的药物应及时分发使用，避免久置后引起药物污染或药效降低。当两种或两种以上药物联合使用时，应注意核查有无配伍禁忌。

（四）密切观察用药反应

给药后要监测病人的病情变化，动态评价药物疗效，及时发现不良反应，并做好记录。对于易引起过敏反应或毒副反应较大的药物，更应密切观察。如给药过程中发现给药错误，应立即报告护士长、医生，协助医生做紧急处理，密切观察病人病情变化以减少或消除由于差错造成的不良后果，并向病人及家属解释。

三、给药途径

给药途径的选择主要根据药物的性质、剂型、机体组织对药物的吸收情况和治疗需要来确定。目前临床常用的给药途径有：口服给药、舌下含服、吸入给药、皮肤黏膜给药、直肠给药、注射给药（皮内、皮下、肌内、静脉注射）等。

给药途径的吸收顺序：除动、静脉注射药液直接进入血液循环外，其他的给药途径均需要一个吸收过程，吸收顺序由快到慢依次是：雾化吸入>舌下含服>直肠给药>肌内注射>皮下注射>口服给药>皮肤给药。

四、给药的次数与时间

给药次数与时间间隔的取决因素主要有：药物的半衰期、药物的特性、人体的生理节奏。给药时，需考虑药物在机体内能维持血液中的有效浓度，发挥最大药效而不产生毒性反应，同时需兼顾药物的特性及人体的生理节奏。给药过程中医院临床给药常用外文缩写与中文译意详见表 11-2 所示。

表 11-2　医院临床给药常用外文缩写与中文译意

外文缩写	拉丁文/美语	中文译意
qd	quaqua die/everyday	每日 1 次
bid	bis in die/twice a day	每日 2 次
tid	ter in die/three times a day	每日 3 次
qid	quater in die/four times a day	每日 4 次
qh	quater hora/every hour	每小时 1 次
q2h	quater secundo hora/every 2 hour	每 2 小时 1 次
q4h	Quaque quarta hora/every 4 hour	每 4 小时 1 次
q6h	quater sexta hora/every 6 hour	每 6 小时 1 次
qm	quaque mane/every morning	每晨 1 次
qn	quaque nocte/every night	每晚 1 次
qod	quaque omni die/every other day	隔日 1 次
ac	ante cibum/before meals	饭前
pc	post cibum/after meals	饭后
hs	hora somni/at bed time	临睡前
am	ante meridiem/before noon	上午
pm	post meridiem/after noon	下午
st	statim/immediately	立即

续表

外文缩写	拉丁文/美语	中文译意
DC	discontinue	停止
prn	pro renata/asnecessary	需要时（长期）
sos	si opus sit/one dose if necessary	需要时（限用 1 次，12 h 内有效）
12n	/12 clock at noon	中午 12 时
12mn	/midnight	午夜
gtt	gutta/drip	滴
g	/gram	克
mL	/milliliter	毫升
aa	ana/of each	各
ad	ad/up to	加至
RP，R	Prescription/recipe	处方/请取
OD	oculus dexter/right eye	右眼
OS	oculus sinister/left eye	左眼
OU	oculus unitus/both eyes	双眼
AS	auris sinistra/left ear	左耳
AD	auris dextra/right ear	右耳
AU	arues unitas/both ears	双耳
ID	injection intradermica/intradermic(injection)	皮内注射
H	injectio hypodermica/hypodermic(injection)	皮下注射
IM/iv	injectio muscularis/intramuscular（injection）	肌内注射
IV/iv	injectio venosa/intravenous(injection)	静脉注射
Ivgg/ivdrp	injectio venosa gutta/intravenousdrip	静脉滴注
po	per os/oralmedication	口服
tab	taballa/tablet	片剂
comp	compositus/compound	复方
pil	pilula/pill	丸剂
lot	lotio/lotion	洗剂
mist	mistura/mixture	合剂
tr	tincture/tincture	酊剂
pulv	pulvis/powder	粉剂/散剂
ext	extractum/extract	浸膏
cap	capsula/capsule	胶囊
sup	suppositoriumI/suppository	栓剂
syr	syrupus/syrup	糖浆剂
ung	unguentum/ointment	软膏剂
inj	injectio/injection	注射剂

五、影响药物疗效的因素

药物应用后在体内产生的作用常常受到多种因素的影响，例如药物的剂量、制剂、给药途径、联合应用、病人的生理因素、病理状态等，都可影响到药物的作用，不仅影响药物作用的强度，有时还可改变药物作用的性质。护士在临床应用药物时，除应了解各种药物的作用、用途外，还有必要了解影响药物作用的一些因素，以便更好地掌握药物使用的规律，充分发挥药物的治疗作用，避免引起不良反应。

（一）药物因素

1．药物剂量

药物剂量可以决定药物和机体组织相互作用的浓度，因而在一定范围内，剂量越大，药物的浓度越高，作用也越强；剂量小，作用就小。当剂量超过一定限度后则会产生中毒反应。有些药物中毒剂量与治疗剂量非常接近，用药安全范围小，如洋地黄类药物在使用时，应注意观察病人临床表现，特别是有无出现恶心、呕吐等胃肠道反应，或黄绿视觉、视物模糊及心律失常等中毒反应情况。

2．药物剂型

同一药物的不同剂型由于吸收量与速度不同，从而影响药效的快慢和强弱。如口服给药时，液体制剂比固体制剂吸收快；肌内注射时，水溶液比混悬液、油剂吸收快，因而药物作用产生疗效也较快。

3．不同的给药途径与时间

不同的给药途径和不同的给药时间均能影响药效的强弱，甚至个别药物会出现质的差别。如硫酸镁口服给药产生缓泻和利胆作用，肌内注射则产生抗惊厥和降压作用。应根据病人的具体情况，选择恰当的给药途径，充分发挥药物的治疗作用，减少不良反应的发生。用药的次数与间隔时间取决于药物的半衰期，应根据病人的具体情况，以维持药物在血中的有效浓度为最佳选择。用药时间要综合考虑药物性质及其吸收情况、对消化道的刺激性、药物作用时间等因素。医院常用给药时间安排见表 11-3。

表 11-3　医院常用给药时间安排（外文缩写）

给药时间	安　排	给药时间	安　排
qm	6am	q2h	6am，8am，10am，12n，2pm…
qd	8am	q3h	6am，9am，12n，3pm，6pm…
bid	8am，4pm	q4h	8am，12n，4pm，8pm，12mn，4am…
tid	8am，12n，4pm	q6h	8am，2pm，8pm，2am
qid	8am，12n，4pm，8pm	qn	8pm

4．联合用药

在临床上，为了达到治疗目的而将两种或两种以上的药物联合使用，称为联合用药。其目的不外乎增强疗效或对抗不良反应。两种或两种以上药物配伍在一起，引起药理上或物理化学上的变化，影响治疗效果甚至影响病人用药安全，这种情况称为配伍禁忌。在临床用药中应多发挥联合用药中药物的协同作用，增强疗效，减少副作用，避开配伍禁忌。此外，也可利用拮抗作用减少药物的副作用。例如，异烟肼和乙胺丁醇合用能增强抗结核作用，乙胺丁醇还可以延缓异烟肼耐药性的产生。但有些药物联用则会降低药效甚至导致严重的不良反应，如庆大霉素与利尿酸钠及呋塞米配伍可致永久性耳聋，与阿米卡星、链霉素配伍可导致肾功能损害、神经性耳聋等。又如，维生素C与磺胺类合用会使药效降低；静脉滴注青霉素的病人不能同时口服琥乙红霉素，因为后者可干扰青霉素的杀菌效能。无论药物相互作用或配伍禁忌，都会影响药物的疗效及其安全性，必须注意分析，加以妥善处理。

临床案例：

注意药物的配伍禁忌

癌症晚期病人张某某呼吸道感染，又因伴有低热，医生开出医嘱静脉输注双黄连。经过微生物室监测后提示敏感药物为左氧氟沙星。在10:30静脉输注左氧氟沙星后，接着输注双黄连药物，两个药物有部分混合，不到10:40，病人突然出现呼吸困难等过敏性反应，病人于12:20抢救无效死亡。医院及有关部门成立联合调查组，后负有责任的医生和护士都被依法依规严肃处理。

临床点评：左氧氟沙星属于喹诺酮类药物中的一种。其使用说明书中明确指出：左氧氟沙星和双黄连注射剂联合用药存在严重不良反应。而且有混合使用出现的不良反应病例，建议口服使用双黄连，减少静脉输注。医生和护士都没有仔细阅读药物说明书，造成不良后果。在临床上还有其他的药物配伍禁忌，我们都要牢记，养成慎独的精神，不可以掉以轻心，拿病人的生命开玩笑。

（二）机体因素

1．生理因素

（1）年龄与体重：一般药物用量与体重成正比，通常所说的药物使用的“常用量”是针对14～60岁的个体而言。儿童用药量首先应考虑体重的差异，通常可按比例折算，也要注意儿童对药物的敏感性与成人不同。婴儿，特别是早产儿、新生儿，肝药酶尚未发育完善，药物的消除及持续时间延长。老年人的生理功能和代偿适应能力都逐渐衰退，对药物的代谢和排泄机能降低，因此对药物的耐受性较差，故用药剂量一般应比成人量减少。另外，老年人随着年龄的增长记忆力逐渐衰退，导致服药的依从性较差，应注意督促其按医嘱规律服药。

（2）性别：性别对药物的反应在性质上并无差异，但女性多数比男性对药物较敏感。妇女有月经、妊娠、分娩、哺乳等特殊时期，用药时应适当注意。

（3）个体差异：不同病人对同一种药物的反应往往存在很大差异，这种个体之间对同一药物的反应所产生的明显差异，称为药物的差异性。其表现有三种形式：①高敏性：个体对药物作用特别敏感，应用小剂量即能产生毒性反应。②耐受性：机体对药物的反应性降低，可耐受较大剂量而不产生中毒症状。耐受性有先天性和后天获得性之分，前者可长期保留，后者是反复应用一种药物后逐渐形成的。③ 特异质反应：有些人对某种药物的反应与该药通常所表现的作用完全不同，这就是特异质。许多特异质反应是遗传性化学缺陷。例如，伯氨喹及同类药对特异质者，使用治疗量就会引起溶血（黄疸）反应，而对一般人则仅在中毒量才偶见出现。研究表明，这种病人的红细胞缺乏具有保护作用的葡萄糖-6-磷酸脱氢酶，因而细胞膜易遭伯氨喹破坏。这种人对磺胺、乙酰苯胺等药物和蚕豆等食物可发生溶血反应。

（4）营养状况：在营养不足、体重减轻的情况下，由于血浆蛋白不足，结合药物能力较小，肝药酶活性较低，甘氨酸、半胱氨酸与药物结合能力低下，故对药物作用较为敏感。

2．病理状态

病人病理状态可以影响中枢神经系统、内分泌系统，以及其他效应器官的反应性，因而能改变药物的作用。例如，正常人服用利尿药后血压并不明显下降，高血压者则明显降低；退热药只对发热病人有降温作用；甲状腺机能亢进的病人对小量肾上腺素即起强烈的升压反应。肝功能不全时，将会加强肝灭活药物的毒性。肾脏功能不全时，药物可在体内蓄积，以致达到中毒浓度，引起不良反应，甚至发生严重后果。在循环机能不足、休克和脱水情况下，药物的吸收、转运发生障碍，在临床用药时应加以考虑以上影响因素。

3．心理行为因素

病人的精神状态与药物的治疗效果有密切关系。乐观的情绪对疾病的痊愈产生有利的影响。相反，如果病人对疾病有很重的思想包袱，悲观失望，往往会降低治疗效果。

（三）其他因素

其他因素如病原体的抗药性（耐药性）、医疗环境条件等，也都对药物作用有一定影响，都应给予足够的重视。

第二节 口服给药法

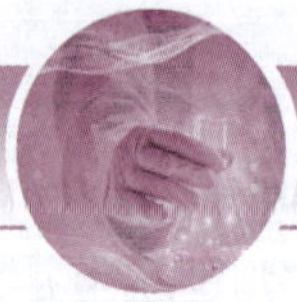

一、口服给药法概述

口服给药是药物疗法最常采用的给药方式，药物经胃肠道黏膜吸收进入血液循环，可达到局部治疗和全身治疗的目的。其优点体现在：最常用、方便、经济、安全、适用范围广。其缺点体现在：吸收慢，不适用于急救；对意识不清、呕吐不止、禁食等病人不宜用此法。

二、口服给药的目的

（1）减轻症状。

（2）治疗疾病。

（3）维持正常生理功能。

（4）协助诊断。

（5）预防疾病。

三、操作过程

【操作前准备】

1．评估病人并解释

① 评估：病人的年龄、病情、意识、治疗情况、心理状态及合作程度；病人的吞咽能力，有无口腔、食管疾患，有无恶心、呕吐状况；病人是否配合服药及遵医行为；病人对药物相关知识了解程度。

② 解释：向病人及家属解释给药的目的、方法、注意事项及配合要点。

2．护士准备

着装整洁，洗手，戴口罩；熟悉药物的药理作用和用法。

3．病人准备

让病人了解所用药物的形状、作用、副作用，以及用药的目的和注意事项。

4．用物准备

各种常用药物、服药本、小药卡、药盘、药杯、药匙、量杯、滴管、研钵、湿纱布、包药纸（药袋）、治疗巾、小水壶（内盛温开水）、饮水管和药车（病人所需口服药物如果由中心药房负责准备，则病区护士负责把服药车、医生处方送至中心药房，中心药房的药剂师负责摆药、核对，并将服药车上锁，外勤人员将服药车送至病区。）

5．环境准备

备药环境清洁、安静且光线充足。

【操作步骤】

口服给药的操作步骤、操作要点及操作说明见表 11-4。

表 11-4　口服给药法

操作步骤	操作要点	操作说明
备药（病人所需口服药物如果由中心药房负责准备则由中心药房完成此项工作）		
（1）备物核对	① 备齐用物，擦净药盘 ② 核对服药本、小药卡及药物，按床号顺序将小药卡插入药盘，放好药杯 ③ 对照服药本上的床号、姓名、药名、浓度、剂量、时间进行配药	严格执行“三查八对”制度
（2）正确取药	根据药物剂型采用相应的取药方法 ▲ 固体药 左手拿药瓶，瓶签朝向自己，右手用药勺取出所需药量，放入药杯 ▲ 液体药	① 先备固体药，后备水剂与油剂 ② 避免药液内溶质沉淀而影响给药浓度 ③ 保证剂量准确，防止药液沾湿瓶签

续表

操作步骤	操作要点	操作说明
（2）正确取药	① 摇匀药液，打开瓶盖，瓶盖内面朝上 ② 左手持量杯，拇指置于所需刻度，并使其与视线平，右手持药瓶，使有瓶签的一面朝上，倒药液至所需刻度处 ③ 将药液倒入药杯 a. 油剂、按滴计算的药液或药量不足1 mL时，应先在药杯内倒入少许温开水，再用滴管吸取药液 b. 不宜稀释的药物，可用滴管直接滴入病人口中 ④ 用湿纱布擦净瓶口，将药瓶放回原处	④ 以免药液附着杯壁，影响剂量 ⑤ 1 mL以15滴计算，吸药时勿将药液吸入橡皮内，滴药时滴管稍稍倾斜，保证药量准确
（3）再次核对	摆药完毕，将物品放回原处，并根据服药本重新核对一遍，盖上治疗巾备用	确保正确无误
发药		
（1）请人核对	发药前，须请另一护士再核对一次	确保用药安全
（2）发药准备	洗手，在规定时间内携带服药本、发药盘、温开水，送药至病人床前	不同病人的药物不可同时取出，以免发生错误
（3）核对解释	① 再次核对床号、姓名、药名、浓度、剂量、时间、方法、床头卡，并询问病人名字，得到准确应答后再发药 ② 协助病人取舒适体位，按需要向病人解释服药的目的与注意事项	如病人提出疑问，应重新核对后再发药
（4）协助用药	① 提供温开水，协助病人服药 ② 确认病人服药后方能离开 ③ 药杯放回时应再次查对一次	① 对危重病人及不能自行服药病人应喂药 ② 协助特殊病人服药，特别是麻醉药、催眠药、抗肿瘤药等 ③ 鼻饲病人须将药物碾碎，用水溶解后，从胃管注入，再用少量温开水冲进胃管
（5）发药后处理	① 发药完毕后，药袋按要求作相应处理，清洁发药车 ② 观察并记录，洗手	① 防止交叉感染 ② 观察药物疗效，若有异常，及时与医生联系，酌情处理；记录药物名称、剂量、服药的时间及药物疗效、副作用等

四、注意事项

（1）严格执行查对制度和无菌操作原则。

（2）需吞服的药物通常用 40 ~ 60 °C 温开水送下，不要用茶水服药。

（3）婴幼儿、鼻饲或上消化道出血病人所用的固体药，发药前需将药片研碎。

（4）增加或停用某种药物时，应及时告知病人。

（5）注意药物之间的配伍禁忌。

（6）发药过程应尽量做到“送药到手，看服到口，不在带走”。如果发药过程中病人因做治疗或其他原因不在病房，护士应做好交接工作。

五、健康教育

（1）对牙齿有腐蚀作用的药物，如酸类和铁剂，应用吸水管吸服后漱口，以保护牙齿。

（2）健胃药宜在饭前服，助消化药及对胃黏膜有刺激性的药物宜在饭后服，催眠药在睡前服，驱虫药宜在空腹或半空腹服用。

（3）缓释片、肠溶片、胶囊吞服时不可嚼碎；舌下含片应放舌下或两颊黏膜与牙齿之间待其溶化。

（4）抗生素及磺胺类药物应准时服药，以保证有效的血药浓度。

（5）服用对呼吸道黏膜起安抚作用的药物如止咳糖浆后不宜立即饮水。

（6）某些磺胺类药物经肾脏排出，尿少时易析出结晶堵塞肾小管，服药后要多饮水。

（7）服强心苷类药物时需加强对心率、节律的监测，脉率低于每分钟 60 次或节律不齐时应暂停服用，并告知医生。

第三节 吸入给药法

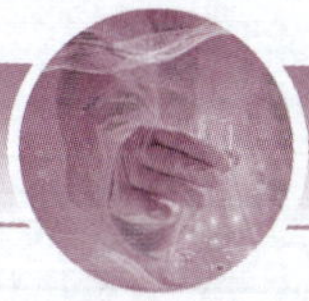

吸入给药法是应用雾化装置将药液分散成细小的雾滴以气雾状喷出，使其悬浮在气体中经鼻或口由呼吸道吸入，达到预防和治疗疾病的目的。吸入药物除了对呼吸道局部产生作用外，还可通过肺组织吸收而产生全身性疗效。雾化吸入用药具有奏效较快、药物用量较小、不良反应较轻的优点，临床应用广泛。常用的雾化吸入法有超声波雾化吸入法、氧气雾化吸入法和手压式雾化器雾化吸入法。

一、超声波雾化吸入法

（一）定 义

超声波雾化吸入法是应用超声波声能，使药液形成细微的气雾状，再由呼吸道吸入，从而达到预防和治疗疾病的目的。

（二）常用雾化药物及其作用

常用雾化药物及其作用详见表 11-5。

表 11-5 常用雾化药物及其作用

药物名称	作用
盐酸氨溴索、α-糜蛋白酶	稀释痰液，帮助祛痰，常用于气管切开术后、痰液黏稠等
庆大霉素	预防和控制呼吸道感染，常用于胸部手术前后、呼吸道感染
氨茶碱、沙丁胺醇	解除支气管痉挛，常用于支气管哮喘病人
5-氟尿嘧啶	治疗胃癌
地塞米松	减轻呼吸道黏膜水肿

（三）超声波雾化吸入器构造

超声波雾化吸入器由四部分组成，包括超声波发生器、水槽与晶体换能器、雾化罐与透声膜、螺纹管和口含嘴等（图 11-1）。

（1）超声波发生器：其面板上有电源和雾量调节开关，指示灯及定时器，通电后能输出高频电能。

（2）水槽与晶体换能器：水槽内盛冷蒸馏水，其底部有一晶体换能器，用于接收发生器输出的高频电能，将其转化为超声波声能。

（3）雾化罐与透声膜：雾化罐盛药液，其底部有一半为透明的透声膜，声能可透过此膜与罐内药液作用，产生雾滴喷出。

（4）螺纹管和口含嘴（或面罩）：传递雾状药液到呼吸道。

注：型号不同其构造及操作要点略有差异，但原理基本相同。

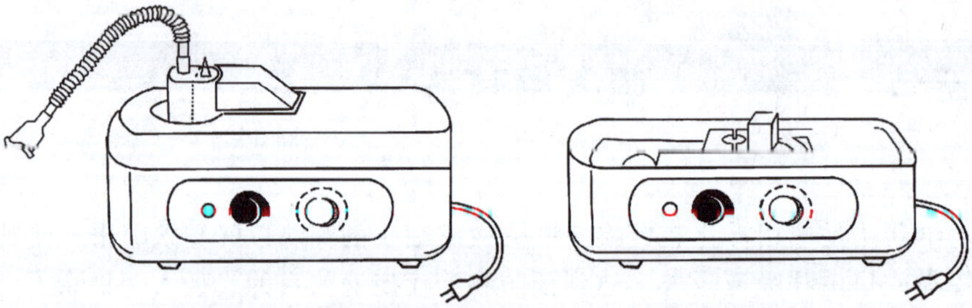

图 11-1 超声雾化器

（四）目　的

（1）湿化气道。常用于气道不畅、痰液黏稠、呼吸道湿化不足者，同样也可作为气管切开术后常规治疗手段。

（2）控制呼吸道感染，消除炎症。常用于肺炎、肺脓肿、咽喉炎、肺结核等病人。

（3）改善通气功能。解除呼吸道痉挛，保持气道通畅。常用于支气管哮喘等病人。

（4）镇咳祛痰。减轻呼吸道黏膜水肿，稀释痰液，帮助祛痰。

（五）操作方法

【操作前准备】

1．评估病人并解释

（1）评估。

① 病人病情、治疗情况、用药史、过敏史。

② 病人意识状态、肢体活动度。

③ 病人认知程度、健康知识、心理状况。

④ 病人呼吸道状况等。

（2）解释。告知病人及其家属雾化吸入的目的、雾化药物及其作用。

2．病人准备

（1）了解超声波雾化吸入法的目的、药物作用、方法、注意事项及配合要点。

（2）病人体位：卧位或坐位。

3．环境准备

整洁、安全、宽敞，温湿度适宜。

4．护士准备

着装整洁、指甲修剪、洗手、戴口罩。

5．用物准备

（1）超声波雾化吸入器。

（2）温度计、冷蒸馏水、生理盐水、治疗巾、纱布、弯盘。

（3）药物：① 抗生素：如庆大霉素、卡那霉素等。② 解痉平喘药：如氨茶碱、沙丁胺醇。③ 祛痰药：常用糜蛋白酶、盐酸氨溴索。④ 糖皮质激素：常用地塞米松等。

（4）其他：锐器盒、医用垃圾桶、生活垃圾桶。

【操作步骤】

超声波雾化吸入法的操作步骤、操作要点及操作说明见表11-6。

表11-6　超声波雾化吸入法

操作步骤	操作要点	操作说明
（1）检查	使用前检查雾化器	检查各部件完好性，是否可以使用
（2）连接	连接雾化器主件与附件	连接是否正确、有无松动、脱落等异常情况
（3）加水	加冷蒸馏水于水槽内，且水应没过透声膜，注水量视不同类型的雾化器而定	水槽和雾化罐内禁加温水或热水；水槽内无水时，禁止开机，避免仪器损坏

续表

操作步骤	操作要点	操作说明
（4）加药	遵医嘱稀释药液，用生理盐水稀释药液至 30～50 mL，倒入雾化罐内，检查无漏水后，将雾化罐放入水槽，盖紧水槽盖	晶体换能器及透声膜易破碎，操作中注意保护。
（5）开始雾化	① 床边核对。携用物至病人床旁，核对病人床号、姓名、手腕带信息等 ② 安置体位。协助病人取卧位或坐位	严格执行“三查八对”制度
	③ 雾量调节 a. 接通电源：打开电源开关，预热 3～5 min b. 定时 c. 打开雾化开关，调节雾量 ④ 二次核对：执行“三查八对”制度 ⑤ 雾化吸入：将口含嘴放入病人口中（可用面罩），指导病人做闭口深呼吸，进行雾化吸入 ⑥ 再次核对：执行“三查八对”制度	禁止擅自调节雾量 ① 雾量调节大档：3 L/min；中档：2 L/min；小档 1 L/min ② 一般 15～20 min/次 在实施雾化吸入的过程中须注意： ① 水槽内须有足量冷水 ② 若水温超过 50 °C，应关机更换或加入冷蒸馏水 ③ 若雾化罐药液过少可直接从盖上小孔注入
（6）结束雾化	① 治疗完毕，取下口含嘴 ② 关雾化、电源开关：先关雾化开关再关电源	连续使用雾化器时，中间需间隔 30 min
（7）操作后处理	① 协助病人擦干面部，进行口腔护理，取舒适卧位，整理床单位 ② 用物整理、消毒 ③ 洗手，记录	① 口含嘴、雾化罐、螺纹管浸泡于消毒液内 1 h 后洗净晾干备用 ② 记录雾化时间，病人反应及效果

（六）注意事项

（1）开始时，先开电源开关，再开雾量调节开关；治疗毕，先关雾化开关，再关电源开关，避免损坏雾化器。

（2）水槽内应保持足够的水量；水槽和雾化罐切忌加温水或热水，水温不宜超过 50 °C。

（3）注意保护雾化罐透声膜及水槽底部晶体换能器，在操作及清洗过程中，动作要轻缓，防止其损坏。

（4）使用后将雾化罐、口含嘴和螺纹管浸泡消毒 1 h，再清洗擦干备用。

（5）观察病人排痰情况，必要时予以物理排痰。

二、氧气雾化吸入法

（一）定　义

借助高速氧气气流，将药液以气雾状，随吸气进入呼吸道。

（二）原　理

利用气体射流原理，借助高速气流通过毛细管并在管口产生负压，将药液由接邻的小管吸出；所吸出的药液又被毛细管口高速的气流撞击成微小雾滴悬浮于空气中，随着病人的呼吸进入呼吸道从而达到治疗的效果（图 11-2）。

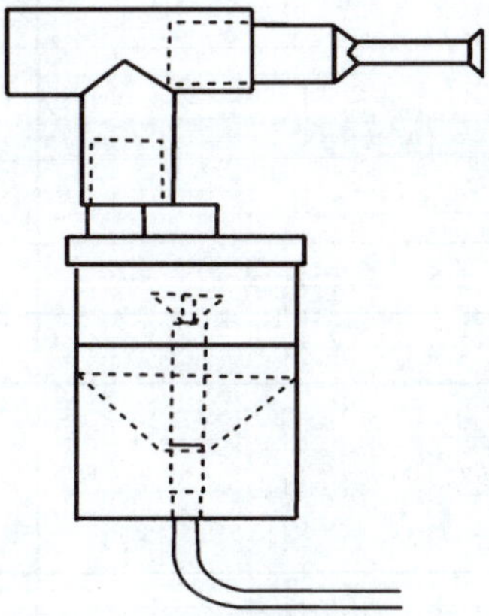

图 11-2　氧气雾化吸入器

（三）目　的

同超声波雾化吸入法。

（四）操作方法

【操作前准备】

1．评估病人并解释

评估病人的年龄、病情、意识、治疗情况、心理状态及合作程度；病人是否配合及遵医行为；病人对药物相关知识了解程度。告知病人及其家属准备雾化吸入、雾化药物及作用。

2．病人准备

让病人了解所用药物的作用、雾化方法、配合要点和注意事项。

3．环境准备

环境清洁、安静，光线充足、温湿度适宜。

4．护士准备

衣帽整洁、修剪指甲、洗手、戴口罩。

5．用物准备

（1）氧气雾化吸入器、氧气装置 1 套、弯盘、药液、纱布、生理盐水。

（2）锐器盒、医用垃圾桶、生活垃圾桶。

【操作步骤】

氧气雾化吸入操作步骤、操作要点及操作说明见表 11-7。

表 11-7　氧气雾化吸入法

操作步骤	操作要点	操作说明
（1）检查	使用前检查仪器各部件完好性、有无松动、脱落、漏气等异常情况	
（2）加药：稀释药液	遵医嘱将药液稀释至 5 ml，注入雾化器药杯内	
（3）核对	携用物至病人床旁，核对病人床号、姓名、手腕带信息等	严格执行“三查八对”制度
（4）连接	将雾化器的接气口连接于氧气筒或中心吸氧装置的输氧管上	氧气湿化瓶内勿放水，避免液体进入雾化吸入器内使药液稀释
（5）调节氧流量	调节氧流量，一般为 6～8 L/min	
（6）二次核对		核对“八对”内容
（7）开始雾化	指导病人手持雾化器，将吸嘴放入病人口中，病人紧闭嘴唇深吸气，用鼻呼气，如此反复，直至药液吸完为止	嘱病人深吸气，使药液充分到达细支气管和肺内，可提高治疗效果
（8）再次核对		进行“三查八对”
（9）结束雾化	取出雾化器，关闭氧气开关	
（10）操作后处理	① 协助病人擦干面部，清洁口腔，取舒适卧位，整理床单位 ② 清理用物 ③ 洗手，记录	记录雾化开始与持续时间，病人的反应及效果

（五）注意事项

（1）正确使用供氧装置，注意用氧安全，切勿擅自调节氧流量大小。

（2）氧气湿化瓶内勿盛水，避免液体进入雾化器内稀释药液。

（3）观察及协助病人排痰，及时观察并记录痰液排出情况，必要时予以物理排痰。

（4）使用雾化器时，应取下湿化瓶，防止湿化瓶老化。

（5）雾化前半小时尽量不进食，避免雾化过程中气雾刺激，引起呕吐。

（6）每次雾化完要及时洗脸或用湿毛巾抹干净口鼻部留下的雾珠，防止残留雾滴刺激口鼻皮肤，引起皮肤过敏或受损。

（7）雾化液应现配现用。

视频 11-1　氧气雾化吸入

三、手压式雾化器雾化吸入法

（一）定　义

手压式雾化器雾化吸入法是用拇指按压雾化器顶部，使药液从喷嘴喷出，形成雾滴喷洒于口咽部、气管、支气管，药物经黏膜吸收的治疗方法（图 11-3）。

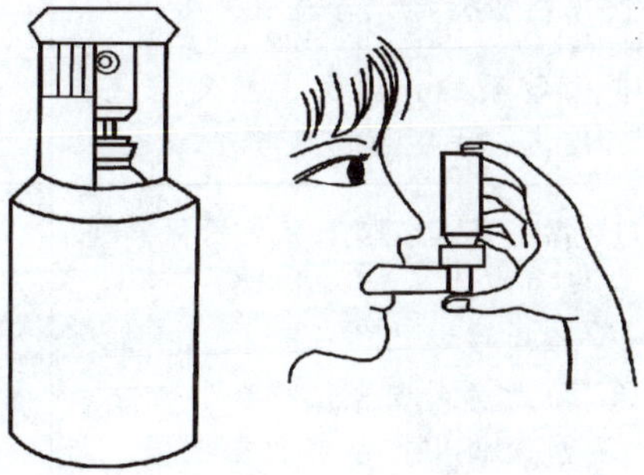

图 11-3　手压式雾化器及吸入法

（二）使用药物

此给药法主要用于吸入拟肾上腺素类药、氨茶碱或沙丁胺醇等支气管解痉药。

（三）适用范围

适用于支气管哮喘、喘息性支气管炎病人的对症治疗。

（四）应用目的

改善病人通气功能。

（五）操作方法

【操作前准备】

1．评估病人并解释

同超声波雾化吸入法。

2．病人准备

同超声波雾化吸入法。

3．护士准备

衣帽整洁、修剪指甲、洗手、戴口罩。

4．环境准备

环境清洁、安静，光线充足、温湿度适宜。

5．用物准备

遵医嘱准备手压式雾化器及药物。

【操作步骤】

手压式雾化吸入法的操作步骤、操作要点及操作说明见表 11-8。

表 11-8　手压式雾化吸入法

操作步骤	操作要点	操作说明
（1）检查	使用前检查雾化器是否完好	
（2）核对	携用物至病人床旁，核对病人床号、姓名、手腕带信息等	严格执行“三查八对”制度
（3）开始雾化	① 摇匀药液：取下雾化器保护盖，充分摇匀药液 ② 二次核对 ③ 协助病人取坐位或半坐卧位 ④ 放入口中：将雾化器倒置，接口端放入口中，平静呼气，紧闭嘴唇 ⑤ 按压喷药：吸气开始时，按压气雾瓶顶部，使药物喷入口咽部，然后深吸气，将药物吸入，尽可能延长屏气时间，再呼气，反复 1～2 次 ⑥ 再次核对	① 操作中查对：病人床号、姓名、药名、浓度、剂量、给药方法、时间及药物有效期 ② 深吸气、屏气，使药液充分到达细支气管和肺内，可提高治疗效果 ③ 操作后查对内容同操作中查对
（4）结束雾化	取出雾化器，关闭氧气开关	
（5）操作后处理	① 协助病人清洁口腔，取舒适卧位，整理床单位 ② 清理用物 ③ 洗手，记录	① 雾化器的塑料外壳应定期温水清洁 ② 记录雾化开始与持续时间，病人的反应及效果

（六）注意事项

（1）喷雾器使用后应放置阴凉处（30 °C 以下）保存，外壳定期用温水清洁。

（2）使用前检查雾化器完好性，有无松动、脱落等异常情况。

（3）药液随着深吸气的动作经口腔吸入，应尽可能延长屏气时间，最好坚持 10 s，然后呼气。

（4）每次 1～2 喷。两次雾化吸入使用间隔不少于 3～4 h。

（七）健康教育

（1）指导病人或家属正确使用手压式雾化吸入器给药方法。

（2）教会病人评价疗效，提醒病人当疗效不满意时，不能随意增加或减少用量或缩短用药间隔时间，以免加重不良反应。

（3）帮助病人分析并解释引起呼吸道痉挛的原因和诱因，指导其选择适宜的运动，预防呼吸道感染。

第四节　注射给药法

注射给药法是指将无菌药液或生物制剂注入体内的方法，以达到诊断、预防和治疗疾病的目的。

常用注射法包括皮内注射、皮下注射、肌内注射、静脉注射及动脉注射。注射给药的优点是药物吸收快，血药浓度迅速升高，适用于因各种原因不宜口服给药或需快速发挥药效的病人。但注射给药也存在一些缺点，如组织损伤、疼痛、潜在并发症等；注射给药的不良反应往往出现迅速，处理相对困难。

一、注射原则

1．严格遵守无菌操作原则

（1）注射场所空气清洁，用物准备齐全，符合无菌操作要求。

（2）注射前护士必须修剪指甲、洗手、戴口罩、衣帽整洁。

（3）注射器内壁、活塞轴、乳头、针梗、针尖及针栓内壁必须保持无菌。

（4）注射部位皮肤按要求进行消毒。

① 常规皮肤消毒：用棉签蘸 2% 碘酊，以注射点为中心向外螺旋式旋转消毒，消毒直径应在 5 cm 以上，待碘酊干后再用 75% 乙醇同法脱碘。

② 也可使用 0.5% 碘伏消毒，不需脱碘。

2．严格执行查对制度

（1）做好“三查八对”，确保准确无误给药。

（2）检查药液质量，如发现药液过期、混浊、沉淀、变色、变质或安瓿有裂痕等现象，则不可使用。

（3）如同时注射多种药物，应检查药物有无配伍禁忌。

3．严格执行消毒隔离制度

（1）注射时做到一人一套物品，包括注射器、针头、止血带、垫巾等。

（2）所用物品须按消毒隔离制度处理：对一次性物品应按规定处理（针头置于锐器盒，集中焚烧；注射空筒与活塞分离，毁形后集中置于医用垃圾袋中统一处理），不可随意丢弃。

4．选择合适的注射器和针头

（1）据药物剂量、黏稠度和刺激性的强弱选择注射器和针头（表 11-9）。

表 11-9　各种注射法选用注射器和针头的规格与型号

注射法	注射器规格	针头型号
皮内注射	1 mL	$4\frac{1}{2}$号
皮下注射	1 mL、2 mL	5～6 号
肌内注射	2 mL、5 mL	6～7 号
静脉注射	5、10、20、30、50、100 mL	6～9 号

（2）注射器应完整无损，不漏气；针头应锐利、无钩、不弯曲、不生锈；注射器和针头衔接须紧密；一次性注射器包装密封不漏气，且须在有效时间内使用。

5．选择合适的注射部位

注射部位应避开神经、血管处（动、静脉注射除外）。不可在炎症、化脓感染、瘢痕、硬结及患皮肤病处进针。对长期注射的病人，应有计划地更换注射部位。

6．注射药液现配现用

药液在规定注射时间临时抽取，及时注射，以防药物效价降低或被污染。

7．进针前排尽空气

注射前必须排尽注射器内空气，特别是静脉注射，以防气体进入血管形成栓塞。排气时应防止药液浪费。

8．注药前检查回血

进针后、注射药液前，务必抽动活塞检查有无回血。静脉注射必须见有回血后方可注入药物。皮下、肌内注射无回血方可注射，如有回血，须拔出针头重新进针，不可将药液注入血管内。

9．掌握合适的进针角度和深度

（1）各种注射法分别有不同的进针角度和深度要求（图 11-4）。

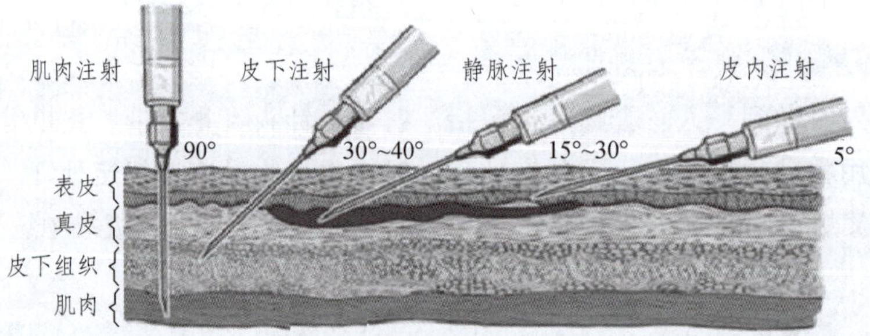

图 11-4　各种注射法的进针角度和深度

（2）进针时不可将针梗全部刺入注射部位，以防不慎断针增加处理的难度。

10．应用减轻病人疼痛的注射技术

（1）解除病人思想顾虑，分散其注意力，取合适体位，便于进针。

（2）注射时做到“二快一慢加匀速”，即进针、拔针快，推药速度慢且均匀。

（3）注射刺激性较强的药物时，应选用细长针头，进针要深。如需同时注射多种药物，一般先注射刺激性较弱的药物，再注射刺激性强的药物。

二、注射前准备

（一）用物准备

1．治疗车上层

（1）治疗盘：也称基础治疗盘，常规放置：① 无菌持物镊，放于灭菌后的干燥容器内。② 2% 碘酊、75% 乙醇或 0.5% 碘伏等皮肤消毒液。③ 无菌棉签、无菌纱布或棉球、砂轮、弯盘、开瓶器，静脉注射时备止血带、一次性垫巾等。

（2）注射器及针头：注射器由空筒和活塞组成。空筒前端为乳头，表面有刻度，活塞后部为活塞轴、活塞柄。针头由针尖、针梗和针栓三部分组成（图 11-5）。

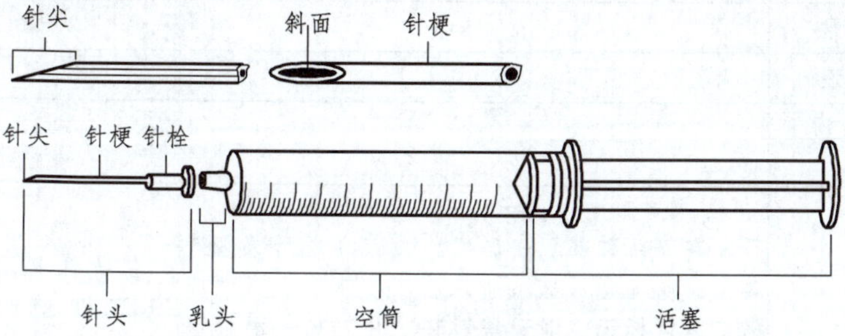

图 11-5　注射器与针头的结构

（3）注射药液：按医嘱准备。

（4）医嘱卡：作为注射给药的依据。

（5）无菌盘。

（6）手消毒液。

2．治疗车下层

锐器收集盒、医用垃圾桶、生活垃圾桶。

（二）环境准备

清洁、安静、光线适宜。

（三）护士准备

衣帽整洁，修剪指甲，洗手，戴口罩。

三、药液的抽吸技术

【目的】

应用无菌技术，用注射器从安瓿或密封瓶内准确抽吸适量药液，为注射做准备。

【操作前准备】

1．环境准备

清洁、安静、光线适宜。

2．护士准备

衣帽整洁，修剪指甲，洗手，戴口罩。

3．用物准备

同“注射前准备（一）用物准备”。

【操作步骤】

药液抽吸技术的操作步骤、操作要点及操作说明见表11-10。

表11-10　药液抽吸技术

操作步骤	操作要点	操作说明
（1）查对	查对药物的名称、浓度、剂量、有效期和质量等	严格执行无菌操作原则和查对制度
（2）铺无菌盘		
（3）抽吸药液		
▲ 自安瓿内抽吸药液		
	① 消毒折断：将安瓿尖端药液弹至体部，用砂轮在安瓿颈部划一锯痕，用75%乙醇棉签消毒后，垫无菌纱布或棉球折断安瓿。安瓿颈部若有蓝色标记，则无需划痕，用75%乙醇棉签消毒颈部后，垫无菌纱布或棉球折断安瓿	垫无菌纱布或棉球折断安瓿，以防止锐器伤
	② 抽吸药液：持注射器，将针头斜面向下置入安瓿内的液面下，持活塞柄，抽动活塞，抽吸药液（图11-6、图11-7）	① 针头不可触及安瓿外口，针尖斜面向下，利于吸药。② 抽药时不可触及活塞体部，以免污染药液
▲ 自密封瓶内抽吸药液		
① 消毒瓶塞	除去密闭瓶盖中心部分，常规消毒瓶塞，待干	
② 注入空气	注射器内吸入与所需药液等量的空气，示指固定针栓，将针头插入瓶内，注入空气	增加瓶内压力，利于吸药
③ 抽药	倒转药瓶，使针头在液面下，吸取药液至所需量	
④ 拔针	以示指固定针栓，拔出针头（图11-8）	
（4）排尽空气	将针头垂直向上，轻拉活塞，使针头内的药液流入注射器，并使气泡集于乳头口，轻推活塞，驱出气体	如注射器乳头偏向一侧，排气时，使注射器乳头向上倾斜，使气泡集中于乳头根部，轻推活塞，驱出气体
（5）再次核对	保持无菌排气毕，再次核对无误后，套上安瓿、密闭瓶或护针帽，放入无菌盘内备用	注意防止锐器伤

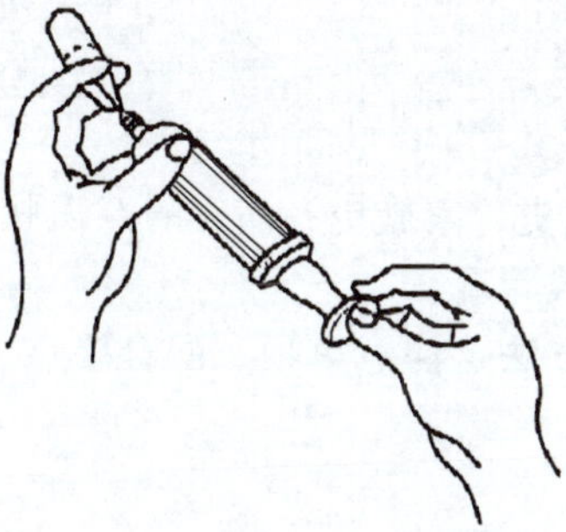

图 11-6 自小安瓿内吸取药液

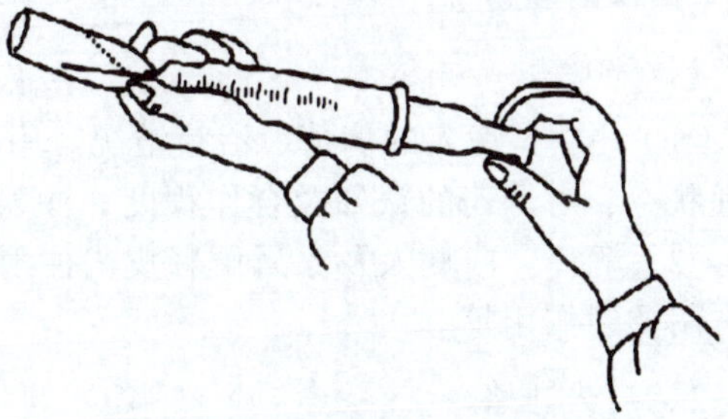

图 11-7 自大安瓿内吸取药液

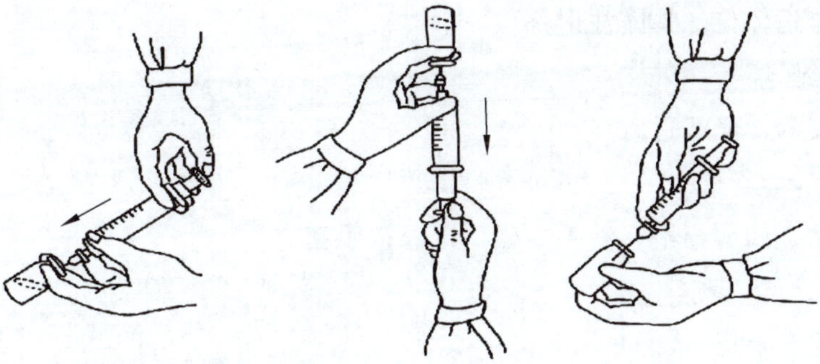

（a） （b） （c）

图 11-8 自密封瓶内吸取药液

【注意事项】

（1）严格执行无菌操作原则和查对制度。

（2）避免污染、保证准确。

（3）根据药液的性质抽取药液。

四、常用注射法

常用的注射给药法包括皮内注射、皮下注射、肌内注射和静脉注射。

（一）皮内注射法

皮内注射法（Intradermal Injection，ID）是将少量药液或生物制品注射于表皮与真皮之间的方法。

【目的】

（1）进行药物过敏试验，观察有无过敏反应。

（2）预防接种，如卡介苗。

（3）局部麻醉的起始步骤。

【注射部位】

（1）前臂掌侧下段。

（2）上臂三角肌下缘。

（3）需局部麻醉的部位。

【操作前准备】

1. 评估病人并解释

（1）评估：病人的病情、治疗情况、用药史、过敏史、家族史；病人的意识状态、心理状态、对用药的认知及合作程度；注射部位的皮肤状况。

（2）解释：向病人及家属解释皮内注射的目的、方法、注意事项、配合要点、药物作用及副作用等。

2. 病人准备

（1）了解皮内注射的目的、方法、注意事项、配合要点、药物作用及副作用。

（2）取舒适体位，暴露注射部位。

3. 环境准备

清洁、安静，光线适宜。

4. 护士准备

衣帽整洁、修剪指甲、洗手、戴口罩、戴手套。

5. 用物准备

（1）治疗车上层。

① 注射盘：内有盛无菌持物镊的无菌容器、皮肤消毒液（75% 乙醇）、无菌棉签、无菌纱布或棉球、砂轮、弯盘、启瓶器。

② 无菌盘、1 mL 注射器、4 号针头、药液（按医嘱准备）、做药物过敏试验时备 0.1% 盐酸肾上腺素。

③ 医嘱卡。

④ 一次性橡胶手套、手消毒液。

（2）治疗车下层：锐器盒、医用垃圾桶、生活垃圾桶。

【操作步骤】

以药物过敏试验为例，皮内注射的操作步骤、操作要点及操作说明见表 11-11。

表 11-11　皮内注射法

操作步骤	操作要点	操作说明
（1）抽吸药液	按医嘱抽吸药液，置于无菌盘内	严格执行查对制度和无菌操作原则
（2）床边核对	携用物至病人床旁，核对病人床号、姓名、腕带等	操作前查对，确认病人
（3）定位消毒	选择注射部位，用 75% 乙醇消毒皮肤，待干	① 根据皮内注射的目的选择部位：如药物过敏试验常选用前臂掌侧下段，因该处皮肤较薄，易于注射，且易辨认局部反应；预防接种常选用上臂三角肌下缘；局部麻醉则选择麻醉处 ② 忌用含碘消毒剂消毒，以免着色影响对局部反应的观察，以及与碘过敏反应相混淆 ③ 若病人乙醇过敏，可选择 0.9% 生理盐水进行皮肤清洁

续表

操作步骤	操作要点	操作说明
（4）核对排气	二次核对，排尽空气	操作中查对：病人床号、姓名、药名、浓度、剂量、给药方法、时间和药物有效期
（5）进针推药	左手绷紧局部皮肤，右手以平执式持注射器，针头斜面向上，与皮肤呈 5° 进针。待针头斜面完全进入皮内后，放平注射器，左手拇指固定针栓，注入药液 0.1 mL，使局部隆起形成一半球状皮丘，皮肤变白并显露毛孔（图 11-9、图 11-10）	① 进针角度不能过大，否则会刺入皮下，影响结果的观察和判断 ② 注入剂量要准确
（6）拔针观察	注射完毕，迅速拔出针头，勿按压针眼	嘱病人勿按揉注射部位，勿离开病室或注射室，20 min 后观察局部反应，做出判断
（7）再次核对		操作后查对：病人床号、姓名、药名、浓度、剂量、给药方法、时间和药物有效期
（8）操作后处理	① 协助病人取舒适卧位	
	② 清理用物	所用物品须按消毒隔离制度处理，对一次性物品应按规定处理
	③ 洗手	
	④ 记录	将过敏试验结果记录在病历上，阳性用红笔标记“+”，阴性用蓝笔或黑笔标记“－”

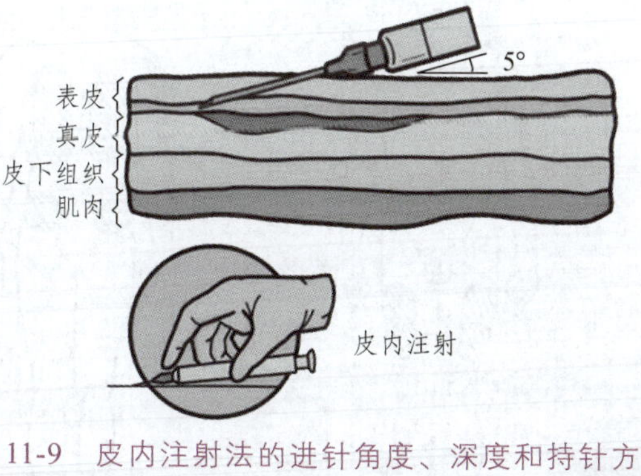

图 11-9　皮内注射法的进针角度、深度和持针方法

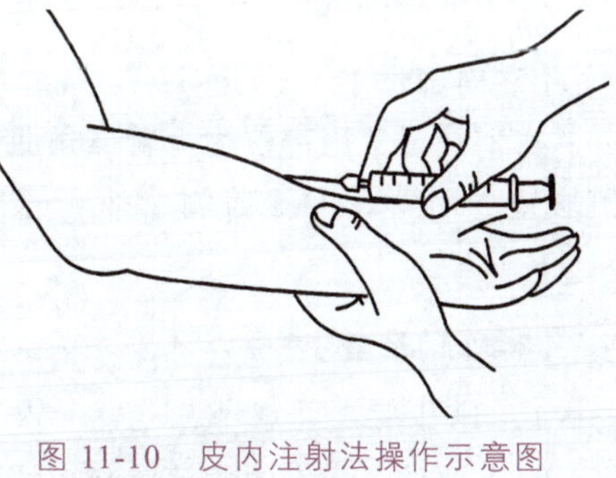

图 11-10　皮内注射法操作示意图

视频 11-2　皮内注射

【注意事项】

（1）严格执行查对制度和无菌操作制度。

（2）做药物过敏试验前，护士应详细询问病人的用药史、过敏史及家族史，如病人对需要注射的药物有过敏史，则不可作皮试，应及时与医生联系，更换其他药物。

（3）做药物过敏试验消毒皮肤时忌用含碘消毒剂，以免着色影响对局部反应的观察以及与碘过敏反应相混淆。

（4）在为病人做药物过敏试验前，要备好急救药品，以防发生意外。

（5）药物过敏试验结果如为阳性反应，应告知病人或家属，不能再用该种药物，并记录在病历上。

（6）如皮试结果不能确认或怀疑假阳性时，应采取对照试验。方法：更换注射器及针头，在另一前臂相应部位注入 0.1mL 生理盐水，20 min 后对照观察反应。

【健康教育】

（1）给病人做药物过敏试验后，嘱病人勿离开病室或注射室，20 min 后观察结果。同时告知病人，如有不适应立即通知护士，以便及时处理。

（2）拔针后指导病人勿按揉局部，以免影响结果的观察。

（二）皮下注射法

皮下注射法（Subcutaneous Injection，H）是将少量药液或生物制剂注入皮下组织的方法。

【目的】

（1）注入小剂量药物，用于不宜口服给药且需在一定时间内发生药效时，如胰岛素注射。

（2）预防接种。

（3）局部麻醉用药。

【注射部位】

皮下注射常用部位为上臂三角肌下缘、两侧腹壁、后背、大腿前侧、外侧等部位（图 11-11）。

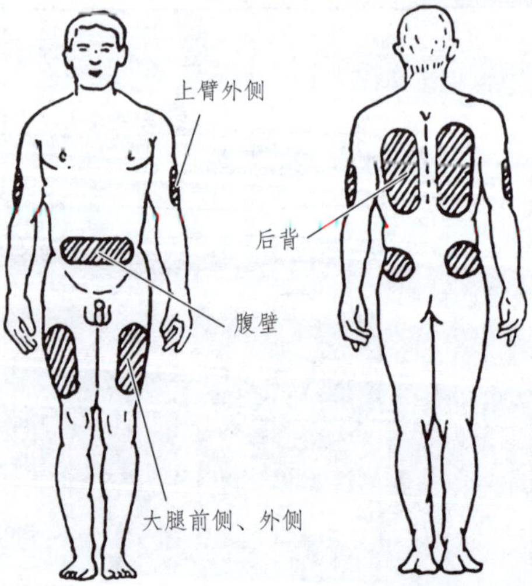

图 11-11　皮下注射常用部位

【操作前准备】

1．评估病人并解释

（1）评估：病人的病情、治疗情况、用药史、过敏史；病人的意识状态、肢体活动能力、对用药的认知及合作程度；注射部位的皮肤及皮下组织状况。

（2）解释：向病人及家属解释皮下注射的目的、方法、注意事项、配合要点、药物的作用及副作用等。

2．病人准备

（1）了解皮下注射的目的、方法、注意事项、配合要点、药物作用及其副作用。

（2）取舒适体位，暴露注射部位。

3．环境准备

清洁、安静，光线适宜，必要时用屏风遮挡病人。

4．护士准备

衣帽整洁，修剪指甲，洗手，戴口罩，戴手套。

5．用物准备

（1）治疗车上层。

① 注射盘：内有无菌持物镊的无菌容器、皮肤消毒液（2% 的碘酊、75% 乙醇，或 0.5% 碘伏）、无菌棉签、无菌纱布或棉球、砂轮、弯盘、启瓶器。

② 无菌盘、1 ~ 2 mL 注射器、5 ~ 6 号针头、药液（按医嘱准备）。

③ 医嘱卡。

④ 一次性橡胶手套、手消毒液。

（2）治疗车下层：锐器盒、医用垃圾桶、生活垃圾桶。

【操作步骤】

皮下注射的操作步骤、操作要点及操作说明见表 11-12。

表 11-12　皮下注射法

操作步骤	操作要点	操作说明
（1）抽吸药液	按医嘱抽吸药液，置于无菌盘内	严格执行查对制度和无菌操作原则
（2）床边核对	携用物至病人床旁，核对病人床号、姓名、腕带等	操作前查对，确认病人
（3）定位消毒	选择注射部位，常规消毒皮肤，待干	常选择的注射部位有上臂三角肌下缘、两侧腹壁、后背、大腿前侧、外侧等部位
（4）核对排气	二次核对，排尽空气	操作中查对：病人床号、姓名、药名、浓度、剂量、给药方法、时间和药物有效期
（5）进针推药	一手绷紧局部皮肤，一手持注射器，以示指固定针栓，针头斜面向上，与皮肤呈 30° ~ 40°，将针梗的 1/2 ~ 2/3 快速刺入皮下。松开绷紧皮肤的手，抽动活塞，如无回血，缓慢注射药液（图 11-12）	① 进针角度不宜超过 45°，以免刺入肌层 ② 确保针头未刺入血管内
（6）拔针按压	注射毕，用无菌干棉签轻压针刺处，快速拔针后按压至不出血为止	

续表

操作步骤	操作要点	操作说明
（7）再次核对		操作后查对：病人床号、姓名、药名、浓度、剂量、给药方法、时间和药物有效期
（8）操作后处理	① 协助病人取舒适卧位	
	② 清理用物	所用物品须按消毒隔离制度处理，对一次性物品应按规定处理
	③ 洗手	
	④ 记录	记录注射时间，药物名称、浓度、剂量，病人的反应等

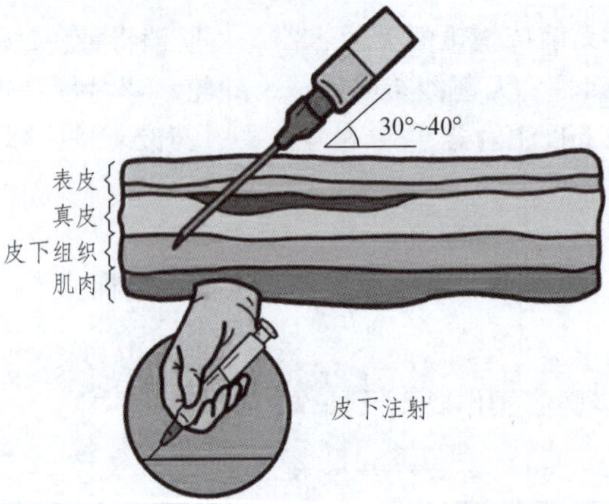

图 11-12 皮下注射法的进针角度、深度和持针方法

视频 11-3 皮下注射

【注意事项】

（1）严格执行查对制度和无菌操作原则。

（2）刺激性强的药物不宜用皮下注射。

（3）长期皮下注射者，应有计划地经常更换注射部位，防止局部产生硬结。

（4）过于消瘦者，护士可捏起注射部位并减小进针角度。

【健康教育】

（1）对长期注射的病人，应让病人了解建立轮流交替注射部位的计划，经常更换注射部位，以促进药物的充分吸收。

（2）过于消瘦者可捏起局部组织，适当减小穿刺角度，进针角度不宜超过 45°，以免刺入肌层。

（三）肌内注射法

肌内注射法（Intramuscular Injection，IM）是将一定量药液注入肌肉组织的方法。

【目的】

用于不宜或不能口服或静脉注射的病人，且要求比皮下注射更迅速发生疗效。

【注射部位】

一般选择肌肉丰厚且距大血管及神经较远处。其中最常用的部位为臀大肌，其次为臀中肌、臀小肌、股外侧肌及上臂三角肌。

1．臀大肌注射定位法

臀大肌起自髂后上棘与尾骨尖之间，肌纤维平行向外下方止于股骨上部。坐骨神经起自骶丛神经，自梨状肌下孔出骨盆至臀部，在臀大肌深部，约在坐骨结节与大转子之间中点处下降至股部，其体表投影为自大转子尖至坐骨结节中点向下至腘窝。注射时注意避免损伤坐骨神经。臀大肌注射的定位方法有以下两种（图 11-13）。

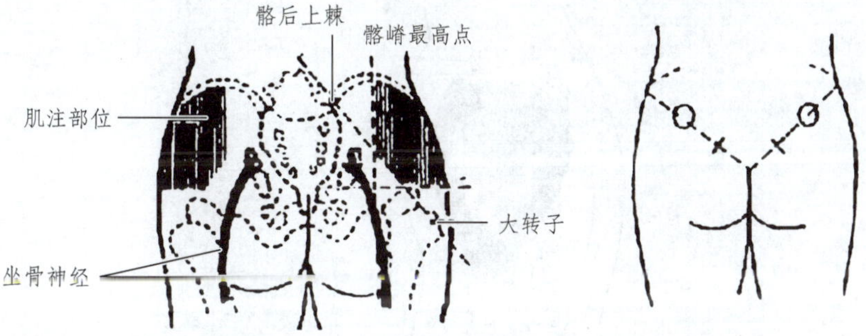

（a）十字法　　（b）联线法

图 11-13　臀大肌注射定位法

（1）十字法：从臀裂顶点向左侧或向右侧划一水平线，然后从髂嵴最高点作一垂线，将一侧臀部分为四个象限，其外上象限并避开内角（从髂后上棘至股骨大转子连线），即为注射区。

（2）连线法：从髂前上棘至尾骨作一连线，其外 1/3 处为注射部位。

2．臀中肌、臀小肌注射定位法（图 11-14）

（1）以示指尖和中指尖分别置于髂前上棘和髂嵴下缘处，在髂嵴、示指、中指之间构成一个三形区域，其示指与中指构成的内角为注射区。

（2）髂前上棘外侧三横指处（以病人的手指宽度为准），为注射区。

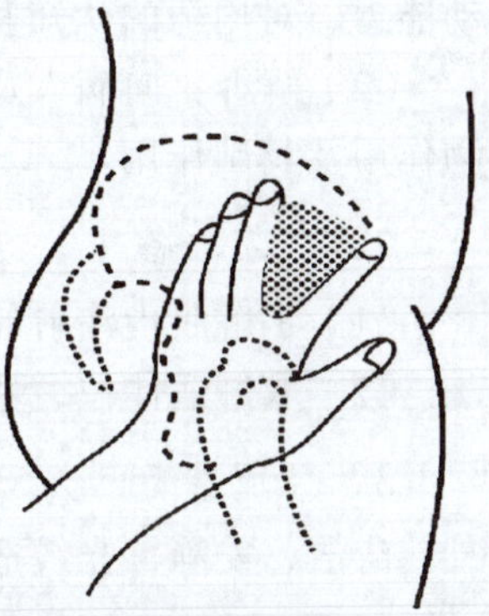

图 11-14　臀中肌、臀小肌注射定位法

3．股外侧肌注射定位法

大腿中段外侧，一般成人可取髋关节下 10 cm 至膝关

节上 10 cm，宽约 7.5 cm 的范围，作为注射区（图 11-15）。此处大血管、神经干很少通过，且注射范围较广，可供多次注射，尤适用于 2 岁以下幼儿。

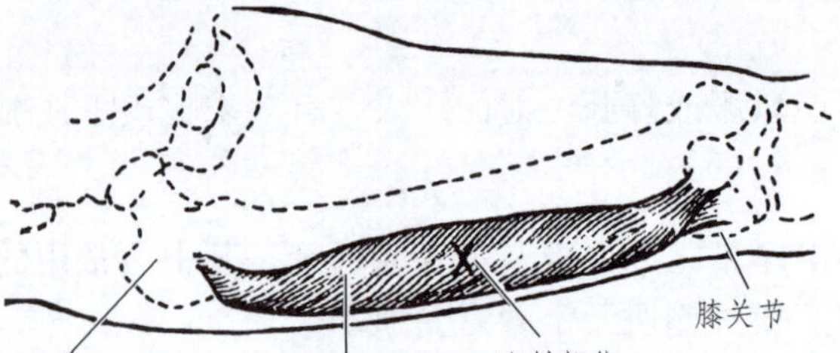

图 11-15 股外侧肌注射定位法

4．上臂三角肌注射定位法

上臂外侧，肩峰下 2～3 横指处，作为注射区（图 11-16）。此处肌肉较薄，只可作小剂量注射。

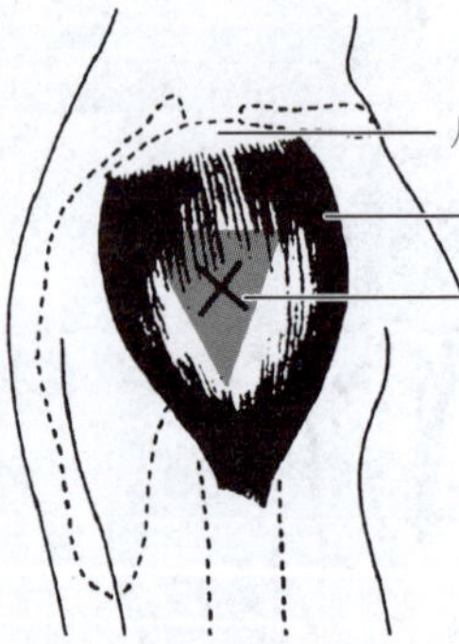

图 11-16 上臂三角肌注射定位法

【操作前准备】

1．评估病人并解释

（1）评估：病人的病情、治疗情况、用药史、过敏史；病人的意识状态、肢体活动能力、对用药的认知及合作程度；注射部位的皮肤及肌肉组织状况。

（2）解释：向病人及家属解释肌内注射的目的、方法、注意事项、配合要点、药物作用及其副作用。

2．病人准备

（1）了解肌内注射的目的、方法、注意事项、配合要点、药物作用及其副作用。

（2）取舒适体位，暴露注射部位。

3．环境准备

清洁、安静，光线适宜，必要时用屏风遮挡病人。

4．护士准备

衣帽整洁，修剪指甲，洗手，戴口罩，戴手套。

5．用物准备

（1）治疗车上层。

① 注射盘：内有盛无菌持物镊的无菌容器、皮肤消毒液（2% 的碘酊、75% 乙醇，或 0.5%碘伏）、无菌棉签、无菌纱布或棉球、砂轮、弯盘、启瓶器。

② 无菌盘、2 ~ 5 mL 注射器、6 ~ 7 号针头、药液（按医嘱准备）。

③ 医嘱卡。

④ 一次性橡胶手套、手消毒液。

（2）治疗车下层：锐器盒、医用垃圾桶、生活垃圾桶。

【操作步骤】

肌内注射的操作步骤、操作要点及操作说明见表 11-13、图 11-17。

表 11-13　肌内注射法

操作步骤	操作要点	操作说明
（1）抽吸药液	按医嘱抽吸药液，置于无菌盘内	严格执行查对制度和无菌操作原则
（2）床边核对	携用物至病人床旁，核对病人床号、姓名、腕带等	操作前查对，确认病人
（3）安置体位	根据病情不同采取侧卧位、俯卧位、仰卧位或坐位	为使局部肌肉放松，病人侧卧位时上腿伸直，下腿稍弯曲；俯卧位时足尖相对，足跟分开，头偏向一侧；坐位时椅子稍高，便于操作；仰卧位常用于危重及不能翻身病人
（4）定位消毒	选择注射部位，常规消毒皮肤，待干	根据病人病情、年龄、药液性质选择注射部位
（5）核对排气	二次核对，排尽空气	操作中查对：病人床号、姓名、药名、浓度、剂量、给药方法、时间和药物有效期
（6）进针推药	左手拇、示指绷紧局部皮肤，右手以执笔式持注射器，中指固定针栓，将针梗的 1/2 ~ 2/3 迅速垂直刺入皮肤，松开绷紧皮肤的手，抽动活塞，如无回血，缓慢注射药液（图 11-18）	① 注意消瘦者及患儿进针深度 ② 切勿将针头全部刺入，以防针梗从根部衔接处折断，难以取出 ③ 确保针头未刺入血管内
（7）拔针按压	注射毕，用无菌干棉签轻压针刺处，快速拔针后按压至不出血为止	
（8）再次核对		操作后查对：病人床号、姓名、药名、浓度、剂量、给药方法、时间和药物有效期
（9）操作后处理	① 协助病人取舒适卧位	
	② 清理用物	所用物品须按消毒隔离制度处理，对一次性物品应按规定处理
	③ 洗手	
	④ 记录	记录注射时间，药物名称、浓度、剂量，病人的反应

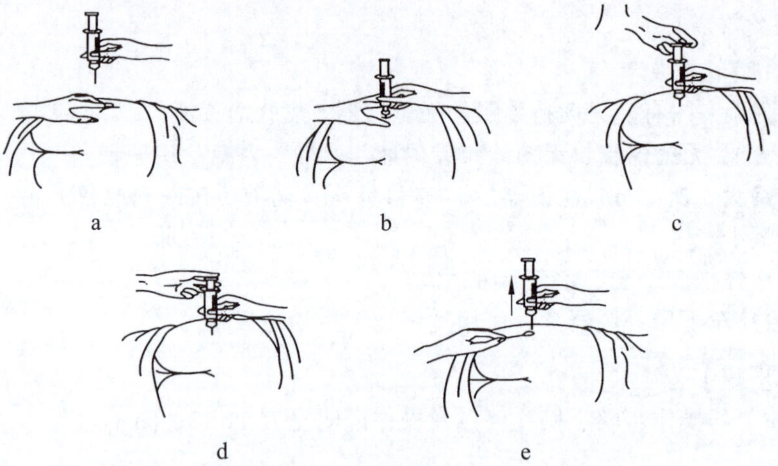

a—绷紧皮肤；b—垂直进针；c—抽取回血；d—推注药液；e—快速拔针。

图 11-17 肌内注射法操作步骤

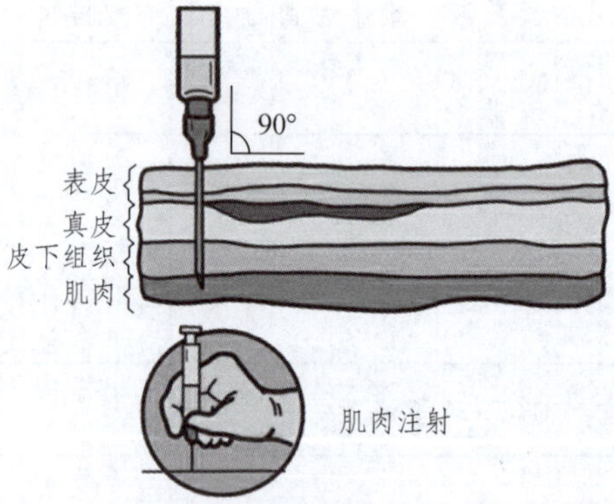

图 11-18 肌内注射法的进针角度、深度和持针方法

视频 11-4 肌内注射

【注意事项】

（1）严格执行查对制度和无菌操作原则。

（2）两种或两种以上药物同时注射时，注意配伍禁忌。

（3）对 2 岁以下婴幼儿不宜选用臀大肌注射，因其臀大肌尚未发育好，注射时有损伤坐骨神经的危险，最好选择股外侧肌、臀中肌和臀小肌注射。

（4）注射中若针头折断，应先稳定病人情绪，并嘱其保持原位不动，固定局部组织，以防断针移位，同时尽快用无菌血管钳夹住断端取出；如断端全部埋入肌肉，应速请外科医生处理。

（5）对需长期注射者，应交替更换注射部位，并选用细长针头，以避免或减少硬结的发生。

（6）进针深度一般为针梗的 2/3，但要根据病人情况调整。肥胖者进针深度可略深（图 11-19、图 11-20）。

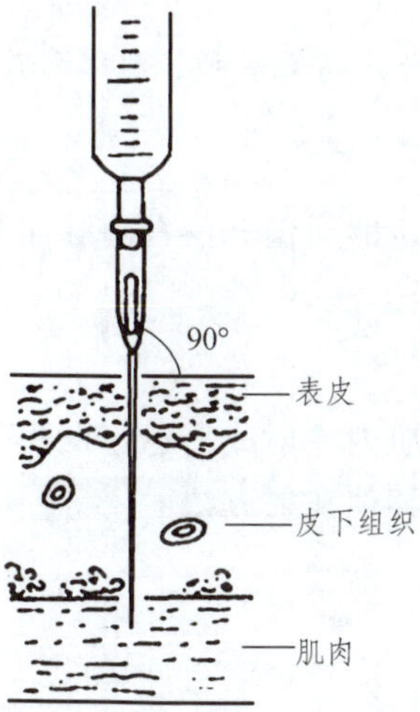

图 11-19　肌内注射法一般病人进针深度

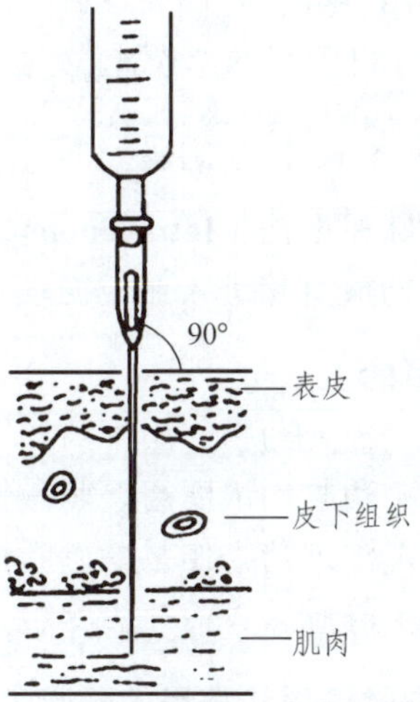

图 11-20　肌内注射法偏胖病人进针深度

（7）"Z"型注射法：在注射刺激性药物时，采用"Z"字形途径注射法，可预防药液渗漏至皮下组织或表皮，可有效减轻疼痛及组织受损。具体方法：注射前以左手示指、中指和无名使注射部位皮肤及皮下组织朝同一方向侧移（1 ~ 2 cm），绷紧固定局部皮肤维持到拔针后迅速松手，常规的垂直进针通道变成"Z"型径路（图 11-21）。

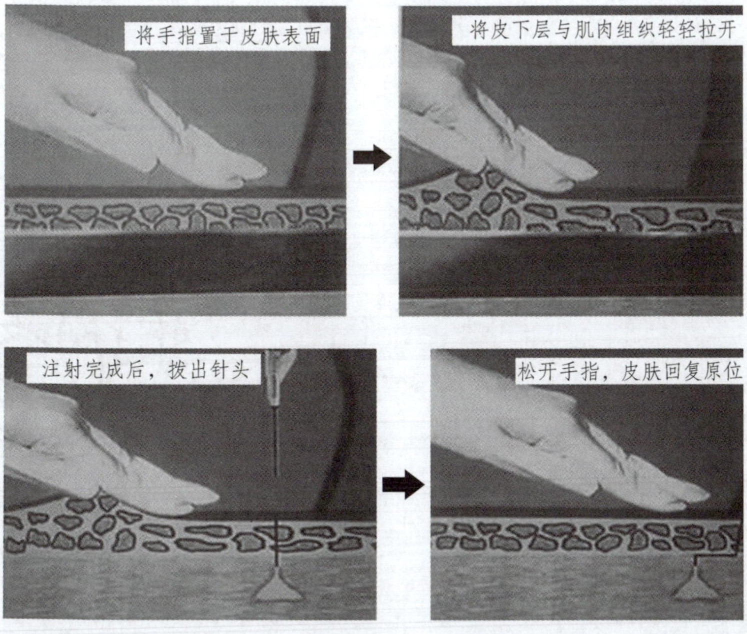

图 11-21　"Z"型注射法（皮肤牵拉手法）

【健康教育】

（1）臀部肌内注射放松方法：侧卧位时上腿伸直，下腿稍弯曲；俯卧位时足尖相对，足跟分开，头偏向一侧。

（2）对因长期多次注射出现局部硬结的病人，教给其局部热敷、理疗等处理方法。

（四）静脉注射法

静脉注射法（Intravenous Injection，IV）是将一定的无菌药液自静脉注入体内的方法，药液直接进入血液循环，是发挥药效最快的给药方法。

【目的】

（1）注入药物，用于药物不宜口服、皮下注射、肌内注射或需迅速发挥药效。

（2）药物因浓度高、刺激性大、量多而不宜采取其他注射方法。

（3）注入药物作某些诊断性检查。

（4）静脉营养治疗。

【静脉注射法常用的静脉】

1．四肢浅静脉

上肢常用肘部浅静脉（贵要静脉、肘正中静脉、头静脉）、腕部及手背静脉；下肢常用大隐静脉、小隐静脉及足背静脉（图 11-22）。

2．头皮静脉

小儿头皮静脉极为丰富，分支甚多，互相沟通交错成网且静脉表浅易见，易于固定，方便患儿肢体活动，故患儿静脉注射多采用头皮静脉（图 11-23）。

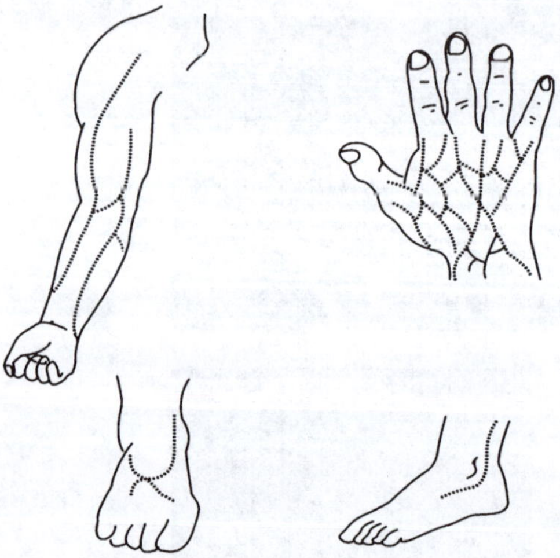

图 11-22　四肢浅静脉

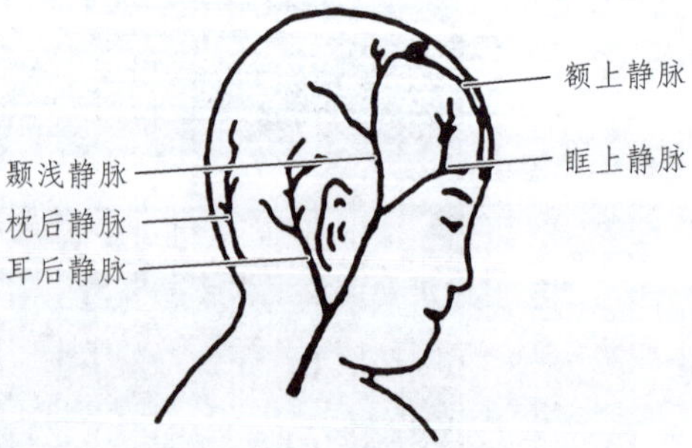

图 11-23　小儿头皮静脉

3．股静脉

股静脉位于股三角区，在股神经和股动脉的内侧（图 11-24）。

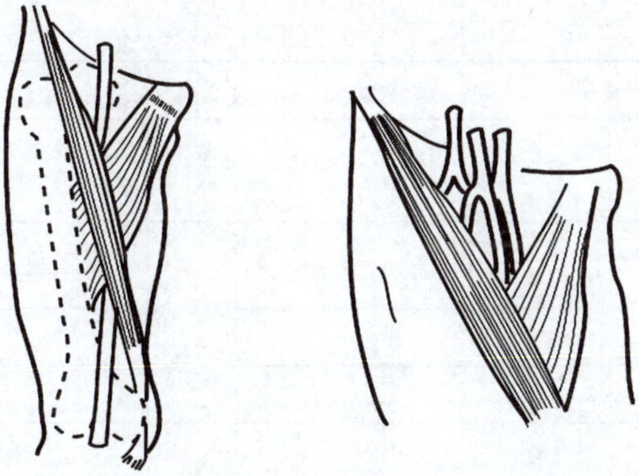

图 11-24　股静脉

【操作前准备】

1．评估病人并解释

（1）评估：病人的病情、治疗情况、用药史、过敏史；病人的意识状态、肢体活动能力、对用药的认知及合作程度；穿刺部位的皮肤状况、静脉充盈度及管壁弹性。

（2）解释：向病人及家属解释静脉注射的目的、方法、注意事项、配合要点、药物的作用及副作用。

2．病人准备

（1）了解静脉注射的目的、方法、注意事项、配合要点、药物作用及其副作用。

（2）取舒适体位，暴露注射部位。

3．环境准备

清洁、安静，光线适宜，必要时用屏风遮挡病人。

4．护士准备

衣帽整洁，修剪指甲，洗手，戴口罩，戴手套。

5．用物准备

（1）治疗车上层。

① 注射盘：内有无菌持物镊的无菌容器、皮肤消毒液（2% 的碘酊、75% 乙醇，或 0.5% 碘伏）、无菌棉签、无菌纱布或棉球、砂轮、弯盘、启瓶器、止血带、一次性垫巾、胶布。

② 无菌盘、注射器（规格视药量而定）6～9 号针头、药液（按医嘱准备）。

③ 医嘱卡。

④ 一次性橡胶手套、无菌手套（股静脉注射使用）、手消毒液。

（2）治疗车下层：锐器盒、医用垃圾桶、生活垃圾桶。

【操作步骤】

静脉注射的操作步骤、操作要点及操作说明见表 11-14。

表 11-14 静脉注射法

操作步骤	操作要点	操作说明
（1）抽吸药液	按医嘱抽吸药液，置于无菌盘内	严格执行查对制度和无菌操作原则
（2）床边核对	用物至病人床旁，核对病人床号、姓名、腕带等	操作前查对，确认病人
（3）实施注射		
▲ 四肢浅静脉注射		
① 定位消毒	选择合适静脉，在穿刺部位下方放置一次性垫巾，在穿刺部位上方（近心端）约 6 cm 处扎紧止血带，常规消毒皮肤，待干	① 选择粗直、弹性好、易于固定的静脉，避开关节和静脉瓣 ② 以手指探明静脉走向及深浅 ③ 对需长期注射者，应有计划地由小到大，由远心端到近心端选择静脉
② 核对排气	二次核对，排尽空气	操作中查对：病人床号、姓名、药名、浓度、剂量、给药方法、时间和药物有效期
③ 进针穿刺	嘱病人轻握拳，护士以左手拇指绷紧病人静脉下端皮肤，使其固定。右手持注射器，示指固定针栓（若使用头皮针，手持头皮针小翼），针头斜面向上，与皮肤呈 15°～30° 自静脉上方或侧方刺入皮下，再沿静脉走向滑行刺入静脉，见回血，可再沿静脉走行进针少许（图 11-25、图 11-26）	穿刺时应沉着，切勿乱刺，一旦出现局部血肿，立即拔出针头，按压局部，另选其他静脉重新穿刺
④“两松固定”	松开止血带，病人松拳，固定针头（如为头皮针，用胶布固定）	
⑤ 推注药液	缓慢推注药液，注药过程中要试抽回血，以检查针头是否仍在静脉内（图 11-27）	① 注射对组织有强烈刺激性的药物，穿刺时应使用抽有生理盐水的注射器及针头，注射穿刺成功后，先注入少量生理盐水，证实针头确在静脉内，再换上抽有药液的注射器进行推药（针头不换），以免药液外溢而致组织坏死 ② 根据病人年龄、病情及药物性质，掌握注药速度，并随时听取病人主诉，观察局部情况及病情变化
⑥ 拔针按压	注射毕，用无菌干棉签轻压针刺处，快速拔针后按压至不出血为止	

续表

操作步骤	操作要点	操作说明
▲ 小儿头皮静脉注射		
① 安置体位	患儿取仰卧或侧卧位	
② 定位消毒	选择合适的头皮静脉，常规消毒皮肤，待干	必要时剃去注射部位毛发
③ 核对排气	二次核对，排尽空气	操作中查对：病人床号、姓名、药名、浓度、剂量、给药方法、时间和药物有效期
④ 穿刺注射	由助手固定患儿头部。术者左手拇、示指固定患儿头皮静脉两端，右手持头皮针小翼，沿静脉向心方向平行刺入，见回血后推药少许。如无异常，用胶布固定针头，缓慢注射药液	① 注射过程中注意约束患儿，防止其抓拽注射部位 ② 注药过程中要试抽回血，以检查针头是否仍在静脉内。如有局部疼痛或肿胀隆起，回抽无回血，提示针头滑出静脉，应拔出针头，更换部位，重新穿刺
⑤ 拔针按压	注射毕，用无菌干棉签轻压针刺处，快速拔针后按压至不出血为止	
▲ 股静脉注射		
① 安置体位	协助病人取仰卧位，下肢伸直略外展外旋	
② 定位消毒	在腹股沟中内 1/3 交界处，用左手触及股动脉搏动最明显处，股静脉位于股动脉内侧 0.5 cm 处，常规消毒局部皮肤，左手戴无菌手套	
③ 核对排气	二次核对，排尽空气	操作中查对：病人床号、姓名、药名、浓度、剂量、给药方法、时间和药物有效期
④ 穿刺注射	左手再次扪及股动脉搏动最明显部位并予固定。右手持注射器，针头与皮肤呈 90° 或 45°，在股动脉内侧 0.5 cm 处刺入，抽动活塞见有暗红色回血，提示针头已进入股静脉，固定针头，注入药液	如抽出血液为鲜红色，提示针头进入股动脉，应立即拔出针头，用无菌纱布紧压穿刺处 5～10 min，直至无出血为止
⑤ 拔针按压	注射毕，拔出针头。局部用无菌纱布加压止血 3～5 min，然后用胶布固定	以免引起出血或形成血肿
（4）再次核对		操作后查对：病人床号、姓名、药名、浓度、剂量、给药方法、时间和药物有效期
（5）操作后处理	① 协助病人取舒适卧位	
	② 清理用物	
	③ 洗手	
	④ 记录	记录注射时间，药物名称、浓度、剂量，病人的反应

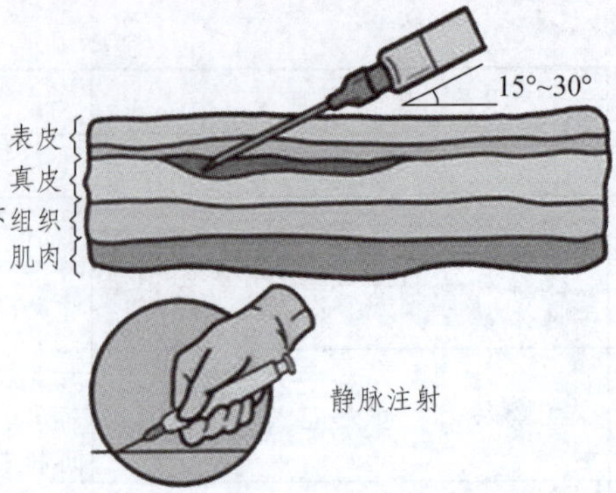

图 11-25 静脉注射法的进针角度、深度和持针方法

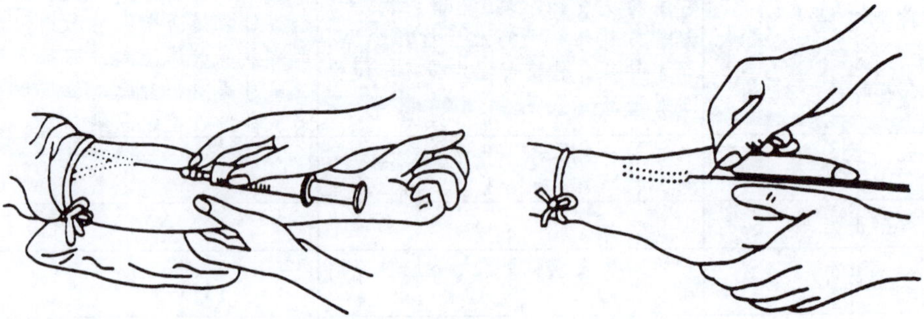

图 11-26 静脉注射进针法（左：注射器进针法，右：头皮针进针法）

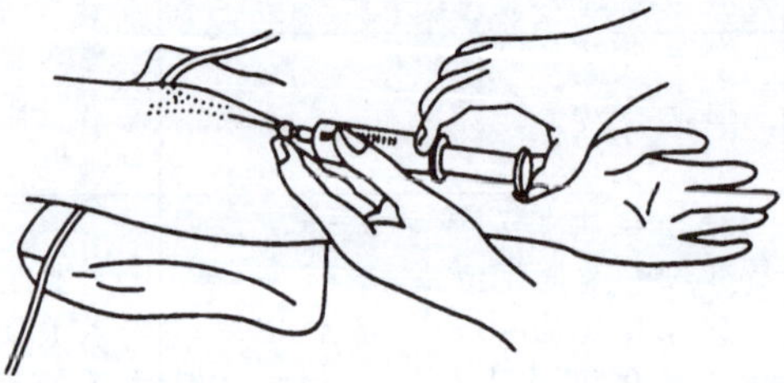

图 11-27 静脉注射推药法

【注意事项】

（1）严格执行查对制度和无菌操作制度。

（2）长期静脉注射者要保护血管，应有计划地由远心端向近心端选择静脉。

（3）注射对组织有强烈刺激性的药物时，一定要在确认针头在静脉内后方可推注药液，以免药液外溢导致组织坏死。

（4）股静脉注射时如误入股动脉，应立即拔出针头，用无菌纱布紧压穿刺处 5～10 min，直至无出血为止。

（5）根据病情及药物性质，掌握推药速度，若需要长时间、微量、均匀、精确地注射药物，有条件的医院可选用微量注射泵，更为安全可靠。

【静脉注射失败的常见原因】

（1）针头未刺入血管内（穿刺过浅，或静脉滑动）。临床判断：无回血，注入药物局部隆起，主诉疼痛。

（2）针头斜面未全部进入血管内，部分药液溢出至皮下（图 11-28）。临床判断：可有回血，穿刺部位局部隆起，主诉疼痛。

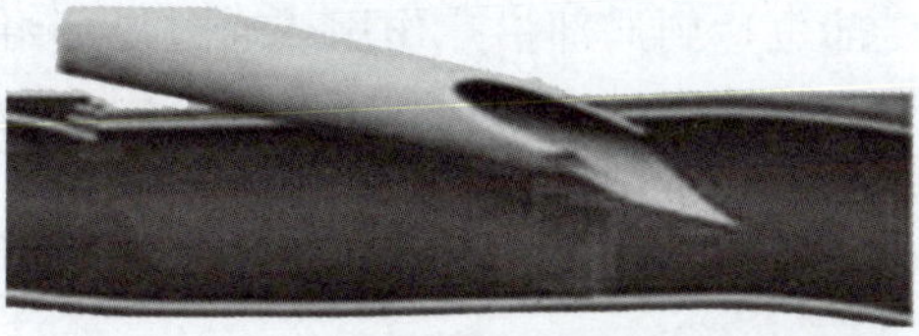

图 11-28　针头斜面未完全进入血管内

（3）针头刺入较深，刺破对侧血管壁，针头斜面部分在血管内，部分在对侧血管壁外（图 11-29）。临床判断：可有回血，因药液溢出至深层组织，局部无隆起，主诉疼痛。

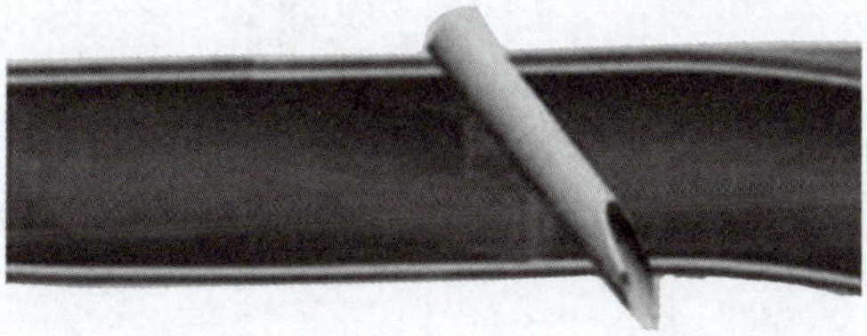

图 11-29　针尖已刺破对侧血管壁

（4）针头刺入过深，穿透对侧血管壁，药物注入深部组织。临床判断：无回血，如只注入少量药物，局部可无隆起，主诉疼痛。

以上几种失败原因中任意一种情况发生，均应立即拔针，以无菌棉签压迫止血，重新选择静脉穿刺注射。

【特殊病人的静脉穿刺要点】

1．肥胖病人

肥胖者皮下脂肪较厚，静脉位置较深，不明显，但相对固定，注射时，在摸清血管走向后由静脉上方进针，进针角度稍加大（30°～40°）。

2．水肿病人

可沿其静脉解剖位置，用手按揉局部，以暂时驱散皮下水分，使静脉充分显露后再行穿刺。

3．脱水病人

这类病人血管充盈不良，穿刺困难。可作局部热敷、按摩，待血管充盈后再穿刺。

4．老年病人

老年人皮下脂肪较少，静脉易滑动且脆性较大，针头难以刺入或易穿破血管对侧。

注射时，可用手指分别固定穿刺段静脉上下两端，再沿静脉走向穿刺。

第五节 局部给药法

药物直接作用于病变部位达到局部治疗作用或通过局部组织部位达到全身治疗作用的方法称为局部给药法。局部给药法可分为滴入给药法、插入给药法、皮肤给药法、舌下给药法等。本节重点介绍插入给药法和皮肤给药法。

一、滴入给药法

包括滴眼药法、滴耳药法、滴鼻药法。

二、插入给药法

（一）直肠栓剂插入法

【目的】

（1）直肠插入甘油栓，可软化粪便，以利排出。

（2）栓剂中有效成分被直肠黏膜吸收，从而达到全身治疗作用，如解热镇痛栓剂。

【操作前准备】

1．评估病人并解释

（1）评估：病人的病情、自理能力，以及对用药计划的了解、认识和合作程度。

（2）解释：向病人及家属解释用药目的和用药后需平卧的时间。

2．病人准备

了解用药目的，掌握放松和配合的方法。

3．环境准备

需要时用屏风或围帘遮挡病人。

4．护士准备

衣帽整齐，修剪指甲，洗手，戴口罩。

5．用物准备

直肠栓剂，指套或手套，卫生纸。

【操作步骤】

直肠栓剂插入法的操作步骤、操作要点及操作说明见表 11-15。

表 11-15 直肠栓剂插入法

操作步骤	操作要点	操作说明
(1) 核对	携用物至病人床旁，核对病人床号、姓名、腕带等	① 认真执行“三查八对”制度。 ② 确认病人
(2) 摆体位	协助病人取侧卧位，膝部弯曲，暴露肛门	
(3) 戴手套	戴上指套或手套	避免污染手指
(4) 嘱咐病人放松	让病人张口深呼吸，尽量放松	使肛门括约肌松弛
(5) 插入栓剂	将栓剂插入病人肛门，并用示指将栓剂沿直肠壁朝脐部方向送入 6～7 cm	必须插至肛门内括约肌以上，并确定栓剂靠在直肠黏膜上；若插入粪块，则不起作用
(6) 保持侧体位	插入栓剂后，保持侧卧位 15 min，若栓剂滑脱出肛门外，应予重新插入	① 防止栓剂滑脱或融化后渗出肛门外 ② 确保用药效果
(7) 操作后处理	① 协助病人穿裤子，取舒适体位，整理床单位和用物	① 不能下床者，将便器、卫生纸、呼叫器放于病人易取处 ② 注意观察药物疗效
	② 清理用物	
	③ 洗手，记录	记录插入栓剂的时间、栓剂名称、剂量、病人反应等

【注意事项】

（1）严格执行查对工作。

（2）注意保护病人隐私部位。

（3）指导病人放松以及配合的方法，采取提高用药效果的措施。

【健康教育】

教会病人自行操作的方法，说明在置入药物后至少平卧 15 min 的目的。

（二）阴道栓剂插入法

【目的】

自阴道插入栓剂，以起到局部治疗的作用，如插入消炎、抗菌药物治疗阴道炎。

【操作前准备】

1．评估病人并解释

（1）评估：病人的病情；对用药计划的了解；对隐私部位用药的接受程度和配合治疗情况；用药的自理能力。

（2）解释：向病人及家属解释用药目的和用药后需平卧的时间。

2．病人准备

了解用药目的，掌握放松和配合的方法。

3．环境准备

需要时用屏风或围帘遮挡病人。

4．护士准备

衣帽整齐，修剪指甲，洗手，戴口罩。

5．用物准备

阴道栓剂、栓剂置入器或手套、卫生棉垫。

【操作步骤】

阴道栓剂插入法的操作步骤、操作要点及操作说明见表 11-16。

表 11-16　阴道栓剂插入法

操作步骤	操作要点	操作说明
（1）核对	携用物至病人床旁，核对病人床号、姓名、腕带等	① 认真执行“三查八对”制度 ② 确认病人
（2）摆体位	协助病人取屈膝仰卧位，双腿分开，暴露会阴部	
（3）铺单、巾	铺橡胶单及治疗巾于会阴下	
（4）戴套取栓	一手戴上指套或手套取出栓剂	避免污染手指
（5）嘱病人放松	嘱病人张口深呼吸，尽量放松	
（6）置栓	利用置入器或戴上手套将栓剂沿阴道下后方轻轻送入约 5 cm，达阴道穹窿（图 11-30）	① 必须确定阴道口后才能置药，避免误入尿道 ② 成年女性阴道长约 10 cm，故必须置入 5 cm 以上深度，以防滑出 ③ 如病人愿意自行操作，可教其方法，以便自行操作
（7）保持平卧位	嘱咐病人至少平卧 15 min，以利药物扩散至整个阴道组织，利于药物吸收	确保用药效果
（8）操作后处理	① 取出治疗巾及橡胶单，为避免药物或阴道渗出物弄污内裤，可使用卫生棉垫	
	② 协助病人取舒适卧位，整理床单位及用物	
	③ 洗手，记录	记录插入栓剂的时间、栓剂名称、剂量、病人反应等

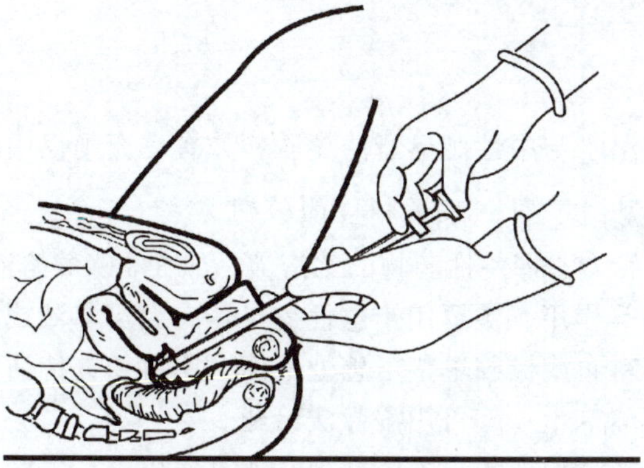

图 11-30 阴道栓剂插入法

【注意事项】

（1）严格执行查对工作。

（2）注意保护病人隐私部位。

（3）准确判断阴道口，必须置入阴道足够深度。

（4）做好提高用药效果的措施。

【健康教育】

嘱病人在置入药物后，至少平卧 15 min，并指导病人在治疗期间避免性生活，同时教会病人自行操作的方法。

三、皮肤给药法

皮肤给药是将药物直接涂于皮肤，以起到局部治疗的作用。皮肤用药有溶液、油膏、粉剂、糊剂等多种剂型。

【操作前准备】

1．评估病人并解释

（1）评估：病人的病情、自理能力；局部皮肤情况；对局部用药计划的了解、认识和合作程度。

（2）解释：向病人及家属解释用药目的和相应剂型用药的注意点。

2．病人准备

了解用药目的和注意事项，清洁局部皮肤。

3．环境准备

需要时用屏风或围遮挡病人。

4．护士准备

衣帽整齐，修剪指甲，洗手，戴口罩。

5．用物准备

皮肤用药、棉签、弯盘，需要时备清洁皮肤用物。

【操作步骤】

1．清洁皮肤

涂搽药物前先用温水与中性肥皂清洁皮肤，如有皮炎则仅用清水清洁。

2．根据药物剂型的不同，采用相应的给药方法

（1）溶液剂：一般为非挥发性药物的水溶液，如3%硼酸溶液、依沙吖啶溶液等。有清洁、收敛、消炎等作用。主要用于急性皮炎伴有大量渗液或脓液者。

给药方法：用塑料布或橡胶单垫于患处下面，用钳子夹持沾湿药液的棉球洗抹患处，至清洁后用干棉球抹干。亦可用湿敷法给药。

（2）糊剂：含有多量粉末的半固体制剂，如氧化锌糊、甲紫糊等。有保护受损皮肤、吸收渗出液和消炎等作用。适用于亚急性皮炎，有少量渗出液或轻度糜烂者。

给药方法：用棉签将药糊直接涂于患处，药糊不宜涂得太厚，亦可将糊剂涂在纱布上，然后贴在受损皮肤处，外加包扎。

（3）软膏：药物与适宜基质制成的有适当稠度的膏状制剂，如硼酸软膏、硫酸软膏等。具有保护、润滑和软化痂皮等作用。一般用于慢性增厚性皮损。

给药方法：用搽药棒或棉签将软膏涂于患处，不必过厚，如为角化过度的皮损，应略加摩擦。除用于溃疡或大片糜烂受损皮肤外，一般不需包扎。

（4）乳膏剂：药物与乳剂型基质制成的软膏。分霜剂（如樟脑霜）和脂剂（如尿素脂）两种，具有止痒、保护、消除轻度炎症的作用。

给药方法：用棉签将乳膏剂涂于患处。禁用于渗出液较多的急性皮炎。

（5）酊剂和醑剂：不挥发性药物的乙醇溶液为酊剂，如碘酊；挥发性药物的乙醇溶液为醑剂，如樟脑醑。两者均具有杀菌、消毒、止痒等作用。适用于慢性皮炎苔藓样变。

给药方法：用棉签蘸药液涂于患处，注意因药物有刺激性，不宜用于有糜烂面的急性皮炎，黏膜以及眼、口的周围。

（6）粉剂：一种或数种药物的极细粉均匀混合制成的干燥粉末样制剂，如滑石粉、痱子粉等。具有干燥、保护皮肤等作用。适用于急性或亚急性皮炎而无糜烂渗液的受损皮肤。

给药方法：将药粉均匀地扑撒在受损皮肤处。注意粉剂多次应用后常有粉块形成，可用生理盐水湿润后除去。注意观察用药后局部皮肤反应并了解病人主观感觉（如痒感是否减轻或消除），动态地评价用药效果。

【注意事项】

（1）观察用药后局部皮肤反应情况，尤其注意对小儿和老年病人的观察。

（2）了解病人对局部用药处的主观感觉，并有针对性地做好解释工作。

（3）动态地评价用药效果，并实施提高用药效果的措施。

【健康教育】

说明用药的目的，在了解病人对用药顾虑的基础上进行有针对性的解释，强调相

应剂型用药的注意点。

四、舌下用药法

药物通过舌下口腔黏膜丰富的毛细血管吸收而发挥治疗作用，可避免胃肠刺激、吸收不全和首过消除作用，而且生效快。如目前常用的硝酸甘油剂，舌下含服一般 2 ~ 5 min 即可发挥作用，用药后病人心前区压迫感或疼痛感可减轻或消除。

指导病人此类药物应放在舌下，让其自然溶解吸收，不可嚼碎吞下，否则会影响药效。

第十一章课后练习及答案

第十二章

药物过敏试验法

学习目标

（1）掌握青霉素、头孢菌素和链霉素过敏试验及过敏反应的处理、破伤风抗毒素试验及脱敏注射的方法。

（2）熟悉碘过敏试验及过敏反应的处理。

（3）了解普鲁卡因及细胞色素 C 过敏试验及过敏反应的处理。

预习案例

许某，肺癌晚期，左肺上叶切除术后，多次化疗后肺部感染，咳嗽，痰液黏稠，咳痰。医嘱：哌拉西林钠-他唑巴坦抗菌治疗，青霉素皮试，立即执行。

思考：

（1）青霉素皮试液该如何配置？

（2）皮试需要准备哪些物品？

（3）皮试的注意事项有哪些？

药物过敏反应是指有特异体质的病人使用某种药物后产生的不良反应。主要有两种形式：一种是在用药后当时就发生，称为即发反应；另一种是潜伏半小时甚至几天后才发生，称为迟发反应。轻则表现为皮疹、哮喘、发热；重则发生休克，甚至危及生命。

第一节　青霉素过敏试验法

一、青霉素过敏反应发生的原因

青霉素（Benzylpenicillin/Penicillin）是一种具有抗菌性的抗生素，青霉素类的抗生素指β-内酰胺类内一大类的抗生素总称，又被称为盘尼西林、青霉素 G 等，是治疗人类疾病的第一种抗生素。药物作为一种抗原，进入机体后，有些个体体内会产生特异性抗体（如 Ig E、Ig G 及 Ig M）使 T 淋巴细胞致敏，当再次应用同类药物时，抗原抗体在致敏淋巴细胞上相互作用，引起过敏反应。药物过敏反应不具有普遍性，只发生于少数人。药物过敏反应的发生与人的过敏体质有关，与所用药物的药理作用及用药的剂量无关。

二、青霉素过敏反应的临床表现

1．过敏性休克

青霉素过敏性休克是最严重的过敏反应，属Ⅰ型变态反应，多发生在注射后 5～20 min 内，甚至可在数秒内发生，也可发生于皮内试验过程中或初次肌内注射或静脉注射时（皮内试验结果阴性）；还有极少数病人发生于连续用药过程中。青霉素过敏性休克发生率为（5～10）/万，特点是反应迅速、强烈，消退亦快。其临床表现主要为以下症状。

（1）呼吸道阻塞症状：由于喉头水肿、支气管痉挛、肺水肿引起，可表现为胸闷、气促、哮喘与呼吸困难，伴濒死感。

（2）循环衰竭症状：由于周围血管扩张导致有效循环量不足，可表现为面色苍白，出冷汗，脉搏细弱，血压下降等。

（3）中枢神经系统症状：因脑组织缺氧，可表现为面部及四肢麻木、意识丧失、抽搐或大小便失禁等。

（4）其他过敏反应表现：可有荨麻疹、恶心、呕吐、腹痛与腹泻等。

2．血清病型反应

一般用药后 7～12 天出现，临床表现和血清病相似，有发热、关节肿痛、皮肤发痒、荨麻疹、全身淋巴结肿大、腹痛等。

3．各器官或组织的过敏反应

（1）皮肤过敏反应：主要表现为荨麻疹，严重者可发生剥脱性皮炎。

（2）呼吸道过敏反应：可引起哮喘，或促使原有的哮喘发作或发作加重。

（3）消化系统过敏反应：以腹痛和便血为主要症状。

上述症状可单独出现，也可同时存在，常以呼吸道症状和皮肤瘙痒最早出现，护理人员在临床护理工作中应注意倾听病人的主诉。

三、青霉素过敏反应的预防措施

（1）在使用含青霉素药物之前，应详细询问病人用药史、过敏史、家族过敏史，尤其是青霉素药物过敏史，如有青霉素过敏史者应禁止使用，有其他药物过敏史或变态反应疾病史者应慎用。

（2）掌握病人的病情、治疗情况、用药情况，如曾使用青霉素，停药 3 天后再次使用时，或在使用过程中改用不同生产批号的制剂时，均需重做过敏试验，结果阴性后方可使用。

四、青霉素过敏性休克的急救措施

由于青霉素过敏性休克反应发生迅猛，后果严重，护理人员务必做好预防及急救准备，并在使用过程中密切观察病人的反应，一旦出现过敏性休克应立即采取以下急救措施。

（1）立即停药，更换输液器及所输液体，保持静脉通路通畅。协助病人平卧，报告医师、就地抢救。

（2）立即皮下注射 0.1% 盐酸肾上腺素 1 mL，小儿剂量酌减。症状如不缓解，可每隔半小时皮下或静脉注射该药 0.5mL，直至脱离危险期。盐酸肾上腺素是抢救过敏性休克的首选药，具有收缩血管、增加外周阻力、提升血压、兴奋心肌、增加心输出量以及松弛支气管平滑肌等作用。

（3）给予氧气吸入，改善缺氧症状。严重发生抽搐的患者，应解开其衣扣，使头偏向一侧，保持呼吸道通畅。呼吸受抑制时，应立即进行口对口人工呼吸，并肌内注射尼可刹米或洛贝林等呼吸兴奋剂。有条件者可插入气管导管，借助人工呼吸及辅助或控制呼吸。喉头水肿导致窒息时，应尽快施行气管切开。

（4）根据医嘱静脉注射地塞米松 5 ~ 10 mg 或可将氢化可的松琥珀酸钠 200 ~ 400 mg 加入 5% 或 10% 葡萄糖溶液 500 mL 内静脉滴注；应用抗组胺类药物，如肌内注射盐酸异丙嗪 25 ~ 50 mg 或苯海拉明 40 mg。

（5）静脉滴注 10% 葡萄糖溶液或平衡溶液以扩充血容量。如血压仍不回升，可按医嘱加入多巴胺或去甲肾上腺素静脉滴注。

（6）若发生呼吸、心脏搏动骤停，应立即进行复苏抢救。如施行体外心脏按压，气管内插管或人工呼吸等急救措施。

（7）密切观察病情，记录病人生命体征、神志和尿量等病情变化；不断评价治疗与护理的效果，为进一步处置提供依据。

五、青霉素过敏试验法

青霉素过敏试验通常以 0.1 mL（含青霉素 20～50 U）的实验液皮内注射，根据皮丘变化及病人全身情况来判断试验结果，过敏试验结果阴性方可使用青霉素治疗。

【目的】

通过青霉素过敏试验，确定病人对青霉素是否过敏，作为临床应用青霉素治疗的依据。

【操作前准备】

1．评估病人并解释

（1）评估：① 病人的用药史、过敏史及家族过敏史，如有青霉素过敏史者应停止该项试验，有其他药物过敏史或变态反应疾病史者应慎用。② 病人病情、治疗情况、用药情况，如曾使用青霉素，停药 3 天后再次使用，或在使用过程中改用不同生产批号的制剂时，需重做过敏试验。③ 病人心理状态和意识状态。④ 病人对青霉素试验的认识程度和合作程度。

（2）向病人及家属解释过敏试验的目的、方法、注意事项及配合要点。

2．病人准备

（1）病人了解过敏试验的目的、方法、注意事项及配合要点。

（2）病人空腹时不宜进行皮试，因个别病人于空腹时注射用，会发生眩晕、恶心反应等，易与过敏反应相混淆。

3．环境准备

注射环境安静、整洁、光线适宜。

4．护士准备

衣帽整洁，修剪指甲，洗手，戴口罩。

5．用物准备

（1）注射盘、1 mL 注射器，2～5 mL 注射器、4～5 号针头、6～7 号针头，青霉素药液（青霉素 G 80 万 U/瓶）、生理盐水。

（2）抢救用物与用品：0.1% 盐酸肾上腺素，急救小车（备常用抢救药物），氧气，吸痰器等。

【操作步骤】

1．试验液的配制

通常以每 mL 含 200～500 U 的皮内试验液为标准，注入剂量为 0.1 mL，含青霉素 20～50 U。下面以青霉素钠 80 万 U 配制成每 mL 含青霉素 400 U 的皮试液为例，介绍试验液的配制方法（表 12-1）。

表 12-1 青霉素皮试液配制法

青霉素钠	加 0.9%氯化钠溶液（mL）	每 mL 药液青霉素钠含量（U/mL）	要点与说明
80 万 U	4	20 万	用 5 mL 注射器，6～7 号针头
取上液 0.2 mL	0.8	4 万	以下用 1 mL 注射器，6～7 号针头
取上液 0.1 mL	0.9	4 000	每次配制时均需将溶液摇匀
取上液 0.1 mL	0.9	400	配制完毕接 $4\frac{1}{2}$ 号针头，妥善放置

2．试验方法

确定病人无青霉素过敏史后，予病人前臂掌下端皮内注射青霉素皮试溶液 0.1 mL，注射后 20 min 观察结果并记录。

3．试验结果判断（表 12-2）

表 12-2 青霉素皮肤试验结果的判断

局部皮球反应	全身情况	结果
皮丘大小无改变，周围无红肿，无红晕	无自觉症状，无不适表现	阴性
皮丘隆起增大，出现红晕，直径大于 1 cm，周围有伪足伴局部痒感	可有头晕、心慌、恶心，甚至发生过敏性休克	阳性

【注意事项】

（1）青霉素过敏试验前详细询问病人的用药史、药物过敏史及家族过敏史。

（2）凡初次使用青霉素或已使用青霉素治疗但停药 3 天后再用，以及在应用中更换青霉素批号时，均须按常规做过敏试验。

（3）皮肤试验液必须现配现用，浓度与剂量必须准确。

（4）严密观察病人。首次注射后须观察 30 min，注意局部和全身反应，倾听病人主诉，并备好肾上腺素注射液与注射器，做好急救准备工作。

（5）皮试结果阳性者不可使用青霉素，并在体温单、病历、医嘱单、床头卡醒目注明，同时将结果告知病人及其家属。

（6）如对皮试结果有怀疑，应在对侧前臂皮内注射生理盐水 0.1 mL，以作对照，确认青霉素皮试结果为阴性方可用药。使用青霉素治疗过程中要继续严密观察反应。

临床案例：

2003 年 2 月 1 日，蔡某因患肾结石炎症，到某村卫生室治疗，经营者张某在没给蔡某做青霉素试验情况下，就给予青霉素加葡萄糖氯化钠注射液输液治疗。

输液后，蔡某出现药物反应，于当天下午转到区卫生院抢救。在“危重病人抢救登记本”上，医院载明蔡某系青霉素过敏性休克。后急转至州第一人民医院抢救，经抢救无效于 2 月 2 日死亡。其入院诊断为过敏性休克，因过敏性休克引起呼吸、心搏骤停而死亡。2003 年 2 月，在街道政法办主持下，诊所医生张某与死者妻子胡某等人达成医疗事故处理协议书。协议书载明："蔡某的死亡因果关系，与张某没做青霉素试验有关，张某应负主要责任。在自愿达成协议基础上，一次性赔偿死者妻子、父母亲共 15 万元。"

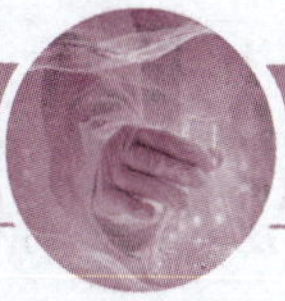

第二节　其他药物过敏试验法

一、氨苄西林过敏试验法

氨苄西林为广谱半合成青霉素，适用于敏感菌所致的呼吸道感染、胃肠道感染、尿路感染、软组织感染、心内膜炎、脑膜炎、败血症等。氨苄西林的不良反应以过敏反应较为常见，其中皮肤系统是最常见累及系统，临床表现多为皮疹，而过敏性休克偶见，但危险性较高。具体试验方法同青霉素过敏试验。

二、头孢菌素过敏试验法

头孢菌素类药物是高效、低毒、广谱的抗生素，目前在临床应用广泛，因其可致过敏反应，用药前需做药物过敏试验。

（一）过敏反应的机制

头孢菌素过敏反应的机制与青霉素相似，主要由于抗原、抗体的相互作用引起。头孢菌素类和青霉素之间可呈现不完全的交叉过敏反应，对青霉素过敏者有 10%～30% 对头孢菌素过敏，而对头孢菌素过敏者绝大多数对青霉素过敏。

（二）头孢菌素过敏试验的方法

1．皮试液配制

以先锋霉素Ⅵ为例，皮试液以每毫升含先锋霉素Ⅵ500 μg 的生理盐水溶液为标准。皮试液配制方法见表 12-3。

表 12-3　先锋霉素Ⅵ皮试液配制法（500 μg/mL 为例）

先锋霉素Ⅵ	加 0.9% 氯化钠溶液	每 mL 药液含先锋霉素Ⅵ	要点与说明
0.5 g	2 mL	250 mg	用 2～5 mL 注射器，6～7 号针头
取上液 0.2 mL	0.8 mL	50 mg	换用 1 mL 注射器
取上液 0.1 mL	0.9 mL	5 mg	每次配制时均需将溶液摇匀
取上液 0.1 mL	0.9 mL	500 μg	配制完毕换接 4 号针头，妥善放置

2．试验方法

取上述皮试液 0.1 mL（含先锋霉素 50 μg），于病人前臂掌侧下段皮内注射，20 min

后观察结果。

有关头孢菌素类药物皮试的评估、准备、结果的判断、评价、注意事项及过敏反应的处理等，参见青霉素皮内试验有关内容。

三、破伤风抗毒素（TAT）过敏试验法

破伤风抗毒素（TAT）是采用破伤风抗毒素免疫马血浆经物理、化学方法精制而成，能中和病人体液中的破伤风毒素，控制破伤风病情的发展，也可作为被动免疫预防注射，用于有潜在破伤风危险的外伤病人。

TAT 对人体而言是一种异性蛋白，具有抗原性，注射后可引起过敏反应。主要表现为发热、速发型或迟发型血清病，偶可发生过敏性休克。因此使用 TAT 前，必须做过敏试验。试验结果阴性者，才可将所需剂量一次注入体内。若试验结果阳性，可采用脱敏注射法或注射人破伤风免疫球蛋白（HTIG）。注射过程需严密观察，如发现异常，应立即采取有效处理措施。

（一）TAT 过敏试验的方法

1．TAT 皮试液配制

用 1 mL 注射器吸取 TAT 药液（1 500 IU/mL）0.1 mL，加生理盐水稀释至 1 mL（1 mL 内含 TAT 150 IU），即可供皮试使用。

2．皮内试验方法

取上述皮试液 0.1 mL（内含 TAT 15 IU）于病人前臂掌侧下段皮内注射，20 min 后观察皮试结果。

3．皮试结果判断

（1）阴性：局部皮丘无红肿、全身无异常反应。

（2）阳性：皮丘红肿，硬结直径大于 1.5 cm，红晕范围直径超过 4 cm，有时出现伪足或有痒感，全身过敏性反应表现与青霉素过敏反应相类似，以血清病型反应多见。

（二）TAT 脱敏注射法

1．脱敏注射法的机制

当病人 TAT 过敏试验结果为阳性时，需采用脱敏注射法，即将所需要的 TAT 剂量分次、少量注入体内。脱敏注射的基本原理：

（1）小剂量注射时变应原所致生物活性递质的释放量少，不至于引起临床症状。

（2）短时间内连续多次药物注射可以逐渐消耗体内已经产生的 Ig E，最终可以全部注入所需药量而不致发病。但这种脱敏只是暂时的，经过一段时间后，Ig E 会再次产生而重建致敏状态。故日后如再用 TAT，还需重新做过敏试验。

2．脱敏注射的方法

脱敏注射法是将所需的 TAT 剂量分次、少量注入体内。采用 TAT 脱敏注射时，预先应按抢救过敏性休克的要求准备好急救物品。

TAT 脱敏注射法见表 12-4。

表 12-4 破伤风抗毒素脱敏注射法

次数	TAT（mL）	加 0.9% 氯化钠溶液（mL）	注射途径
1	0.1	0.9	肌内注射
2	0.2	0.8	肌内注射
3	0.3	0.7	肌内注射
4	余量	稀释至 1 mL	肌内注射

按上表安排，每隔 20 min 肌内注射 TAT 1 次，直至完成总剂量注射（TAT 1 500 IU）。在脱敏注射过程中，每次注射后均应密切观察病人的反应。如发现病人有面色苍白、发绀、荨麻疹及头晕、心慌等不适或过敏性休克时，应立即停止注射并配合医生进行抢救。如过敏反应轻微，可待症状消退后，酌情减少剂量、增加注射次数，在密切观察病人情况下，使脱敏注射顺利完成。

四、链霉素过敏试验法

链霉素是一种氨基糖苷类抗生素，主要对革兰阴性细菌及结核杆菌有较强的抗菌作用。因链霉素本身具有毒性作用，使用链霉素可能会出现发热、荨麻疹、血管性水肿等过敏反应，过敏性休克发生率虽较青霉素低，但病死率很高，故使用链霉素之前，应做药物过敏试验。

（一）链霉素过敏试验方法

试验用物准备除链霉素制剂、10% 葡萄糖酸钙或 5% 氯化钙外，其他用物同青霉素过敏试验法。

1．皮试液的配制

以每毫升含链霉素 2 500 U 生理盐水溶液为标准，皮试液配制方法见表 12-5。

表 12-5 链霉素皮试液的配制法（以 2 500 U/mL 为例）

链霉素	加 0.9% 氯化钠溶液（mL）	每毫升药液链霉素含量（U/mL）	要点与说明
100 万 U	3.5	25 万	用 5 mL 注射器，6～7 号针头
取上液 0.1 mL	0.9	2.5 万	换用 1mL 注射器
取上液 0.1 mL	0.9	2 500	每次配制时均需将溶液摇匀，配制完毕换接 4 号针头妥善放置

2．试验方法

取上述皮试药液 0.1 mL（含链霉素 250 U）做皮内注射，20 min 后观察皮试结果。

3．结果的判断

判断标准与青霉素相同。

有关链霉素皮试的评估、准备、评价、注意事项等，参见青霉素过敏皮内试验有关内容。

（二）链霉素过敏反应的临床表现及处理

链霉素过敏反应的临床表现与青霉素过敏反应大致相同。轻者表现为发热、皮疹、荨麻疹，重者可致过敏性休克。一旦发生过敏性休克，其救治措施与青霉素过敏性休克基本相同。

链霉素的毒性反应比过敏反应更常见、更严重，可出现全身麻木、抽搐、肌肉无力、眩晕、耳鸣、耳聋等症状。病人如有抽搐等中毒反应，可用10%葡萄糖酸钙或5%氯化钙，静脉缓慢推注，小儿酌情减量。因链霉素可与钙离子络合，从而可减轻毒性反应；病人若有肌肉无力、呼吸困难，宜用新斯的明皮下注射或静脉注射。

五、普鲁卡因过敏试验法

普鲁卡因为一种局部麻醉药，可作浸润麻醉、传导麻醉、腰椎麻醉及硬膜外麻醉，偶可引起轻重不同的过敏反应。凡首次应用普鲁卡因前，须先做过敏试验，结果阴性者方可使用。

皮内注射 0.25% 普鲁卡因溶液 0.1 mL，20 min 后观察试验结果并记录。

试验结果的判断和过敏反应的处理同青霉素过敏试验法。

六、细胞色素 C 过敏试验法

细胞色素 C 是一种细胞呼吸激活剂，常作为组织缺氧治疗的辅助用药。偶见过敏反应发生，用药前须做过敏试验。过敏试验常用方法有两种：

1．皮内试验

取细胞色素 C 溶液（每支 2 mL，内含细胞色素 C 15 mg）0.1 mL 加生理盐水至 1 mL（1 mL 内含细胞色素 C 0.75 mg），皮内注射 0.1 mL（含细胞色素 C 0.075 mg）。20 min 后观察结果。若局部发红、直径大于 1 cm，出现丘疹者为阳性。

2．划痕试验

在前臂下段内侧，用 75% 乙醇常规消毒皮肤。取细胞色素 C 原液（每 1 mL 含细胞色素 C 7.5 mg）1 滴，滴于皮肤上，用无菌针头在表皮上划痕两道，长度约 0.5 cm，深度以有微量渗血为度。20 min 后观察结果。结果判断同上述皮内试验法。

七、碘过敏试验法

临床上常用碘化物造影剂作肾脏、胆囊、膀胱、支气管、脑血管等造影检查，此类药物也可发生过敏反应。凡首次使用碘化物造影者应在造影前 1 ~ 2 天做过敏试验，结果为阴性时方可做碘造影检查。

（一）过敏试验方法

（1）口服法：口服 5%～10% 碘化钾 5 mL，每日 3 次，连服 3 d，观察结果。

（2）皮内注射法：皮内注射碘造影剂（30% 泛影葡胺）0.1 mL，20 min 后观察结果。

（3）静脉注射法：静脉注射碘造影剂（30% 泛影葡胺）1 mL，5～10 min 后观察结果。

在静脉注射造影剂前，必须先做皮内注射，然后再静脉注射，结果阴性时方可进行碘剂造影。

（二）结果判断

（1）口服法：有口麻、头晕、心慌、恶心、呕吐、流泪、流涕、荨麻疹等症状为阳性。

（2）皮内注射法：局部有红肿、硬块，直径超过 1 cm 为阳性。

（3）静脉注射法：有血压、脉搏、呼吸及面色等改变，或有心慌、黏膜水肿、恶心呕吐、麻疹等其他不适，即为阳性。

有少数病人过敏试验阴性，但在注射造影剂过程中仍会发生过敏反应，因此在静脉注射造影剂前必须备好急救药品。碘剂过敏反应的处理同青霉素过敏反应的处理。

音频　坚持底线思维，增强忧患意识

第十二章课后练习及答案

第十三章

静脉输液与输血法

学习目标

（1）掌握常用输液法，输液速度与时间的计算，常见输液故障及排除方法，常见输液反应及护理，输血的方法，常见的输血反应及护理。

（2）熟悉输液的目的及常用溶液，输液微粒及消除，输血的目的，血液制品的种类。

预习案例

许某，肺癌晚期，左肺上叶切除术后，多次化疗后肺部感染，反复咳嗽半个月，痰液黏稠，咳痰困难，病人神志清楚，抑郁，生命体征平稳，贫血貌。医嘱：0.9%NaCl 100 mL + 哌拉西林钠-他唑巴坦 4.5 g ivgtt，bid。

思考：

（1）输液前需要准备什么？

（2）哌拉西林钠-他唑巴坦使用前需要看什么检查结果？

（3）静脉输液的注意事项有哪些？

音频　具体问题具体分析

第一节 静脉输液法

一、原理及目的

（一）静脉输液的原理

静脉输液是利用大气压和液体静压形成的输液系统内压高于人体静脉压的原理将液体输入人体静脉内的方法。

（二）静脉输液的目的

1．补充水分及电解质，预防和纠正水、电解质及酸碱平衡紊乱

常用于各种原因引起的脱水、酸碱平衡失调病人，如腹泻、剧烈呕吐、大手术后的病人。

2．增加循环血量，改善微循环，维持血压及微循环灌注量

常用于严重烧伤、大出血、休克等病人。

3．供给营养物质，促进组织修复，增加体重，维持正氮平衡

常用于慢性消耗性疾病、胃肠道吸收障碍及不能经口进食（如昏迷、口腔疾病）的病人。

4．输入药物，治疗疾病

如输入抗生素控制感染；输入解毒药物达到解毒作用；输入脱水剂降低颅内压等。

二、常用溶液及作用

（一）晶体溶液

晶体溶液（Crystalloid Solution）分子量小，在血管内存留时间短，对维持细胞内外水分的相对平衡具有重要作用，可有效纠正体液及电解质平衡失调。常用的晶体溶液包括以下几类。

1．葡萄糖溶液

用于补充水分及热量，减少蛋白质消耗，防止酮体产生，促进钠（钾）离子进入细胞内。每克葡萄糖在体内氧化可产生 16 480 J（4 kcal）的热量。葡萄糖进入人体后，迅速分解，一般不产生高渗作用，也不引起利尿作用。临床常用的葡萄糖溶液有 5% 葡萄糖溶液和 10% 葡萄糖溶液。

2．等渗电解质溶液

用于补充水分和电解质，维持体液和渗透压平衡。体液丢失时往往伴有电解质的

紊乱，血浆容量与血液中的钠离子密切相关，缺钠时，血容量往往也降低。因此，补充液体时应兼顾水与电解质的平衡。常用的等渗电解质溶液包括 0.9% 氯化钠溶液、复方氯化钠溶液（林格氏等渗溶液）和 5% 葡萄糖氯化钠溶液。

3．碱性溶液

用于纠正酸中毒，调节酸碱平衡失调，常用的碱性溶液包括：

（1）碳酸氢钠（$NaHCO_3$）溶液：$NaHCO_3$ 进入人体后，解离成钠离子和碳酸氢根离子，碳酸氢根离子可以和体液中剩余的氢离子结合生成碳酸，最终以二氧化碳和水的形式排出体外，$NaHCO_3$ 还可以直接提升血中二氧化碳结合力，其优点是补碱迅速，且不易加重乳酸血症。但需注意的是，$NaHCO_3$ 在中和酸以后生成的酸（H_2CO_3）必须以二氧化碳（CO_2）的形式经肺呼出，因此对呼吸功能不全的病人，此溶液的使用受到限制。临床常用的碳酸氢钠溶液的浓度有 5% 和 1.4% 两种。

（2）乳酸钠溶液：乳酸钠进入人体后，可解离为钠离子和乳酸根离子，钠离子在血中与碳酸氢根离子结合形成碳酸氢钠。乳酸根离子可与氢离子生成乳酸。但值得注意的是，某些情况下，如休克、肝功能不全、缺氧、右心衰竭病人或新生儿，对乳酸的利用能力相对较差，易加重乳酸血症，故不宜使用。临床上常用的乳酸钠溶液的浓度有 11.2%和 1.84%两种。

4．高渗溶液

用于利尿脱水，可以在短时间内提高血浆渗透压，回收组织水分进入血管，消除水肿，同时可以降低颅内压，改善中枢神经系统的功能。临床上常用的高渗溶液有 20% 甘露醇、25% 山梨醇、25% 葡萄糖溶液、50% 葡萄糖溶液。

（二）胶体溶液

胶体溶液（Colloidal Solution）由于分子量大，在血管内存留时间长，能有效维持血浆胶体渗透压，增加血容量，改善微循环，提升血压。常用的胶体溶液包括以下几类。

1．右旋糖酐溶液

右旋糖酐为水溶性多糖类高分子聚合物，常用溶液有两种：

（1）低分子右旋糖酐（相对分子质量 4 万左右）：可降低血液黏度，减少红细胞聚集，改善血液循环和组织灌注量，防止血栓形成。

（2）中分子右旋糖酐（相对分子质量 7.5 万左右）：可提高血浆胶体渗透压，扩充血容量。

2．代血浆

代血浆的作用与低分子右旋糖酐相似，其在体内存留时间较右旋糖酐长，扩容效果良好，输入后可使循环血量和心输出量显著增加，急性大出血时可与全血共用。常用的代血浆有羟乙基淀粉（706 代血浆）、氧化聚明胶、聚乙烯吡咯酮等。

3．血液制品

此类药物输入后能提高血浆胶体渗透压，增加循环血容量，补充蛋白质和抗体，有助于组织修复和增强机体免疫力。常用的血液制品有 5%白蛋白和血浆蛋白等。

（三）静脉高营养液

高营养液能提供热量，维持机体正氮平衡，补充多种维生素和矿物质，主要由氨基酸、脂肪酸、矿物质、维生素、高浓度葡萄糖或右旋糖酐、水等成分组成。静脉高营养液可适用于营养摄入不足或不能经消化道供给营养的病人，通过静脉插管输注高营养液维持机体营养的供给。常用的高营养液有复方氨基酸、脂肪乳剂等。

三、静脉输液技术

按照静脉输入的液体是否与大气相通，可以将静脉输液分为密闭式静脉输液法和开放式静脉输液法；按照静脉输液进入血管通道器材所到达的位置，又可将静脉输液法划分为周围静脉输液法和中心静脉输液法。

临床常用的密闭式静脉输液法有周围静脉输液法、头皮静脉输液法、颈外静脉输液法和经外周中心静脉置管（PICC）输液等。本节重点介绍周围静脉输液法。

（一）周围静脉输液法

视频 13-1　留置针静脉输液

【目的】

同“静脉输液的目的”。

【评估】

（1）病人年龄、病情、生命体征、血液循环状况、意识状态等。

（2）病人的心理状况、合作程度、自理能力等。

（3）病人穿刺部位皮肤和血管状况。

（4）病人的用药史、过敏史和目前用药情况。

【计划】

1．护士准备

衣帽整洁，修剪指甲，洗手，戴口罩。

2．病人准备

（1）了解静脉输液的目的、方法，注意事项及配合要点。

（2）输液前排尿或排便，卧位舒适。

3．用物准备

注射盘 1 套、输液液体及药物（按医嘱准备）；加药用无菌注射器及针头；止血带、无菌输液贴、无菌输液器、瓶套、瓶签、开瓶器、砂轮、小垫枕、治疗巾、输液卡、输液架、污物桶、锐器盒；必要时备输液泵、小夹板及绷带。需静脉留置针输液则另备静脉留置针一套、无菌生理盐水或稀释肝素溶液（封管液）、无菌透明敷贴。

4．环境准备

环境符合无菌操作原则要求，整洁、安静、舒适、安全。

【实施】

周围静脉输液法的操作步骤、要点与说明见表 13-1。

表 13-1　周围静脉输液法

操作步骤	要点与说明
▲ 头皮针静脉输液法	
（1）核对、检查药物：备齐用物，按医嘱备药，核对药液瓶签（药名、浓度、剂量和时间等），检查药液质量	• 严格执行查对制度，避免出现差错 • 检查瓶盖有无松动，瓶身有无裂痕，药物是否在有效期内，上下摇动瓶身，对光检查药液有无浑浊、沉淀、絮状物等
（2）贴输液瓶签、加药：根据医嘱填写输液卡并倒贴于输液瓶上；套上瓶套，启开液体瓶盖中心部分，常规消毒瓶塞后，按医嘱加入药物	• 黏贴输液瓶签时，勿将输液瓶原有标签覆盖 • 消毒范围至瓶塞下端瓶颈处 • 根据病情安排输液顺序，并根据治疗原则，按急、缓及药物半衰期等情况，合理分配用药
（3）插输液器：检查并打开输液器，将输液器针头垂直插入瓶塞达到针头根部，关闭调节器	• 检查输液器型号、包装是否完好，是否在有效期内 • 插入输液器时防止污染
（4）核对、解释：携用物至床旁，核对病人床号、姓名、药物等；向病人解释操作目的、过程及配合要点，询问是否有其他需要（如厕等），协助取舒适体位。再次洗手	• 操作前执行“三查八对”制度
（5）排气：将输液瓶倒挂于输液架上，将茂菲氏滴管倒置，抬高茂菲氏滴管，轻轻持压满管，当液体达到茂菲氏滴管 1/2～2/3 时，迅速放正滴管，使液平面下降，直至排尽导管和针头内空气。关闭调节器待用	• 注意排液于弯盘中 • 排除输液管和针头内空气。防止发生空气栓塞
（6）选择静脉、消毒：将治疗巾小垫枕置病人穿刺肢体下，在穿刺点上方约 6 cm 处扎止血带，常规消毒，穿刺部位消毒范围直径≥5 cm，备胶布	• 穿刺应避开皮肤有感染、渗液部位。长期输液者，注意保护和合理使用静脉，从远心端静脉开始，逐渐向近心端。使用止血带尾端向上，松紧度以阻断静脉而不阻断动脉血流为宜。使用按摩、握拳等方法使静脉充盈
（7）二次核对：再次核对病人床号、姓名、药物名称、浓度、剂量、给药时间、方法和药物有效期	• 操作中执行“三查八对”制度
（8）再次排气、穿刺：再次排气后取下护针帽。嘱病人握拳，按静脉注射法行静脉穿刺，见回血后将针头再平行送入少许，固定针柄，松开止血带。嘱病人松拳，打开调节器	• 穿刺前确认输液管内无气泡 • 沿静脉走向进针，防止刺破血管

续表

操作步骤	要点与说明
（9）固定：待液体滴入通畅，病人无不适后，用无菌输液贴先固定针柄，再固定进针部位，最后将针头附近输液管环绕后固定。必要时用夹板固定关节，以防针头滑出	
（10）调节滴速：根据年龄、病情及药物性质调节输液滴速	• 一般成人 40～60 滴/分，小儿 20～40 滴/分 • 对合并心、肺、肾脏疾病的病人，老年人，婴幼儿以及输注强刺激性药物、含钾药物或升压药物的病人，滴速宜慢；对严重脱水、心肺功能良好者，速度可适当加快
（11）再次核对：再次核对病人床号、姓名，药物名称、浓度、剂量、给药时间、方法和药物有效期	• 操作后执行“三查八对”制度
（12）交代注意事项：告知家属及病人不可随意调节低速；输液部位有疼痛、肿胀或全身不适，及时告知医护人员。置呼叫器于病人易取处	
（13）整理床单位、清理用物：撤去治疗巾，取出止血带和小垫枕，整理床单位、清理用物	• 将用物分类处理
（14）洗手、记录：洗手，记录卡上记录药液种类、输入时间、滴速、病人反应等，护士签全名	• 利于评价
（15）更换液体：如果需连续输入多瓶药液，在第一瓶药液输入前按准备第一瓶液体的方法备好第二瓶液体。更换药液瓶时，拔出第一瓶内输液管尖端后，迅速插入第二瓶内。检查滴管内液面高度是否合适，输液管中有无气泡。待输液通畅，调节适宜输液速度后方可离去	• 插入输液管时应注意无菌操作，防止污染
（16）拔针：输液完毕，除去输液贴，关闭调节器，将无菌干棉签置于穿刺点上方，快速拔出针头。按压 1～2 min 至无出血	• 应顺血管方向按压 • 按压用力勿过大，以免引起疼痛和损伤
（17）整理床单位，清理用物：协助病人适当活动穿刺肢体，取舒适卧位，整理床单位，清理用物	• 将用物分类处理
（18）洗手、记录：记录输液结束的时间及病人的反应等	• 利于评价
▲ 静脉留置针输液法	• 适用于需长期输液静脉穿刺困难的病人。可保护静脉，减少因反复穿刺造成的血管损伤和痛苦；保持静脉通道畅通，便于抢救和治疗
（1）同“头皮针静脉输液法（1）～（2）”	• 检查静脉留置针的外包装是否完好，型号是否正确，是否在有效期内等
（2）连接输液器与留置针：打开静脉留置针外包装，取下头皮针，护针帽。将头皮针完全插入留置针肝素帽，将留置针放回留置针盒内	• 头皮针应完全插入留置针肝素帽内

续表

操作步骤	要点与说明
（3）取体位、选静脉：协助病人取舒适卧位，选择粗直、富有弹性、血流量丰富的静脉血管，将小垫枕置于穿刺肢体下，铺治疗巾，在穿刺点上方 10 cm 处扎止血带	• 宜选择上肢静脉作为穿刺部位
（4）消毒皮肤：常规消毒穿刺部位皮肤，消毒范围直径应≥8 cm。备透明敷贴和胶布，并在敷贴上注明日期和时间	• 标记日期和时间为更换套管针提供依据
（5）二次核对：再次核对病人床号、姓名，药物名称、浓度、剂量、给药时间、方法和药物有效期	• 操作中执行“三查八对”制度
（6）再次排气：手持留置针的针芯，去掉留置针护针帽，再次排气。旋转、松动针芯	• 排液于弯盘内，穿刺前确认输液管内无气泡。避免套管与针芯的粘连
（7）穿刺，固定：嘱病人握拳，操作者左手绷紧病人皮肤，右手持留置针针翼。针尖斜面向上，与皮肤呈 15°～30° 进针，见回血后放平针翼，再沿静脉走向送入少许。左手持 Y 接口，右手持针翼将针芯微后撤 0.5 cm，再持针座将外套管与针芯一同送入静脉。左手固定 Y 接口，右手撤出针芯。松开止血带及调节器，嘱病人松拳，液体滴入通畅后，用无菌透明敷贴对留置针进行密闭式固定，再用胶布固定插入肝素帽的针头及输液管	• 避免外套管在静脉内 • 撤出针芯放入锐器盒中 • 无菌透明敷贴可避免穿刺点及周围被污染，并且便于观察穿刺点情况
（8）同“头皮针静脉输液法（10）～（14）”	
（9）封管：输液将要完毕时，用注射器抽取封管液。输液完毕后拔出输液器针头，常规消毒静脉帽上的胶塞。将注射器针头刺入该胶塞，用注射器向静脉帽内注入封管液	• 封管可以保证静脉输液通畅，并可将残留的刺激性药液冲入血流，避免刺激局部血管
（10）再次输液：常规消毒静脉帽胶塞，将静脉输液针头插入静脉帽内即可	
（11）停止输液：输液完毕需拔针，先轻轻撕下小胶布，再揭开无菌透明敷贴。将无菌棉签轻压穿刺点上方，快速拔出套管针，局部按压至无出血为止	• 避免穿刺点出血
（12）整理床单位、清理用物：协助病人适当活动穿刺肢体。取舒适卧位，整理床单位，清理用物	• 将用物分类处理
（13）洗手、记录：洗手并记录输液结束的时间及病人的反应。	• 利于评价

【注意事项】

（1）严格执行无菌操作原则及查对制度，预防感染及用药差错。

（2）穿刺静脉时应选择粗直、弹性好及相对固定的血管，避开关节和静脉瓣。

（3）病人肢体移动、为病人更衣或执行其他护理活动时，要注意保护穿刺部位，防止因过分牵拉，导致针头脱出。

（4）不可在输液侧肢体抽取血液标本或测量血压。

（5）注意药物的配伍禁忌，输入刺激性强及特殊药物时，应先用生理盐水进行静脉穿刺输液，确定针头在血管内再输入药物。

（6）需连续输液者，应 24 小时后更换输液器。

（7）静脉留置针一般可保留 3 ~ 5 天，最长不超过 7 天，如疑有污染、出现并发症时，应立即拔除。

（8）输液过程中应加强巡视，注意倾听病人主诉，密切观察病人局部及全身反应，及时发现输液故障或输液反应，并给予及时处理。

（9）告知病人头皮针静脉输液过程中，输液部位不要随意活动，以防刺破静脉；留置针留置过程中，留针肢体不可用力过大；输液过程中勿随意调节滴速。

（二）输液速度和输液时间的计算

在静脉输液过程中，每毫升溶液相当的滴数称为该输液器的点滴系数。目前常用的输液器的点滴系数有 10、15、20 三种。静脉点滴的速度和时间可按下列公式计算。

（1）已知每分钟滴数和输液总量，计算输完总液量所需的时间。

输液时间（h）= 液体总量（mL）×点滴系数/[每分钟滴数×60（min）]

例如：某病人需输 1500mL 液体，所用输液器的点滴系数为 15，以每分钟 60 滴的速度需用多长时间输完？

输液时间（h）= 1 500（mL）×15/［60×60（min）］= 6.25（h）

（2）已知液体总量和计划输液需用的时间，计算每分钟的滴数。

每分钟滴数 = 液体总数（mL）×点滴系数/输液时间（min）

例如：某病人输入液体 2 000 mL，计划 8 小时输完，所用输液器的点滴系数为 15，求每分钟滴数。

每分钟滴数 = 2 000 mL×15/8（h）/60（min）= 62.5（滴）

四、输液故障的原因及处理

（一）溶液不滴

1．针头滑出血管外

液体注入皮下组织，局部可见肿胀并疼痛，挤压输液管无回血。

处理方法：将针头拔出，另选血管重新穿刺。

2．针尖斜面紧贴血管壁或输液管扭曲

妨碍液体滴入，局部无肿胀疼痛，挤压输液管可有回血。

处理方法：调整针头位置或适当变换肢体位置，调整输液管位置，直到滴注通畅为止。

3．针头堵塞

一手捏住滴管下端输液管，另一手轻轻挤压靠近针头的输液管，若感觉有阻力，松手后又无回血，则表示针头已阻塞。

处理方法：更换针头，另选静脉重新穿刺。

4．压力过低

病人周围循环不良或输液瓶位置过低或病人肢体抬举过高所致。

处理方法：适当抬高输液瓶位置或放低病人肢体位置。

5．静脉痉挛

穿刺肢体在寒冷的环境中暴露时间过长或输入的液体温度过低所致。

处理方法：热水袋或热毛巾热敷注射部位上端血管，以解除静脉痉挛。

（二）茂菲氏滴管内液面过高

（1）滴管侧壁有调节孔：先夹紧滴管上端输液管，开放调节孔，待溶液流至低于滴管口时，再关闭调节孔，松开上端输液管。

（2）滴管无调节孔：将输液瓶取下，倾斜输液瓶瓶身，使输液管插入瓶内的针头露出液面，瓶内空气进入输液管内，液体缓缓流下，直到滴管露出液面，再将输液瓶挂回输液架上。

（三）茂菲氏滴管内液面过低

（1）滴管侧壁有调节孔：先夹住滴管下端的输液管，打开调节孔，当滴管内液面升高至 1/2～2/3 时，关闭调节孔，松开滴管下端输液管即可。

（2）滴管无调节孔：夹住滴管下端的输液管，用手挤压滴管，使输液瓶内的液体流下至滴管内，当液面升至滴管的 1/2～2/3 时停止挤压，松开滴管下端的输液管。

（四）茂菲氏滴管内液面自行下降

输液过程中，如果滴管内液面自行下降，应及时检查滴管上端输液管与滴管的衔接是否紧密，有无漏气或裂隙，必要时更换输液管。

五、输液反应及护理

（一）发热反应

1．原　因

因输入致热物质引起。多由于输液器具清洁灭菌不彻底，输入的溶液或药物制品不纯，灭菌保存不良，输液过程中未能严格执行无菌技术操作等因素所致。

2．临床表现

多发生于输液后数分钟至 1 小时，病人表现为发冷、寒战和发热。轻者发热达

38 °C 左右，停止输液数小时内体温可恢复正常；重者初起寒战，继之体温可高达 40 °C 以上，伴有恶心、呕吐、头痛、脉速等症状。

3．预　防

输液前应严格检查药液质量及输液用具的包装和有效期；严格执行无菌技术操作。

4．护理措施

（1）减慢输液速度或停止输液，并及时通知医生。

（2）病人寒战时给予保暖，高热者给予物理降温，严密观察生命体征。必要时遵医嘱给予抗过敏药物或激素治疗。

（3）保留输液器和剩余药液进行检测，以查找发热反应的原因。

（二）循环负荷过重反应

循环负荷过重反应（Circulatory Overload Reaction）也称为急性肺水肿。

1．原　因

（1）由于输液速度过快或短时间内输入液体过多，使循环血容量急剧增加，心脏负荷过重引起。

（2）病人原有心肺功能不良。

2．临床表现

病人突然出现胸闷、呼吸困难、咳嗽、咳粉红色泡沫样痰，严重时痰液可由口鼻腔涌出，听诊肺部布满湿啰音，心率快且节律不齐。

3．预　防

输液中滴液速度不宜过快，液量不可过多，对心肺功能不全者、老年人及儿童尤需注意。

4．护理措施

（1）出现上述临床症状时，应立即停止输液并迅速通知医生。如病人病情允许，应协助病人端坐，双腿下垂，以减少下肢静脉回流，减轻心脏负荷。同时安慰病人，减轻其紧张心理。

（2）给予高流量氧气吸入，氧流量一般为 6 ~ 8 L/min，可使肺泡内压力增加，减少肺泡内毛细血管渗出液的产生，同时，吸氧时使氧气经过 20% ~ 30% 乙醇湿化后吸入，因乙醇能降低肺泡内泡沫的表面张力，使泡沫破裂消散，从而改善肺部气体交换，减轻缺氧症状。

（3）遵医嘱给予镇静、平喘、扩血管、强心、利尿等药物治疗。

（4）必要时进行四肢轮扎。用止血带或血压计袖带适当加压四肢，以阻断静脉血流，减少回心血量，减轻心脏负担。但需保持动脉血流通畅，每隔 5 ~ 10 min 轮流放松一侧肢体上的止血带，症状缓解后，逐渐解除止血带。此外，对无贫血的病人可通过静脉放血 200 ~ 300 mL 以减少回心血量，但此法应慎用。

（三）静脉炎

静脉炎（Phlebitis）是由于物理、化学及感染等因素对血管内壁刺激而导致血管壁的炎症表现。

1．原　因

（1）药物因素：药物稀释不足，长期静脉输入浓度较高、刺激性较强的药液等。

（2）静脉内置管问题：选用导管不当，如导管管径太粗、导管材质偏硬；留置导管时间过长等。

（3）操作因素：静脉穿刺部位距关节处过近（关节活动造成置入导管与血管壁不断地摩擦引起炎症反应）;穿刺技术不良及输液时未严格执行无菌操作而引起局部静脉的感染。

2．临床表现

病人沿静脉走向出现条索状红线，局部组织发生红、肿、热、痛，有时伴有畏寒、发热等全身症状。

3．预　防

认真检查药物，严格控制各种输液微粒进入静脉；严格执行无菌技术操作；选择适宜静脉，最好选择上肢静脉，避免选用同一部位的一条血管反复多次穿刺，应有计划地更换输液部位；选择适宜的置入导管，减轻对静脉的刺激。

4．护理措施

（1）停止在发生静脉炎部位输液，抬高患肢并制动，局部用 95% 乙醇或 50% 硫酸镁行湿敷，每日 2 次，每次 20 min。

（2）超短波理疗，每日 1 次，每次 15 ~ 20 min。

（3）合并感染者，遵医嘱给予抗生素治疗。

（4）中药治疗：如意金黄散外敷，用醋将如意金黄散调成糊状，局部外敷，每日两次，有清热、除湿、疏通气血及止痛消肿作用；云南白药外敷，用乙醇或食醋调制，增加药物通透性，具有活血、消肿及止痛作用。

（四）空气栓塞

1．原　因

（1）输液时输液器连接不紧或输液管内空气未排尽。

（2）加压输液或输血时无人守护。

（3）输液完毕未及时更换药液或拔针。

（4）拔出较粗的、近胸腔的深静脉导管后，穿刺点封闭不严密。

空气进入静脉，随着血液循环首先被带入右心房，再进入右心室。如空气量少，则随血液被右心室压入肺动脉，再分散到肺小动脉内，最后经毛细血管吸收，损害较小；如空气量大，空气在右心室内阻塞肺动脉入口，使血液不能进入肺内，气体交换发生障碍，则可引起机体严重缺氧而危及生命。

2．临床表现

病人突然感到胸部异常不适或胸骨后疼痛，随即出现呼吸困难和严重发绀，伴有濒死感。心前区听诊可闻及响亮、持续的“水泡声”，心电图呈现心肌缺血和急性肺心病改变。

3．预　防

输液前认真检查输液器的质量，排尽输液管内空气；加压输液、输血时专人守护，严密观察；连续输液时及时更换药液；输液完毕及时拔针；拔出较粗的、近胸腔的深静脉导管后，穿刺点应严密封闭。

4．护理措施

（1）病人若出现上述临床表现，应立即安置病人取左侧头低足高位，该体位可使肺动脉的位置处于右心室的下部，有利于气体向上漂浮至右心室，避免阻塞肺动脉入口。随着心脏的舒张与收缩，空气被血液打成泡沫，分次少量进入肺动脉内，最后被逐渐吸收。

（2）给予高流量氧气吸入以提高血氧浓度，纠正缺氧状态。

（3）有条件时，可通过中心静脉导管抽出空气。

（4）严密观察病情变化，及时给予对症处理。

六、输液微粒的污染

输液微粒（Infusion Particles）是指输入液体中含有的非代谢性颗粒杂质，其直径一般为 1 ~ 15 μm，少数可达 50 ~ 390 μm。输入溶液中微粒的数量决定着液体的透明度，可以此判断液体的质量。输液微粒污染是指在输液过程中将输液微粒带入人体，对人体造成严重危害的过程。

（一）输液微粒的来源

（1）药物生产制作过程中混入杂质，使微粒进入药液。如水、空气、原材料的污染。

（2）盛装药液容器不洁净，液体存放时间过长，玻璃瓶内壁和橡胶塞被药液浸泡时间过久，腐蚀剥脱形成输液微粒。

（3）输液器与加药用的注射器不洁净。

（4）在输液操作中的污染。如输液环境不洁净、切割安瓿及反复穿刺橡胶塞加药等将微粒带入液体中输入人体内，导致输液微粒污染。

（二）输液微粒污染的危害

在静脉输液过程中，输液微粒随着液体进入静脉，对机体造成的危害主要取决于微粒的大小、形状、化学性质、堵塞血管的部位、对血流阻断的程度及人体对微粒的反应等。机体的重要器官如肺、大脑、肝及肾脏等是最容易被微粒损害的部位。输液微粒污染可对机体造成一定的损害。

（1）液体中微粒过多，可造成局部血管阻塞和供血不足，组织缺血、缺氧，甚至坏死。

（2）红细胞聚集在微粒上形成血栓，可引起血管栓塞和静脉炎。

（3）引起血小板减少症和过敏反应。

（4）微粒进入肺毛细血管，可引起巨噬细胞包围微粒形成肺内肉芽肿，影响肺功能。

（5）微粒刺激组织导致炎症或形成肿块。

（三）预防措施

1. 制剂生产方面

改善车间的环境卫生条件，安装空气净化装置，防止空气中悬浮尘粒及细菌污染；工作人员要穿工作服、工作鞋、戴口罩，必要时戴手套；选用优质溶剂与注射用水；采用先进工艺、先进技术，提高检验技术，确保药液质量。

2. 输液操作方面

（1）采用密闭式一次性医用塑料输液（血）器，减少污染机会。

（2）净化操作室空气，可在超净工作台进行输液前准备；有条件的医院在一般病室内也应安装空气净化装置，减少病原微生物和尘埃的数量，使输液环境洁净。

（3）认真检查输入的液体质量，注意其透明度，输液瓶有无裂痕或破损，瓶盖有无松动，瓶签字迹是否清楚完整，并注意有效期。

（4）严格无菌技术操作，以减少污染，注意药物配伍禁忌，缩短药物存放时间，现用现配，确保安全。

第二节 静脉输血法

预习案例

许某，因车祸急诊入院，送治途中大量失血。护士陈某接到医嘱，需给病人许某输A型血2个单位。护士陈某接到医嘱后却给病人许某输入B型血2个单位。输血8 min后病人出现一系列输血反应。

思考：

在操作过程中是哪些原因致使这次医疗事故的发生？此类操作我们应注意什么？

一、静脉输血的目的

静脉输血（Blood Transfusion）是将全血或成分血通过静脉输入到体内的方法。

1. 补充血容量

静脉输血可增加有效循环血量及心排出量，提升血压，常用于失血、失液引起的血容量减少或休克病人。

2．纠正贫血，补充血红蛋白

静脉输血可补充血红蛋白，促进携氧功能，常用于血液系统疾病引起的严重贫血和某些慢性消耗性疾病的病人。

3．补充抗体和补体

静脉输血可增加机体免疫能力，常用于严重感染、免疫力低下的病人。

4．补充各种凝血因子和血小板

可改善凝血功能，有利于止血，常用于凝血功能障碍的病人。

5．补充血浆蛋白

静脉输血可增加蛋白质，纠正低蛋白血症，改善营养，维持胶体渗透压，减轻组织渗出和水肿。

6．排除有害物质

用于一氧化碳、苯酚等化学物质中毒，以改善组织缺氧状况。

二、血液制品的种类

（一）全　血

全血是指采集的血液未经任何加工而全部保存于保养液中备用的血液。全血可分为新鲜血和库存血两类。

1．新鲜血

新鲜血是指在 4 °C 的常用抗凝保养液中保存 1 周内的血液，其基本保留了血液中原有的各种成分，可补充各种血细胞、凝血因子及血小板，适用于血液病病人。

2．库存血

库存血是指在 4 °C 环境下保存 2～3 周的血液，其虽含有血液的各种成分，但随着保存时间的延长，血液中的白细胞、血小板、凝血酶原等成分破坏较多，钾离子含量增多，酸性增高，大量输注时，可引起高血钾症和酸中毒。临床上常用于各种原因引起的大出血。

（二）成分血

成分血是根据血液密度不同，将血液成分进行分离、加工成各种高浓度、高纯度的血液制品。成分血包括以下几类。

1．红细胞制品

红细胞制品是经沉淀、离心、洗涤等方法分离血浆后提取而成。红细胞制品分为以下几类。

（1）浓缩红细胞：新鲜全血经离心或沉淀移去血浆后的剩余部分。其作用是增强携氧能力，适用于各种急性失血、慢性贫血，高钾血症，肝、肾及心功能障碍等病人。

（2）洗涤红细胞：红细胞经生理盐水3～4次洗涤后，再加入适量生理盐水制成。其含抗体物质少，作用同浓缩红细胞，适用于脏器移植术后及免疫性溶血性贫血等病人。

（3）红细胞悬液：提取血浆后的红细胞加入等量红细胞保养液制成，适用于战地急救及中小手术的病人。

2．白细胞浓缩悬液

新鲜全血离心后，取其白膜层的白细胞，在4 °C的温度下保存，24小时内有效，其作用是能提高机体抗感染能力，适用于粒细胞缺乏伴严重感染的病人。

3．血小板浓缩悬液

全血离心后所得。在（22±2）°C（轻振荡）环境下保存24小时（普通袋）或5天（专用袋制备）内有效。其作用是止血，适用于血小板减少或功能障碍性出血的病人。

4．血　浆

血浆是全血分离后所得的液体部分，主要成分为血浆蛋白，不含血细胞，无凝集原。血浆分以下几种。

（1）新鲜血浆：含正常量的全部凝血因子，其作用是补充凝血因子和扩充血容量。适于凝血因子缺乏及大面积烧伤、创伤的病人。

（2）保存血浆：适用于血容量及血浆蛋白低的病人。

（3）冰冻血浆。冰冻血浆分为两种：一种是新鲜冰冻血浆，－20 °C以下保存，有效期 1年；另一种是普通冰冻血浆，20 °C以下保存，有效期4年，应用时须放在37 °C温水中融化，并于6小时内输入。

（4）干燥血浆：冰冻血浆放在真空装置下加以干燥而成，保存期为5年，用时可加适量等渗盐水或0.1%枸橼酸钠溶液溶解。

（三）其他血液制品

1．白蛋白制剂

从血浆中提取而得，能提高机体血浆蛋白和胶体渗透压，适用于低蛋白血症的病人。

2．纤维蛋白原

适用于纤维蛋白缺乏症、弥散性血管内凝血（DIC）病人。

3．抗血友病球蛋白浓缩剂

适用于血友病病人。

三、静脉输血法

（一）输血前的准备

1．病人知情同意

对于需输血治疗的病人，医生必须先向病人或家属说明输同种异体血的不良反应和经血传播疾病的可能性。病人或家属在充分了解输血的潜在危害后，有拒绝输血的权利。如果同意输血，必须填写“输血治疗同意书”，由病人或家属、医生分别签字后方可施行输血治疗。无家属签字的无自主意识病人的紧急输血，应报医院职能部门或主管领导同意、备案并记入病历。未成年者，可由父母或指定监护人签字。

2．备 血

根据医嘱认真填写输血申请单，并抽取病人静脉血标本 2 mL，将血标本和输血申请单一起送血库做血型鉴定和交叉配血试验。采血时禁止同时采集两个病人的血标本，以免发生混淆。

3．取 血

根据输血医嘱，护士凭取血单到血库取血，和血库人员共同认真查对病人姓名、性别、年龄、住院号、病室/门急诊、床号、血型、血液有效期、配血试验结果以及保存血的外观。核对完毕，护士在取血单上签字后方可提血。

血液自血库取出后，勿剧烈振荡，以免红细胞被破坏而引起溶血。库存血不能加温，以免血浆蛋白凝固变性而引起不良反应。如为库存血，需在室温下放置 15 ~ 20 min 后再输入。

4．输血前核对

输血前，需与另一个护士再次进行核对，确定无误并检查血液无凝块后方可输血。

（二）静脉输血技术

视频 13-2 静脉输血

【目的】

同“静脉输血的目的”。

【操作前准备】

1．评估病人并解释

（1）评估：① 病人的病情、治疗情况（作为合理输血的依据）。② 血型、输血史及过敏史（作为输血时查对及用药的参考）。③ 心理状态及对输血相关知识的了解程度（为心理护理及健康教育提供依据）。④ 穿刺部位皮肤、血管状况：根据病情、输血量、年龄选择静脉，避开破损、发红、硬结、皮疹等部位的血管。一般采用四肢浅静脉，急症输血时多采用肘部静脉，周围循环衰竭时，可采用颈外静脉或锁骨下静脉。

（2）解释：向病人及家属解释输血的目的、方法、注意事项及配合要点。

2．病人准备

（1）了解输血的目的、方法、注意事项和配合要点。

（2）排空大小便，取舒适卧位。

3．环境准备

整洁、安静、舒适、安全。

4．护士准备

衣帽整洁、修剪指甲、洗手、戴口罩。

5．用物准备

（1）间接静脉输血法用物准备：同密闭式输液法用物准备，仅将一次性输液器换为一次性输血器（滴管内有滤网，可去除大的细胞碎屑和纤维蛋白等微粒，而血细胞、血浆等均能通过滤网；静脉穿刺针头为9号针头）。

（2）直接静脉输血法用物准备：同静脉注射法用物准备，另备50 mL注射器及针头数个（根据输血量多少而定）、3.8%枸橼酸钠溶液、血压计袖带。

（3）生理盐水、血液制品（根据医嘱准备）、一次性手套。

【操作步骤】

静脉输血法的操作步骤、要点与说明见表13-2。

表13-2　静脉输血法

操作步骤	• 要点与说明
▲ 间接输血法（Indirect Transfusion）	• 将抽出的供血者的血液，按静脉输液法输给病人的方法
（1）检查核对：将用物携至病人床旁，与另一位护士一起核对病人床号、姓名、性别、年龄、住院号、病室/门急诊、血型，检查血液有效期、配血试验结果以及保存血的外观	• 严格执行查对制度，避免差错事故的发生 • 按取血时的查对内容逐项进行核对和检查，确保无误
（2）建立静脉通道：按静脉输液法建立静脉通道，输入少量生理盐水	• 在输入血液前先输入少量生理盐水，冲洗输血器管道
（3）摇匀血液：以手腕旋转动作将血袋内的血液轻轻摇匀	• 避免剧烈震荡，以防止红细胞破坏
（4）连接血袋进行输血：戴手套，打开储血袋封口，常规消毒或用安尔碘消毒开口处塑料管，将输血器针头从生理盐水瓶上拔下，插入输血器的输血接口，缓慢将储血袋倒挂于输液架上	• 戴手套是为了医务人员自身的保护 • 输血袋若为双插头，则用锁扣锁住生理盐水通路（或用止血钳夹住生理盐水通路），打开另一输血通路开始输血
（5）操作后查对	• 核对病人床号、姓名、性别、年龄、住院号、病室/门急诊、血型，检查血液有效期、配血试验结果以及保存血的外观
（6）控制和调节滴速：开始输入时速度宜慢，观察15 min左右，如无不良反应后再根据病情及年龄调节滴速	• 开始滴速不要超过20滴/分 • 成人一般40～60滴/分，儿童酌减
（7）操作后处理 ① 安置卧位：撤去治疗巾，取出止血带和一次性垫巾。整理床单位，协助病人取舒适卧位 ② 将呼叫器放于病人易取处 ③ 整理用物，洗手 ④ 记录	• 告知病人如有不适及时使用呼叫器通知护士 • 在输血卡上记录输血的时间、滴速、病人的全身及局部情况，并签全名

续表

操作步骤	• 要点与说明
（8）连续输血时的处理：连续输用不同供血者的血液时，前一袋血输完后，用生理盐水冲洗输血器，再接下一袋血继续输注	• 两袋血之间用生理盐水冲洗是为了避免不同供血之间发生反应 • 如为双插头血袋，则用锁扣锁住输血通路（或用止血钳夹住输血通路），打开生理盐水通路开始滴入生理盐水 • 输完血的血袋要保留，以备出现输血反应时查找原因
（9）输血完毕后的处理 ① 用上述方法更换生理盐水后继续输入，直到将输血器内的血液全部输入体内后再拔针 ② 输血完毕，关闭调节器，将无菌干棉签置于穿刺点上方，快速拔出针头。按压数分钟至无出血 ③ 输血袋及输血器的处理：输血完毕后，用剪刀将输血器针头剪下放入锐器收集盒中；将输血管道放入医用垃圾袋中；将输血袋送至输血科保留 24 h ④ 洗手，记录	• 最后滴入生理盐水是保证输血器内的血液全部输入体内，保证输血量准确 • 避免针刺伤的发生 • 以备病人在输血后发生输血反应时检查分析原因 • 记录的内容包括：输血时间、种类、血量、血型、血袋号（储血号），有无输血反应等
▲ 直接输血法（Direct Transfusion）	• 将供血者的血液抽出后立即输给病人的方法。适用于无库存血而病人又急需输血及婴幼儿的少量输血时
（1）准备卧位：请供血者和受血病人分别卧于相邻的两张床上，露出各自供血或受血的一侧肢体	• 方便操作
（2）核对：认真核对供血者和病人的姓名、血型及交叉配血结果	• 严格执行查对制度，避免差错事故发生
（3）抽取抗凝剂：用备好的注射器抽取一定量的抗凝剂	• 避免抽出的血液凝固 • 一般 50 mL 血中需加入 3.8% 枸橼酸钠溶液 5 mL
（4）抽、输血液	
① 将血压计袖带缠于供血者上臂并充气	• 使静脉充盈，易于操作 • 压力维持在 13 kPa（100 mmHg）左右
② 选择供血者的穿刺静脉，常规消毒皮肤	• 一般选择粗大静脉，常用肘正中静脉
③ 用加入抗凝剂的注射器抽取供血者的血液，然后立即行静脉注射将抽出的血液输给病人	• 抽、输血液时需三人配合：一人抽血，一人传递，另一人输血，如此连续进行 • 从供血者血管内抽血时不可过急过快，注意观察其面色、血压等变化，并询问有无不适 • 推注速度不可过快，随时观察病人的反应 • 连续抽血时，不必拔出针头，只需更换注射器，在抽血间期放松袖带，并用手指压迫穿刺部位前端静脉，以减少出血
（5）输血完毕后的处理 ① 输血完毕，拔出针头，用无菌纱布块按压穿刺点至无出血 ② 整理床单位，清理用物，洗手，记录	• 记录的内容包括：输血时间、血量、血型，有无输血反应等

【注意事项】

（1）在取血和输血过程中，要严格执行无菌操作及查对制度。在输血前，一定要由两名护士根据需查对的项目再次进行查对，避免差错事故的发生。

（2）输血前后及输入两袋血之间均须滴注少量生理盐水，以防发生不良反应。

（3）血液内不可随意加入其他药品，如钙剂、酸性及碱性药品、高渗或低渗液体，以防血液凝集或溶解。

（4）输血过程中，一定要加强巡视，观察有无输血反应的征象，并询问病人有无任何不适反应。一旦出现输血反应，应立刻停止输血，并按输血反应进行处理（详见本节的“输血反应及护理”）。

（5）严格掌握输血速度，对年老体弱、严重贫血、心衰病人应谨慎，滴速宜慢。

（6）对急症输血或大量输血病人可行加压输血，输血时可直接挤压血袋、卷压血袋输血或应用加压输血器等。加压输血时，护士须在床旁守护，输血完毕时及时拔针，避免发生空气栓塞反应。

（7）输完的血袋送回输血科保留 24 h，以备病人在输血后发生输血反应时检查分析原因。

【健康教育】

（1）向病人说明输血速度调节的依据，告知病人勿擅自调节滴速。

（2）向病人介绍常见输血反应的症状和防治方法，并告知病人，一旦出现不适症状，应及时使用呼叫器。

（3）向病人介绍输血适应证和禁忌证。

（4）向病人介绍有关血型的知识以及做血型鉴定和交叉配血试验的意义。

四、输血反应及护理

输血过程中由于受到各种因素的影响可能出现各种不良反应，严重者可危及病人生命，因此为了使病人得到安全有效的输血治疗，护理人员应对临床上常见的输血反应及防治措施有比较全面的了解，在输血过程中进行严密观察，及时发现输血反应的征象，积极采取有效的救治措施。

（一）发热反应

发热反应是输血中最常见的反应，发生率为 2%～10%，多见于输血开始后 15 min 至 2 h 内。

1. 原　因

（1）致热原污染引起。血液、保养液，血袋或输血器被致热原污染，或输血时无菌操作不严造成污染。

（2）免疫反应引起。多次输血后，受血者血液中产生白细胞抗体和血小板抗体，当再次输血时，受血者体内产生的抗体与输入血中的白细胞和血小板发生免疫反应，引起发热。

2. 临床表现

初起畏寒、寒战，继之体温可升至 39 ℃以上，伴有皮肤潮红、头痛、恶心、呕吐等。轻者持续 1 ~ 2 h 即可缓解，然后逐渐降至正常。

3. 预　防

严格管理血库保养液和输血用具，有效预防致热原，输血过程中严格执行无菌操作。

4. 护理措施

反应轻者减慢输血速度，症状可自行缓解；反应严重者应立即停止输血，给予生理盐水静脉滴注，保留静脉通路，密切观察生命体征，及时通知医生，给予对症处理。如病人畏寒、寒战时，应注意保暖；高热时，给予物理降温；必要时按医嘱给予抗过敏药、解热镇痛药或肾上腺皮质激素；将剩余血液连同血袋及输血器送检。

（二）过敏反应

1. 原　因

（1）病人为过敏体质，对某些物质易发生过敏反应，输入血中的异体蛋白质与病人机体的蛋白质结合，形成全抗原而致敏。

（2）供血者在献血前用过可致敏的药物或食物，使输入血中含有致敏物质。

（3）多次受血者，体内可产生过敏性抗体，当再次接受输血时，抗原抗体相互作用而发生过敏反应。

（4）供血者血液中的变态反应性抗体随血液进入受血者体内，一旦与相应的抗原接触，即可发生过敏反应。

2. 临床表现

临床表现轻重不一，轻者出现皮肤瘙痒、荨麻疹、轻度血管神经性水肿（表现为眼睑、口唇水肿）；重者因喉头水肿出现呼吸困难，两肺可闻及哮鸣音，甚至发生过敏性休克。

3. 预　防

（1）勿选用有过敏史的供血者的血液。

（2）供血者在采血前 4 h 内不宜进食高蛋白和高脂肪食物，宜用少量清淡饮食或糖水。

（3）有过敏史的病人，输血前根据医嘱给予抗过敏药物。

4. 护理措施

发生过敏反应时按反应轻重给予处理，轻者减慢输血速度，密切观察，遵医嘱给予抗过敏药物；重者立即停止输血，保持静脉通路，通知医生，根据医嘱皮下注射 0.1% 的肾上腺素 0.5 ~ 1 mL，并给予抗过敏药物如异丙嗪、氢化可的松或地塞米松等。严密观察病情变化，出现呼吸困难时给予吸氧，严重喉头水肿者，协助医生气管插管或气管切开，如发生过敏性休克，立即给予抗休克治疗。

（三）溶血反应

溶血反应是指供血者的红细胞或受血者的红细胞发生异常破坏或溶解而引起的一系列临床表现，为输血中最严重的反应，分为血管内溶血和血管外溶血。

1．原　因

（1）输入异型血：多由于ABO血型不相容引起，供血者和受血者血型不符而造成血管内溶血。反应发生迅速，一般输入10～15 mL血液即可产生症状，后果严重。

（2）输血前红细胞已被破坏溶解：如血液储存过久，保存温度不当，血液震荡过剧，血液受细菌污染，血液内加入高渗或低渗溶液或加入影响血液pH的药物等，均可导致红细胞大量破坏溶解。

2．临床表现

反应轻重不一，轻者与发热反应相似，重者在输入10～15 mL血液时即可出现症状，死亡率高，临床表现可分为以下三个阶段。

（1）第一阶段（开始阶段）：由于红细胞凝集成团，阻塞部分小血管，可引起病人头部胀痛、面部潮红、胸闷、四肢麻木、腰背部剧烈疼痛等症状。

（2）第二阶段（中间阶段）：由于凝集的红细胞发生溶解，大量血红蛋白释放到血浆中，病人可出现黄疸和血红蛋白尿，尿呈酱油色，同时伴有寒战、高热、呼吸急促和血压下降等症状。

（3）第三阶段（最后阶段）：由于大量血红蛋白从血浆中进入肾小管，遇酸性物质后形成结晶体，致使肾小管阻塞；又因为抗原、抗体的相互作用，使肾小管内皮细胞缺血、缺氧而坏死脱落，进一步加重了肾小管阻塞，病人出现少尿或无尿等急性肾功能衰竭症状，严重者可导致病人迅速死亡。

3．预　防

（1）认真做好血型鉴定和交叉配血试验；输血前仔细查对，杜绝差错。

（2）严格执行血液保管原则，不可使用变质血液。

4．护理措施

一旦发生溶血反应，应进行以下处理：

（1）立即停止输血，并通知医生。安慰病人，以缓解其焦虑与恐惧。

（2）给予氧气吸入，维持静脉输液通道，遵医嘱给予升压药或其他药物治疗。

（3）将剩余血、病人的血标本和尿标本送化验室进行检验。

（4）静脉注射5%碳酸氢钠溶液，以碱化尿液，增加血红蛋白在尿液中的溶解度从而减少沉淀，避免阻塞肾小管。

（5）双侧腰部封闭，并用热水袋热敷双侧肾区，以解除肾血管痉挛，保护肾脏。

（6）严密观察生命体征和尿量，并做好记录，对少尿、尿闭者，按急性肾功能衰竭处理。

（7）若出现休克症状，立即配合医生进行抗休克抢救。

（四）与大量输血有关的反应

大量输血一般指在 24 h 内紧急输血量大于或相当于病人总血容量。常见的与大量输血有关的反应有急性肺水肿、出血倾向、枸橼酸钠中毒等。

1．急性肺水肿

其原因、临床表现及护理同静脉输液反应。

2．出血倾向

（1）原因：长期反复输血或短时间输血超过病人原血液总量，由于库存血中血小板破坏较多，使凝血因子减少而引起出血。

（2）临床表现：表现为皮肤、黏膜瘀斑，穿刺部位可见大块淤血或手术后伤口渗血。

（3）护理措施：短时间输入大量库存血时，应密切观察病人意识、血压、脉搏等变化，注意皮肤黏膜或手术伤口有无出血，可根据医嘱间隔输入新鲜血液或血小板悬液，以补充血小板和凝血因子。

3．枸橼酸钠中毒反应

（1）原因：由于大量输血随之输入大量枸橼酸钠，如病人肝功能不全，枸橼酸钠不能完全氧化排出，与血中游离钙结合，而使血钙下降，导致凝血功能障碍、毛细血管张力减低、血管收缩不良和心肌收缩无力等。

（2）临床表现：表现为手足抽搐、血压下降、心率缓慢，甚至心搏骤停。

（3）护理措施：严密观察病人的反应；每输入库存血 1 000 mL，按医嘱静脉注射 10%葡萄糖酸钙 10 mL，以补充钙离子，防止发生低血钙。

（五）其他反应

输血不当，还可引起空气栓塞、细菌污染反应、体温过低以及输血传染的疾病（如病毒性肝炎、疟疾、艾滋病及梅毒等）。预防上述输血反应的关键是严格把握采血、贮血和输血操作的各个环节，确保病人输血安全。

思政资料：

在静脉输液、皮下注射等实训课教学中，可引导学生分小组进行练习和学习，教师可根据医院考核制度制定考核标准，严格要求学生执行操作，告知其应具有严谨细致的责任心，遵守查对制度，培养慎独精神和团结协作的精神；同时可让学生扮演病人角色，让学生能在未来进入临床时能够站在病人的角度，体会病人的心理。从而注重病人心理护理，主动学习转移病人注意力的方法，为减轻病人不适感积极工作。

习近平总书记在 2018 年北京召开的全国教育大会上指出，要努力构建德智体美劳全面培养的教育体系，形成更高水平的人才培养体系。

职业道德，是指从事一定职业的人在职业生活中应当遵循的具有职业特征的道德要求和行为准则，涵盖了从业人员与服务对象、职业与职工、职业与职业之间的关系。社会主义职业生活中的基本道德规范包括爱岗敬业、诚实守信、办事公道、服务群众和奉献社会。

爱岗敬业反映的是从业人员对待自己职业的一种态度，也是一种内在的道。爱岗敬业就是要干一行爱一行，爱一行钻一行，精益求精，尽职尽责。弘扬“工匠精神”是对一切职业的道德呼唤。

诚实守信在我国思想道德建设中具有特殊重要的作用，它既是中华民族的传统美德，也是我国公民道德建设的重点，还是社会主义核心价值观的一条重要准则。诚实就是真实无欺，既不自欺，也不欺人；它不仅是从业者步入职业殿堂的通行证，体现着从业者的道德操守和人格力量，也是在行业中扎根立足的基础。职业道德中的诚实守信，要求从业者在职业活动中诚实劳动、合法经营、信守承诺、讲求信誉。

第十三章课后练习及答案

第十四章

冷热疗法

学习目标

（1）掌握冷疗法和热疗法的定义、作用、应用禁忌。

（2）熟悉冷、热疗法的影响因素。

（3）理解冷、热疗法的效应。

（4）具有爱伤观念，在实施冷、热疗法的过程中关心、尊重病人，动作轻柔，态度和蔼，使病人感觉舒适安全。

（5）学会常用冷、热疗的方法。

预习案例

某口腔医院急诊科护士小王今天值夜班，接诊了一位“牙痛原因待查”的 48 岁女性病人。病人主诉后下牙阵发性疼痛，难以入睡。护士小王在询问病情后倒了一杯冰水嘱病人含漱。

思考：

（1）护士让该病人含漱冰水的目的是什么？

（2）请举例说明临床上还有哪些用冷疗法的情况。

（3）拭浴过程中在哪些部位应适当延长拍拭时间？哪些部位禁忌拍拭？

冷、热疗法是临床上常用的物理治疗方法，是利用低于或高于人体温度的物质作用于人体表面，通过神经传导引起皮肤和内脏器官血管的收缩或扩张，从而改变机体各系统体液循环和代谢活动，达到治疗的目的。

在实施冷、热疗法的过程中，护士应及时有效地评估病人局部或全身状况，正确运用冷、热疗法，防止不良反应发生，确保病人安全，满足病人身心需要。

第一节 冷疗法

一、冷疗的目的

1．控制炎症扩散

冷疗可以使局部血管收缩，血流减少，细菌的活力和细胞的新陈代谢降低，从而限制炎症的扩散。适用于炎症早期的病人，如鼻部软组织发炎早期，可采用鼻部冰敷，以控制炎症扩散。

2．减轻局部充血或出血

冷疗可以使局部血管收缩，毛细血管通透性降低，减轻局部组织充血；冷疗还可以使血液循环减慢，血液黏稠度增加，促进血液凝固而控制出血。适用于软组织损伤的早期及体表组织的出血，如鼻出血、扁桃体摘除术后等。

3．减轻疼痛

冷疗可以抑制组织细胞的活力，降低神经末梢的敏感性而减轻疼痛；冷疗还可以使局部血管收缩，通透性降低，渗出减少，局部组织内的张力减轻，起到减轻疼痛的作用。适用于牙痛、烫伤以及急性损伤初期（48 h 内），如踝关节扭伤 48 h 内冷疗可减轻踝关节软组织出血和疼痛。

4．降低体温

冷直接与皮肤接触，通过传导与蒸发的物理作用使体温降低，适用于高热、中暑病人的降温。注意在用冷之前应向病人解释用冷的目的，冷疗过程中注意询问病人的感受。

二、冷疗的禁忌证

1．血液循环障碍

冷疗可以使血液循环障碍加重，甚至导致组织缺血缺氧而变性坏死。对大面积组织受损、局部血液循环不良、微循环障碍、休克者，禁忌采用冷疗。

2．对冷过敏

对冷过敏者使用冷疗可出现红斑、荨麻疹、关节疼痛、肌肉痉挛等过敏症状。

3．慢性炎症或深部化脓病灶

冷疗可以使局部血管收缩，血流量减少，妨碍炎症吸收。

4．慎用冷疗的情况

如感觉异常者、婴幼儿、年老体弱者，昏迷、关节疼痛、心脏病病人，哺乳期产妇涨奶等，应慎用冷疗。

5．禁忌冷疗的部位

（1）枕后、耳郭、阴囊等处禁忌用冷，以防冻伤。

（2）心前区禁忌用冷，以防引起反射性心率减慢、心房纤颤、心室纤颤、房室传导阻滞。

（3）腹部禁忌用冷，以防引起腹痛、腹泻。

（4）足底禁忌用冷，以防反射性末梢血管收缩而影响散热，或引起一过性冠状动脉收缩。

三、冷疗的影响因素

1．方　式

冷疗分为干冷和湿冷两种，干冷疗法温度通过空气或媒介物传导，湿冷疗法温度通过水传导。由于水的传导性能比空气好，渗透力强，速度快，所以湿冷疗法的效果优于干冷疗法。

2．面　积

冷疗的效果与应用面积的大小有关，冷疗面积越大，疗效越强，反之则越弱。但冷疗的面积过大，病人的耐受性也会下降，因此，在为病人使用大面积的冷疗时，护士应密切观察病人局部及全身反应，以保证治疗安全有效。

3．时　间

在一定的治疗时间内，机体的反应随冷疗时间的延长而增强，但如果冷疗持续时间过长，会产生继发效应而抵消治疗效应，甚至还可引起不良反应，如疼痛、皮肤苍白、冻伤等。因此在用冷过程中，护士应注意把握用冷时间，一般持续用冷不超过 1 h。

4．部　位

不同厚度的皮肤对冷反应的效果不同，皮肤较厚的区域如脚、手，对冷的耐受性大，冷疗效果比较差；而皮肤较薄的区域如颈部、前臂内侧，对冷的敏感性强，冷疗效果较好。此外，皮肤的不同层次对冷疗的反应也不同，皮肤浅层冷觉感受器较温觉感受器浅表且数量多，故皮肤浅层对冷较敏感。血液循环也可影响冷疗的效果，血液循环良好的部位可增强冷疗效果。故临床上为高热病人物理降温时，将冰袋、冰囊放置在颈部、腋下、腹股沟等体表大血管流经处以增加散热。

5．温　度

冷疗的温度与机体治疗前体表的温度相差越大，机体对冷刺激的反应越强；反之则越弱。

6．个体差异性

不同性别、年龄、身体状况的个体对冷疗的反应不同。婴幼儿由于神经系统发育尚未成熟，对冷刺激的耐受性较低；老年人由于感觉功能减退，对冷刺激的敏感性降低，反应比较迟钝；女性比男性对冷刺激更为敏感。昏迷、瘫痪、血液循环障碍、感觉迟钝等病人对冷的敏感性降低，因此在为这些病人进行冷疗时，应特别注意温度的选择，以免发生冻伤。

四、冷疗的方法

预习案例

病人李某，男，23 岁，因“肺炎链球菌肺炎”入院。护士小肖在值夜班过程中发现病人呼吸急促，R 26 次/分，P 124 次/分，T 39.8 °C。遂立即报告医生，医生开具医嘱乙醇拭浴，小肖遂遵医嘱为病人乙醇拭浴。

思考：

（1）乙醇拭浴的目的是什么？

（2）为该病人拭浴时为什么要在头部置冰袋和足部置热水袋？何时可以取下冰袋？

（3）拭浴过程中在哪些部位应适当延长拍拭时间?哪些部位禁忌拍拭？

冷疗法是用低于人体温度的物质作用于机体的局部或全身，以达到止血、止痛、消炎和退热的治疗方法。

冷疗法分为局部冷疗法和全身冷疗法两种。常用的局部冷疗法有冰袋、冰囊、冰帽、冰槽、冷湿敷等；全身冷疗法有乙醇拭浴、温水拭浴等。

（一）局部冷疗法

1．冰袋（冰囊）的使用

【目的】

降温、消炎、止血、镇痛。

【操作前准备】

（1）评估病人并解释。

① 评估：病人的年龄、病情、体温、治疗情况、局部皮肤状况、活动能力、合作程度等。

② 解释：向病人或家属解释使用冰袋的目的、方法、注意事项及配合要点。

（2）病人准备。

① 了解冰袋使用的目的、方法、注意事项及配合要点。

② 排空大小便，取舒适体位。

（3）环境准备：环境安静、整洁、舒适，酌情关闭门窗，必要时用床帘或屏风遮挡病人。

（4）护士准备：着装整洁，洗手，戴口罩。

（5）用物准备：治疗盘内备冰袋（图 14-1）或冰囊、布套、毛巾；治疗盘外备冰块、帆布袋、木槌、盆及冷水、漏勺、手消毒液。

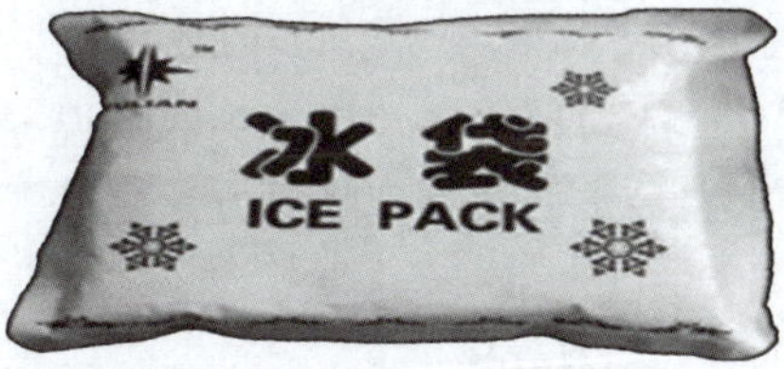

图 14-1 冰袋

【操作步骤】

冰袋的使用操作步骤及要点说明见表 14-1。

表 14-1 冰袋使用法

操作步骤	要点说明
（1）准备冰袋：将冰块装入帆布袋，用木槌敲成核桃大小，放入盆内用冷水冲去棱角，用漏勺将小冰块装入冰袋 1/2～2/3 满，排出袋内空气，夹紧袋口。用毛巾擦干冰袋，倒提抖动检查无漏水后套上布套	• 确保冰袋可以正常使用 • 防止冰块棱角损坏冰袋，发生漏水 • 空气可加速冰的融化 • 防止冰袋漏水，冻伤病人或引起不适感
（2）核对解释：携用物至病人床旁，核对病人床号、姓名、腕带等，并做好解释	• 确认病人，取得病人配合
（3）放置冰袋：高热病人降温时，冰袋置于病人前额、头顶部和体表大血管流经处（颈部两侧、腋窝、腹股沟等）；扁桃体摘除术后的病人将冰袋置于其颈前颌下	• 避免压迫局部组织，阻碍血液循环 • 冰块融化及时更换，以确保疗效
（4）严密观察：注意观察皮肤及病人反应，冰袋有无异常	• 防止发生血液循环障碍或冻伤
（5）撤除冰袋：30 min 后撤除冰袋，协助病人取舒适卧位，整理床单位	• 防止发生继发效应
（6）整理用物：整理用物，倒空冰袋，倒挂晾干，吹入少量空气后夹紧袋口，置阴凉处备用；布套清洁后晾干备用	• 防止冰袋内面相互粘连
（7）洗手、记录	• 记录用冷部位、时间、效果、局部反应及病人反应

【注意事项】

（1）注意观察病人局部皮肤变化，每 10 min 查看一次局部皮肤颜色，如出现苍白、青紫、麻木等情况，应立即停止用冷，并给予相应处理。

（2）高热病人降温时用冷 30 min 后应测量体温并记录，当体温降至 39 °C 以下，可停止用冷。

（3）用冷的时间最长不超过 30 min。需长时间用冷者，应注意休息 1 h 后再重复使用，以防发生不良反应。

【健康教育】

（1）向病人及家属介绍使用冰袋的目的、作用及正确的使用方法。

（2）向病人和家属说明使用冰袋的注意事项及应达到的治疗效果。

2．冰帽（冰槽）的使用

冰帽和冰槽常用于头部降温，但冰槽目前在临床上使用较少，而冰帽的使用是临床上最常见的物理降温方法之一。

【目的】

头部降温，预防脑水肿，减轻脑细胞损害。

【操作前准备】

（1）评估病人并解释。

① 评估：病人的年龄、病情、意识、治疗情况、头部状况、合作程度及心理状态。

② 解释：向病人或家属解释使用冰帽的目的、方法、注意事项及配合要点。

（2）病人准备：

① 了解冰帽使用的目的、方法、注意事项及配合要点。

② 排空大小便，取舒适卧位。

（3）环境准备：环境整洁、舒适、安静。酌情关闭门窗，必要时用床帘或屏风遮挡病人。

（4）护士准备：着装整洁，修剪指甲，洗手，戴口罩。

（5）用物准备。

① 治疗车上层：治疗盘内备冰帽、肛表、海绵；治疗盘外备冰块、帆布袋、木槌、盆及冷水、勺、手消毒液。

② 治疗车下层：水桶、生活垃圾桶、医疗垃圾桶。

【操作步骤】

冰帽的使用操作步骤及要点说明见表 14-2。

表 14-2　冰帽使用法

操作步骤	要点说明
（1）备冰 （同冰袋法）	
（2）核对：携用物至床旁，核对病人床号、姓名、腕带等	• 确认病人
（3）放置冰帽 ① 在病人后颈部、双耳外侧与冰帽接触的部位垫海绵垫 ② 将病人头部置于冰帽中，冰帽的引水管置于水桶中，注意水流情况	• 防止冰水流入耳内，保护后颈及角膜

续表

操作步骤	要点说明
（4）严密观察 ① 每 30 min 测一次生命体征并记录，肛温维持在 33 °C 左右 ② 注意观察皮肤颜色、心率，冰帽有无异常	• 肛温不宜低于 30 °C，以防发生心房、心室纤维性颤动或房室传导阻滞
（5）撤除冰帽：30 min 后撤除冰帽，协助病人取舒适卧位，整理床单位	• 防止发生继发效应
（6）整理用物：整理用物，冰帽处理同冰袋，将冰水倒空，消毒备用	• 防止粘连
（7）洗手、记录	• 记录用冷部位、时间、效果、局部反应及病人反应

【注意事项】

（1）观察冰帽有无破损、漏水，冰帽内的冰块融化后应及时更换或添加。

（2）密切观察病人病情、体温及心率变化，防止发生心房纤维性颤动、心室纤维性颤动或房室传导阻滞等，每 30 min 测量生命体征一次，肛温不能低于 30 °C。

（3）用冷时间不能超过 30 min，如需再使用，应休息 1 h，让局部组织复原后再重复使用，以防发生不良反应。

【健康教育】

（1）向病人及家属介绍使用冰帽的目的、作用、方法。

（2）向病人及家属说明使用冰帽的注意事项及应达到的治疗效果。

3．冷湿敷法

【目的】

消肿、止痛、止血、消炎。

【操作前准备】

（1）评估病人并解释。

① 评估：病人的年龄、病情、体温、治疗情况、局部皮肤状况、活动能力、合作程度等。

② 解释：向病人及家属解释使用冷湿敷的目的、注意事项及配合要点。

（2）病人准备：

① 了解冷湿敷使用的目的、方法、注意事项及配合要点。

② 体位舒适、愿意合作。

（3）环境准备：环境整洁、舒适、安静。酌情关闭门窗，必要时用床帘或屏风遮挡病人。

（4）护士准备：着装整洁，修剪指甲，洗手，戴口罩。

（5）用物准备。

① 治疗车上层：治疗盘内备敷布两块、凡士林纱布、棉签、一次性治疗巾、手套、换药用物；治疗盘外备盛放冰水的容器、手消毒液。

② 治疗车下层：医疗垃圾桶、生活垃圾桶。

【操作步骤】

冷湿敷法的操作步骤及要点说明见表 14-3。

表 14-3 冷湿敷法

操作步骤	要点说明
（1）核对：携用物至病人床旁，核对病人床号、姓名、腕带等	• 确认病人
（2）患处准备：病人取舒适卧位，暴露患处，垫一次性治疗巾于受敷部位下，受敷部位涂凡士林，上盖一层纱布	• 保护皮肤及床单位 • 必要时屏风或床帘遮挡，保护病人隐私
（3）冷敷： ① 戴上手套，将敷布浸入冰水中后拧至半干 ② 抖开敷布敷于患处 ③ 每 3～5 min 更换一次敷布，持续 15～20 min	• 敷布需浸透，拧至不滴水为度 • 若冷敷部位为开放性伤口，须按无菌技术处理伤口
（4）观察：局部皮肤变化及病人反应	
（5）操作后处理： ① 擦干冷敷部位，擦掉凡士林，脱去手套 ② 协助病人取舒适卧位，整理床单位 ③ 用物处理	
（6）洗手、记录	• 记录冷敷的部位、时间、效果、病人的反应等

【注意事项】

（1）注意观察局部皮肤变化，每 10 min 查看一次局部皮肤颜色。

（2）使用过程中查看湿敷情况，及时更换敷布，如湿敷部位为开放性伤口，按无菌操作技术处理伤口。

【健康教育】

（1）向病人及家属解释使用冷湿敷的目的、作用、方法。

（2）向病人及家属说明使用冷湿敷的注意事项及应达到的治疗效果。

（二）全身冷疗法

全身冷疗法是利用乙醇或温水接触身体皮肤，通过乙醇或温水的蒸发和传导作用来增加机体散热，达到降温目的。

温水拭浴或乙醇拭浴

【目的】

为高热病人降温。乙醇是一种挥发性的液体，拭浴时在皮肤上迅速蒸发，吸收和带走机体大量的热，而且乙醇又具有刺激皮肤使血管扩张的作用，因而散热能力较强。

【操作前准备】

1．评估病人并解释

（1）评估：病人的年龄、病情、体温、意识、治疗情况、有无乙醇过敏史、皮肤状况、活动能力、合作程度等。

（2）解释：向病人或家属解释温水拭浴或乙醇拭浴的目的、方法、注意事项及配合要点。

2．病人准备

（1）了解温水或乙醇拭浴的目的、方法、注意事项及配合要点。

（2）排空大小便，取舒适体位。

3．环境准备

环境整洁、舒适、安静。酌情关闭门窗，必要时用床帘或屏风遮挡病人。

4．护士准备

着装整洁，修剪指甲，洗手，戴口罩。

5．用物准备

（1）治疗车上层：治疗盘内备大毛巾、小毛巾、热水袋及套、冰袋及套；治疗盘外备脸盆（内盛 32 ~ 34 °C 温水，2/3 满，或盛 25% ~ 35% 乙醇 200 ~ 300 mL），手消毒液。

（2）治疗车下层：医疗垃圾桶、生活垃圾桶、必要时备便器。

【操作步骤】

温水（或乙醇）拭浴法的操作步骤及要点说明见表 14-4。

表 14-4　温水（或乙醇）拭浴法

操作步骤	要点说明
（1）核对：携用物至床旁，核对病人床号、姓名、腕带等	• 确认病人
（2）松被尾、脱衣：松开床尾盖被，协助病人脱去上衣	• 便于擦拭
（3）置冰袋、热水袋：冰袋置病人头部，热水袋置足底	• 冰袋置头部有助于降温，并可防止拭浴时表皮血管收缩，头部充血 • 热水袋置足底可促进足底血管扩张，减轻头部充血，并使病人感觉舒适
（4）拭浴 ① 方法：脱去病人衣裤，暴露拭浴部位大毛巾垫擦拭部位下，小毛巾浸于温水或乙醇中，拧至半干，缠于手上成手套状，以离心方向拍拭拭浴部位，拭浴毕用大毛巾擦干皮肤 ② 拍拭顺序 双上肢：病人取仰卧位，按以下顺序擦拭 a. 颈外侧→肩→前上臂外侧→前臂外侧→手背	• 每拍一个部位更换一次小毛巾，以维持拭浴温度 • 拭浴时在大血管处，如腋窝、肘窝、手心处可用力拍拭，并延长时间，以促进散热

续表

操作步骤	要点说明
b. 侧胸→腋窝→上臂内侧→前臂内侧→手心 腰背部：病人取侧卧位，从颈下肩部→臀部。擦拭毕，穿好上衣 双下肢：病人取仰卧位，按以下顺序擦拭 a. 外侧：髂骨→下肢外侧→足背 b. 内侧：腹股沟→下肢内侧→内踝 c. 后侧：臀下→大腿后侧→腘窝→足跟 ③ 时间：每侧肢体或背腰部拍拭 3 min，全过程不宜超过 20 min，以防发生继发效应	
（5）观察：病人有无出现寒战、面色苍白、脉搏异常等情况	• 如有异常，停止拭浴，及时处理
（6）操作后处理： ① 拭浴毕，取下热水袋，根据需要更换干净衣裤，协助病人取舒适体位 ② 整理床单位，开窗，拉开床帘或撤去屏风 ③ 用物处理	
（7）洗手、记录	• 记录拭浴的时间、效果、反应、便于评价 • 拭浴后 30 min 测量体温，若低于 39 °C，取下头部冰袋，在体温单上记录降温后的体温

【注意事项】

（1）禁忌拍拭胸前区、腹部、后颈部、足心等部位，以免引起不良反应。

（2）拭浴全过程不要超过 20 min，避免病人着凉，拭浴过程中应随时观察病人情况，注意皮肤表面有无发红、苍白、出血点。如病人出现寒战、面色苍白、脉搏及呼吸异常等，应立即停止操作，报告医生给予处理。

（3）乙醇刺激性较强，不宜用于血液病病人及新生儿。

【健康教育】

（1）向病人及家属解释全身降温的目的、作用、方法。

（2）向病人及家属说明全身降温应达到的治疗效果。

知识拓展

冷冻治疗

冷冻治疗是皮肤科常用的一种物理治疗方法，是利用低温作用于病变组织，使病变组织坏死、脱落，以达到治疗的目的。该治疗不需要麻醉，方便且痛苦少。治疗时可将致冷原涂布于治疗部位，也可用金属冷冻部接触或刺入局部组织。

冷冻剂的种类有两种：液氮、干冰。液氮是一种无色无味的液体，不易燃烧及爆炸，沸点为 −196 °C，制冷温度低，使用安全，是目前皮肤科最常用的制冷剂。干冰，也称二氧化碳雪，可将之压成棒状治疗皮肤损害，制冷温度为 −70 °C，但使用不太方便。

冷冻治疗的适应证有：① 增生性皮肤病，如寻常疣、扁平疣、传染性软疣等。② 角化过度性或结节性皮肤病，如局限性神经性皮炎、扁平苔藓、皮肤淀粉样变、结节性痒疹等。③ 皮肤良性肿瘤、草莓状血管瘤、软纤维瘤、脂溢性角化等。

第二节　热疗法

一、热疗的目的

1．促进炎症消散或局限

热疗可以使局部血管扩张，血液循环速度加快，促进组织中毒素、废物的排出；同时热疗可使血流量增多，白细胞数量增多，吞噬能力增强和新陈代谢加快，使机体局部或全身的抵抗力和修复力增强。炎症早期用热可促进炎性渗出物吸收与消散，炎症后期用热可促进白细胞释放蛋白溶解酶，溶解坏死组织，使炎症局限。适用于睑腺炎（麦粒肿）、乳腺炎等病人。

2．减轻深部组织充血

热疗可以使体表血管扩张，血流量增加，使全身循环血量重新分布，深部组织血流量减少，减轻深部组织的充血。

3．减轻疼痛

热疗可以降低痛觉神经兴奋性，也可改善血液循环，加速致痛物质排出和炎性渗出物的吸收，解除对神经末梢的刺激和压迫，因而可减轻疼痛。同时，热疗可以使肌肉松弛，增强结缔组织伸展性，增加关节的活动范围，减轻肌肉痉挛、僵硬、关节强直所致的疼痛。适用于腰肌劳损、肾绞痛、胃肠痉挛等病人。

4．保　暖

热疗可以使局部血管扩张，促进血液循环，将热带至全身，使体温升高，并使病人感到舒适。适用于年老体弱者、早产儿、危重病人、末梢循环不良病人。

二、热疗的禁忌证

1．面部“危险三角区”感染

面部“危险三角区”血管丰富，无静脉瓣，且与颅内海绵窦相通，用热可使该处血流量增多，细菌及其毒素易扩散至颅内，造成颅内感染和败血症。

2．各种脏器出血、出血性疾病

热疗可使局部血管扩张，增加脏器的血流量和血管通透性而加重出血。血液凝固障碍的病人，用热会增加出血的倾向。

3．未明确诊断的急性腹痛

对原因不明的急性腹痛病人用热时，可因疼痛被缓解而掩盖病情真相，贻误疾病的诊断和治疗。

4．软组织损伤早期（48 h 内）

在软组织损伤早期（48 h 内）使用热疗，可因局部血管扩张，通透性增加而加重软组织出血、肿胀及疼痛。

5．急性炎症

如牙龈炎、中耳炎、结膜炎，热疗可使局部温度升高，有利于细菌繁殖及分泌物增多，加重病情。

6．恶性肿瘤部位

热疗可使血管扩张，血流量增加，有利于细胞的生长及新陈代谢，在恶性肿瘤部位使用热疗，可加速肿瘤细胞的生长、转移和扩散，使病情加重。

7．感觉功能损伤意识不清的病人

这类病人应慎用热疗，用热可能会造成烫伤，这类病人应在严密监视下使用热疗。

三、热疗的影响因素

1．方　法

热疗分为干热疗法和湿热疗法两种。干热疗法温度通过空气或媒介物传导，湿热疗法温度通过水传导。因水的传导性能比空气好，渗透力强，速度快，所以湿热疗法的效果优于干热疗法。相同状态下，干热 50 ~ 70 °C 可达到治疗效果，而湿热只需 40 ~ 60 °C 即可达到治疗效果。

2．面　积

热疗的效果与应用面积成正比，应用面积越大，疗效越强；反之则越弱。但热疗的面积越大，病人的耐受性也越差。因此，在使用大面积热疗时，应密切观察病人的局部及全身反应，以保证热疗安全、有效。

3．时　间

在一定的治疗时间内，机体的反应随热疗时间的增加而增强，但持续用热超过 1 h，已扩张的小动脉会收缩而出现继发效应。

4．温　度

用热疗法的温度与体表的温度相差越大，机体反应越强，反之则越弱。另外，环境温度也会影响热疗的效果，当环境温度高于或等于身体温度时，热疗效果增强。

5．部　位

血管粗大、血流较丰富的体表部位，热疗的效果较好；皮肤较薄或不经常暴露的部位，对热刺激的反应较明显，效果较好。

6．个体差异

老年人因体温调节能力较差，对热刺激的敏感性降低；婴幼儿体温调节中枢发育不完善，对热刺激的适应能力有限；昏迷、瘫痪、血液循环不良、血管硬化、感觉迟钝等病人对热刺激的敏感性也降低。因此在为这些病人进行热疗时，应特别注意温度的选择，防止烫伤。

四、热疗的方法

预习案例

肛肠科病房一位 35 岁患有混合痔的女病人，于昨日上午九时手术，术后病人一般情况良好，主诉切口轻度疼痛。切口敷料干燥、无渗血，于今天 16 时自解大便一次，柔软成形，便后准备用高锰酸钾坐浴，护士小李是这位病人的责任护士。

思考：

（1）该病人进行高锰酸钾坐浴的目的是什么？

（2）小李应该怎样指导病人进行坐浴？

热疗法是一种利用高于人体温度的物质，作用于机体的局部或全身，以达到促进血液循环、消炎、止痉和缓解疲劳的治疗方法。

热疗法可以分为干热疗法和湿热疗法两种，常用的干热疗法有热水袋、烤灯等，湿热疗法有热湿敷、热水坐浴、温水浸泡等。

（一）干热疗法

1．热水袋的使用

【目的】

保暖、解痉、镇痛、舒适。

【操作前准备】

（1）评估病人并解释。

① 评估：病人的年龄、病情、意识、治疗情况、头部状况、合作程度及心理状态。

② 解释：向病人或家属解释使用热水袋的目的、方法、注意事项及配合要点。

（2）病人准备：

① 了解热水袋使用的目的、方法、注意事项及配合要点。

② 排空大小便，取舒适卧位。

（3）环境准备：环境整洁、舒适、安静。酌情关闭门窗，必要时用床帘或屏风遮挡病人。

（4）护士准备：着装整洁，修剪指甲，洗手，戴口罩。

（5）用物准备。

① 治疗车上层：治疗盘内备热水袋及套、水温计、毛巾；治疗盘外备盛水容器、热水、手消毒液。

② 治疗车下层：生活垃圾桶、医疗垃圾桶。

【操作步骤】

使用热水袋的操作步骤和要点说明见表 14-5。

表 14-5　热水袋使用法

操作步骤	要点说明
（1）测量、调节水温	• 成人水温一般 60～70 °C，昏迷者、老年人、婴幼儿、感觉迟钝者、循环不良的病人等，水温应低于 50 °C
（2）备热水袋： ① 旋开塞子，放平热水袋，一手持热水袋口边缘，另一手向袋内灌水至 1/2～2/3 满 ② 将热水袋口逐渐放平，驱出袋内空气。旋紧塞子，擦干热水袋外壁水迹，倒提并轻轻抖动，检查无漏水后装入布套内	• 边灌水边提高热水袋口边缘，使水不致溢出 • 若水灌入过多，热水袋膨胀变硬，柔软舒适感降低 • 排尽空气，以防影响热的传导 • 防止烫伤病人
（3）核对：携用物至病人床旁，核对病人床号、姓名、腕带等	• 确认病人
（4）放置：热水袋置于所需部位	• 谨慎小心、避免烫伤
（5）撤热水袋：用热 30 min 后撤去热水袋，协助病人取舒适卧位，整理床单位	• 防止发生继发效应，若用于保暖可持续使用，但应及时更换热水，并做好交接班
（6）整理用物：倒空热水袋，倒挂晾干，吹入少量空气后旋紧塞子，置阴凉处备用，布套清洁后晾干备用	• 防止热水袋内面粘连
（7）洗手、记录	• 记录用热部位、时间、效果及病人反应，需要时应做好床旁交接班

【注意事项】

（1）禁用冰袋代替热水袋使用，以免袋口漏水烫伤病人。

（2）婴幼儿、老年人、昏迷者、肢体麻痹的病人使用热水袋时，温度应在 50 °C 以内，以防烫伤。

（3）使用热水袋中经常观察病人皮肤颜色，如发现皮肤潮红、疼痛，应立即停止使用，并在局部涂上凡士林以保护皮肤。

（4）持续使用热水袋时，应每 30 min 检查水温一次，及时更换热水。

【健康教育】

（1）向病人及家属解释使用热水袋的目的、作用、方法。

（2）向病人及家属说明使用热水袋的注意事项及应达到的治疗效果。

2. 烤灯的使用

烤灯是利用热的辐射作用于人体，使人体局部温度升高，血管扩张，局部血液循环加速，促进组织代谢，改善局部组织营养状况。

【目的】

消炎、消肿、解痉、镇痛，促使创面干燥、结痂，保护肉芽组织生长，促进伤口愈合。

【操作前准备】

(1) 评估病人并解释。

① 评估：病人的年龄、病情、意识、治疗情况、局部皮肤状况、活动能力、合作程度及心理状态。

② 解释：向病人解释使用烤灯的目的、方法、注意事项及配合要点。

(2) 病人准备：

① 了解烤灯使用的目的、方法、注意事项及配合要点。

② 排空大小便，取舒适卧位。

(3) 环境准备：调节室温，酌情关闭门窗，必要时用床帘或屏风遮挡病人。

(4) 护士准备：着装整洁，修剪指甲，洗手，戴口罩。

(5) 用物准备：烤灯、治疗车上备消毒液，必要时备有色眼镜。

【操作步骤】

使用烤灯的操作步骤及要点说明见表 14-6。

表 14-6 烤灯使用法

操作步骤	要点说明
(1) 核对：携用物至床旁，核对病人床号、姓名、腕带等	• 确认病人
(2) 暴露：暴露患处，体位舒适，清洁局部治疗部位	• 必要时屏风或窗帘遮挡，以维护病人隐私
(3) 调节：调节灯距、温度，一般灯距为 30～50 cm，以病人感觉温热为宜（用手试温）	• 防止烫伤
(4) 照射：照射时间 20～30 min，注意保护局部	• 前胸、面颈部照射时应戴有色眼镜或用纱布遮挡，以保护眼睛
(5) 观察：每 5 min 观察治疗效果与反应	• 观察有无过热、心慌、头晕感觉及皮肤有无发红、疼痛等
(6) 操作后处理：协助病人取舒适体位，整理床单位，将烤灯擦拭整理后备用	
(7) 洗手、记录	• 记录部位、时间、效果、病人反应，便于评价

【注意事项】

(1) 治疗中应注意观察病情，如病人发热、心悸、头晕等不适或照射部位皮肤出现紫红色，应立即停止照射，并在发红处涂凡士林保护皮肤。

（2）烤灯距离治疗部位约 30 ~ 50 cm，每次照射时间 20 ~ 30 min。
（3）治疗完毕，嘱病人在室内休息 15 min 后方可外出，防止感冒。

【健康教育】
（1）向病人及家属解释使用烤灯的目的、作用、方法。
（2）向病人及家属说明使用烤灯的注意事项及治疗效果。

（二）湿热疗法

1．热湿敷法

【目的】
解痉、消炎、消肿、止痛。

【操作前准备】
（1）评估病人并解释。
① 评估：病人的年龄、病情、治疗情况、局部皮肤状况、伤口状况、活动能力、合作程度及心理状态。
② 解释：向病人或家属解释热湿敷的目的、方法、注意事项及配合要点。
（2）病人准备：
① 了解热湿敷使用的目的、方法、注意事项及配合要点。
② 排空大小便，取舒适卧位。
（3）环境准备：调节室温，酌情关闭门窗，必要时用床帘或屏风遮挡病人。
（4）护士准备：着装整洁，修剪指甲，洗手，戴口罩。
（5）用物准备。
① 治疗车上层：治疗盘内备敷布 2 块、凡士林、纱布、棉签、一次性治疗巾、棉垫、水温计、手套。治疗盘外备热水瓶、脸盆（内盛热水），手消毒液。必要时备大毛巾、热水袋、换药用物。
② 治疗车下层：医疗垃圾桶、生活垃圾桶。

【操作步骤】
热湿敷法的操作步骤及要点说明见表 14-7。

表 14-7　热湿敷法

操作步骤	要点说明
（1）核对：携用物至病人床旁，核对病人床号、姓名、腕带等	• 确认病人
（2）患处准备：暴露患处，垫一次性治疗巾于受敷部位下，受敷部位涂凡士林，上盖一层纱布	• 保护皮肤及床单位 • 必要时用屏风或床帘遮挡，保护病人隐私
（3）热湿敷： ① 戴上手套，将敷布浸入热水中后拧至半干 ② 抖开、折叠敷布敷于患处，上盖棉被 ③ 每 3 ~ 5 min 更换一次敷布，持续 15 ~ 20 min	• 水温为 50 ~ 60 °C，拧至不滴水为度，放在手腕内侧试温，以不烫手为宜 • 及时更换盆内热水维持水温，若病人感觉过热，可掀起敷布一角散热 • 若热敷部位有伤口，需按无菌技术处理伤口

续表

操作步骤	要点说明
(4)观察：观察皮肤颜色、全身状况，以防烫伤	
(5)操作后处理： ① 敷毕，轻轻拭干热敷部位，脱去手套，协助病人取舒适体位，整理床单位 ② 用物处理	• 勿用摩擦方法擦干，因皮肤长时间处于湿热气中容易破损
(6)洗手、记录	• 记录热湿敷部位、时间、效果及病人反应，便于评价

【注意事项】

(1)对有伤口部位热湿敷应执行无菌操作，治疗后按外科换药法处理伤口。

(2)热湿敷过程中，随时与病人交流，并检查敷布的温度及病人皮肤颜色，每 3~5 min 更换一次敷布，维持适当的温度。

(3)面部热湿敷应嘱病人在室内休息 15 min 后方可外出，防止感冒。

【健康教育】

(1)向病人及家属解释热湿敷的目的、作用、方法。

(2)向病人及家属说明使用热湿敷的注意事项及治疗效果。

2. 热水坐浴

【目的】

消炎、消肿、止痛、促进引流，用于会阴部、肛门疾病及手术后。

【操作前准备】

(1)评估病人并解释。

① 评估：病人的年龄、病情、治疗情况、局部皮肤状况、伤口状况、活动能力、合作程度及心理状态。

② 解释：向病人或家属解释热水坐浴的目的、方法、注意事项及配合要点。

(2)病人准备：

① 了解热水坐浴的目的、方法、注意事项及配合要点。

② 排空大小便，清洗坐浴部位，取舒适卧位。

(3)环境准备：调节室温，酌情关闭门窗，必要时用床帘或屏风遮挡病人。

(4)护士准备：着装整洁，修剪指甲，洗手，戴口罩。

(5)用物准备。

① 治疗车上层：治疗盘内备水温计、药液(遵医嘱配置)、毛巾、无菌纱布；治疗盘外备消毒坐浴盆、热水瓶、手消毒液。必要时备换药用物。

② 治疗车下层：医疗垃圾桶、生活垃圾桶。

③ 另备坐浴椅(图 14-2)

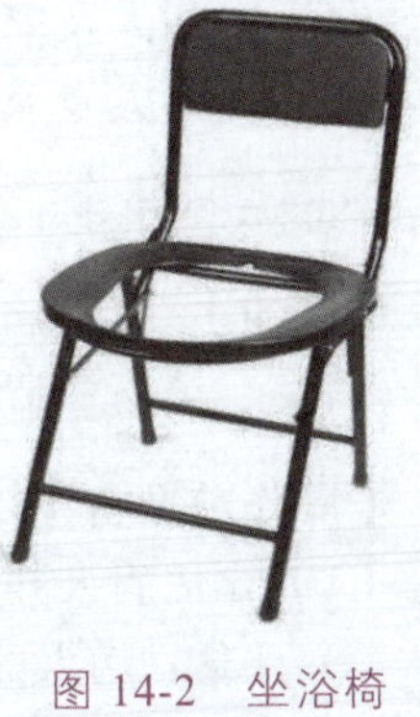

图 14-2 坐浴椅

【操作步骤】

热水坐浴的操作步骤及要点说明见表 14-8。

表 14-8 热水坐浴

操作步骤	要点说明
(1)配药、调温：遵医嘱配置药液置于浴盆内 1/2 满，调节水温	• 水温 40～50 °C，避免烫伤
(2)核对：携用物至病人床旁，核对病人床号、姓名、腕带等	• 确认病人
(3)置浴盆于坐浴椅上	
(4)遮挡、暴露：屏风或床帘遮挡，暴露患处	• 维护病人隐私
(5)坐浴： ① 协助病人将裤子拖至膝部后取坐姿 ② 嘱病人用纱布蘸药液清洗外阴部皮肤 ③ 待适应水温后，坐入浴盆中，持续 15～20 min	• 臀部完全泡入水中 • 防止烫伤
(6)观察：效果与反应	• 若出现面色苍白、脉搏加快、眩晕、软弱无力，应停止坐浴
(7)操作后处理： ① 坐浴毕，用纱布擦干臀部，协助病人穿裤，卧床休息 ② 开窗，拉开床帘或撤去屏风，整理床单位，用物处理	• 用物消毒后备用
(8)洗手、记录	• 记录坐浴时间、药液、效果、病人反应，便于评价

【注意事项】

(1)会阴、肛门部位有伤口者，坐浴时应执行无菌操作，坐浴后按外科换药法处理伤口。

(2)坐浴过程中注意病人安全，随时观察病人面色、呼吸和脉搏，如出现头晕乏力、心慌等不适应立即停止坐浴，扶病人上床休息，并观察病情变化。

(3)女性病人月经期、妊娠后期、产后 2 周内、阴道出血、盆腔急性炎症等均不宜坐浴，以免引起感染。

【健康教育】

(1)向病人及家属解释热水坐浴的目的、作用、方法。

(2)向病人及家属说明热水坐浴的注意事项及治疗效果。

3．温水浸泡

【目的】

消炎、镇痛、清洁、消毒创口，用于手、足、前臂、小腿部感染。

【操作前准备】

(1)评估病人并解释。

① 评估：病人的病情、治疗情况、局部皮肤状况、伤口状况、活动能力、合作程

度及心理状态。

② 解释：向病人或家属解释温水浸泡的目的、方法、注意事项及配合要点。

（2）病人准备：

① 了解温水浸泡的目的、方法、注意事项及配合要点。

② 排空大小便，取舒适卧位。

（3）环境准备：调节室温，酌情关闭门窗。

（4）护士准备：着装整洁，修剪指甲，洗手，戴口罩。

（5）用物准备。

① 治疗车上层：治疗盘内备长镊子、纱布；治疗盘外备热水瓶、手消毒液。必要时备换药用物。

② 治疗车下层：医疗垃圾桶、生活垃圾桶。

【操作步骤】

温水浸泡的操作步骤及要点说明见表 14-9。

表 14-9　温水浸泡

操作步骤	要点说明
（1）核对：携用物至病人床旁，核对床号、姓名、腕带等	• 确认病人
（2）配药、调温：配置药液置于浸泡盆内 1/2 满，调节水温	• 水温 43～46 °C
（3）暴露患处：取舒适体位、暴露患处	• 便于操作，舒适
（4）浸泡：将肢体慢慢浸入浸泡盆中，必要时用长镊子夹纱布轻擦创面，使之清洁	• 使病人逐渐适应
（5）持续时间：浸泡时间通常不超过 30 min	• 以防发生继发效应
（6）观察：效果与反应	• 观察病人反应及局部皮肤有无发红等情况，防止烫伤
（7）操作后处理： ① 浸泡毕擦干浸泡部位 ② 撤去治疗用物，协助病人取舒适体位，整理床单位，对用物进行处理	• 如有伤口应按无菌技术进行处理 • 用物消毒后备用
（8）洗手、记录	• 记录浸泡时间、药液、效果、病人反应，便于评价

【注意事项】

（1）有伤口者应执行无菌操作，并按外科换药法处理伤口。

（2）浸泡过程中随时观察局部皮肤情况，若局部出现发红、疼痛等应立即停止浸泡，并给予相应处理。

【健康教育】

（1）向病人及家属解释温水浸泡的目的、作用、方法。

（2）向病人及家属说明温水浸泡的注意事项及治疗效果。

思政资料：护理创新发明——暖婴转运包

科技兴则民族兴，科技强则国家强。实现中华民族伟大复兴的中国梦，必须坚持走中国特色社会主义自主创新道路，建设科技强国。党的十八大以来，习近平总书记多次在重要场合谈论科技创新。健康所系，性命相托，随着医学模式的转变，人们对医学的期望不再局限于疾病治疗，临床工作中护士的一个小发明，往往能给病人带来大福利。

新生儿在出后的第一个小时，我们俗称为“黄金一小时”，在这个过程当中新生儿的保暖特别是早产儿的保暖尤为重要，如果出现低体温，孩子会出现哭声弱、有时会影响到呼吸，以及影响整个身体的代谢，甚至会出现死亡。华中科技大学同济医院儿科主任护师叶天惠设计的一项护理创新发明“暖婴转运包”，能够模拟子宫的环境温度，内置支撑板支撑婴儿的身体，保证了早产儿在出生后从产房到新生儿病房途中的温暖、安全和舒适。这款转运包不但能在 30 分钟内快速预热，而且转运包底部还配有氧气固定带，背带上配有通气孔，便于输氧管及时向新生儿输送氧气，方便用于新生儿的转运及住院新生儿病人的外出检查如 CT、彩超检查等。

护士是建设健康中国不可或缺的力量，也是医疗技术进步的变革力量。作为未来的医护工作者，应当本着以人为本的理念，从病人的需求出发，为病人解决问题、减轻其痛苦，提供了更优质的服务。

（来源：中国知网文献 护理学基础课程思政教学改革与探索 ）

音频　护士小发明，患者大福利

第十四章课后练习及答案

第十五章

病情观察及危重病人的护理

学习目标

（1）掌握病情观察的内容及方法；呼吸、心脏骤停的原因及临床表现；心肺复苏术；洗胃的目的、常用洗胃溶液，简易呼吸器的操作要点。

（2）熟悉意识障碍的种类；格拉斯哥昏迷评分分级；CPR的注意事项；洗胃的注意事项。

（3）了解抢救工作的管理及抢救设备；意识状态、意识障碍、轻度昏迷、深度昏迷、洗胃、心肺复苏（CPR）的概念。

预习案例

王某，男，45 岁，因汽车撞伤急诊入院。病人表情淡漠，反应迟钝，面色苍白，出冷汗、四肢冰冷，口唇、肢端发绀。查体：P 98 次/min，R 32 次/min，BP 85/56 mmHg，左下肢外伤出血，头面部有血肿，枕后外伤有明显出血。

思考：

医生到来之前，接诊护士应做哪些护理工作？

观察是对事物、现象进行仔细查看的过程，是一项系统工程。对病人的观察，应从症状到体征，从生理到精神、心理的全面细致的观察，并且应该贯穿于病人疾病过程的始终。

危重症病人的特点是病情严重、病情变化快，随时可能出现危及生命的征象。在护理和抢救危重症病人的过程中，要求护士必须准确地掌握心肺复苏、吸氧、吸痰、洗胃、自动体外除颤器（automated external defibrillator，AED）等基本抢救技术，以及准确、及时进行病情观察和评估的技能。熟悉抢救的基本流程，与医疗团队配合保证抢救工作有效地进行。

知识拓展

《辞海》中对“慎独”的解释为：在独处无人之时，更要对自己的行为谨慎不苟。对护士来说，医德慎独就是在无人监督、单独工作时，仍能坚守医德信念，自觉遵守医德原则和规范，积极主动地救治病人。这就要求我们在临床工作中对护理技术精益求精，对病人负责，对护理操作一丝不苟，对规章制度严格执行。在抢救病人的过程中，护士应迅速处置病人，切不可被动应付，有意无意地延误抢救时机，在护理工作中做到不忽略病人任何一点症状、不放过任何一个抢救环节、不错过任何一个有利时机，谨慎地做好病情观察及各项救护工作。所以，我们在今后的护理工作中应设身处地地替病人着想，对于危重疑难病症病人，要有同情心。

第一节 病情观察

病情观察（Observation of Disease）是医护人员对病人的病史和现状进行全面系统了解，对病情做出综合判断的过程，是医务人员临床工作的重要内容之一。及时、准确、全面的病情观察可以为诊断、治疗、预防并发症以及护理提供必要的临床依据。

一、病情观察的方法

在对病人的病情进行观察时，护士可以运用各种感觉器官，以达到全面准确收集病人资料的目的。此外，护士还可以利用相应的辅助仪器，监测病人病情变化的指标。

（一）视诊（Inspection）

视诊是最基本的检查方法之一，即用视觉来观察病人全身和局部状态的检查方法。视诊可以观察到病人全身的状态，如年龄、性别、营养状况等；从病人入院直至出院，通过连续或间断的观察，可以了解病人的意识状态，面部表情，姿势体位，肢体活动情况，皮肤、呼吸、循环状况，分泌物、排泄物的性状、数量以及病人与疾病相关的症状、体征等一系列情况，并随时注意观察病人的反应及病情变化，以便及时调整观察的重点。

（二）听诊（Auscultation）

听诊是利用耳朵直接或借助听诊器或其他仪器听取病人身体各个部分发出的声音，分析判断声音所代表的不同含义。通过耳可以直接听到病人发出的声音，如听到咳嗽，可以通过咳嗽的不同声音、音调，发生持续的时间，剧烈的程度以及声音的改变来分析病人疾病的状态。借助听诊器可以听到病人的心音、心率、呼吸音、肠鸣音等。

（三）触诊（Palpation）

触诊是通过手的感觉来感知病人身体某部位有无异常的检查方法。例如用触诊来了解所触及体表的温度、湿度、弹性、光滑度、柔软度及脏器的外形、大小、软硬度、移动度和波动感等。

（四）叩诊（Percussion）

叩诊是指通过手指叩击或手掌拍击被检查部位体表，使之震动而产生音响，根据所感到的震动和所听到的音响特点来了解被检查部位脏器的大小、形状、位置及密度，如确定肺下界、心界大小、有无腹水及腹水的量等。

（五）嗅诊（Smelling）

嗅诊是指利用嗅觉来辨别病人的各种气味，判断与其健康状况关系的一种检查方法。病人的气味可以来自皮肤、黏膜、呼吸道、胃肠道以及分泌物、呕吐物、排泄物等。

对病人病情的观察除了以上常用的五种方法外，还可以通过与医生、家属、亲友的交流，床边和书面交接班、阅读病历、检验报告、会诊报告及其他相关资料，获取有关病情的信息，达到对病人疾病全面、细致观察的目的。

二、病情观察的内容

（一）一般情况的观察

1．发育与体型

发育状态通常以年龄与智力、体格成长状态（如身高、体重及第二性征）之间的关系来进行综合判断。成人发育正常状态的判断指标常包括：头部的长度为身高的 1/8 ~ 1/7；胸围约为身高的 1/2，双上肢展开的长度约等于身高；坐高约等于下肢的长度。体型是身体各部发育的外观表现，包括骨骼、肌肉的成长与脂肪分布的状态等。临床上把成人的体型分为三种：① 匀称型（正力型）：即身体各部分匀称适中。② 瘦长型（无力型）：身体瘦长，颈长肩窄，胸廓扁平，腹上角 $< 90°$。③ 矮胖型（超力型）：身短粗壮，颈粗肩宽，胸廓宽厚，腹上角 $> 90°$。

2．饮食与营养状态

饮食在疾病治疗中占重要地位，并在对疾病的诊断、治疗中发挥一定作用。因此应注意观察病人的食欲、食量、进食后反应、饮食习惯，有无特殊嗜好或偏食等情况。营养状态通常可根据皮肤的光泽度、弹性，毛发指甲的润泽程度，皮下脂肪的丰满程度，肌肉的发育状况等综合判断。营养状态与食物的摄入、消化、吸收和代谢等因素有关，是判断机体健康状况、疾病程度以及转归的重要指标之一。

3．面容与表情

疾病及情绪变化可引起面容与表情的变化。一般情况下，健康的人表情自然、大方，神态安逸。患病后，通常可表现为痛苦、忧虑、疲惫或烦躁等面容与表情。某些疾病发展到一定程度时，可出现特征性的面容与表情。临床上常见的典型面容包括：① 急性病容：表现为表情痛苦、面颊潮红、呼吸急促、鼻翼扇动、口唇疱疹等，一般见于急性感染性疾病，如肺炎球菌肺炎的病人。② 慢性病容：表现为面色苍白或灰暗，面容憔悴，目光暗淡、消瘦无力等，常见于慢性消耗性疾病，如恶性肿瘤、肝硬化、严重结核病等病人。③ 二尖瓣面容：表现为双颊紫红，口唇发绀，一般见于风湿性心脏病病人。④ 贫血面容：表现为面色苍白，唇舌及结膜色淡，表情疲惫乏力，见于各种类型的贫血病人。除了以上这四种典型面容外，临床上还有甲状腺功能亢进面容、满月面容、脱水面容以及面具面容等。

4．体　位

体位是指身体在休息时所处的状态。临床常见体位有：自主体位、被动体位、强迫体位。病人的体位与疾病有着密切的联系，不同的疾病可使病人采取不同的体位，有时对某些疾病的诊断具有一定意义。如昏迷或极度衰竭的病人，由于不能自行调整或变换肢体的位置，呈被动卧位；胆石症、肠绞痛的病人，在腹痛发作时，常辗转反侧，坐卧不宁，病人常常采用强迫体位。

5．姿势与步态

姿势即指一个人的举止状态，依靠骨骼、肌肉的紧张度来保持，并受健康状态及精神状态的影响。健康成人躯干端正，肢体动作灵活自如。患病时可以出现特殊的姿势，如腹痛时病人常捧腹而行，腰部扭伤者身体的活动度受限，病人保持特定的姿势。步态是指一个人走动时所表现的姿态，年龄、是否受过训练等因素会影响一个人的步态。常见的异常步态有：蹒跚步态（鸭步）、醉酒步态、共济失调步态、慌张步态、剪刀步态、间歇性跛行和保护性跛行等。

6．皮肤与黏膜

皮肤、黏膜常可反映某些全身疾病的情况。主要应观察其颜色、温度、湿度、弹性及有无出血、水肿、皮疹、皮下结节、囊肿等情况。如贫血病人，其口唇、结膜、指甲苍白；肺心病、心力衰竭等缺氧病人，其口唇、面颊、鼻尖等部位发绀；热性病皮肤发红；休克病人皮肤湿冷；严重脱水、甲状腺功能减退者，皮肤弹性差；心源性水肿，可表现为下肢和全身水肿；肾性水肿，多于晨起眼睑、颜面水肿。

（二）生命体征的观察

生命体征的观察贯穿于对病人护理的全过程，在病人病情观察中占据重要的地位。

体温、脉搏、呼吸、血压均受大脑皮层的控制和神经、体液的调节，保持其相对恒定。当机体患病时，生命体征变化最为敏感，若体温不升多见于大出血休克病人；体温过高排除感染因素外，夏季应考虑是否因中暑所致；脉搏节律改变多为严重心脏病、药物中毒、电解质紊乱等原因所致；出现周期性呼吸困难多为呼吸中枢兴奋性降低引起；收缩压、舒张压持续升高，应警惕发生高血压危象。详细内容见第四章“生命体征的评估与护理”。

（三）意识状态的观察

意识状态（Consciousness）是大脑功能活动的综合表现，是对环境的知觉状态。正常人应表现为意识清晰，反应敏捷、准确，语言流畅、准确，思维合理，情感活动正常，对时间、地点、人物的判断力和定向力正常。意识障碍（Disturbance of Consciousness）是指个体对外界环境刺激缺乏正常反应的一种精神状态。任何原因引起大脑高级神经中枢功能损害时，都可出现意识障碍，表现为对自身及外界环境的认识及记忆、思维、定向力、知觉、情感等精神活动的不同程度的异常改变。意识障碍一般按其程度可分为：

1．嗜睡（Somnolence）

嗜睡是最轻度的意识障碍。病人处于持续睡眠状态，但能被言语或轻度刺激唤醒，醒后能正确、简单而缓慢地回答问题，但反应迟钝，刺激去除后又很快入睡。

2．意识模糊（Confusion）

其程度较嗜睡深，表现为思维和语言不连贯，对时间、地点、人物的定向力完全或部分发生障碍，可有错觉、幻觉、躁动不安、谵语或精神错乱。

3．昏睡（Stupor）

病人处于熟睡状态，不易被唤醒。压迫其眶上神经、摇动身体等强刺激可被唤醒，醒后答话含糊或答非所问，停止刺激后即又进入熟睡状态。

4．昏迷（Coma）

昏迷是最严重的意识障碍，表现为意识持续地中断或完全丧失，按其程度可分为：①轻度昏迷：意识大部分丧失，无自主运动，对声、光刺激无反应，对疼痛刺激（如压迫眶上缘）可有痛苦表情及躲避反应。瞳孔对光反射、角膜反射、眼球运动、吞咽反射、咳嗽反射等可存在。②中度昏迷：对周围事物及各种刺激均无反应，对于剧烈刺激可出现防御反射。角膜反射减弱，瞳孔对光反射迟钝，眼球无转动。③深度昏迷：全身肌肉松弛，对各种刺激均无反应。深、浅反射均消失。

护士对病人意识状态的观察，可根据病人的语言反应，了解其思维、反应、情感活动、定向力等，必要时可通过一些神经反射，如观察瞳孔对光反应、角膜反射、对强刺激（如疼痛）的反应、肢体活动等来判断其有无意识障碍，以及意识障碍程度。临床上还可以使用量表进行评估，常用的如格拉斯哥昏迷评分量表（glasgow coma scale，GCS），对病人的意识障碍及其严重程度进行观察与测定（表 15-1）。GCS 包括睁眼反应、语言反应、运动反应 3 个子项，使用时分别测量 3 个子项并计分，然后再将各个项目的分值相加求其总和，即可得到病人意识障碍程度的客观评分。GCS 量表总分范围为 3 ~ 15 分，15 分表示意识清醒。按意识障碍的差异分为轻、中、重三度，轻度 13 ~ 14 分，中度 9 ~ 12 分，重度 3 ~ 8 分，低于 8 分者为昏迷，低于 3 分者为深昏迷或脑死亡。在对意识障碍病人进行观察时，同时还应对伴随症状与生命体征、营养、大小便、水电解质、活动和睡眠、血气分析值的变化进行观察。

表 15-1　格拉斯哥昏迷评分量表

子项目	条目状态	分数
睁眼反应（eyes open）	自发性的睁眼反应	4
	声音刺激有睁眼反应	3
	疼痛刺激有睁眼反应	2
	任何刺激均无睁眼反应	1
语言反应（verbal response）	对人物、时间、地点等定向问题清楚	5
	对话混淆不清，不能准确回答有关人物、时间、地点等定向问题	4
	言语不流利，但字意可辨	3
	言语模糊不清，字意难辨	2
	任何刺激均无语言反应	1
运动反应（motor response）	可按指令动作	6
	能确定疼痛部位	5
	对疼痛刺激有肢体退缩反应	4
	疼痛刺激时肢体过屈（去皮质强直）	3
	疼痛刺激时肢体过伸（去大脑强直）	2
	疼痛刺激时无反应	1

知识拓展

意识障碍的评定量表

意识障碍的程度可以用意识障碍的评定量表来测量。目前世界上使用最广的意识障碍评定量表是格拉斯哥昏迷评分量表（Glasgow coma scale，GCS），它是 1974 年由苏格兰格拉斯哥（Glasgow）大学神经科学研究所的 Teasdale 与 Jennett 提出的，包括睁眼（E）、言语（V）、运动（M）三个子项 15 条，评分从最低 3 分到最高 15 分。之后各国学者根据临床诊治的需要又发展了多个意识障碍和认知障碍的量表，包括：Glasgow leige scale（GLS）、full outline of unresponsiveness（FOUR）、reaction level scale（RLS85）、innsbruck coma scale（ICS）等。

（四）瞳孔的观察

瞳孔的变化是许多疾病，尤其是颅内疾病、药物中毒、昏迷等病情变化的一个重要指征。观察瞳孔要注意两侧瞳孔的形状、对称性、边缘、大小及对光反应。

1．形状、大小和对称性

正常瞳孔呈圆形，位置居中，边缘整齐，两侧等大等圆。瞳孔的形状改变常可因眼科疾病引起。如瞳孔呈椭圆形并伴散大，常见于青光眼等；呈不规则形，常见于虹膜粘连。在自然光线下，正常瞳孔直径为 2 ~ 5 mm，调节反射两侧相等。病理情况下，瞳孔的大小可出现变化。① 缩小：瞳孔缩小是指直径小于 2 mm，如果瞳孔直径小于 1 mm 称为针尖样瞳孔；单侧瞳孔缩小常提示同侧小脑幕裂孔疝早期；双侧瞳孔缩小，常见于有机磷农药、氯丙嗪、吗啡等中毒。② 变大：瞳孔散大是指瞳孔直径大于 5 mm。一侧瞳孔扩大、固定，常提示同侧颅内病变（如颅内血肿、脑肿瘤等）所致的小脑幕裂孔疝的发生；双侧瞳孔散大，常见于颅内压增高、颅脑损伤、颠茄类药物中毒及濒死状态。

2．对光反应

正常瞳孔对光反应灵敏，并于光亮处瞳孔收缩，昏暗处瞳孔扩大。当瞳孔大小不随光线刺激而变化时，称瞳孔对光反应消失，常见于危重或深昏迷病人。

（五）心理状态的观察

病人的心理状态是一般心理状态和患病时特殊心理状态的整合，如一般心理状态中的注意力、情绪、认知、动机和意志状态，与患病的适应状态的统一。因此应从病人对健康的理解、对疾病的认识、处理和解决问题的能力、对疾病和住院的反应、价值观、信念等方面来观察其语言和非语言行为、思维能力、认知能力、情绪状态、感知情况等是否处于正常状态，是否出现记忆力减退，思维混乱，反应迟钝，语言、行为异常等情况及有无焦虑、恐惧、绝望、忧郁等情绪反应。

（六）特殊检查或药物治疗的观察

1．特殊检查和治疗后的观察

在临床实际工作中，会对未明确诊断的病人，进行一些常规和特殊专科检查，如冠状动脉造影、胆囊造影、胃镜、腹腔镜检查、腰穿、胸穿、腹穿和骨穿等。这些检查均会对病人产生不同程度的创伤，护士应重点了解其注意事项，观察生命体征、倾听病人的主诉，防止并发症的发生。如冠状动脉造影后应根据采用的方法对病人的局部止血情况进行观察。由于治疗的需要，病人可能应用引流，应注意观察引流液的性质、颜色、量等；观察引流管是否通畅，有无扭曲、受压、引流不畅的现象，引流袋（瓶）的位置等；锁骨下静脉穿刺后的病人，应注意有无胸闷或呼吸困难；吸氧病人观察缺氧症状有无改善等。

2．特殊药物治疗病人的观察

药物治疗是临床最常用的治疗方法。护士应注意观察其疗效、副作用及毒性反应。如服用降压药的病人应注意血压的变化；应用止痛药应注意病人疼痛的规律和性质，用药后的效果；如果药物具有成瘾性还应注意使用的间隔等。

（七）其他方面的观察

对病人除了以上的观察内容外，还应该注意观察病人的睡眠情况（详见第八章第一节）以及病人的自理能力。了解病人的自理能力可以有助于护士对病人进行有针对性的护理，同时协助分析病人疾病的状况。可以通过量表的测定来确定病人的自理能力，如用日常生活活动（ADL）能力量表可评定病人生活自理能力，包括生活料理、生活工具使用等。用总的生活能力状态（TLS）评定病人的病残程度。

第二节 急救室的设备及管理

一、急救室的设施要求

抢救室管理：一切抢救物品应做到“五定”：定数量品种、定点安置、定人保管、定期消毒灭菌、定期检查维修。未经批准，一律不外借。护士应熟悉器械的性能和使用方法，能处理一般故障，保证完好率100%，做好交接班。

（一）抢救床

最好为多功能床，必要时另备木板一块，以备在做胸外心脏按压时使用。

（二）抢救车

应按照要求配置各种常用急救药品（见表15-2）、急救用无菌物品以及其他急救用物。如各种无菌急救包（“八包”）、各种注射器及针头、输液器及输液针头、输血器及输血针头、开口器、压舌板、舌钳、牙垫、各种型号的医用橡胶手套、各种型号及用途的橡胶或硅胶导管、无菌治疗巾、无菌敷料、皮肤消毒用物等。其他非无菌用物，如治疗盘、血压计、听诊器、手电筒、止血带、玻璃接头、夹板、宽胶布、酒精灯、多头电源插座等。

表15-2 常用急救药品

利多卡因、阿托品、肾上腺素
洛贝林、尼可刹米（可拉明）、二甲弗林（回苏灵）
多巴胺、呋塞米（速尿）
毛花苷丙（西地兰）、硝酸甘油、硝普钠
盐酸胺碘酮（可达龙）、普罗帕酮（心律平）
氨茶碱
垂体后叶素、维生素 K_1
哌替啶、地西泮、异戊巴比妥钠、苯巴比妥钠、咪哒唑仑（力月西）、氯丙嗪、硫酸镁
异丙嗪、苯海拉明
氢化可的松、地塞米松、可的松
20%的甘露醇、25%的山梨醇、呋塞米、依他尼酸、碘解磷定、氯解磷定、硫代硫酸钠、乙酰胺

（三）急救器械

五机（心电图机、洗胃机、呼吸机、除颤仪、吸引器），八包（腰穿包、心穿包、胸穿包、腹穿包、静脉切开包、气管切开包、缝合包、导尿包）

二、急救工作的组织管理

抢救工作也是一项系统化的工程，对抢救工作的组织管理是使抢救工作及时、准确、有效进行的保证。

（一）建立责任明确的系统组织结构

在接到抢救任务时，应立即指定抢救负责人，组成抢救小组，一般可分为全院性和科室（病区）性抢救两种。全院性抢救常用于大型灾难等突发情况，由院长（医疗院长）组织实施，各科室均参与抢救工作。科室内的抢救一般由科主任、护士长负责组织实施，各级医务人员必须听从指挥，在抢救过程中态度要严肃、认真，动作迅速准确，既要分工明确，又要密切配合。抢救时护士可在医生未到之前，根据病情需要，予以适当、及时的紧急处理，如止血、吸氧、吸痰、人工呼吸、胸外心脏按压、建立静脉通道等。

（二）制定抢救方案

根据病人情况，制定方案，护士应参与抢救方案的制定，使危重症病人能及时、迅速得到抢救。护士应根据病人的情况和抢救方案制定出抢救护理计划，明确护理诊断与预期目标，确定护理措施，解决病人现存的或潜在的健康问题。

（三）做好核对工作

各种急救药物须经两人核对，核对正确方可使用。执行口头医嘱时，须向医生复述一遍，双方确认无误后方可执行，抢救完毕需及时由医生补写医嘱和处方。抢救中各种药物的空安瓿、输液空瓶、输血空瓶（袋）等应集中放置，以便统计和查对。

（四）及时、准确做好各项记录

一切抢救工作均应做好记录，要求字迹清晰、及时准确、详细全面，且注明执行时间与执行者。做好交接班工作，保证抢救和护理措施的落实。

（五）医护密切配合

安排护士参加医生组织的查房、会诊、病例讨论，使其熟悉危重症病人的病情、重点监测项目及抢救过程，做到心中有数、配合恰当。

（六）抢救室内抢救器械和药品管理

一切抢救物品均应严格执行“五定”制度，即定数量品种、定点安置、定专人管理、定期消毒灭菌、定期检查维修，保证抢救时使用；室内物品一律不得外借，值班护士班班交接，并作记录。护士还应熟悉抢救器械的性能和使用方法，并能排除一般故障，保证急救物品完好率达 100%。

（七）抢救用物的日常维护

抢救用物使用后，要及时清理，归还原处，并及时补充，要保持清洁、整齐。如抢救传染病病人，应按传染病要求进行消毒、处理，严格控制交叉感染。

三、常用急救技术

急救的最基本目的就是挽救生命，护士对临床常用急救技术掌握的程度可以直接影响到对急危重病人抢救方案的实施，以及抢救的成败。因此护士必须掌握必要的急救知识与技能。本节主要介绍心肺复苏术、洗胃法和人工呼吸器。

情景案例：某公共场所一位50岁左右的男子突然晕倒在地，作为护士的你恰巧经过此地，你应该怎么办？要不要救？怎么救？

思政资料1：

“‘最美大学生’丁慧车站跪地救人”的感人故事

2019年7月9日，辽宁锦州医科大学护理专业学生丁慧在车站候车时，对心跳呼吸骤停的老人成功进行心肺复苏，并一直守候到救护人员赶来。丁慧用实际行动践行了社会主义核心价值观。大学生应肩负责任感、使命感，用实际行动践行习近平总书记向广大青年提出的“要爱国、要励志、要求真、要力行”的要求。

音频　与死神抢时间，“最美大学生”车站跪地救人

（来源：优酷视频《与死神抢时间　“最美大学生”车站跪地救人》）

思政资料2：

中国好护士——翟怀香

守护生命的哨兵：13年守护万名重症病人，传授2万人急救技能。……

重症监护室的病人病情可以说是瞬息万变，练就一身本领，练出一双“火眼金睛”才能是病人的安全保障。有一次翟怀香值夜班时，发现一位病人情绪极不稳定，一直嚷着要见家里人，根据病情监测，这名病人在监护室算是病情比较平稳的了。由于监护室有规定，非探视时间家属是不可以探视的，翟怀香跟病人做了解释和疏导，病人终于安静了。然而安静之后翟怀香总觉得不放心，在做其他护理操作的时候总想着看他几眼。果然，当病人不再唠叨后，翟怀香在一次回首之时突然发现他的心电监护仪显示心率在快速下降，翟怀香迅即在第一时间进行抢救及心肺复苏，及时挽救了病人的生命，整个过程没有耽误0.1秒。

（来源：中国文明网“中国好人榜”，有修改）

（一）心肺复苏（CPR）

心肺复苏（cardiopulmonary resuscitation，CPR）是对由于外伤、疾病、中毒、意外低温、淹溺和电击等各种原因，导致呼吸停止、心跳停搏，必须紧急采取重建和促进心脏、呼吸有效功能恢复的一系列措施。

基础生命支持技术（basic life support，BLS ）又称为现场急救，是指在事发的现场，对病人实施及时、有效的初步救护，是指专业或非专业人员进行徒手抢救。一旦有意外发生时，可立即做出正确的判断与处理，为急救赢得时间，为病人的进一步治

疗奠定基础。2015 年美国心脏学会（AHA）在新版的国际心肺复苏指南中将成人生存链分为了院内救治体系和院外救治体系。院外心脏骤停的病人将依赖社区获得救助，非专业救护人员必须识别出心脏骤停、进行呼救、开始心肺复苏并给予除颤，直到专业团队接手；院内心脏骤停的病人依赖于专门的监控系统来预防心脏骤停，一旦发生，应立即启动多学科团队的救治，实施高质量的心肺复苏。

知识拓展

院内心脏骤停（IHCA）与院外心脏骤停（OHCA）生命链

2015 年国际心肺复苏指南建议对生命链进行划分（图 15-1），把在院内和院外出现心脏骤停的病人区分开来，确认病人获得救治的不同途径。

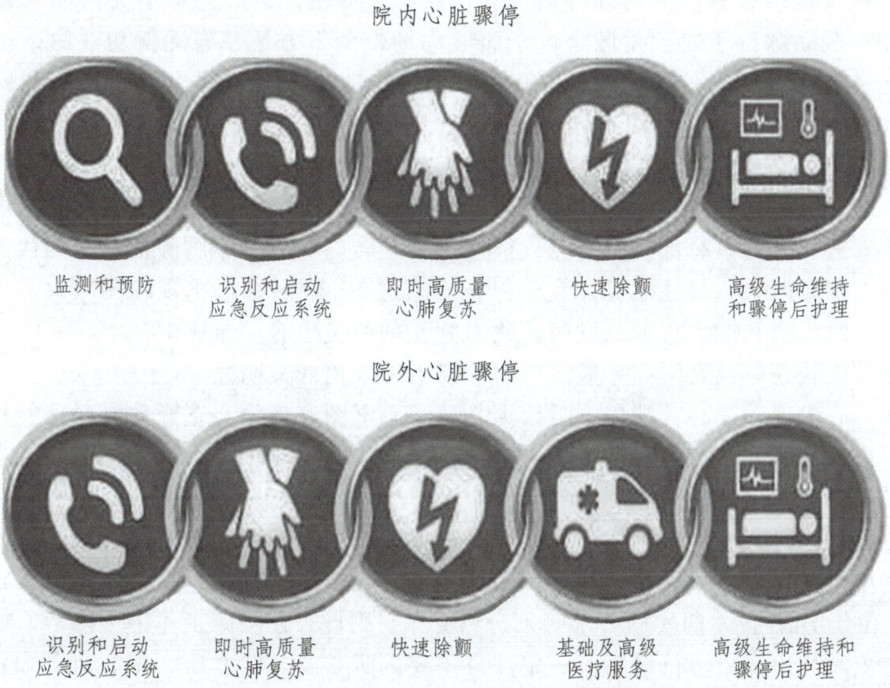

图 15-1　心脏骤停生命链图（2015 版）

• 呼吸、心脏骤停的原因及临床表现

1．原　因

（1）意外事件：如遭遇雷击、电击、溺水、自缢、窒息等。

（2）器质性心脏病：如急性广泛性心肌梗死、急性心肌炎等均可导致室速、室颤、Ⅲ度房室传导阻滞的形成而致心脏停搏。

（3）神经系统病变：如脑炎、脑血管意外、脑部外伤等疾病致脑水肿、颅内压增高，严重者可因脑疝发生损害生命中枢致心搏呼吸停止。

（4）手术和麻醉意外：如麻醉药剂量过大、给药途径有误、术中气管插管不当、心脏手术或术中出血过多致休克等。

（5）水电解质及酸碱平衡紊乱：严重的高血钾和低血钾均可引起心脏骤停；严重的酸碱中毒，可通过血钾的改变最终导致心搏停止。

（6）药物中毒或过敏：如洋地黄类药物中毒、安眠药中毒、化学农药中毒、青霉素过敏等。

2．临床表现

（1）突然面色死灰、意识丧失：轻摇或轻拍并大声呼叫病人，观察其是否有反应，如确无反应，说明病人意识丧失。

（2）大动脉搏动消失：因颈动脉表浅，且颈部易暴露，一般作为判断的首选部位。颈动脉位于气管与胸锁乳突肌之间，可用示指、中指指端先触及气管正中，男性可先触及喉结，然后滑向颈外侧气管与肌群之间的沟内，触摸有无搏动。其次选股动脉。股动脉位于股三角区，可于腹股沟韧带稍下方触摸有无搏动。由于动脉搏动可能缓慢、不规律，或微弱不易触及，因此，触摸脉搏一般 5 ~ 10 s。确认摸不到颈动脉或股动脉搏动，即可确定心脏骤停。应注意如对尚有心跳的病人进行胸外心脏按压，可能会导致严重的并发症。

（3）呼吸停止：应在保持气道开放的情况下进行判断。可通过听有无呼气声或用面颊部靠近病人的口鼻部感觉有无气体逸出，脸转向病人观察胸腹部有无起伏。

（4）瞳孔散大：须注意循环完全停止后超过 1 min 后才会出现瞳孔散大，且有些病人可始终无瞳孔散大现象，同时药物对瞳孔的改变也有一定影响。

（5）皮肤苍白或发绀：一般以口唇和指甲等末梢处最明显。

（6）心尖搏动及心音消失：听诊无心音。心电图表现为心室颤动或心室停顿，偶尔呈缓慢而无效的心室自主节律（心电-机械分离）。

（7）伤口不出血。

心脏骤停时虽可出现上述多种临床表现，但其中以意识突然丧失和大动脉搏动消失这两项最为重要，故仅凭这两项就即可做出心脏骤停的判断，并立即开始实施 BLS 技术。由于 BLS 技术的实施要求必须分秒必争，因此，在临床工作中不能等心脏骤停的各种表现均出现后再行诊断。一定注意不要因听心音、测血压、做心电图而延误宝贵的抢救时间。

（二）心肺复苏术

【目的】

（1）通过实施基础生命支持技术，建立病人的循环、呼吸功能。

（2）保证重要脏器的血液供应，尽快促进心跳、呼吸功能的恢复。

【操作步骤】

心肺复苏基本生命支持术操作步骤及要点说明见表 15-3。

表 15-3 心肺复苏术

操作步骤	要点与说明
1. 确认现场安全	• 确保现场对施救者和病人均是安全的
2. 识别心脏骤停 双手轻拍病人，并在病人耳边大声呼唤，病人均无反应，无呼吸或仅有喘息。10 s 内可同时检查呼吸和脉搏	• 检查病人有无反应 • 即呼吸不正常 • 触摸脉搏一般不少于 5 s，不多于 10 s
3. 启动应急反应系统	
呼叫旁人帮忙/（如果适用）通过移动通信设备	• 如在院内第一时间启动院内应急系统；自取或请他人取得自动体外除颤仪（AED）及急救设备
4. 启动复苏 （1）如没有正常呼吸，有脉搏，给予人工呼吸，每 5～6 秒 1 次呼吸，或每分钟 10～12 次人工呼吸	• 如果 2 min 后，仍未启动应急反应系统，则启动 • 继续人工呼吸：约每两分钟检查一次脉搏，如果没有脉搏，开始心肺复苏
（2）没有呼吸（或仅有喘息）无脉搏，启动心肺复苏	
5. 摆放体位 仰卧位于硬板床或地上，如是卧于软床上的病人，其肩背下需垫心脏按压板，去枕、头后仰	• 注意避免随意移动病人；该体位有助于胸外心脏的有效性；避免误吸，有助于呼吸
6. 解开病人衣领口、领带、围巾及腰带	
7. 胸外心脏按压术（单人法）	
（1）抢救者站在或跪于病人一侧	
（2）按压部位及手法：以两乳头中点为按压点；定位手掌根部接触病人胸部皮肤，另一手搭在定位手手背上，双手重叠，十指交叉相扣，定位手的 5 个手指翘起（图 15-2）	• 间接压迫左右心室，以替代心脏的自主收缩；部位应准确，避免偏离胸骨而引起肋骨骨折
（3）按压方法：双肘关节伸直，依靠操作者的体重、肘及臂力，有节律地垂直施加压力；每次按压后迅速放松，放松时手掌根不离开胸壁使胸廓充分回弹（图 15-3）	• 按压力量适度，姿势正确，两肘关节固定不动，双肩位于双手臂的正上方。施救者必须避免在按压间隙倚靠在病人身上，迅速解除压力，使胸骨自然复位
（4）按压深度：成人 5～6 cm（即不少于 5 cm，也不超过 6 cm），儿童、婴儿至少胸部前后径的 1/3，儿童大约 5 cm，婴儿大约 4 cm	
（5）按压频率：每分钟 100～120 次	• 按压有效性判断：① 能扪及大动脉（股、颈动脉）搏动，血压维持在 8 kPa（60 mmHg）以上；② 口唇、面色、甲床等颜色由发绀转为红润；③ 室颤波由细小变为粗大，甚至恢复窦性心律；④ 瞳孔随之缩小，有时可有对光反应；⑤ 呼吸逐渐恢复；⑥ 昏迷变浅，出现反射或挣扎

续表

操作步骤	要点与说明
8. 人工呼吸	
(1) 开放气道：清除口腔、气道内分泌物或异物，有义齿者应取下	• 有利于呼吸道畅通，可在胸外心脏按压前快速进行
(2) 开放气道方法	• 使舌根上提，解除舌后坠保持呼吸道畅通
① 仰头提颏法：抢救者一手的小鱼际置于病人前额，用力向后压使其头部后仰，另一手示指、中指置于病人的下颌骨下方，将颏部向前上抬起（图 15-4）	• 注意手指不要压向颏下软组织深处，以免阻塞气道
② 仰头抬颈法：抢救者一手抬起病人颈部，另一手以小鱼际部位置于病人前额，使其头后仰，颈部上托（图 15-5）	• 头、颈部损伤病人禁用
③ 双下颌上提法：抢救者双肘置病人头部两侧，持双手示、中、无名指放在病人下颌角后方，向上或向后抬起下颌（图 15-6）	• 病人头保持正中位，不能使头后仰，不可左右扭动；适用于怀疑有颈部损伤病人
(3) 人工呼吸频率：每 5~6 秒 1 次呼吸，按压与人工呼吸的比例为 30：2	• 给予病人足够的通气，每次须使胸廓隆起
① 口对口人工呼吸法	• 首选方法
a. 在病人口鼻盖一单层纱布/隔离膜	• 为防止交叉感染
b. 抢救者用保持病人头后仰的拇指和示指捏住病人鼻孔	• 可防止吹气时气体从口鼻逸出
c. 双唇包住病人口部（不留空隙），吹气，使胸廓扩张	
d. 吹气毕，松开捏鼻孔的手，抢救者头稍抬起，侧转换气，同时注意观察胸部复原情况；频率：	• 病人借助肺和胸廓的自行回缩将气体排出；每次吹气时间不超过 2 s；有效指标：病人胸部起伏，且呼气时听到或感到有气体逸出
每 5~6 秒钟 1 次呼吸（每分钟 10~12 次呼吸）	
② 口对鼻人工呼吸法	• 用于口腔严重损伤或牙关紧闭病人
a. 用仰头抬颏法，同时抢救者用举颏的手将病人口唇闭紧	• 防止吹气时气体由口唇逸出
b. 深吸一口气，双唇包住病人鼻部吹气，吹气的方法同上	• 同口对口人工呼吸法
c. 口对口鼻人工呼吸法	• 适用于婴幼儿
抢救者双唇包住病人口鼻部吹气	• 防止吹气时气体由口鼻逸出；吹气时间要短，均匀缓缓吹气，防止气体进入胃部，引起胃膨胀
判断效果	• 能扪及大动脉（股、颈动脉）搏动，血压维持在 8 kPa（60 mmHg）以上 • 口唇、面色、甲床等颜色由发绀转为红润 • 室颤波由细小变为粗大，甚至恢复为窦性心律 • 瞳孔随之缩小，有时可有对光反应 • 呼吸逐渐恢复 • 呼吸变浅，出现反射或挣扎
整理记录	

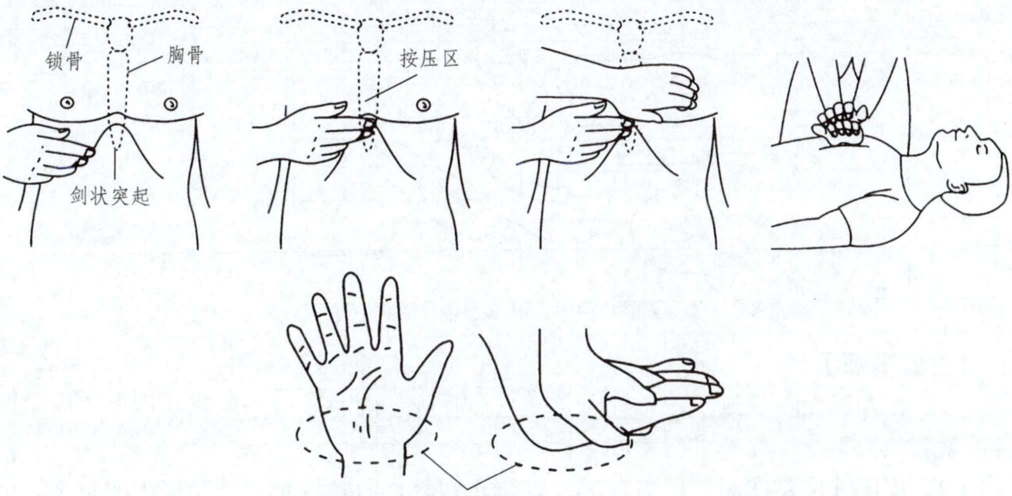

图 15-2　胸外心脏按压定位方法及手法

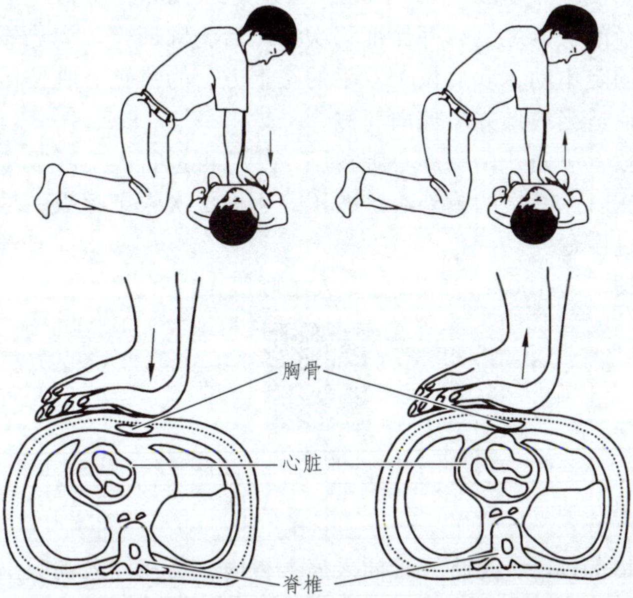

图 15-3　胸外心脏按压的姿势

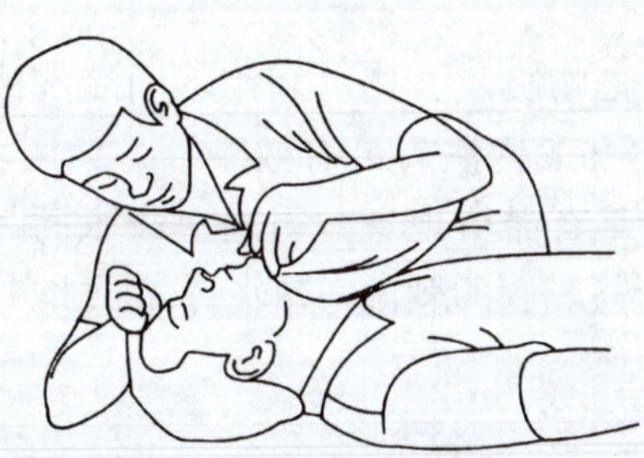

图 15-4　仰头抬颏法

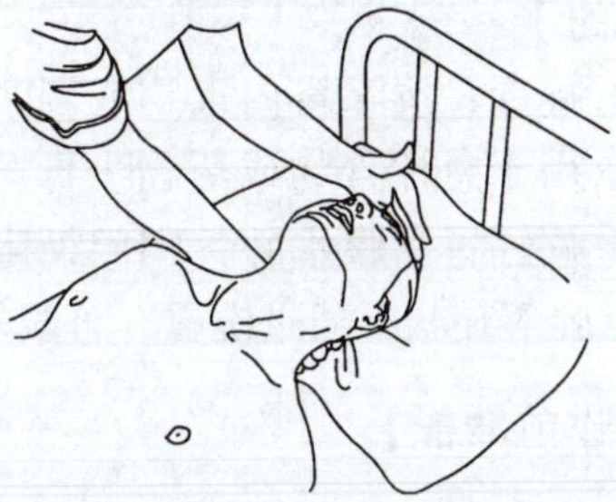

图 15-5　仰头抬颈法

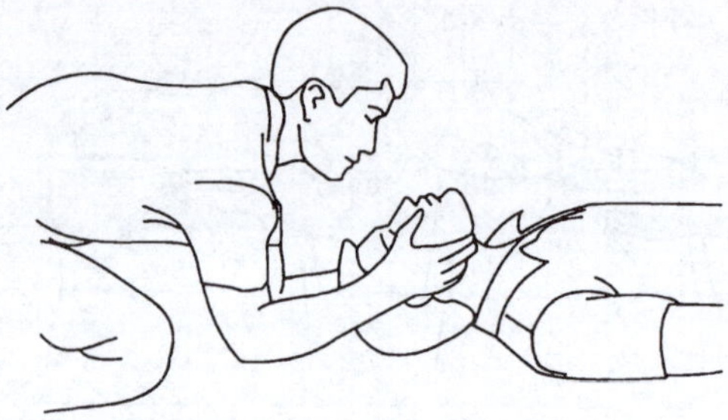

图 15-6 双下颌上提法

【注意事项】

（1）在发现无呼吸或不正常呼吸（喘息样呼吸）的心脏骤停的成年病人，应立即启动紧急救护系统，立即进行 CPR。

（2）按压部位要准确，用力合适，以防止胸骨、肋骨压折。严禁按压胸骨角、剑突下及左右胸部。按压力要适度，过轻达不到效果，过重易造成肋骨骨折、血气胸、甚至肝脾破裂等。按压深度成人 5 ~ 6 cm，儿童大约 5 cm，婴儿约 4 cm，儿童和婴儿至少为胸部前后径的三分之一，并保证每次按压后胸廓回弹。姿势要正确，注意两臂伸直，两肘关节固定不动，双肩位于双手的正上方。为避免心脏按压时呕吐物逆流至气管，病人头部应适当放低并略偏向一侧。

（3）单一施救者应先开始胸外心脏按压，然后再进行人工呼吸（心肺复苏的顺序是 C-A-B），即先进行 30 次的胸外心脏按压，后做 2 次人工呼吸；尽可能减少按压中的停顿，并避免过度通气。

（4）按压的频率为 100 ~ 120 次/分。人工呼吸 10 ~ 12 次/分。

视频 15-1 心肺复苏 + 球囊复苏

（三）洗胃法

洗胃（Gastric lavage）是将胃管插入病人胃内，反复注入和吸出一定量的溶液，以冲洗并排除胃内容物，减轻或避免吸收中毒的胃灌洗方法。

【目的】

（1）解毒：清除胃内毒物或刺激物，减少毒物吸收，还可利用不同灌洗液进行中和解毒，用于急性食物或药物中毒。服毒后 4 ~ 6 h 内洗胃最有效。

（2）减轻胃黏膜水肿：幽门梗阻病人饭后常有滞留现象，引起上腹胀满、不适、恶心、呕吐等症状，通过洗胃，可减轻潴留物对胃黏膜的刺激，减轻胃黏膜水肿、炎症。

【操作前准备】

1. 评估病人的解释

（1）评估：病人的年龄、病情、医疗诊断、意识状态、生命体征等；病人的口鼻黏膜有无损伤，有无活动义齿；病人的心理状态以及对洗胃的耐受能力、合作程度、知识水平、既往经验等。

（2）向病人及家属解释洗胃的目的、方法、注意事项及配合要点。

2．环境准备

安静、整洁，光线明亮，温度适宜。

3．护士准备

衣帽整洁，修剪指甲，洗手，戴口罩。

4．用物准备

（1）口服催吐法：

① 治疗盘内置：量杯（或水杯）、压舌板、水温计、弯盘、防水布。

② 水桶 2 只：分别盛洗胃液、污水。

③ 洗胃溶液：按医嘱根据毒物性质准备洗胃溶液（表 15-4）。一般用量为 10 000 ~ 20 000 mL，将洗胃溶液温度调节到 25 ~ 38 °C 范围内为宜。

④ 为病人准备洗漱用物（可取自病人处）。

（2）洗胃机洗胃法：

① 治疗盘内：无菌洗胃包（内有胃管、镊子、纱布或使用一次性胃管）、防水布、治疗巾、检验标本容器或试管、量杯、水温计、压舌板、弯盘、棉签、50 mL 注射器、听诊器、手电筒、液体石蜡、胶布，必要时备张口器、牙垫、舌钳放于治疗碗内。

② 水桶 2 只：分别盛洗胃液、污水。

③ 洗胃溶液：同口服催吐法。

④ 洗胃设备：全自动洗胃机。

表 15-4 常用洗胃溶液和禁忌药物

毒物种类	洗胃溶液	禁忌药物
酸性物	镁乳、蛋清水、牛奶	
碱性物	5% 醋酸、白醋、蛋清水、牛奶	
氰化物	3% 过氧化氢溶液引吐，1∶15 000 ~ 1∶20 000 高锰酸钾溶液洗胃	
敌敌畏	2% ~ 4% 碳酸氢钠溶液、1%盐水、1∶15 000 ~ 1∶20 000 高锰酸钾溶液	
1605、1059、4049（乐果）	2% ~ 4% 碳酸氢钠溶液	高锰酸钾
敌百虫	1% 盐水或清水，1∶15 000 ~ 1∶20 000 高锰酸钾	碱性药物
DDT（灭害灵）、666	温开水或生理盐水洗胃，50%硫酸镁导泻	油性药物
酚类	50% 硫酸镁导泻，温开水或植物油洗胃至无酚味为止，洗胃后多次服用牛奶、蛋清保护胃黏膜	液体石蜡
河豚、生物碱、毒蕈	1% ~ 3% 鞣酸	

续表

毒物种类	洗胃溶液	禁忌药物
苯酚（石碳酸）	1∶15 000～1∶20 000 高锰酸钾溶液	
巴比妥类（安眠药）	1∶15 000～1∶20 000 高锰酸钾溶液洗胃，硫酸钠导泻	硫酸镁
异烟肼（雷米封）	1∶15 000～1∶20 000 高锰酸钾溶液洗胃，硫酸钠导泻	
灭鼠药		
（1）磷化锌	1∶15 000～1∶20 000 高锰酸钾、0.5% 硫酸铜洗胃，0.5%～1% 硫酸铜，溶液每次 10 mL，每 5～10 min 口服一次，配合用压舌板等刺激舌根引吐	鸡蛋、牛奶、脂肪及其他油类食物
（2）抗凝血类（敌鼠钠等）	催吐、温水洗胃、硫酸钠导泻	碳酸氢钠溶液
（3）有机氟类（氟乙酰胺等）	0.2%～0.5% 氯化钙或淡石灰水洗胃，硫酸钠导泻，饮用豆浆、蛋白水、牛奶等	
发芽马铃薯	1% 活性炭悬浮液	

注：① 蛋清水可黏附于黏膜表面或创面上，从而对胃黏膜起到保护作用，并可减轻病人疼痛。② 氧化剂可将化学性毒物氧化，改变其性能，从而减轻或去除其毒性。③ 1605、1509、4049（乐果）等禁用高锰酸钾洗胃，否则可氧化成毒性更强的物质。④ 敌百虫遇碱性药物进而分解出毒性更强的敌敌畏，其分解过程随碱性的增强和温度的升高而加速。⑤ 巴比妥类药物采用硫酸钠导泻，是利用其在肠道内形成的高渗透压，而阻止肠道水分和残存的巴比妥类药物的吸收，促其尽早排出体外。硫酸钠对心血管和神经系统没有抑制作用，不会加重巴比妥类药物的中毒。⑥ 磷化锌中毒时，口服硫酸铜可使其成为无毒的磷化铜沉淀，阻止吸收，并促使其排出体外。⑦ 磷化锌易溶于油类物质，忌用脂肪性食物，以免促使磷的溶解吸收。

【操作步骤】

洗胃法的操作步骤及要点说明见表 15-5。

表 15-5　洗胃法

操作步骤	要点与说明
（1）核对：携用物至病人床旁，核对病人床号、姓名、腕带等	• 确认病人
（2）洗胃	
▲ 口服催吐法	• 用于服毒量少的清醒合作的病人
① 体位：协助病人取坐位	
② 准备：围好围裙，若有义齿则取下义齿，置污物桶于病人坐位前或床旁	
③ 自饮灌洗液：指导病人每次饮液量约 300～500 mL	

续表

操作步骤	要点与说明
④ 用压舌板刺激舌根催吐	
⑤ 反复自饮催吐，直至吐出的灌洗液澄清无味	• 表示毒物已基本洗干净
▲ 全自动洗胃机洗胃（图 15-7）	• 全自动洗胃机能自动、迅速、彻底清除胃内毒物；通过自控电路的控制使电磁阀自动转换动作，分别完成向胃内冲洗药液和吸出胃内容物的过程
① 操作前检查：通电，检查机器功能是否完好，并连接各种管道	
② 插胃管：用液体石蜡润滑胃管前端，润滑插入长度的 1/3；插入长度为前额发际至剑突的距离，由口腔插入约 55～60 cm，检测胃管的位置（通过三种检测方法确定胃管确实在胃内）；用胶布固定胃管	
③ 连接胃管，将已配好的洗胃液倒入水桶内，药管的另一端放入洗胃液桶内，污水管的另一端放入空水桶内，胃管的另一端与已插好的病人胃管相连，调节药量流速	• 药管口必须始终浸没在洗胃液的液面下
④ 吸出胃内容物：按“手吸”键，吸出物送检；再按“自动”键，机器即开始对胃进行自动冲洗，直至洗出液澄清无味为止	• 冲洗时“冲”灯亮，吸引时“吸”灯亮
（3）观察：洗胃过程中，随时注意洗出液的性质、颜色、气味、量及病人面色、脉搏、呼吸和血压的变化	• 如病人有腹痛、休克、洗出液呈血性，应立即停止洗胃，采取相应的急救措施
（4）拔管：洗毕，反折胃管，拔出胃管	• 防止管内液体误入气管
（5）整理：协助病人漱口、洗脸，帮助病人取舒适卧位；整理床单位、清理用物	• 促进病人舒适
（6）清洁：自动洗胃机三管（药管、胃管、污水管）同时放入清水中，按“清洗”键，清洗各管腔后，将各管同时取出，待机器内水完全排尽后，按“停机”键关机	• 幽门梗阻病人洗胃，可在饭后 4～6 h 或空腹时进行。 • 记录胃内潴留量，便于了解梗阻程度；胃内潴留量 = 洗出量 − 灌入量

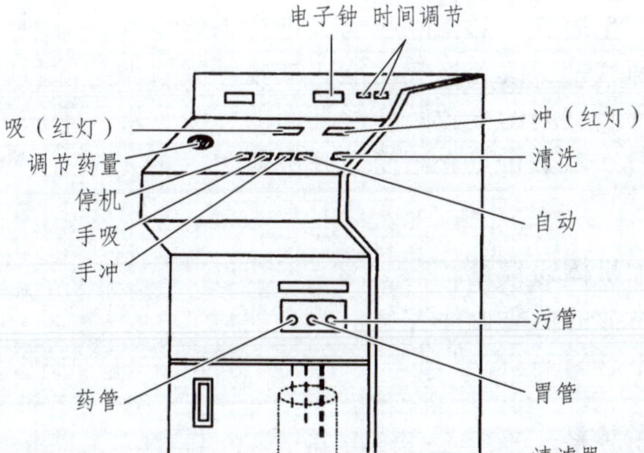

图 15-7　全自动洗胃机

【注意事项】

（1）首先注意了解病人中毒情况，如病人中毒的时间、途径、毒物种类、性质、量等，来医院前是否呕吐。

（2）准确掌握洗胃适应证和禁忌证。① 适应证：非腐蚀性毒物中毒，如有机磷、安眠药、重金属类、生物碱及食物中毒等。② 禁忌证：强腐蚀性毒物（如强酸、强碱）中毒、肝硬化伴食管胃底静脉曲张、胸主动脉瘤、近期内有上消化道出血及胃穿孔、胃癌等。病人吞服强酸、强碱等腐蚀性药物，禁忌洗胃，以免造成穿孔。可按医嘱给予药物或迅速给予物理性对抗剂，如饮用牛奶、豆浆、蛋清、米汤等以保护胃黏膜。上消化道溃疡、食管静脉曲张、胃癌等病人一般不洗胃，昏迷病人洗胃应谨慎。

（3）急性中毒病例，应紧急采用“口服催吐法”，必要时进行洗胃，以减少中毒物的吸收。插管时，动作要轻、快，切勿损伤食管黏膜或误入气管。

（4）当中毒物质不明时，洗胃溶液可选用温开水或生理盐水。待毒物性质明确后，再采用对抗剂洗胃。

（5）洗胃过程中应随时观察病人的面色、生命体征、意识、瞳孔变化，口、鼻腔黏膜情况及口中气味等。洗胃并发症包括急性胃扩张、胃穿孔、大量低渗液洗胃致水中毒、水及电解质紊乱、酸碱平衡失调、昏迷病人误吸或过量胃内液体反流致窒息、迷走神经兴奋致反射性心脏骤停等，应及时观察并做好相应的急救措施，并做好记录。

（6）注意病人的心理状态、合作程度及对康复的信心。向病人讲述操作过程中可能会出现不适，如恶心等，希望得到病人的合作；告知病人和家属有误吸的可能与风险，取得理解；向其介绍洗胃后的注意事项，对自服毒物者，耐心劝导，做针对性心理护理，帮助其改变认知。要为病人保守秘密与隐私，减轻其心理负担。

（7）洗胃后注意病人胃内毒物清除状况，中毒症状有无得到缓解或控制。

（四）人工呼吸器

使用人工呼吸器（Artificialrespirator）是进行人工呼吸最有效的方法之一，可通过人工或机械装置产生通气，对无呼吸病人进行强迫通气，对通气障碍的病人进行辅助呼吸，达到增加通气量，改善换气功能，减轻呼吸肌做功的目的。常用于各种原因所致的呼吸停止或呼吸衰竭的抢救及麻醉期间的呼吸管理。常用的人工呼吸器有简易呼吸器和人工呼吸机。本节重点介绍简易呼吸器。

【目的】

（1）维持和增加机体通气量。

（2）纠正威胁生命的低氧血症。

【操作前准备】

1．评估病人并解释

（1）评估：病人的年龄、病情、体重、体位、意识状态等；病人的呼吸状况（频率、节律、深浅度）、呼吸道是否通畅，有无活动义齿等；病人的心理状况及配合程度。

（2）向病人及家属解释人工呼吸器使用的目的、方法、注意事项及配合要点。

2．病人准备

病人取仰卧位，去枕、头后仰，如有活动义齿应取下；解开领扣、领带及腰带；清除上呼吸道分泌物或呕吐物，保持呼吸道通畅。

3．护士准备

衣帽整洁，修剪指甲，洗手，戴口罩。

4．用物准备

简易呼吸器：由呼吸囊、呼吸活瓣、面罩及衔接管等组成（图 15-8）。

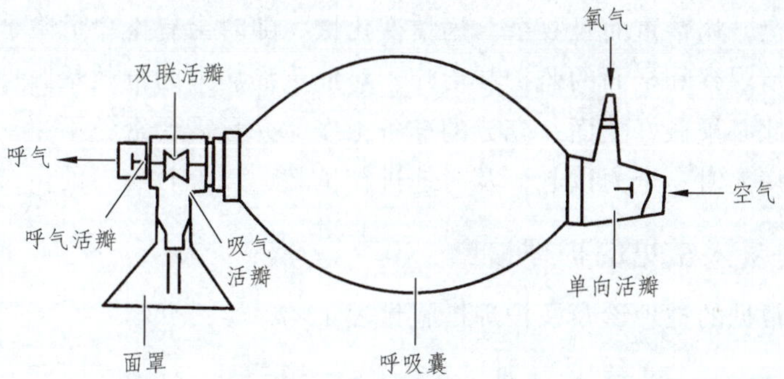

图 15-8　简易人工呼吸器

【操作步骤】

简易呼吸器的操作步骤及要点说明见表 15-6。

表 15-6　简易呼吸器的使用方法

操作步骤	要点与说明
（1）核对：携用物至病人床旁，核对病人床号、姓名、腕带等	• 确认病人
（2）使用简易呼吸器	• 在未行气管插管建立紧急人工气道的情况下及辅助呼吸机突然出现故障时使用
① 协助病人采用适当体位：抢救者站于病人头顶处，病人头后仰，托起其下颌，扣紧面罩，面罩紧扣口、鼻部	• 避免漏气
② 挤压呼吸囊：有节律地挤压，一次挤压可有 500 mL 左右的空气进入肺内；频率保持在 10 次/分左右	• 使空气或氧气通过吸气活瓣进入病人肺部，放松时，肺部气体随呼气活瓣排出。病人若有自主呼吸，应注意与人工呼吸同步，即病人吸气初顺势挤压呼吸囊，达一定潮气量后完全松开气囊，让病人自行完成呼气动作
（3）记录	
（4）用物处理	
① 做好呼吸器保养	
② 用物消毒	

【注意事项】

（1）向病人及家属介绍呼吸器使用的目的、方法和必要性，解除其恐惧、焦虑心理。

（2）做好卫生宣教工作，保持室内环境卫生。

第三节 危重病人的护理

危重症病人是指那些病情严重，随时可发生生命危险的病人。这些病人通常患有多脏器功能不全，病情重而且复杂，病情变化快，随时会有生命危险，故而需要严密的、连续的病情观察和全面的监护与治疗。对危重症病人的抢救是医疗、护理的重要任务之一，因此必须做好全面、充分的准备工作，并且需要常备不懈，只有这样才能在遇有急危重病人时，全力以赴，及时地进行抢救，以挽救病人的生命。

一、危重病人常见的护理诊断

危重病人常见的护理诊断及护理措施见表 15-7。

表 15-7　危重病人常见护理诊断及护理措施

护理诊断	护理措施
1. 恐惧 相关因素： （1）环境改变。如病人从急诊科至监护室，或从手术室至监护室等 （2）疼痛刺激 （3）疾病预后不明 （4）伤、残及死亡的威胁 （5）无亲人陪伴	（1）仔细观察病人情绪，主动与病人亲切交流，鼓励病人说出恐惧的感觉，协助病人寻找恐惧的原因，并进行解释 （2）保持环境安静，减少外界不良刺激，如室内灯光柔和，避免噪声刺激 （3）避免给病人造成恶性刺激，如抢救病人或料理尸体时用屏风妥善遮挡 （4）协助病人寻找减轻恐惧的自我调节方法，如深呼吸、思想放松等 （5）对极度恐惧、情绪过激的病人给予必要的陪伴，适当约束，充分镇静 （6）每天适当安排探视，使病人感受到亲人的关怀
2. 睡眠型态紊乱 相关因素： （1）环境改变 （2）疼痛 （3）持续输液、监测 （4）疾病引起的不适，如口干、腹胀等	（1）评估睡眠状态 （2）协助病人寻找影响睡眠的原因 （3）提供舒适的环境 （4）尽量减轻病人的不适：减少病人睡眠时间内的护理和治疗操作，非治疗性操作应集中进行 （5）提供促进睡眠的方法，如热水泡脚、适当按摩等；晚上可适当应用镇静、催眠药物以促进睡眠

续表

护理诊断	护理措施
3. 组织灌注不足 相关因素： （1）与机体病变有关 （2）失血、失液 （3）使用脱水、利尿药物	（1）取休克体位：头抬高 20°～30°，下肢抬高 15°～20°，以增加回心血量，同时做好保暖工作 （2）补充血容量：快速建立两条及以上的静脉通路，补充的原则是及时、快速、足量，在连续监测血压、CVP、尿量等的基础上判断补液量。一般先晶后胶 （3）纠正酸碱平衡失调，及时监测血气变化，根据结果进行相应处理 （4）观察病情变化：定时监测生命体征，SPO_2、CVP、意识、口唇色泽、肢端皮肤颜色、温度及尿量、液体进出量等的变化 （5）用药护理：必要时可使用血管活性药物，应从低浓度、慢速度开始，并严密监测生命体征变化，严防药液外渗 （6）积极处理原发病
4. 清理呼吸道无效 相关因素： （1）痰液黏稠 （2）咳痰方式不对 （3）病人体弱、咳嗽无力 （4）气管插管或气管切开的刺激 （5）意识障碍	（1）帮助病人改变体位，翻身叩背，指导有效咳嗽方法，鼓励咳嗽咳痰 （2）早期雾化吸入，以助痰的液化和咳出 （3）及时清除呼吸道的分泌物，当呼吸道的分泌物不能自行排出时，可进行吸痰，必要时还可用纤支镜吸痰，甚至做气管插管、气管切开吸痰，以防肺不张 （4）严重呼吸功能不全时，可用呼吸机进行人工辅助呼吸 （5）协助做好痰培养和药物敏感试验，以指导用药
5. 疼痛 相关因素： （1）与组织损伤有关，包括物理、化学机械与生物性创伤 （2）组织缺血、缺氧 （3）感染、炎症 （4）肿瘤压迫	（1）仔细观察疼痛时间、部位、性质及发作规律，并做好记录 （2）协助病人寻找疼痛原因及诱因 （3）评估病人对疼痛的耐受力，必要时遵医嘱使用镇静、镇痛药物，以减轻疼痛，并注意观察药物的副作用 （4）给病人采取舒适的体位，给予精神安慰，配合心理疏导，分散注意力，减轻病人对疼痛的敏感性 （5）遵医嘱及时使用抗生素，以控制炎症，减轻疼痛
6. 体温过高 相关因素： （1）严重感染 （2）坏死组织吸收 （3）体温调节中枢受损 （4）高温环境	（1）密切监测体温：每 4 h 监测一次体温，密切观察其变化 （2）遵医嘱合理使用抗生素，预防控制感染 （3）在做侵入性操作时严格执行无菌操作原则，做好各种引流管护理 （4）降温：对高热病人应予以物理降温，必要时遵医嘱使用药物降温或激素 （5）注意调节室内温度，及时擦干病人汗液，做好病人皮肤护理，保持床单位清洁干燥
7. 有感染的危险 相关因素： （1）与侵入性操作及各种置管有关 （2）引流不畅 （3）皮肤破损	（1）严格执行无菌技术操作 （2）按医嘱合理应用抗生素，及时预防控制感染的发生 （3）避免误吸：及时清除呼吸道分泌物和呕吐物等，以防误吸导致肺部感染 （4）按常规加强各种引流管的护理，如导尿管、腹腔引流管等 （5）尽早适量的营养支持，增强机体抵抗力

续表

护理诊断	护理措施
8. 有皮肤完整性受损的危险 相关因素： （1）局部皮肤长期受压、受潮、摩擦 （2）营养不良、消瘦	（1）评估病人有无引起皮肤破损的危险因素 （2）对清醒病人讲解皮肤护理的重要性 （3）长期卧床病人给予气垫床及翻身垫应用，并协助病人翻身，避免局部皮肤长期受压。病人大便后用给予肛周护理 （4）加强机体营养，促进组织修复，提高皮肤抵抗力
9. 潜在并发症－出血 相关因素： （1）病人情绪激动 （2）病人机体应激 （3）凝血功能障碍	（1）评估引起出血的潜在因素 （2）向病人解释精神紧张之危害性，并给病人以安慰 （3）观察引流液及大便的量、颜色及性状，并准确记录，以发现出血之先兆 （4）准确记录24小时出入液量 （5）出血时，加速输液、输血，以补充血容量，防止休克发生。 （6）遵医嘱及时使用止血药物 （7）关心安慰出血病人，让其安静，克服恐惧心理
10. 自理缺陷 相关因素：疼痛、虚弱	（1）评估病人自理能力的因素，如疼痛、高热，并参照有关护理措施给予相应处理 （2）评估病人自理障碍的程度，以制定协助病人完成自我料理的计划 （3）协助病人做好生活护理，如刷牙、吃饭、大小便等，必要时用屏风遮挡，以免损伤病人自尊心而拒绝帮助 （4）将用物放在便于病人拿取的地方，如纸巾、眼镜、书等，并提供便于病人活动的用具，如拐杖，从而提高病人活动的安全性 （5）对因不能完全自理而情绪急躁或悲观的病人，应做好其心理护理，说明自理障碍的暂时性
11. 知识缺乏	（1）评估病人知识缺乏的内容及程度，以因人施教 （2）主动与病人亲切交流，结合疾病的具体情况，向病人宣教疾病、药物等方面的知识，解除病人的顾虑，使其配合治疗和护理
12. 营养失调：低于机体需要量 相关因素： （1）机体代谢增高 （2）食欲减退 （3）禁食	（1）评估病人的营养状况 （2）为病人提供色、香、味俱全的饮食，以提高病人食欲 （3）病人诉头昏等不适时，应多卧床休息，减少能量消耗 （4）提供促进病人食欲的环境，如空气新鲜、环境清洁等 （5）进食困难时，应行鼻饲流质，必要时需给予静脉营养液 （6）允许病人少量多餐，并给予足够的时间进食
13. 口腔黏膜改变 相关因素： 高热、禁食、营养不良	（1）指导或帮助病人进行口腔护理，每天2次，或每次进食后自洁口腔 （2）鼓励或帮助病人吐出或吸出口腔内分泌物，以防口腔感染
14. 气体交换受损 相关因素： （1）微循环障碍，肺泡与微血管之间气体交换减少 （2）疼痛 （3）痰液黏稠	（1）保持室内适宜的温湿度 （2）吸入氧气6～8 L/min，必要时给予呼吸机辅助呼吸 （3）给病人指导并示范有效的咳嗽技巧 （4）雾化吸入，稀释痰液，以利排出 （5）遵医嘱使用镇静剂，减轻焦虑，降低氧耗。观察其副反应如呼吸抑制 （6）严密监测血气分析，若有异常，及时报告医生 （7）保持呼吸道通畅，必要时行气管切开

续表

护理诊断	护理措施
15. 体液不足 相关因素： （1）失血如腹腔内出血 （2）失液如禁食、呕吐、腹泻、引流过多	（1）尽快开放静脉通路，及时补液，补充血容量 （2）观察病情变化：定时监测生命体征，SPO_2、CVP、意识、尿量、进出量等的变化 （3）积极处理原发病：存在需手术治疗的原发病变时，应积极做好术前准备
16. 皮肤完整性受损 相关因素： （1）病人感觉和反应迟钝 （2）长期卧床，局部受压 （3）体温过高或过低	（1）有创面或伤口者，注意观察其情况，及时给予换药，保持创面或伤口清洁 （2）严格按照无菌操作原则执行各项护理操作 （3）定时协助翻身，防止局部皮肤长时间受压。对意识不清、烦躁病人，用床栏防护，必要时以约束带约束 （4）保持床单位清洁、干燥、平整 （5）给病人提供翻身垫及气垫床，减轻局部受压程度
17. 便秘 相关因素： （1）液体摄入量不足 （2）饮食中缺乏粗纤维 （3）活动量少 （4）日常生活规律改变 （5）药物影响	（1）指导病人床上适度活动，按摩腹部或轻压肛门，促进肠蠕动 （2）遵医嘱给予促排便药物以及开塞露等润滑剂，必要时给予灌肠 （3）定时排便，给病人创造合适的环境、充足的时间排便 （4）病情允许可嘱病人进食高纤维饮食，多饮水，少量多餐，避免食用刺激性食物
18. 躯体移动障碍 相关因素： （1）肌力下降 （2）疼痛 （3）感知或认知受损 （4）神经肌肉受损 （5）肌肉骨骼损伤	（1）保持病人舒适体位。协助翻身、叩背，每2小时1次 （2）做好生活护理：口腔护理每天3次，大小便后及时清洁肛周及会阴 （3）躁动、意识障碍病人，适当使用床栏、约束带，以防坠床 （4）保持肢体功能位置，协助并鼓励病人做肢体的功能锻炼，避免废用综合征的发生
19. 有受伤的危险 相关因素： （1）意识障碍 （2）缺氧、营养不良、贫血 （3）个体活动能力障碍	（1）意识障碍及病情逐渐加重引起的躁动病人，护理人员应及时通知医生，遵医嘱给予镇静药，并加用床栏，按时巡视，必要时使用保护性约束或专人守护，防止病人误伤及自伤 （2）加强生活护理，增加病人舒适感，减少不良因素对病人的刺激

二、危重病人的支持性护理

对于危重症病人的护理，护士不仅要注重高技术性的护理，同时也不能忽视病人的基础生理需要，它是危重病护理的重要工作内容之一，其目的是满足病人的基本生理功能、基本生活需要、舒适安全的需求，预防压力性损伤、坠积性肺炎、失用性萎缩、退化及静脉血栓形成等并发症的发生。护士应全面、仔细、缜密地观察病情，判断疾病转归。必要时设专人护理，并于护理记录单上详细记录观察结果、治疗经过、护理措施，以供医护人员进一步诊疗、护理时作参考。

（一）危重症病人的病情监测

危重症病人由于病情危重、病情变化快，因此对其各系统功能进行持续监测可以动态了解病人整体状态、疾病危险程度以及各系统脏器的损害程度，对及时发现病情变化、及时诊断和抢救处理极为重要。危重症病人病情监测的内容较多，最基本的是中枢神经系统、循环系统、呼吸系统、肾功能及体温的监测。

1．中枢神经系统监测

包括意识水平监测、电生理监测如脑电图、影像学监测如 CT 与 MRI、颅内压测定和脑死亡的判定等。

2．循环系统监测

包括心率、心律、无创和有创动脉血压、心电功能和血流动力功能监测如中心静脉压、肺动脉压、肺动脉楔压、心排量及心脏指数等。

3．呼吸系统监测

包括呼吸运动、频率、节律、呼吸音、潮气量、无效腔量、呼气压力测定、肺胸顺应性监测；痰液的性质、量、痰培养的结果；血气分析。其中血气分析是较重要的监测手段之一，护士应了解其各项指标的正常值及其意义。

4．肾功能监测

肾脏是调节体液的重要器官，它负责保留体内所需物质、排泄代谢产物、维持水电解质平衡及细胞内外渗透压平衡，同时它也是最易受损的器官之一，因而对其功能的监测有重要意义。包括尿量，血、尿钠浓度，血、尿的尿素氮，血、尿肌酐、血肌酐清除率测定等。

5．体温监测

体温监测是一项简便易行、可反映病情缓解或恶化的可靠指标，也是代谢率的指标。正常人体温较恒定，当代谢旺盛、感染、创伤、手术后体温多有升高，而极重度或临终病人体温反而下降。

目前临床上重症监护病房中对危重症病人可以依据“急性生理学及慢性健康状况评分系统（acute physiology and chronic health evaluation，APACHE）进行病情评定和病死率的预测，并可以客观地制定和修正医疗护理计划，为提高医疗质量、合理利用医疗资源以及确定最佳出院时机或选择治疗的时间，提供了客观、科学的依据。APACHEⅡ分为：A 为“年龄”，B 为“有严重器官系统功能不全或免疫损害”，C 为“GCS”，D 为生理指标，APACHEⅡ总分为 A+B+C+D。具体 A、B、C、D 的评分见表 15-8。

表 15-8　危重病人 APACHE Ⅱ 评分表

A. 年龄	≤44□0；45-54□2；55-64□3；65-74□5；≥75□6	A 记分：
B. 慢性健康状况	有慢性病，择期手术后□2；有慢性病，非手术或急诊手术后□5；无慢性疾病□0	B 记分：

C. GCS 评分	6	5	4	3	2	1
1. 睁眼反应			□自动睁眼	□呼唤睁眼	□刺疼睁眼	□不能睁眼
2. 语言反应		□回答切题	□回答不切题	□答非所问	□只能发音	□不能言语
3. 运动反应	□按吩咐动作	□刺疼能定位	□刺疼能躲避	□刺疼肢体屈曲	□刺疼肢体伸展	□不能活动
GCS 积分=1+2+3：			C. 积分=15－GCS		C 记分：	

D. 急性生理指标	分值								
	+4	+3	+2	+1	0	+1	+2	+3	+4
1. 体温（腋下 ℃）	≥41	39-40.9		38.5-38.9	36-38.4	34-35.9	32-33.9	30-31.9	≤29.9
2. 平均血压（mmHg）	≥160	130-159	110-129		70-109		50-69		≤49
3. 心率（次/分）	≥180	140-179	110-139		70-109		55-69	40-54	≤39
4. 呼吸频率（次/分）	≥50	35-49		25-34	12-24	10-11	6-9		≤5
5. PaO_2（mmHg）（FiO_2<50%）					>70	61-70		55-60	<55
A-aDO_2（FiO_2>50%）	≥500	350-499	200-349		<200				
6. 动脉血 pH 或	≥7.7	7.6-7.69		7.5-7.59	7.33-7.49		7.25-7.32	7.15-7.24	<7.15
血清 HCO_3（mmol/L）（无血气时用）	≥52	41-51.9		32-40.9	23-31.9		18-21.9	15-17.9	<15
7. 血清 Na（mmol/L）	≥180	160-179	155-159	150-154	130-149		120-129	111-119	≤110
8. 血清 K（mmol/L）	≥7	6-6.9		5.5-5.9	3.5-5.4	3-3.4	2.5-2.9		<2.5
9. 血清肌酐（μmol/L）	≥305	172-304	128-171		53-127		<53		
10. 血球压积（%）	≥60		50-59.9	46-49.9	30-45.9		20-29.9		<20
11. WBC（×1000）	≥40		20-39.9	15-19.9	3-14.9		1-2.9		<1
D 记分：									

APACHE Ⅱ 总积分=A+B+C+D　　评分时间____小时　　APACHE Ⅱ 总积分：________

说明：

1. 数据采集应为病人入 ICU 或抢救开始后 24 小时内最差值，并注明具体评分时间。
2. B 项中"慢性病"指住院前患者具有严重器官功能障碍或免疫功能受损病史，判定标准如下，具备一项即可：

① 肝脏：肝活检证实有肝硬化及门脉高压；有门脉高压导致的上消化道出血史；或有肝功能衰竭/肝性脑病/肝性昏迷史。

② 心血管：纽约心脏病学会心功能分级Ⅳ级。

③ 呼吸：慢性限制性、阻塞性或血管性疾病导致的严重活动受限，如不能上楼或做家务；或具有慢性低氧血症、高碳酸血症、继发性红细胞增多症、严重肺动脉高压（>40 mmHg）或呼吸机依赖病史。

④ 肾脏：正在接受慢性透析治疗。

⑤ 免疫损害：如接受放疗、化疗、长期或大量激素治疗，有白血病、淋巴瘤、艾滋病等。

3. D 项中的血压值应为平均动脉压=（收缩压+2×舒张压）/3，若有直接动脉压监测则记直接动脉压。
4. 呼吸频率应记录病人的自主呼吸频率。
5. 如果病人是急性肾功能衰竭，则血清肌酐一项分值应在原基础上加倍（×2）。

（二）保持呼吸道通畅

清醒病人应鼓励其定时做深呼吸或轻叩背部，以助分泌物咳出。昏迷病人常因咳嗽、吞咽反射减弱或消失，呼吸道分泌物及唾液等积聚喉头，而引起呼吸困难甚至窒息，故应使病人头偏向一侧，及时吸出呼吸道分泌物，保持呼吸道通畅。并通过呼吸咳嗽训练、肺部物理治疗、吸痰等，预防分泌物淤积、坠积性肺炎及肺不张等。

（三）加强临床基础护理

1．维持清洁

（1）眼部护理：对眼睑不能自行闭合者应注意眼部护理，可涂眼药膏或覆盖油性纱布，以防角膜干燥而致溃疡、结膜炎。

（2）口腔护理：保持口腔卫生，增进食欲。对不能经口腔进食者，更应做好口腔护理，防止发生口腔炎症、口腔溃疡、腮腺炎、中耳炎、口臭等。

（3）皮肤护理：危重症病人由于长期卧床、大小便失禁、大量出汗、营养不良及应激等因素，有发生压力性损伤的危险。故应加强皮肤护理，做到“六勤一注意”，即：勤观察、勤翻身、勤擦洗、勤按摩、勤更换、勤整理，注意交接班。

2．协助活动

病情平稳时，应尽早协助病人进行被动肢体运动，每天2～3次，轮流将病人的肢体进行伸屈、内收、外展、内旋、外旋等活动，并同时作按摩，以促进血液循环，增加肌肉张力，帮助恢复功能，预防肌腱、韧带退化、肌肉萎缩、关节僵直、静脉血栓形成和足下垂的发生。

3．补充营养和水分

危重症病人机体分解代谢增强，消耗大，对营养物质的需要量增加，而病人多胃纳不佳，消化功能减退，为保证病人有足够营养和水分，维持体液平衡，应设法增加病人饮食，并协助自理缺陷的病人进食；对不能进食者，可采用鼻饲或完全胃肠外营养。对大量引流或额外体液丧失等水分丢失较多的病人，应注意补充足够的水分。

4．维持排泄功能

协助病人大小便，必要时给予人工通便以及在无菌操作下行导尿术。留置尿管者执行尿管护理常规。

5．保持导管通畅

危重症病人身上有时会安置多根引流管，应注意妥善固定、安全放置，防止扭曲、受压、堵塞、脱落，保持其通畅，发挥其应有的作用。同时注意严格执行无菌操作技术，防止逆行感染。

6．确保病人安全

对谵妄、躁动和意识障碍的病人，要注意安全，合理使用保护具，防止意外发生。牙关紧闭、抽搐的病人，可用牙垫、开口器，防止舌咬伤，同时室内光线宜暗，工作人员动作要轻，避免因外界刺激而引起抽搐。准确执行医嘱，确保病人的医疗安全。

（四）危重症病人的心理护理

在对危重症病人进行抢救的过程中，由于各种因素的影响，会导致病人产生极大的心理压力。这些因素包括：① 病情危重而产生对死亡的恐惧；② 突然在短时间内丧失对周围环境和个人身体功能的控制，完全依赖于他人；③ 不断地进行身体检查，甚至触及身体隐私部分；④ 突然置身于一个完全陌生的环境；⑤治疗仪器所产生的声音、影像、灯光等对病人的刺激；⑥ 因气管插管和呼吸机治疗而引起的沟通障碍等。病人的家人也会因自己所爱的人的生命受到威胁而经历一系列心理应激反应，因而，心理护理是护士的重要职责之一。护士应做到：

（1）表现出对病人的关心、同情、尊重和接受。态度要和蔼、宽容、诚恳。

（2）在任何操作前向病人做简单、清晰的解释。语言应精练、贴切、易于理解；举止应沉着、稳重；操作应娴熟认真、一丝不苟，给病人充分的信赖感和安全感。

（3）保证与病人有效沟通，对因人工气道或呼吸机治疗而出现语言沟通障碍者，应与病人建立其他有效的沟通方式，保证与病人的有效沟通。鼓励病人表达他的感受，并让病人了解自己的病情和治疗情况。

（4）鼓励病人参与自我护理活动和治疗方法的选择。

（5）尽可能多地采取“治疗性触摸”。这种触摸可以引起病人注意，传递关心、支持或接受的信息给病人，可以帮助病人指明疼痛部位，确认他们身体一部分的完整性和感觉的存在。

（6）鼓励家属及亲友探视病人，与病人沟通，向病人传递爱、关心与支持。减少环境因素刺激，病室光线宜柔和，夜间减低灯光亮度，使病人有昼夜差别感，防止睡眠剥夺。病室内应安静，尽量降低各种机器发出的噪声，工作人员应做到“四轻”，即说话轻、走路轻、操作轻、关门轻。在病室内适当位置悬挂时钟，令病人有时间概念；在操作检查治疗时使用床帘，注意保护病人隐私。

第十五章课后练习及答案

第十六章

临终护理

学习目标

（1）正确说出临终关怀的组织形式。

（2）正确解释下列概念：临终关怀、濒死、脑死亡。

（3）正确叙述临终关怀的理念。

（4）比较死亡过程的三个阶段，能正确描述濒死期、临床死亡期和生物学死亡期的主要标志。

（5）举例说明临终病人的生理变化及制定相应的护理措施。

（6）根据临终病人的心理状态、行为举止，判断其心理反应分期，并提供有效的护理措施。

（7）根据丧亲者的心理状态、行为举止，判断其心理反应分期，并提供有效的护理措施。

（8）在模拟人身上正确完成尸体料理的操作，要求步骤正确、连贯，态度严肃、认真。

音频　临终关怀：生命最后一程的温暖

在中国传统文化中，人们比较忌讳谈论死亡，孔子曾言：“未知生，焉知死。”中国传统文化注重现实意义，不喜欢谈论死亡。这一传统文化观念在发挥积极人生意义的同时，也导致了长久以来国人对死亡教育的缺失。死亡是人类自然生命历程的必然组成部分，正确认识死亡，树立科学、合理、健康的死亡观，才能消除人们对死亡的恐惧、焦虑等心理，坦然面对死亡，从而更加珍惜生命、敬畏生命，使有限的生命变得更有意义。

思政资料：

2020 年，一场突如其来的新冠肺炎疫情，打破了春节的喜悦和往日的平静，除夕之夜，全国各地的无数医护工作者逆行武汉，投入到抗疫一线工作中，84 岁高龄的钟南山院士时隔 17 年再次出征，奔赴疫情最前线，武汉金银潭医院张定宇院长日夜奋战在临床一线…… 他们用实际行动诠释了医者的奉献与担当，实现了自身的人生价值。

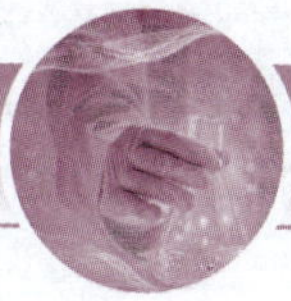

第一节 概 述

人生都要经历从生到死的过程，死亡作为一种不可避免的客观存在，是每个人都无法抗拒的命运。护理人员在临终护理中发挥着重要的作用，所以应掌握相关的理论知识和技能，了解病人身心两方面的反应，帮助临终病人减轻痛苦，提高生存质量。引导病人树立正确的死亡观，使其正确面对死亡。

一、濒死及死亡的定义

（一）濒死的定义

濒死（Dying）即临终。指病人已接受治疗性或姑息性的治疗，虽然意识清楚，但病情加速恶化，各种迹象显示生命即将结束，是生命活动的最后阶段。

（二）死亡的定义

传统的死亡（Death）概念是指心肺功能的停止。美国布莱克法律辞典将死亡定义为：“血液循环全部停止及由此导致的呼吸、心跳等身体重要生命活动的终止。”即死亡是指个体的生命功能的永久终止。

二、死亡过程的分期

大量医学科学和临床资料表明，死亡不是生命的骤然结束，而是一个从量变到质变的过程。医学上一般将死亡分为三期，即濒死期、临床死亡期及生物学死亡期。

（一）濒死期

濒死期（Agonal Stage）又称临终期，是临床死亡前主要生命器官功能极度衰弱、逐渐趋向停止的时期。

此期的主要特点是中枢神经系统脑干以上部位的功能处于深度抑制状态或丧失，而脑干功能依然存在。表现为意识模糊或丧失，各种反射减弱或逐渐消失，肌张力减退或消失；循环系统功能减退，心跳减弱，血压下降，病人表现为四肢发绀，皮肤湿冷；呼吸系统功能进行性减退，表现为呼吸微弱，出现潮式呼吸或间断呼吸，代谢障碍，肠蠕动逐渐停止，感觉消失，视力下降。各种迹象表明，生命即将终结，是死亡过程的开始阶段。但某些猝死病人可不经过此期，而直接进入临床死亡期。

（二）临床死亡期

临床死亡期（Clinical Death Stage）此期中枢神经系统的抑制过程由大脑皮质扩散至皮质下部位，延髓处于深度抑制状态。

临床表现为心跳呼吸停止，各种反射消失，瞳孔散大，但各种组织细胞仍有短暂而微弱的代谢活动，持续时间极短。此期维持时间一般为 5 ~ 6 min，若得到及时有效的抢救，生命仍有复苏的可能，若超过这个时间，大脑将发生不可逆的变化。

临床死亡期的长短是可变的，如在低温或耗氧量低的情况下，此期就可能延长，甚至可以延长到 1 小时或更久。

（三）生物学死亡期

生物学死亡期（Biological Death Stage）是指全身器官、组织、细胞生命活动停止，也称细胞死亡。此期从大脑皮层开始，整个中枢神经系统及各器官新陈代谢完全停止，并出现不可逆变化，整个机体无任何复苏的可能。随着生物学死亡期的进展，相继出现尸冷、尸斑、尸僵、尸体腐败等现象。

1．尸　冷

尸冷是死亡后最先发生的尸体现象。死亡后因体内产热停止，继续散热，故尸体温度逐渐下降，称为尸冷。死亡后尸体温度的下降有一定规律，一般情况下死亡后 10 h 内尸体温度下降速度约为每小时 1 °C，10 h 后为每小时 0.5 °C，大约 24 h 尸温与环境温度相同。测量尸温常以直肠温度为标准。

2．尸　斑

死亡后由于血液循环停止及地心引力的作用，血液向身体的最低部位坠积，皮肤呈现暗红色斑块或条纹状，称为尸斑。一般尸斑出现的时间为死亡后 2 ~ 4 h，最易发生于尸体的最低部位，若病人死亡时为侧卧位，则应将其转为仰卧位，以防脸部颜色改变。

3．尸　僵

尸体肌肉僵硬，关节固定称为尸僵。三磷酸腺苷（ATP）学说认为死后肌肉中 ATP 不断分解，而不能再合成，致使肌肉收缩，尸体变硬。尸僵首先从小块肌肉开始，表现为先从咬肌、颈肌开始，向下至躯干、上肢和下肢。尸僵一般在死后 1 ~ 3 h 开始出现，4 ~ 6 h 扩展到全身，12 ~ 16 h 发展至最硬，24 h 后尸僵开始减弱，肌肉逐渐变软，称为尸僵缓解。

4．尸体腐败

死亡后机体组织的蛋白质、脂肪和碳水化合物因腐败细菌作用而分解的过程称为尸体腐败。常见表现有尸臭、尸绿等，一般死后 24 h 先在右下腹出现，逐渐扩展至全腹，最后波及全身。

三、死亡的标准

临床上当病人呼吸、心跳停止，瞳孔散大而固定，所有反射都消失，心电波平直即可宣布死亡。但心跳、呼吸停止的人并非必死无疑，可以通过及时有效的心脏起搏、心内注射药物和心肺复苏等技术使部分人恢复心跳和呼吸而使其生命得以挽救。心脏移植术的开展使得心脏死亡理论不再对整体死亡构成威胁，人工呼吸机的应用使停止呼吸的人也可能再度恢复呼吸，由此可见，心跳和呼吸的停止已失去作为死亡标准的权威性。为此，各国医学专家一直在探讨死亡的新定义和新的判断标准。目前一般认为，死亡是指机体作为一个整体的功能的永久停止，但这并不意味各器官组织均同时死亡。随着现代医学科学的进展和科学实践的进一步开展，近年来医学专家探索出了新的死亡定义及标准。

1968 年，在世界第 22 次医学大会上，美国哈佛医学院特设委员会发表报告，提出了新的死亡概念，即脑死亡（Brain Death），又称全脑死亡，包括大脑、中脑、小脑和脑干的不可逆死亡。即“脑功能不可逆性丧失”作为新的死亡标准，并制定了世界上第一个脑死亡的诊断标准，指出不可逆的脑死亡是生命活动结束的象征。其诊断标准有四点：

1．无感受性和反应性（unreceptivity and unresponsiticity）

对刺激完全无反应，即使剧痛刺激也不能引出反应。

2．无运动、无呼吸（no movements or breathing）

观察 1 h 后撤去人工呼吸机，3 min 仍无自主呼吸。

3．无反射（no reflexes）

瞳孔散大、固定，对光反射消失；无吞咽反射；无角膜反射；无咽反射和跟腱反射。

4．脑电波平坦（EEG flat）

上述四条标准 24 h 内多次复查后结果无变化，并应当排除两种情况，即体温过低（小于 32 °C）和刚服用过巴比妥类药物等中枢神经系统抑制剂的影响，其结果才有意义，即可宣告死亡。

同年，WHO 建立了国际医学科学组织委员会，也提出了类似脑死亡的四条诊断标准：① 对环境失去一切反应，完全无反射和肌肉活动；② 停止自主呼吸；③ 动脉压下降；④ 脑电图平直。目前，联合国的成员国中已有 80 多个国家承认脑死亡的标准，但至今世界尚无统一的标准。世界上许多国家还是采用“哈佛标准”或应用与其相近的标准。纵观世界各国，有的是有明确的立法，通过法律来确认脑死亡，也有的虽然没有明确的立法，但脑死亡已达成共识。

死亡的概念正在逐渐从心跳、呼吸的停止过渡到中枢神经系统功能的完全丧失，这是医学界一次意义重大的观念转变，现在用脑死亡作为判断死亡的标准已被世界许多国家医学界、社会伦理学界认可。但脑死亡的判断是一个严肃、细致和专业技术性很强的过程，按脑死亡标准对病人实施脑死亡的诊断，必须依靠具有专业特长的临床医生根据病情及辅助检查结果，并依据法律规定来作出。

我国经过多年的研究与实践于 2009 年完善和修订了《成人脑死亡判定标准（2009 版）》。2012 年 3 月，国家卫生和计划生育委员会批准首都医科大学宣武医院作为国家卫生和计划生育委员会脑损伤质控评价中心，国家脑损伤质控评价中心于 2013 年制定了《脑死亡判定标准与技术规范（成人质控版）》，该判定标准与技术规范作为医学行业标准将推动我国脑死亡判定工作有序、规范地开展。

四、安乐死

安乐死（euthanasia）一词来源于希腊文，原意是无痛苦幸福的死亡。它包括两层含义：一是无痛苦的死亡，安详地去世；二是无痛致死术，即为结束病人的痛苦而采取致死的措施。我国学者给安乐死的具体定义：患不治之症的病人在危重濒死状态下，由于精神和躯体的极端痛苦，在病人及其家属的要求下，经医生认可，停止无望的救治或用人为的方法使病人在无痛苦状态中结束生命过程。

安乐死是否正当的问题，不仅在法学界、司法界、医学界是一个争论不休的问题，而且在社会上也是一个热门话题。对于安乐死的合法化问题，各国持有不同的态度，2001 年 4 月 1 日，荷兰通过“安乐死法案”成为世界上第一个把安乐死合法化的国家。比利时议会众议院于 2002 年 5 月 16 日通过法案，允许医生在特殊情况下对病人实行安乐死，从而成为继荷兰之后第二个使安乐死合法化的国家。在欧洲其他国家，奥地利、丹麦、法国、德国、匈牙利、挪威、斯洛伐克、西班牙、瑞典和瑞士 10 国允许被动安乐死，只准终止为延续个人生命而治疗的做法。英国、意大利及葡萄牙三国对这个问题有激辩；希腊和波兰两国禁止安乐死。在我国，由于安乐死涉及道德、法律及伦理等诸多方面，至今尚未立法。

第二节　临终关怀

19 世纪以来出现的临终关怀是实现人生临终健康的一种重要方式，也是医学人道主义精神的具体体现，是贯穿生命末端全程的、立体的卫生服务项目。临终关怀作为一种社会文化现象，越来越被社会认可和重视，享受临终关怀是人的一项基本权利。

我国于 1988 年 7 月在天津医学院（现天津医科大学）创立了第一个临终关怀研究

中心，1988 年 10 月，上海诞生了第一所临终关怀医院——南汇护理院（现为上海浦东新区老年医院），这些都标志着我国已跻身于世界临终关怀研究与实践的行列。2006 年 4 月，中国生命关怀协会在首都人民大会堂宣告成立，旨在协助政府有关部门开展临终关怀的立法和政策研究，实施行业规范化管理，推进临终关怀学的标准化、规范化、科学化、系统化的发展。该协会的成立标志着中国的临终关怀事业迈出了历史性一步，是我国临终关怀事业的里程碑。

一、临终关怀的定义

临终关怀是指由医生、护士、社会工作者、志愿者以及政府、慈善团体人士等组成的团队，为生命处于临终阶段的病人及其家属提供身体、心理、社会文化及精神等方面的一种全面性支持和照料，满足临终病人身心需要，使其能舒适、安详、有尊严地度过人生的最后时期。

二、临终关怀的内容

临终关怀不仅是一种服务，也是一门探讨临终病人生理、心理特征和为临终病人及其家属提供全面照料的新兴学科，主要内容包括以下几个方面：

1．满足临终病人及家属的需求

临终病人的需求包括生理、心理及社会方面的需求；临终病人家属的需求包括对临终病人治疗、护理的需求和心理需求，以及为家属提供殡葬服务等。

2．临终病人的全面照顾

包括病人医疗护理、生活护理、心理护理，尤其应注意控制临终病人的疼痛，并给予相应的心理照护。临终关怀的核心是控制疼痛及其他主要的不适，主要包括恶心、呕吐、便秘、吞咽困难、意识障碍、惊厥及呼吸困难等。这些不适时刻困扰着病人并使他们产生焦虑、恐惧。

3．临终病人家属的照护

主要是为病人家属进行心理疏导和提供情感支持，为临终病人提供优质护理照护，减少家属的疑虑。

4．死亡教育

死亡教育内容包括一切涉及病史与死亡问题的知识与领域，分为三大类，即死亡的本质、对待濒死和死亡的态度与情绪、对残疾与濒死的调适处理。死亡教育的对象包括临终病人及其家属，对临终病人进行死亡教育的目的是帮助临终病人消除对死亡的恐惧，学习“准备死亡、面对死亡、接受死亡”。对临终病人家属进行死亡教育的目的是帮助他们适应病人病情的变化和死亡，帮助他们缩短哀伤过程，认识自身继续生存的社会意义和价值。

5．探讨临终关怀模式

临终关怀模式是临终关怀工作对临终关怀的总体观点、态度以及提供照护的标准和形式。临终关怀模式是在医学模式的基础上形成和发展的，随着世界临终关怀运动的发展，现代的“临终关怀模式”逐渐形成和发展为“多学科—整体性—姑息照护模式”，由于东方和西方文化背景的不同，导致病人对死亡的态度有很大的差异，这种差异决定了中国的临终关怀应具有中国特色。探讨适合我国国情的临终关怀模式和特点，并从社会学角度寻求因地制宜地开展临终关怀工作的途径成为临终关怀研究的重要内容之一。

6．其　他

包括临终关怀机构所采用的医疗体系；临终医疗护理原则；临终关怀工作人员的构成与培训；临终关怀与社会发展的关系等。

三、临终关怀的原则

1．以照料临终病人为中心

临终关怀是针对各种疾病的晚期治疗不再生效，生命即将结束者。对于这些病人，应从过去的治疗为主转向以照顾为主，通过全面的身心照料，提供姑息性治疗，控制症状，解除痛苦，消除心理焦虑、恐惧，获得社会支持，使其在最后的旅程上得到安宁，因此临终关怀是从以治愈为主的治疗转变为以对症为主的照料。

2．提高临终病人生命质量

临终关怀不以延长临终病人的生存时间为目的，而以提高临终阶段的生存质量为宗旨。对濒死病人的生命质量的照料是临终关怀的重要环节，减轻痛苦使生命品质得到提高，给临终病人提供一个安适的、有意义的、有希望的生活，在可控制的病痛下与家人共度温暖时光，使病人在人生的最后阶段能够体验到人间的温情。

3．加强死亡教育以使其接纳死亡

临终关怀还将死亡视为生命的一部分，承认生命是有限的，死亡是一个必然的过程，虽然医护人员已经尽力对病人进行了治疗和护理，但仍不可避免的有病人因疾病不能治愈而死亡，临终关怀强调把健康教育和死亡教育结合起来，从正确理解生命的完整与本质入手，完善人生观，增强健康意识，教育临终病人把生命的有效价值和生命的高质量两者真正统一起来，善始善终，以健全的身心走完人生的旅途。

4．维护人的尊严和权利

实行人道主义，使临终病人在人生的最后历程同样得到热情的照顾和关怀，体现生命的价值、生存的意义和尊严。医护人员应注意维护和保持病人的价值、尊严和权利，鼓励病人参与医护方案的制定等。尊重生命的尊严及尊重濒死病人的权利，充分体现了临终关怀的宗旨。

5．提供全面的整体照护

全面的整体照护也就是全方位、全程服务，包括对临终病人的生理、心理、社会等方面给予关心和照顾。为病人提供 24 小时护理服务照护时，也要关心病人家属，既为病人提供生前照护又为死者家属提供居丧照料。

四、临终关怀的意义

1. 对临终病人的意义

通过对临终病人实施全面照料，使他们的生命得到尊重，疾病症状得以控制，生命质量得到提高，使其在临终时能够无痛苦、安宁、舒适地走完人生的最后里程。

2. 对病人家属的意义

能够减轻病人家属在亲人临终阶段以及亲人死亡带来的精神痛苦，并可以帮助他们接受亲人死亡的现实，顺利度过居丧期，尽快适应失去亲人的生活，缩短悲伤过程。还可以使家属的权利和尊严得到保护，获得情感支持，保持身心健康。

3. 对医学的意义

临终关怀是以医学人道主义为出发点，以提高人的生命质量为服务宗旨的医学人道主义精神和生物-心理-社会医学模式的具体体现。作为一种新的医疗服务项目，是对现行医疗服务体系的补充。

4. 对社会的意义

临终关怀能反映人类文化的时代水平，它是非物质文化的信仰、价值观、理论道德、审美意识、宗教、风俗习惯、社会风气等的集中表现，从优生到优死的发展是人类文明进步和发展的重要标志。

思政资料：

疫情中的人文关怀

在抗击新冠肺炎疫情过程中，党中央高度重视并多次强调人文关怀的重要性。2020年2月3日，习近平总书记主持召开中央政治局常委会会议，强调要加强心理干预和疏导、有针对性地做好人文关怀。2020年3月18日，中共中央政治局常务委员会召开会议，再次强调要加强人文关怀，组织开展心理疏导，稳妥做好疫情善后工作，防范化解社会矛盾。

疫情防控始终把保证人民群众的生命安全和身体健康放在最高位置。抗疫是一场生命和健康保卫战，也是举国上下共同参与的人道主义大行动。疫情期间，习近平总书记亲自指挥，各界大联动，14亿人高度配合。疫情期间全国各地对确诊病例实行了分级分类诊断救治，重症、危重症病例集中全力救治，密切关注孕产妇、婴幼儿病例，做到了不问年龄，对每一个病人都免费救治，不计成本、不计得失守护国民生命健康。在疫情防控的不同时期，国家采取关注重点人群，针对不同人群的心态提出不同的干预措施和原则，高度重视确诊病人及死亡者家属的心理健康，动员各方面力量全面加强心理疏导工作。同时综合运用“健康中国”、各省级健康平台、心理危机干预热线等多种线上通信设备，实施分类干预，凝聚合力战“心”疫，在全国迅速构建起立体化、全方位、全覆盖的心理干预和疏导机制。

第三节 临终病人及家属的护理

预习案例

赵某，男，42 岁，既往嗜烟酒，肝硬化 10 年。近一个月来，因家中老人生病住院，工作、家庭两头忙，两周前出现体乏、食欲不振、面色萎黄等不适来院就诊，经检查诊断为肝硬化晚期。病人骂老天不公，自己正处在事业黄金时期，且父亲年迈住院，本来正是应该尽孝的时候，如此倒霉的事情为什么偏偏发生在自己身上？

思考：

（1）请根据病人的情况分析该病人出现的心理反应属于哪一期？

（2）应给此期病人提供怎样的心理护理？

（3）病人家属会有什么心理反应？护士该给他们提供怎样的帮助？

对临终病人及家属的护理应体现出护理的关怀和照顾，用护士的责任心、爱心、细心、耐心、同情心，以尊重生命、尊重病人的尊严及权利为宗旨，了解病人和家属的需求并给予满足，对他们表示理解和关爱，营造安详和谐的环境，使临终病人及家属获得帮助和支持。

一、临终病人的生理变化及护理

（一）临终病人的生理变化

1．肌张力丧失

表现为吞咽困难、大小便失禁或便秘，无法维持良好舒适的功能体位，肢体软弱无力，不能进行自主躯体活动，脸部外观呈现希氏面容。面部呈铅灰色、眼眶凹陷、双眼半睁半滞、下颌下垂、嘴微张。

2．胃肠功能减退

表现为胃肠道蠕动逐渐减弱，病人出现恶心、呕吐、腹胀、食欲不振、便秘或腹泻、脱水等。

3．循环功能减退

表现为皮肤苍白或发绀、湿冷、斑点，大量出汗，脉搏快而弱、不规则或测不出，血压逐渐下降，少尿等，心尖搏动常最后消失。

4．呼吸功能减退

表现为呼吸频率变快或变慢，呼吸深度变深或变浅，出现鼻翼呼吸、潮式呼吸、张口呼吸等，最终呼吸停止。由于分泌物在支气管内潴留，出现痰鸣音及鼾声呼吸。

5．感知觉改变

表现为视觉逐渐减退，由视觉模糊发展到只有光感，最后视力消失；眼睑干燥，分泌物增多。听觉常是人体最后消失的一个感觉。

6．意识改变

若病变未侵犯中枢神经系统，病人可保持意识清醒；若病变在脑部，则可出现嗜睡、意识模糊、昏睡或昏迷。

7．疼　痛

表现为烦躁不安，血压及心率改变，呼吸变快或缓慢，瞳孔散大，大声呻吟，疼痛面容（五官扭曲、眉头紧锁、眼睛睁大或紧闭、神情呆滞、咬牙）。

（二）临终病人的身体护理

1．促进病人舒适

（1）维持良好、舒适的体位：建立翻身卡，定时翻身，避免局部长期受压，促进血液循环，防止压力性损伤发生。对有压力性损伤发生倾向的病人，应尽量避免采用易产生剪切力的体位。

（2）加强皮肤护理：对于大小便失禁者，注意会阴、肛门周围的皮肤清洁，保持干燥，必要时留置导尿管；大量出汗时，应及时擦洗干净，勤换衣裤，并保持床单位清洁、干燥、平整、无渣屑。

（3）加强口腔护理：护士每天要仔细检查病人的口腔黏膜是否干燥或疼痛，观察是否有可提示念珠菌感染的特征性的粘连白斑和成片红色的粗糙黏膜。在晨起、餐后和睡前协助病人漱口，保持口腔清洁卫生；口唇干裂者可涂液体石蜡；有溃疡或真菌感染者酌情涂药；口唇干燥者可适量喂水，也可用湿棉签湿润口唇或用纱布覆盖口唇。对于口腔卫生状况较差并且感觉有明显疼痛者，可用稀释的利多卡因和氯已定含漱清洗口腔。

（4）保暖：病人四肢冰冷不适时，应加强保暖，必要时给予热水袋，水温应低于 50 °C，防止烫伤。

2．改善营养状况

（1）增进食欲：主动向病人和家属解释恶心、呕吐的原因，以减少焦虑，取得心理支持。了解病人的饮食习惯，注意食物的色、香、味，少量多餐，以减轻恶心。

（2）加强营养：给予高蛋白、高热量以及含水分和纤维素的饮食。进食困难者给予流质或半流质饮食，便于病人吞咽。必要时采用鼻饲法或完全肠外营养供给。

3．观察血液循环

密切观察病人的各项生命体征、皮肤色泽和温度等，注意皮肤清洁干燥。加强保暖，四肢冰冷时给予热水袋保暖。

4．改善呼吸功能

（1）保持室内空气新鲜，定时通风换气。

（2）意识清醒者，采用半卧位，扩大胸腔容量，减轻回心血量，改善呼吸困难；昏迷者采用仰卧位头偏向一侧或侧卧位，以利于呼吸道分泌物引流，必要时吸痰，以保证呼吸道通畅。

（3）视呼吸困难程度给予吸氧，纠正缺氧状态，改善呼吸功能。

5．减轻感知觉改变的影响

（1）提供合适的环境，安静，空气新鲜，通风良好，有一定的保暖设施，适当照明。

（2）用湿纱布拭去眼部分泌物，如病人眼睑不能闭合，可涂金霉素、红霉素眼膏或覆盖凡士林纱布，以保护角膜，防止角膜干燥发生溃疡或结膜炎。

（3）听觉是临终病人最后消失的感觉，因此，护理人员在与病人交谈时，语调应柔和，语言要清晰，也可采用触摸病人的非语言交流方式，让临终病人感到即使在生命的最后时刻也并不孤独。

6．观察病情变化

（1）密切观察病人的意识状态、瞳孔、生命体征、疼痛等。

（2）监测心、肺、脑、肝、肾等重要脏器的功能。

（3）观察治疗反应与效果。

二、临终病人的心理变化及护理

临终病人在接近死亡时会产生十分复杂的心理和行为反应。护士作为接触病人最多的人群，应及时评估临终病人的心理需求，同情和关爱病人，倾听病人的诉说，满足临终病人的心理需求。

（一）临终病人的心理变化

在每个个体接近死亡时，其心理反应是十分复杂的，但在对濒死期的心理研究中仍能发现具有普遍性的情况。心理学家布勒·罗斯博士（Dr. Kubler-Ross）观察了数百位临终病人，认为临终病人通常会经历五个心理反应阶段，即否认期、愤怒期、协议期、忧郁期和接受期。

1．否认期（Denial）

当病人得知自己患不治之症时，通常表现出震惊与否认，他们常说的话是："不，不是我！"或"这不是真的，一定是搞错了！"病人不承认自己患了绝症或者是病情恶化，认为这可能是医生的误诊。他们常常怀着侥幸的心理到处求医以期推翻诊断。事实上，否认是为了暂时逃避残酷的现实对自己所产生的强烈压迫感，此反应是病人所采取的一种心理防御机制，旨在有较多的时间调整自己去面对死亡。此期是个体得知自己即将死亡后的第一个反应，对这种心理应激的适应时间长短因人而异，大部分病人几乎都能很快停止否认，而有的病人直到迫近死亡仍处于否认期。

2．愤怒期（Anger）

当临终病人对其病情的否定无法保持下去，而有关自己疾病的坏消息被证实时，病人出现的心理反应是气愤、暴怒和嫉妒。进入此阶段的病人表现出生气、愤怒、怨恨的情绪，病人常会愤愤地想："为什么是我？""老天太不公平！"或"我为何这么倒霉？"病人常常迁怒于家属及医护人员或责怪不公平，常常怨天尤人，经常无缘无故地摔打东西，抱怨人们对他照顾不够，对医护人员的治疗和护理百般挑剔，甚至无端地指责或辱骂别人，以发泄他们的苦闷与无奈。

3．协议期（Bargaining）

愤怒的心理消失后，病人开始接受自己已患绝症的现实，他们常常会表示："假如你给我一年时间，我会……"此期病人已承认存在的事实，希望能发生奇迹。病人为了尽量延长生命，希望有好的治疗方法，会做出许多承诺作为延长生命的交换条件。处于此阶段的病人对生存还抱有希望，也肯努力配合治疗。此阶段持续时间不如前两个阶段明显。协议阶段的心理反应，实际上是一种延缓死亡的乞求，是人的生命本能和生存欲望的体现。临终病人在经历"否认"和"愤怒"阶段之后，就会千方百计地寻求延长生命的方法，或是希望免受死亡的痛苦与不适。这是一种自然的心理发展过程。

4．忧郁期（Depression）

经历了前三个阶段之后，临终病人的身体更加虚弱，病情更加恶化，这时他们的气愤或暴怒都会被一种巨大的失落感所取代。"好吧，那就是我！"当病人发现身体状况日趋恶化、讨价还价无效后会产生一系列心理反应，表现为悲伤、情绪低落、退缩、沉默、抑郁和绝望。病人会体验到一种准备后事的悲哀，此阶段他们希望与亲朋好友见面，希望亲人、家属每时每刻陪伴在身旁。处于抑郁期的病人主要表现为对周围事物的淡漠，语言减少，反应迟钝，对任何东西均不感兴趣。临终病人的抑郁心理表现，对于他们实现在安详和宁静中死去是有益的，因为只有经历过内心剧痛和抑郁的人，才能达到"接纳"死亡的境界。

5．接受期（Acceptance）

"好吧，既然是我，那就去面对吧。""我准备好了。"病人会感到自己已经竭尽全力，没有什么悲哀和痛苦了，于是开始接受即将面临死亡的事实。此阶段病人相当平静，表现出惊人的坦然，他们不再抱怨命运，喜欢独处，睡眠时间增加，情感减退。

布勒·罗斯认为临终病人心理发展过程的五个阶段并非完全按顺序发生和发展，心理发展过程有着较大的个体差异性。有的可以提前，有的可以推后，甚至有的可以重合，各阶段持续时间长短也不同，因此，在实际工作中，护士应根据个体的实际情况进行具体的分析与处理。

（二）临终病人的心理护理

1．否认期

（1）护士应具有真诚的态度，既不要揭穿病人的防卫机制，也不要欺骗病人，耐心倾听病人的诉说、维持病人适当的希望，顺势诱导，给予关心和支持，坦诚温和地回答病人对病情的询问，注意保持与其他医护人员及家属言语的一致性。

（2）经常陪伴在病人身旁，注意非语言交流，协助病人满足心理方面的需要，让病人感到他并没有被抛弃，时刻受到医务人员及家属的关心。

（3）在与病人沟通的过程中，护士要注意自己的言行，主动地表示愿和病人一起讨论死亡，在交谈的过程中因势利导，循循善诱，使其逐步面对现实。

2．愤怒期

（1）对临终病人的这种“愤怒”，应该看成是正常的、适应性反应，不宜回避。要尽量让病人表达其愤怒，以宣泄内心的不快，充分理解病人的痛苦，加以安抚和疏导。

（2）密切注意病人的情绪，注意预防意外事件的发生。必要时辅以小剂量的镇静药物。

（3）做好病人家属的思想工作，共同给予病人宽容、理解和关爱。

3．协议期

（1）处于这一时期的病人对治疗是积极的。因其抱有希望，试图通过自己的合作，友善的态度改变命运，延长生命，护士应当给予指导和关心，加强护理，尽量满足病人的要求，使其更好地配合治疗，以减轻痛苦，控制症状，并加强安全防护。

（2）病人的协议行为可能是私下进行的，护士不一定能观察到。在交谈中，应鼓励病人说出内心的感受，尊重病人的信仰，积极引导，减轻压力。

4．忧郁期

（1）护士应多给予病人同情和照顾，允许病人用不同方式宣泄情感，如忧伤、哭泣等。

（2）安排亲朋好友见面相聚，并尽量让家属陪伴身旁，注意安全，预防病人产生轻生念头。

（3）若病人因心情忧郁忽视个人卫生，护士应协助和鼓励病人保持身体的清洁与舒适。

5．接受期

（1）加强生活护理，保证临终前的生活质量。

（2）尊重病人，帮助病人实现未完成的愿望。

三、临终病人家属的安抚及护理

在临终关怀中，病人家属不仅承担着照顾病人的角色，也是医护人员的服务对象。医护人员在做好临终病人护理的同时，也要做好临终病人家属的关怀照顾工作。

（一）临终病人家属的心理反应

临终病人家属一般都很难接受亲人濒临死亡的事实，家属从病人生病到濒死阶段直至死亡，也有着非常复杂的心理反应，他们也和病人一样会经历否认、愤怒、讨价还价、忧郁等阶段。临终病人常给家属带来生理、心理和社会等多方面的压力。家属在情感上难以接受即将失去亲人的现实，常会出现以下心理及行为方面的改变：

1．个人需要的推迟或放弃

一人生病，牵动全家，尤其是临终病人的治疗支出，更会造成家庭经济条件的改变、平静生活的冲击、精神支柱的倒塌等。家庭成员在考虑整个家庭的状况后，会对自我角色和承担的责任进行调整，如面临的升学、就业等。

2．家庭中角色、职务的调整与再适应

家庭重新调整有关成员的角色，如慈母兼严父、长姐如母、长兄如父等以保持家庭的相对稳定。

3．压力增加，社会交往减少

家属在照料临终病人期间，因精神的悲伤，体力、财力的消耗，而感到心力交瘁，可能对病人产生欲其生，又欲其死，以免连累全家的矛盾心理，这也常引起家属的内疚与罪恶感。长期照料病人减少了与其他亲人或朋友间的社会交往，再加上传统文化的影响，大多数人倾向于对病人隐瞒病情，避免其知晓后产生不良后果而加速其病情的发展，因此既要压抑自我的悲伤，又要努力地隐瞒病情，此时家属的心理压力会更大，因为他们不能与病人分享内心的悲伤感受，谈论有关死亡的感觉或彼此安慰鼓励，反而要在病人面前掩饰自己内心真实的情感，抑制自己的悲伤，更加重了病人家属的身心压力。

（二）临终病人家属的护理

1．满足家属照顾病人的需要

对家属多关心，理解家属的心情，尽量满足家属对临终病人的陪伴与照顾的需求。

2．指导家属对病人进行生活照顾

鼓励家属参与病人的照护活动，如计划的制定、生活护理等。护理人员对病人家属应耐心指导、解释、示范有关的护理技术，使其在照料亲人的过程中获得心理慰藉，同时也减轻病人的孤独情绪。

3．鼓励家属表达感情

护理人员要注意与家属沟通，建立良好的关系，取得家属的信任。与家属交流时，尽量提供安静、隐私的环境，耐心倾听，鼓励家属说出内心的感受及遇到的困难，积极解释临终病人生理、心理变化的原因和治疗、护理情况，减少家属疑虑，对家属过激的言行给予容忍和谅解，避免纠纷的发生。

4．协助维持家庭的完整性

协助家属在医院环境中安排日常的家庭活动，以增进病人的心理调适，保持家庭完整性，如共同进餐、看电视等。

5．满足家属本身生理、心理和社会方面的需求

护理人员对家属要多关心体贴，帮助安排陪伴期间的生活，尽量解决其实际困难。

第四节 死亡后的护理

死亡后护理是对死者生前良好护理的延续，不仅是对死者人格的尊重，也是对死者家属心灵的安慰，同时也体现了人道主义精神和崇高的护理职业道德，包括死亡者的尸体护理和丧亲者的护理。

一、尸体护理

尸体护理是临终关怀的重要内容，也是对临终病人实施整体护理的最后步骤。做好尸体护理，使死者清洁、易于辨认，同时避免造成对其他病人的不良影响。尸体护理应在确认病人已经死亡，医生开具死亡诊断书后尽快进行，护士要做到以唯物主义死亡观和严肃认真的态度，尽心尽职进行尸体护理工作。

【目的】

（1）使尸体清洁，维护良好的尸体外观，易于辨认。

（2）安慰家属，减少哀痛。

【操作前准备】

1．评估病人并解释

（1）评估：接到医生开出的死亡通知后，进行再次核实。评估病人的诊断、治疗、抢救过程、死亡原因及时间；尸体清洁程度、有无伤口、引流管等；死者家属对死亡的态度。

（2）解释：通知死者家属并向丧亲者解释尸体护理的目的、方法、注意事项及配合要点。

2．护士准备

着装整洁，修剪指甲，洗手，戴口罩。

3．用物准备

（1）治疗车上层：血管钳、剪刀、松节油、绷带、不脱脂棉球、梳子、尸袋或尸单、衣裤、鞋、袜等；有伤口者备换药敷料，必要时备隔离衣和手套等；擦洗用具、手消毒液。

（2）治疗车下层：医疗垃圾桶、生活垃圾桶。

（3）其他：酌情备屏风。

4．环境准备

安静、肃穆，必要时屏风遮挡。

【操作步骤】

尸体护理的操作步骤及要点说明见表16-1。

表 16-1　尸体护理

操作步骤	要点说明
（1）携用物至床旁，屏风遮挡	• 维护死者隐私，减少对同病室其他病人情绪的影响
（2）劝慰家属：请家属暂离病房或共同进行尸体护理	• 若家属不在，应尽快通知家属来院
（3）撤去一切治疗用品（如输液管、氧气管等）	• 便于尸体护理
（4）体位：将床支架放平，使尸体仰卧，头下置一软枕，留一层大单遮盖尸体	• 防止面部淤血变色
（5）清洁面部、整理仪容：洗脸，有义齿者代为装上，闭合口、眼。若眼睑不能闭合，可用毛巾湿敷或于上眼睑下垫少许棉花，使上眼睑下垂闭合。嘴不能闭紧者，轻揉下颌或用四头带固定	• 可避免面部变形，使面部稍显丰满；口、眼闭合以维持尸体外观、符合习俗
（6）填塞孔道：用血管钳将棉花垫塞于口、鼻、耳、肛门、阴道等孔道	• 棉花勿外置 • 防止体液外溢
（7）清洁全身：脱去衣裤，擦洗全身，更衣梳发，用松节油或酒精擦净胶布痕迹，有伤口者更换敷料，有引流管者应拔出后缝合伤口或用蝶形胶布封闭并包扎	• 保护尸体清洁，无渗液，维持良好的尸体外观
（8）包裹尸体：为死者穿上尸衣裤，把尸体放进尸袋里并将拉锁拉好，也可用尸单包裹尸体，需用绷带在胸部、腰部、踝部固定牢固	
（9）交接尸体：协助移尸体于停尸箱内，做好与殡仪服务中心或殡仪馆的交接	• 必须做好交接
（10）操作后处理 ① 处理床单位 ② 整理病历，完成各项记录，按出院手续办理结账 ③ 整理病人遗物交家属	• 非传染病病人按一般出院病人方法处理，传染病病人按传染病病人终末消毒方法处理 • 体温单上记录死亡时间，注销各种执行单 • 若家属不在，应由两人清点病人遗物后列出清单，交护士长妥善保管

【注意事项】

（1）必须先由医生开出死亡通知，并得到家属许可后，护士方可进行尸体护理。

（2）在向家属解释过程中，护士应具有同情心和爱心，沟通的语言要体现对死者家属的关心，安慰家属时配合使用体态语言会收到良好的效果。

（3）病人死亡后应及时进行尸体护理，以防尸体僵硬。

（4）护士应以高尚的职业道德和情感，尊重死者，严肃认真地做好尸体护理工作，传染病病人的尸体应使用消毒液擦洗，并用消毒液浸泡的棉球填塞各孔道，尸体用尸单包裹后装入不透水的袋中，并作出传染标志。

二、丧亲者的护理

死者家属即丧亲者，主要指失去父母、配偶、子女（直系亲属）等。丧亲者在居丧期的痛苦是巨大的，他们承受痛苦的时间比病人还长，因为多数情况下是家属首先得知病情，其痛苦在病人去世后相当长的一段时间都持续存在。这种悲伤的过程对其身心健康、生活、工作均有很大的影响，因此做好居丧期的护理是护士的重要工作之一。

（一）丧亲者的心理反应

1964年安格乐（Engel）提出了丧亲者悲伤过程的六个阶段：

1．冲击与怀疑期

本阶段的特点是拒绝接受失去亲人，感觉麻木，否认，暂时拒绝接受死亡事件，让自己有充分的时间加以调整，此期在意外死亡事件中表现得最为明显。

2．逐渐承认期

意识到亲人确已死亡，于是出现空虚、发怒、自责和哭泣等痛苦表现，此期典型特征是哭泣。

3．恢复常态期

家属带着悲痛的心情着手处理死者的后事，准备丧礼。

4．克服失落感期

此期是设法克服痛苦的空虚感，但仍不能以新人代替逝去的、可依赖的人，常常回忆过去的事情。

5．理想化期

此期死者家属产生想象，认为逝去的人是完美的，为过去对已故者不好的行为感到自责。

6．恢复期

此阶段机体的大部分功能恢复，但悲哀的感觉不会简单消失，常忆起逝者并永远怀念逝者。恢复的速度，受所逝去人的重要性、对自己的支持程度、原有的悲哀体验等因素的影响。

据观察，丧亲者经历上述六个阶段，大约需要一年的时间，但丧偶者可能要经历两年或更久的时间。

（二）丧亲者居丧期的护理

1．做好死者的尸体护理

做好尸体护理能够体现护士对死者的尊重，也是对丧亲者心理的极大抚慰。

2．心理疏导

安慰丧亲者面对现实，鼓励其宣泄感情，陪伴他们并认真聆听他们的倾诉。获知亲人死亡信息后，丧亲者最初的反应是麻木和不知所措，此时护理人员应陪伴、抚慰他们，同时认真地聆听。在聆听时，护士可以握紧他们的手，劝导他们毫不保留地宣泄内心的痛苦。哭泣是死者家属最常见的情感表达方式，是种很好的疏解内心忧伤情绪的途径，可以协助其表达愤怒情绪和罪恶感，所以应该给予丧亲者一定的时间，并创造适当的环境，让他们能够自由痛快地将悲伤的情感宣泄出来。

3．尽量满足丧亲者的需要

丧亲是人生中最痛苦的经历，护理人员应尽量满足丧亲者的需求，无法做到的需求应善言相劝，耐心解释，以取得其谅解与合作。

4．鼓励丧亲者之间相互安慰

需通过观察发现死者家属中的重要人物和“坚强者”，鼓励他们相互安慰，相互给予支持和帮助。应协助丧亲者勇敢面对失去亲人的痛苦，引导他们发挥独立生活的潜能。

5．协助解决实际困难

病人去世后，丧亲者会面临许多需要解决的家庭实际问题，临终关怀中医护人员应了解家属的实际困难，并积极地提供支持和帮助，如经济问题、子女问题、家庭组合、社会支持系统等，使家属感受到人世间的温情。提出合理的建议，帮助家属作出决策去处理所面对的各种实际问题。但在居丧期不宜引导家属作出重大的决定及生活方式的改变。

6．协助建立新的人际关系

劝导和协助死者家属对死者作出感情撤离，逐步与他人建立新的人际关系，例如再婚或重组家庭等。这样可以弥补其内心的空虚，并使家属在新的人际关系中得到慰藉，但要把握好时间的尺度。

7．协助培养新的兴趣、鼓励丧亲者参加各种社会活动

协助丧亲者重新建立新的生活方式，寻求新的经历与感受，要鼓励丧亲者积极参加各种社会活动，因为活动本身就是复原，也是一种治疗，通过活动可以抒发家属内心的郁闷，获得心理的安慰，尽快从悲伤中解脱出来，在疏导悲伤中应该注意家属的文化、信仰、性格、兴趣、爱好和悲伤程度、悲伤时间及社会风俗等方面的差异。

第十六章课后练习及答案

参考文献

[1] 李小寒，尚少梅. 基础护理学[M]. 北京：人民卫生出版社，2017.
[2] 周更苏，张萍萍. 护理学基础[M]. 北京：中国协和医科大学出版社，2018.
[3] 阳爱云，方立珍. 常用护理技术[M]. 长沙：湖南科技出版社，2012.
[4] 姜安丽. 基础护理学[M]. 北京：人民卫生出版社，2013.
[5] 刘纯艳. 临床护理技术操作规程[M]. 北京：人民卫生出版社，2012.
[6] 谢萍，郑军，郭晓娟，等. 电子护理文书闭环质量控制系统的应用及效果评价[J]. 中华护理杂志，2018，53（7）：806-809.
[7] 周春美，张连辉. 基础护理学[M]. 3版. 北京：人民卫生出版社，2013.
[8] 喻坚. 护理学基础[M]. 长沙：湖南科学技术出版社，2005.
[9] 湖南省卫生和计划生育委员会. 湖南省常用护理操作技术规范[M]. 长沙：湖南科学技术出版社，2017.
[10] 杨巧菊. 护理学基础[M]. 3 版. 北京：中国中医药出版社，2016.
[11] 赵春莲. “体温的观察及护理”的说课设计[J]. 卫生职业教育，2016，34（6）：65-67.
[12] 彭南海，高勇. 临床营养护理指南：肠内营养部分[M]. 南京：东南大学出版社，2012.
[13] 周彩峰，李倩倩. 护理学基础[M]. 镇江：江苏大学出版社，2018.
[14] 吕相群. 实用护理技术操作规程与考核指南[M]. 长沙：湖南科技出版社，2018.
[15] 关永俊. 全国护士资格考试过关精点[M]. 上海：第二军医大学出版社，2019.
[16] 杨巧菊. 护理学基础[M]. 3 版. 北京：中国中医药出版社，2016.
[17] 刘芳，董洁. 青霉素皮肤试验临床使用的评估及其临床价值[J]. 综述与论坛，2009（1）：001-005.
[18] 东振彩，陈蕾伊. 头孢菌素皮试及其法律问题探讨[J]. 医院管理论坛，2020（8）：14-16.
[19] 沈健. 头孢菌素类药品皮试情况考察[J]. 北方药学，2011，8（7）：80-81.
[20] 吴玉芬. 静脉输液实用手册[M]. 北京：人民卫生出版社，2011.
[21] 田兆嵩. 临床输血质量管理指南[M]. 北京：科学出版社，2011.
[22] 严海雅. 自体输血：操作规程与质量控制[M]. 杭州：浙江大学出版社，2010.
[23] 罗尧成，彭若薇. 黄炎培的“职业人”培养思想及其当代意蕴[J]. 教育评论，2021（2）：164-168.
[24] 石小盼，张文静，朱华云，等. 护理学基础课程思政教学改革与探索[J]. 卫生职业教育，2020，38（1）：77-78.
[25] 李鸿鹏，李铁军. 冷冻治疗的研究[J]. 医学综述，2019，25（2）：317-321.